Das Handbuch
Kräuter und Heilpflanzen

Titelgestaltung: Roberto Patelli, Köln
Titelfoto: Premium, Düsseldorf
Text: Gert G. von Harling
Printed in Germany

ISBN: 3-933468-35-3

Das Handbuch
Kräuter und Heilpflanzen

Tips für Gesundheit
und Schönheitspflege,
Küche und Garten

eco

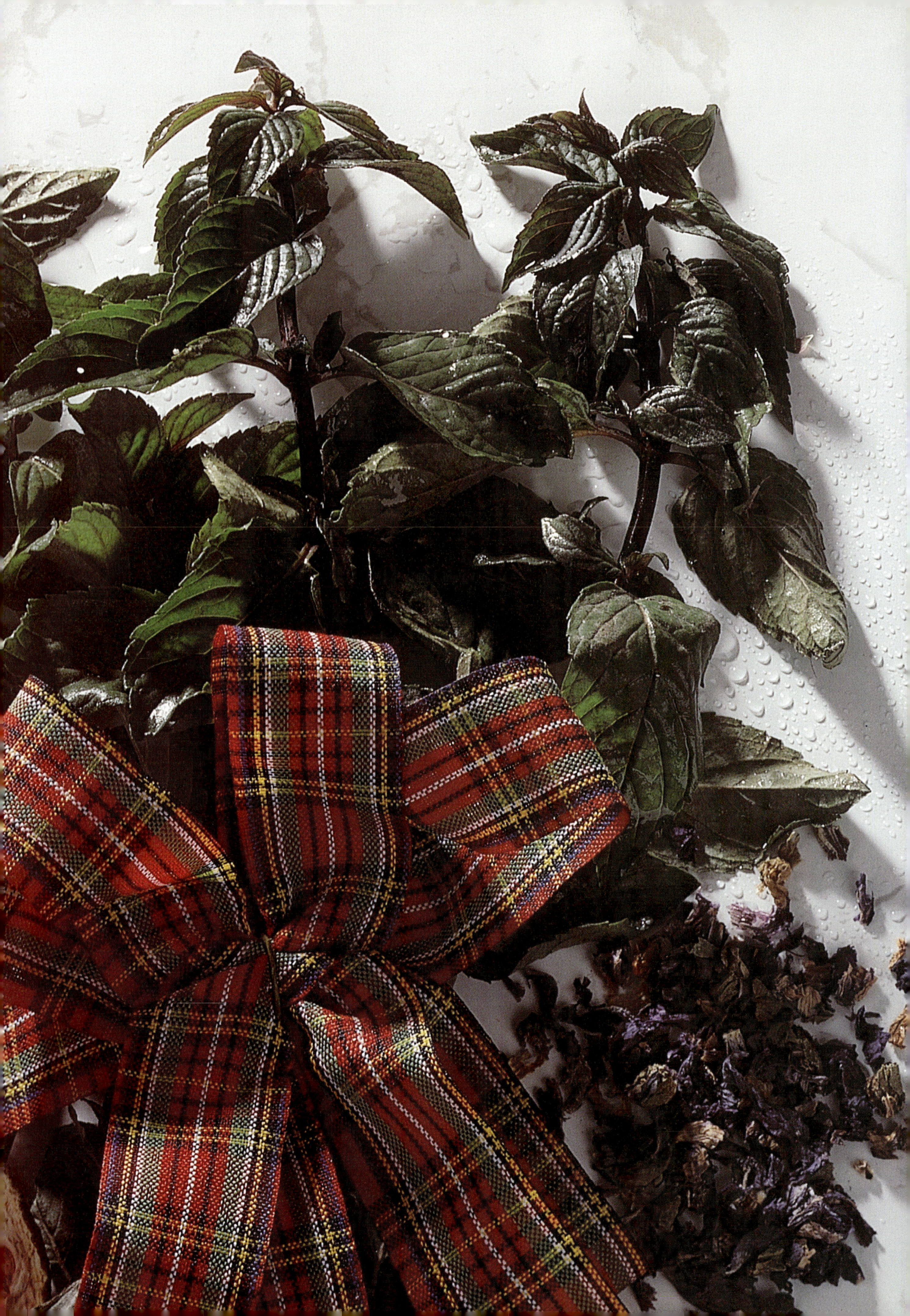

Vorwort

Die Entwicklung des menschlichen Lebens ist untrennbar mit der Entwicklung der Pflanzenwelt verbunden. Ohne diese würde jegliches andere Leben erlöschen. Während fast alle Pflanzen ohne die Menschen und die Tiere problemlos weiter existieren könnten, sind Mensch und Tier ohne die vielseitige Pflanzenwelt nicht lebensfähig. Unser Leben und das der Pflanzen sind also enger miteinander verbunden, als man meint.

Viele Pflanzen haben einen derartigen Einfluß auf unsere Körperfunktionen, daß sie die Medizin revolutioniert haben. Wildwachsende Kräuter und Beeren gehören schon seit Urzeiten zur Nahrung des Menschen. Frühzeitig haben die Jäger und Sammler dabei auch einfache Kenntnisse über den heilenden Wert der verschiedenen Pflanzen erlangt, so wie sie selbstverständlich auch giftige Arten kennen mußten. Daher wurden schon in frühester Zeit Wildpflanzen für Speisen verwendet und als Medizin genutzt.

In vielen Kulturen war die Medizin anfänglich den Priestern vorbehalten. Sie entfalteten die Fähigkeit, Heilpflanzen als solche zu erkennen und zu verwenden. Die sich daraus entwickelnde Heilkunde brachte später viele bedeutende Forscher, meist Ärzte oder Botaniker, hervor.

Heute ist das Interesse an gesunden, unverfälschten und unschädlichen Lebensmitteln wieder modern geworden. Längst in Vergessenheit geratene Rezepte aus „Großmutters Küche" werden wieder hervorgeholt, und das unermeßlich reiche Angebot aus Feld, Wald und Flur an Beeren, Kräutern und Gewürzen wird wieder genutzt.

Umfragen haben ergeben, daß über die Hälfte der Menschen in Westeuropa im Krankheitsfalle Arzneimitteln pflanzlicher Herkunft den Vorzug geben. Nur weniger als 20 Prozent greifen lieber zu chemischen Präparaten, von denen sie sich eine größere Wirkung versprechen.

Man muß kein Vegetarier sein, um sich vorstellen zu können, daß eine Mahlzeit ohne pflanzliche Kost kaum denkbar ist. Pflanzen bereichern unseren Speiseplan, sie erfreuen Augen und Gaumen und sorgen für eine gesunde und abwechslungsreiche Ernährung.

Pflanzen sind nicht nur Nahrung für den Menschen und wertvolles Futter für die Tiere, sie sind auch unentbehrliche Helfer in der Medizin, Pharmazie und in der Kosmetik.

Einleitung

GESUNDHEIT AUS DEM GARTEN: OBST UND FRÜCHTE

Für die menschliche Ernährung hat Obst wegen seines hohen Gehaltes an Mineralstoffen, Vitaminen und verschiedener anderer Wirkstoffe eine große Bedeutung. Weintrauben haben allerdings einen Zuckeranteil von 17 Prozent. Bei anderen Obstsorten liegt der Zuckergehalt durchschnittlich bei fünf bis zehn Prozent. Je nach Höhe des Zuckergehaltes läßt sich beim Obst folgende Reihenfolge festlegen: Weintrauben und Äpfel enthalten den meisten Zucker, Süßkirschen und Birnen liegen im mittleren Bereich, Pflaumen enthalten weniger Zucker als alle anderen Obstarten. Auch im Vitamingehalt unterscheiden sich die Obstarten. Das meiste Karotin (Provitamin A beispielsweise) enthalten Aprikosen. Süßkirschen und Pfirsiche sind ebenfalls Karotinspender, wohingegen die übrigen Obstarten kaum ins Gewicht fallen. Vitamin B ist vor allem in Hasel- und Walnüssen sowie in Mandeln. Das wichtige Vitamin C finden wir überwiegend in schwarzen Johannisbeeren und in Erdbeeren. Kaum enthalten ist es dagegen in Zwetschen, Weintrauben und Birnen. Der Vitamingehalt wird durch Lagerung, Reifegrad, Standortbedingungen und Klima erheblich beeinflußt.

Außerordentlich wichtig für den menschlichen Organismus sind auch die organischen Säuren, wie Zitronen-, Wein- und Apfelsäuren. Den höchsten Säuregehalt haben Beerenobstarten, Birnen dagegen enthalten kaum Fruchtsäure. Obst ist außerdem eiweiß- und fettarm. Eine Ausnahme bilden Walnüsse, Haselnüsse und Mandeln, die wegen ihres recht hohen Fett- und Eiweißanteils stark sättigend wirken. Alle übrigen Obstarten sind wegen ihres niedrigen Kaloriengehaltes außerordentlich wichtig bei den unterschiedlichsten Diäten.

Für den menschlichen Organismus ist Obst auch ein maßgeblicher Lieferant von Phosphor (Schwarze Johannisbeeren, Himbeeren, Stachelbeeren, Erdbeeren), Kalzium (Beerenobst), Eisen (Heidelbeeren, Schwarze Johannisbeeren, Brombeeren, Erdbeeren) und Spurenelementen.

Außerdem trägt Obst mit einem beträchtlichen Teil an Aromastoffen, Gerbstoffen und Fermenten zur richtigen Stoffwechselfunktion und damit zur gesunden Ernährung bei.

Zusammenfassend:

Beerenobst ist sehr wertvoll für unsere Ernährung. An oberster Stelle stehen schwarze Johannisbeeren, es folgen Erdbeeren, Stachelbeeren und rote Johannisbeeren. Danach folgen Brombeeren und Himbeeren Sehr hoch einzuschätzen ist der Wert des Kernobstes, vor allem der Äpfel („Drei Äpfel pro Tag machen den Arzt arbeitslos").

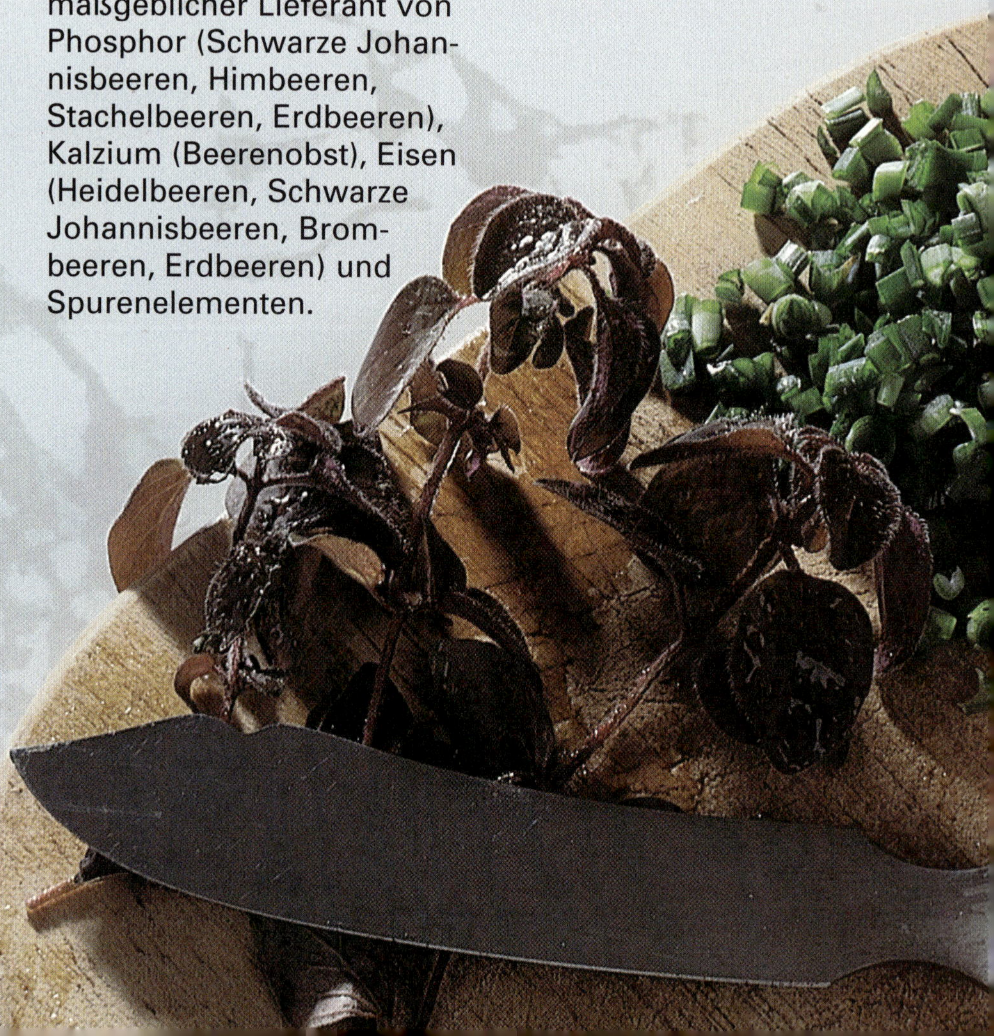

Außer den Nüssen stammen alle unsere heimischen Baumobstarten von einer Pflanzenfamilie, und zwar den Rosengewächsen, ab. Dazu gehören auch die Beerenobstarten Brombeere, Himbeere, Hagebutte und Erdbeere, die einzigen Kultur-Obstarten, deren Sprosse nicht verholzen, und somit nicht zu den Gehölzen zählen.

AUS DER NATUR IN DIE KÜCHE: GEMÜSE

Die Auswahl an den auf dem Markt erhältlichen Gemüsesorten ist überaus reichlich. Die Natur sorgt dafür, daß das ganze Jahr über ein vielfältiges Angebot besteht - vom jungen Frühlingsgemüse aus dem eigenen Garten bis zu dem umfangreichen Herbstsortiment.

Unter der Bezeichnung Gemüse werden alle eßbaren Teile von Pflanzen zusammengefaßt, die nicht zum Obst gerechnet werden. Als mögliches Kriterium für die mitunter nicht einfache Abgrenzung zwischen Gemüse und Obst, wird die bei den meisten Obstsorten typische Süße angeführt, die dem Gemüse fehlt.

Gemüse versorgt unseren Organismus mit Vitaminen, hauptsächlich mit Vitamin C und dem Provitamin A, mit Mineralstoffen wie Kalzium, Magnesium, Phosphor, Eisen, Schwefel und Kalium sowie mit verschiedenen Heilstoffen.

Sehr günstig wirkt sich der Verzehr von Gemüse auf unsere Darmflora aus, er verhindert den Anstieg des Säuregehalts in unserem Organismus, der durch den Genuß von Süßspeisen und Fleisch begünstigt wird.

Ein weiterer Aspekt ist der hohe Anteil an Verdauungsregulatoren, wie Enzymen, Zellulose, organische Säuren, die den Gesundheitswert mancher Gemüsesorten erhöhen.

Aber auch hier ist der Gehalt einzelner Wirkstoffe recht unterschiedlich: grüne Erbsen zeichnen sich durch eine hohe Menge an Phosphor aus, der für unsere Knochenentwicklung sehr wichtig ist. Blattpetersilie und Schnittlauch besitzen viel Kalzium, Lauchgemüse und Zwiebeln viel Schwefel. Blattgemüse wie Salat, aber auch Erbsen und Wirsingkohl bieten einen hohen Anteil an Vitamin E. Das Provitamin A kommt vor allem in Möhren, Spinat und Petersilie vor.

All die wertvollen Wirkstoffe bleiben durch schonende Behandlung während der Zubereitung zum größten Teil erhalten. Daher sollte man Gemüse nicht lange einlagern, sondern möglichst frisch verzehren. Zum Raspeln oder Schneiden sollte man nur Geräte aus Kunststoff oder rostfreiem Stahl verwenden und es nicht lange in Aluminium- oder Eisengeschirr kochen. Die schonendste Zubereitungsform ist das Dünsten.

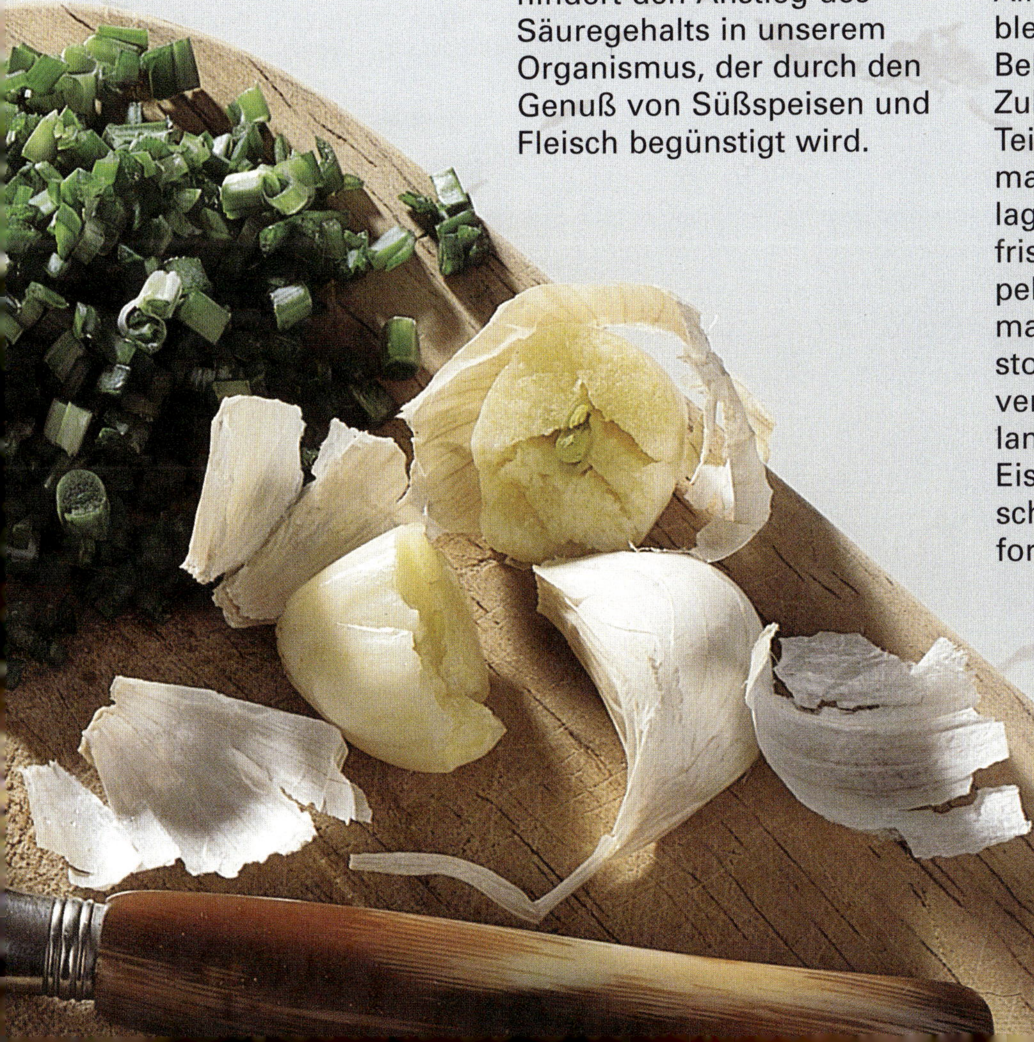

Einleitung

SALZ DES LEBENS: KÜCHENKRÄUTER UND GEWÜRZE

Viele Menschen glauben, daß Kräuter nur grüne Pflanzen mit Blättern und starkem Aroma sind. Das ist falsch. Zu den Kräutern gehören unterschiedlichste Pflanzenarten, von mächtigen Bäumen über winzige Algen bis hin zu der großen Gruppe der Pilze. In der Küche sind Kräuter fast unentbehrlich. Sie geben unseren Speisen erst ihren typischen Geschmack. Jede Küche einer bestimmen Region wird durch die Kräuter geprägt.

Wir kennen Kräuter, Gewürze und Geschmacksstoffe. Die Unterschiede sind gering. Kräuter sind aromatische Blätter. Gewürze sind Samen, Wurzeln und Rinde.

Die Geschmacksstoffe werden oft genauso wie Kräuter und Gewürze eingesetzt, sie sind aber an sich schon als eigenständiges Nahrungsmittel zu betrachten. Dazu zählen wir Knoblauch, Zwiebeln, Zitrusfrüchte und Kaffee.

Ohne Gewürze schmecken die meisten unserer Speisen fade, langweilig und wären für den verwöhnten Esser mitunter sogar ungenießbar. Gut gewürztes Essen ist abwechslungsreich, bekömmlich, appetitanregend und mitunter gesünder als ungewürzte Speisen. Nicht umsonst waren verschiedene Kräuter und Gewürze seit Menschengedenken so wertvoll, daß ihretwegen Kriege ausbrachen. Einige Kräuter wurden mitunter sogar in Gold aufgewogen.

GEGEN JEDE KRANKHEIT IST EIN KRAUT GEWACHSEN: HEILPFLANZEN

Heilpflanzen an sich gibt es eigentlich nicht. Jede Pflanze kann nämlich die Gesundheit fördern oder beeinträchtigen. Fest steht auf jeden Fall, daß alle Pflanzen nützlich sind. Bösartige Giftpflanzen oder nutzlose Gewächse gibt es nicht. Alle Pflanzen sind Nutz- und Giftpflanzen zugleich. Das entspricht dem paracelsischen Lehrsatz: „Alles ist Gift. Allein die Dosis macht´s".

Bereits in vergangenen Jahrtausenden haben die Menschen die Bedeutung von Heilpflanzen erkannt und sie zur Schmerzlinderung, Wundheilung und Behandlung von Krankheiten ver-

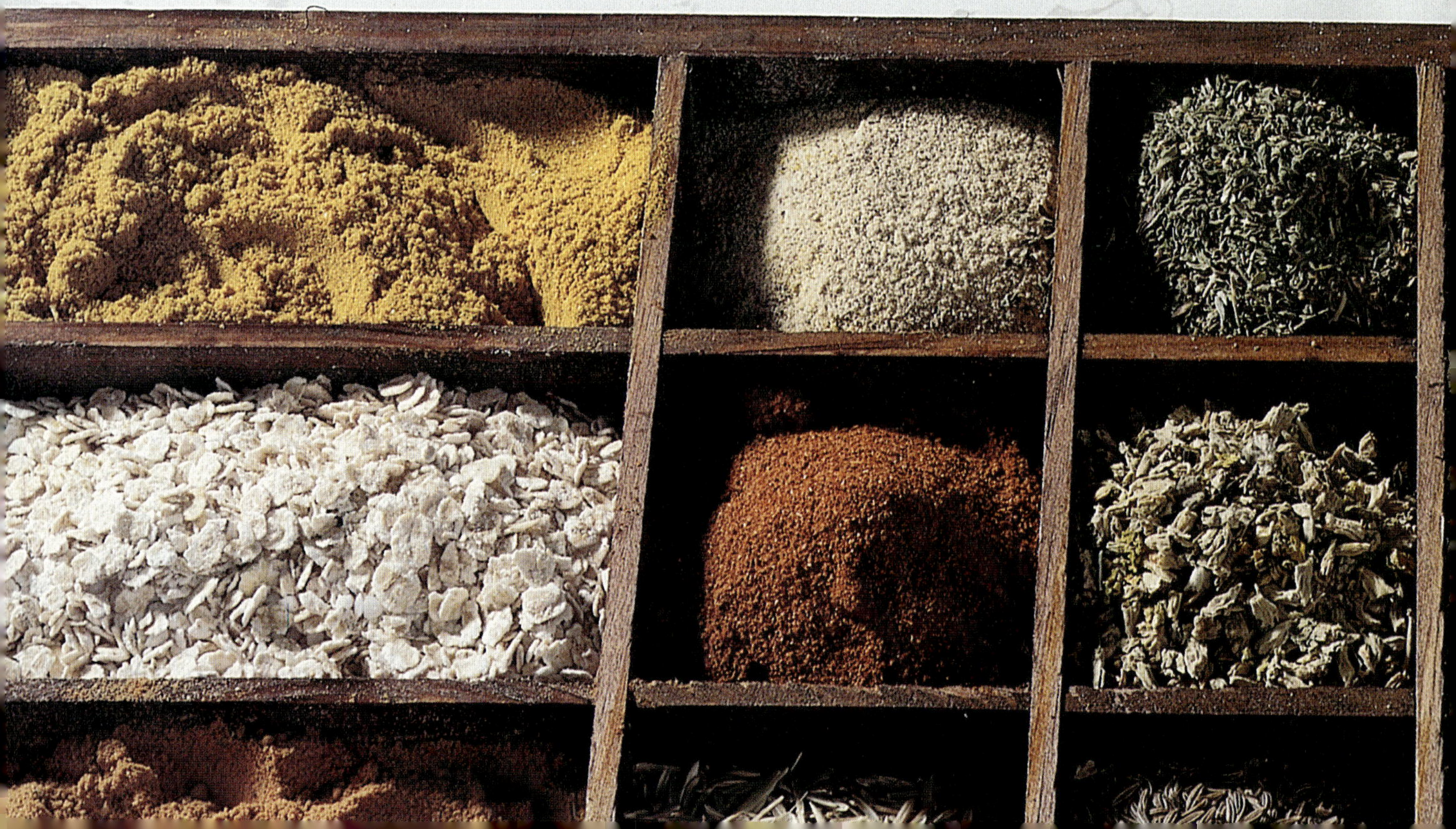

wendet. Häufig waren ihnen diese Pflanzen heilig, sie verehrten sie und schrieben ihnen sogar allerlei Zauberkräfte zu. Die Entwicklung der organischen Chemie und damit die Herstellung chemischer Medikamente ab dem 19. Jahrhundert, ließen das Wissen um heilende Pflanzen immer bedeutungsloser werden. Seit einiger Zeit kommt es jedoch, nicht nur als modische Zeitströmung, immer häufiger zu einer Rückbesinnung auf die Wirkung altbewährter Heilpflanzen als echte Alternative zur chemisch-medikamentösen Behandlung.
Da bei zunehmend häufiger auftretenden Allergien und Resistenzen gegenüber chemischen Medikamenten oder bei chronischen Krankheiten, wobei Patienten nicht mehr auf chemische Medikamente ansprechen oder diese nicht vertragen, beziehen immer mehr Ärzte Heilpflanzen in ihre Therapien mit ein.

Sicherlich werden chemische Medikamente in der modernen Medizin weiterhin ihren Platz behalten, doch lassen sich beispielsweise banale Erkältungskrankheiten, Durchfall- oder Verstopfungserkrankungen mit pflanzlichen Tees oft besser und vor allem nachhaltiger und ohne schädliche Nebenwirkungen kurieren. Dennoch sollte man sich immer vor Augen halten, daß auch Heilpflanzen Arzneistoffe enthalten und daher weder wahllos noch unbegrenzt ohne Rücksprache mit dem Arzt oder einem Apotheker eingenommen werden dürfen.

Die Vorliebe für natürliche, gesunde Kräuter darf nicht zur unkontrollierten Selbstbehandlung führen. Im Krankheitsfalle sollte man immer einen Arzt befragen. Durch gesunde Ernährung kann mancher Erkrankung vorgebeugt werden.

VON DER NATUR ZUR ANWENDUNG: SAMMELN, TROCKNEN, KONSERVIEREN

Der berühmte Arzt und Wissenschaftler Paracelsus behauptete bereits, daß unsere Heilmittel Nahrungsmittel und unsere Nahrungsmittel Heilmittel seien.

Damit die einmaligen und kostbaren Eigenschaften der Pflanzen vollständig genutzt werden, und ihre Wirkstoffe optimal erhalten bleiben, muß so manches beachtet werden. Gesammelt werden sollte möglichst morgens oder vormittags, sobald die Pflanzen wieder vom Tau getrocknet sind, da feuchte Pflanzenteile verfaulen und schon vor dem Trocknen schimmeln können. Das gilt natürlich nicht für die Pflanzenteile, die sich unter der Erde befinden, wie Wurzeln, Wurzelstöcke, Knollen und Zwiebeln.

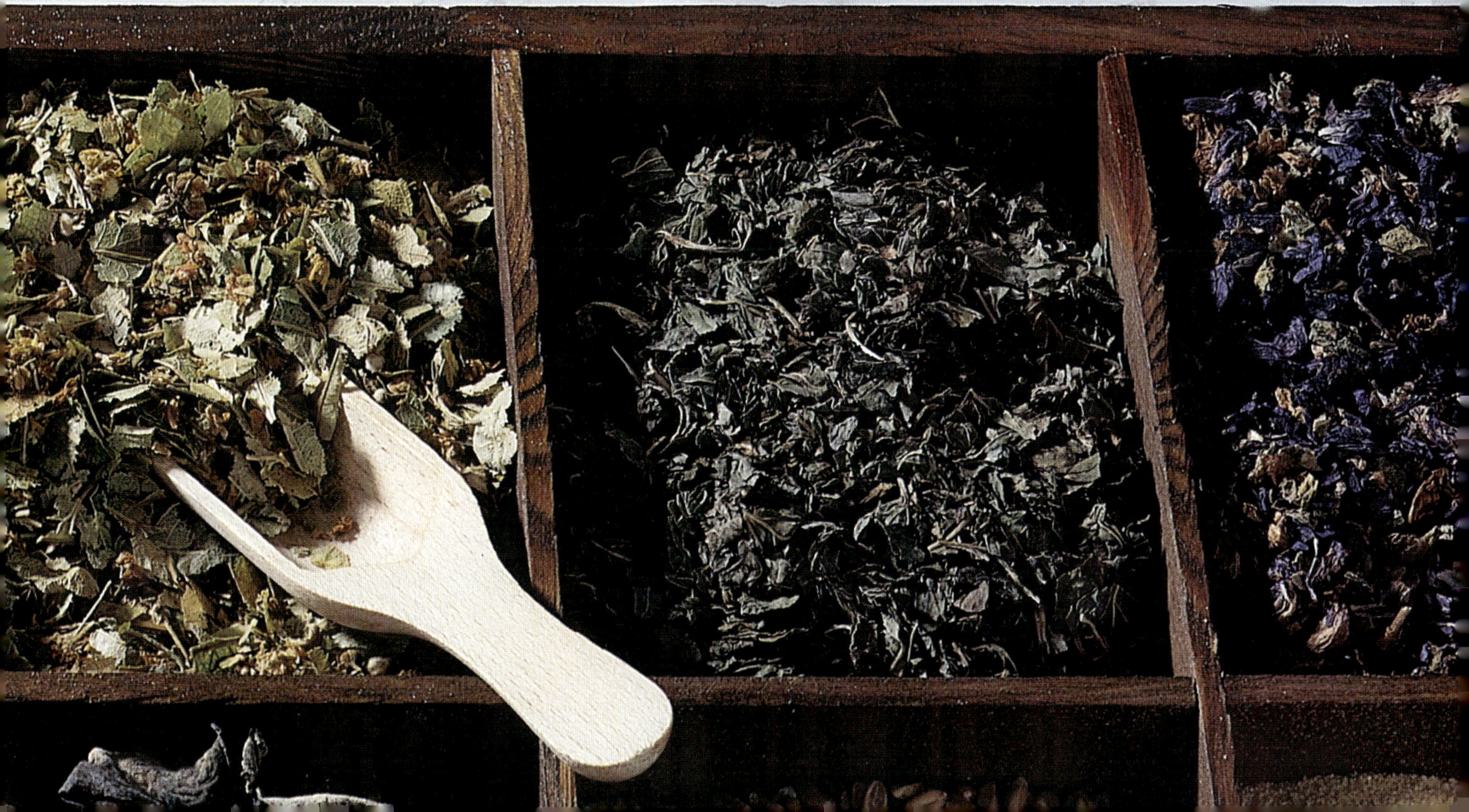

Einleitung

Die unbelastesten Pflanzen oder Kräuter findet man weit entfernt von der Zivilisation, d.h. auf freiem Feld, im Gebirge, auf den Wiesen, im Unterholz und Gebüsch. Das sind die Pflanzen, die in ihrer natürlichen Umgebung im Gleichgewicht mit den anderen Pflanzen wachsen und reich an Wirkstoffen sind. Sie sind nicht von Staub, Smog und den chemischen Produkten befallen, die in der Nähe menschlicher Behausungen in höheren Konzentrationen vorhanden sind.
Man sollte keine Pflanzen sammeln, die direkt am Straßenrand, in der Nähe der Kanalisation, auf offenen Müllhalden oder landwirtschaftlich intensiv genutzten Feldern wachsen. Diese Pflanzen können nämlich mit Staub, Benzinzusätzen, Giftstoffen, Pflanzenschutzmitteln oder Mineraldünger belastet sein.
Im Einzelnen gilt für das Sammeln der unterschiedlichen Pflanzenteile: Die Rinde wird im Frühjahr gesammelt, wenn die Zweige im vollen Saft stehen. Dadurch läßt sie sich leichter vom Zweig lösen.

Die Blätter werden im Spätfrühling gesammelt, wenn sie sich voll entfaltet haben. Je jünger die Blätter sind, desto zarter sind sie. Ältere Blätter werden mitunter hart, herb oder bitter.

Die Knospen sollten zu Beginn des Frühlings gesammelt werden, noch bevor sie sich öffnen.

Die Kräuter werden vor oder während der Blüte gesammelt.

Die Blüten sammelt man am besten, ehe sie sich geöffnet haben, da sie dann die meisten Wirkstoffe enthalten.

Die Früchte werden gesammelt, wenn sie reif sind, da sie dann ihr Aroma erst richtig entfaltet haben. Fleischige Früchte sollten noch so fest sein, daß sie während des Transportes nicht zerfallen.

Die Samen werden vor ihrer Freisetzung gesammelt. Mit Hilfe eines Siebes kann man sie von den anderen Pflanzenteilen trennen.

Plastikbeutel sind zum Sammeln ungeeignet. Es empfiehlt sich ein Korb aus natürlichen Materialien, in dem das gesammelte Gut nicht zu dicht aufeinanderliegt oder gepreßt wird. Der Nutzer der „Naturapotheke" achtet beim Sammeln darauf, die Natur nicht zu zerstören. Daher nur kleine Mengen entnehmen und immer Pflanzen zur Arterhaltung am Sammelort belassen. Das Verschmutzen des Sammelortes durch Müll oder Ähnlichem verbietet sich von selbst. Hiermit schützt man seine Apotheke über viele Jahre. Das Trocknen beginnt möglichst unmittelbar nach dem Sammeln, so bleiben die wertvollen Wirkstoffe länger erhalten.

Wichtig ist es, die Schimmelbildung zu verhindern. Daher sollte man für den Trocknungsvorgang gut gelüftete Plätze wählen. Viele Pflanzen, bzw. Pflanzenteile, dürfen nicht der Sonne ausgesetzt werden, damit die Farbe nicht ausbleicht, das Aroma verfliegt und wertvolle Öle verloren gehen. Dachböden, geschützte Terrassen, oder ein heizungsnaher Platz bieten sich an, falls Wärme notwendig sein sollte. Zu Sträußen zusammengebundene Kräuter können kopfüber aufgehängt werden, möglichst aber nicht direkt an die Wand, damit die Luft frei zirkulieren kann. Andere Teile kann man in dünnen Lagen auf grobem Stoff ausbreiten, und härtere Kräuter oder empfindliche Blüten, deren frische Farben man erhalten will, lassen sich bei maximal 30 Grad im geöffneten Backofen dörren. Das Trocknen ist abgeschlossen, wenn sich die dünneren Pflanzenteile leicht zwischen den Fingern zerbröseln lassen. Fleischige Pflanzenteile dagegen erhalten eine gummiartige Konsistenz. Wichtig ist vor allem, daß die Pflanzen vollständig durchgetrocknet sind, sonst verschimmeln sie schnell.
Zur Aufbewahrung bieten sich Tongefäße oder Gläser an. Bei letzteren erkennt man sofort erste Zeichen der Bildung von Kondenswasser: in diesem Fall muß der Inhalt umgehend von neuem getrocknet werden, und es ist

immer darauf zu achten, daß die Gefäße nicht dem Licht ausgesetzt sind. Außerdem sollten sie gekennzeichnet oder etikettiert sein, damit keine Verwechslungen vorkommen. Um eine optimale Freisetzung der jeweiligen Wirkstoffe zu gewährleisten, empfiehlt es sich, Kräuter vor dem Gebrauch mit Stein- oder Porzellanmörsern grob zu verkleinern. Wurzeln, holzige Teile und Samen müssen ungefähr auf die Größe eines Reiskorns verkleinert werden. Dabei ist es wichtig, daß immer nur die Menge für den unmittelbaren Gebrauch zerkleinert wird, da die Wirkstoffe verhältnismäßig schnell an Kraft verlieren. Das getrocknete Sammelgut ist nicht unbegrenzt haltbar. Nach spätestens einem Jahr sollte die „Hausapotheke" erneuert werden.

MIT PFLANZEN HEILEN: DIE WICHTIGSTEN INHALTSSTOFFE UND DEREN WIRKUNG

Ätherische Öle:

Die Grundlage für den Duft einer Pflanze ist ihr Gehalt an ätherischen Ölen. Dies sind leicht- bis dickflüssige Stoffe von öliger Konsistenz, die der Pflanze ihren eigenen typischen Geruch geben. Ätherische Öle unterscheiden sich von fetten Ölen unter anderem durch ihre Eigenschaft, sich schnell an der Luft zu verflüchtigen, was bereits bei Zimmertemperaturen erfolgt. Sie hinterlassen, auf Papier getropft, keinen Fettfleck und sind in Wasser nur schwer, meistens gar nicht löslich. Alle Pflanzen, die einen aromatischen Geruch verströmen, enthalten ätherische Öle. Äußerlich angewandt, fördern Pflanzenzubereitungen mit ätherischen Ölen die Durchblutung. Innerlich angewendet, beschleunigen sie die Ausscheidung von Giftstoffen über die Lunge. Die Verabreichung fast aller ätherischen Öle wirkt mehr oder minder desinfizierend auf die Atemwege. Je nach Zusammensetzung zeichnet sich die spezifische Eigenschaft der einzelnen Pflanze ab: Förderung der Magensaftsekretion und des Speichelflusses, Anregung des gesamten Verdauungsapparates oder Beeinflussung des Stoffwechsels. Ätherische Öle wirken krampflösend, schweißtreibend, beruhigend, entspannend und regen den Gallenfluß an. Sie sorgen für eine bessere Nierendurchblutung durch Erweiterung der Nierengefäße und lösen somit einen harntreibenden Effekt aus.

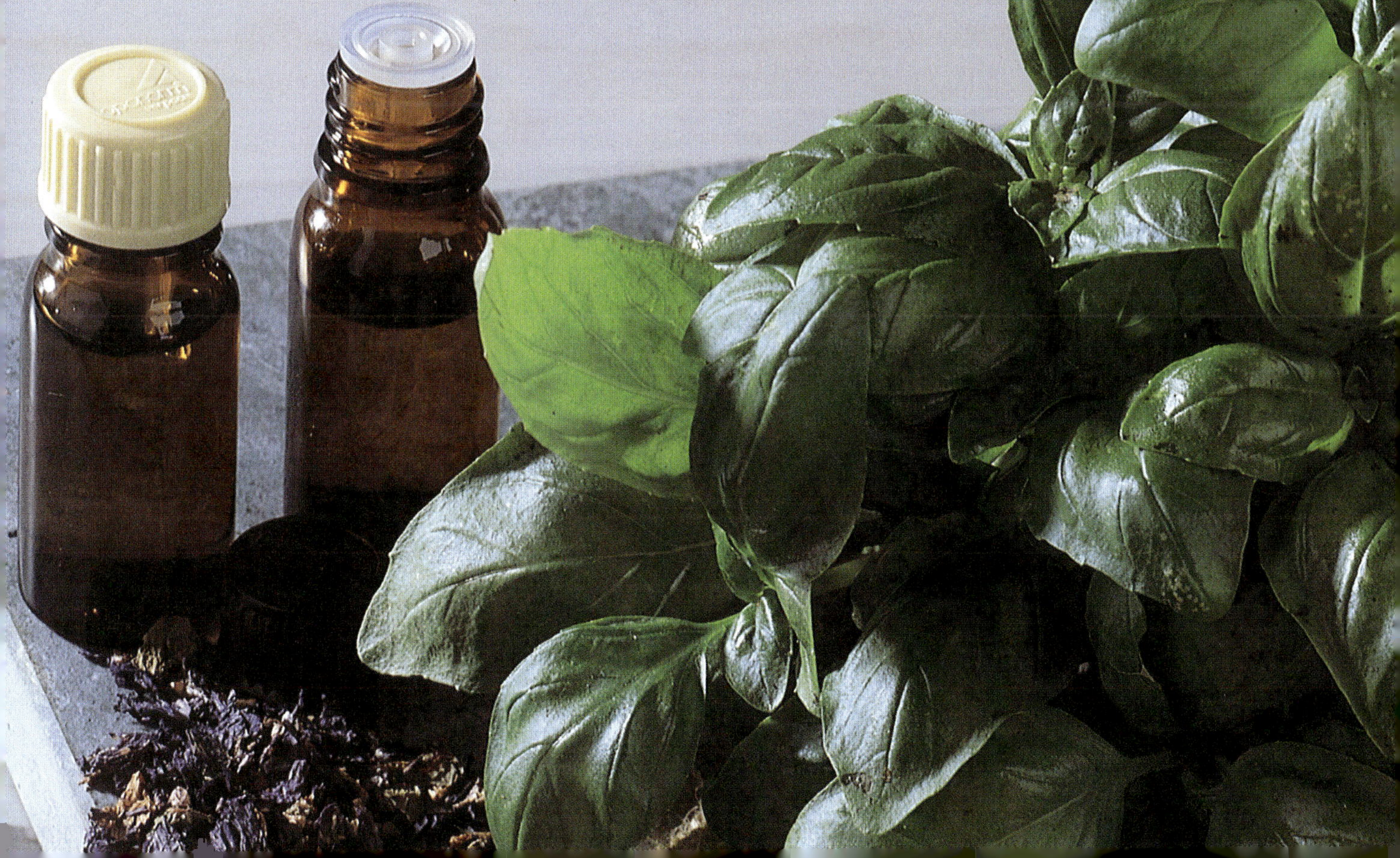

Einleitung

Saponine:

Die medizinisch wichtigen Bestandteile sind Glycoside. Der Name Saponin (lateinisch sapo gleich Seife) rührt von der Eigenschaft dieser Stoffe her, beim Abkochen im Wasser stark zu schäumen. Zwar haben die Saponine chemisch mit der Seife nichts gemein, sie besitzen aber eine ebenfalls ausgezeichnete Reinigungskraft. Die schäumende und reinigende Wirkung wird daher häufig in der Kosmetik genutzt, wo saponinhaltige Pflanzen Bestandteil von Haut- und Haarreinigungsmitteln sowie Zahnpasten sind. Pflanzen mit hohem Saponingehalt galten schon lange in der Volksmedizin als Blutreinigungsmittel. Den zunehmenden wissenschaftlichen Forschungen zufolge, ist diese Annahme berechtigt und wird sogar durch die bisher gewonnenen Erkenntnisse erhärtet. Eine Haupteigenschaft der Saponine ist, daß sie an der Darmschleimhaut eine bessere und schnellere Aufnahme anderer gelöster Substanzen ins Blut ermöglichen, wobei sie selbst eine intakte Darmwand nicht durchdringen können.

Mineralstoffe:

In den Pflanzen befinden sich verschiedene Mineralien, vorwiegend in Form von Salzen, die dem menschlichen Organismus wichtige Aufbaustoffe liefern. Neben vielen anderen Mineralstoffen sind auch die nicht wasserlöslichen Calciumsalze in geringen Mengen vorhanden. Sie erhöhen die Widerstandsfähigkeit gegen Infektionskrankheiten, sind wichtig für den Knochenaufbau, für die Erhaltung der Zähne und für das Nervensystem. Da sich Calziumsalze auch nicht durch noch so langes Kochen von Pflanzenteilen lösen lassen, kann Calziummangel niemals durch Arzneitees behoben werden. Am besten sind frische Gemüsesäfte, noch besser rohes Wurzelgemüse. Leicht im Tee löslich ist das Kaliumsalz, das mehr oder minder in fast allen Heilpflanzen vorkommt und das für den Menschen ebenfalls ein wichtiger Aufbaustoff ist. Einer der bekanntesten Mineralstoffe ist die Kieselsäure. Sie ist in der Lage, neue Zellen zu bilden und wirkt gewebefestigend, besonders beim Bindegewebe. Wegen ihrer entzündungshemmenden Eigenschaft verwandten schon früher Heilkundige der Volksmedizin kieselsäurehaltige Heilpflanzen zur äußerlichen Behandlung von Geschwüren, Ekzemen, Hautjucken und schlecht heilenden Wunden. Da die Kieselsäure kurz nach der Einnahme zum größten Teil über die Nieren ausgeschieden wird, fördert sie die vermehrte Ausscheidung von Harnsäure und anderen giftigen Stoffwechselprodukten.

Schleime:

Schleim wird häufig bei inneren und äußeren Entzündungen und Verletzungen angewandt. Er bildet über der erkrankten Stelle eine Schutzschicht, die mechanische und chemische Reize abhält. Auf diese schützende, nicht direkt heilende Weise, kann sich eine Entzündung zurückbilden. Äußerlich helfen also Schleimdrogen bei eitrigen und schlecht heilenden Wunden, Entzündungen und Hauterkrankungen. Innerlich wirkt sich die reiz- und schmerzlindernde Eigenschaft dieser Stoffe günstig bei Schleimhautentzündungen der oberen Luftwege, Magenschleimhautentzündungen und Übersäuerung des Magens aus. Die schleimhaltigste Heilpflanze ist der Eibisch, dessen Schleimstoffe sich überwiegend in der Wurzel befinden.

Fette Öle:

Fette Öle finden sich als Bau- und Reservestoffe sowohl im Körper von Menschen und Tieren, als auch in den Pflanzen. Dort sammeln Sie sich vor allem in den Speicherorganen der Samen

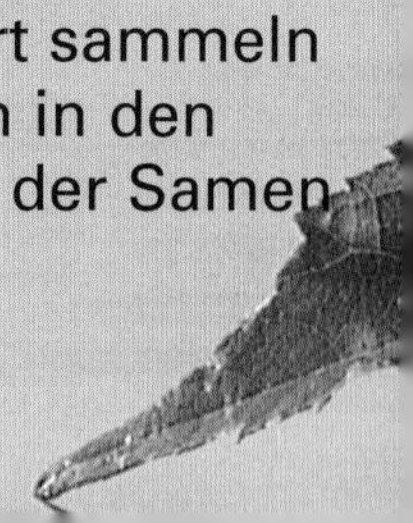

und Früchte. Sie sind nicht zu verwechseln mit den ätherischen Ölen, die chemisch völlig anders zusammengesetzt sind und eine ganz andere medizinische Wirkung besitzen. Fette Öle wirken so ähnlich wie die Schleime. Sie werden bei verschiedenen Entzündungen der Haut und der Schleimhäute verabreicht. Fette Öle sind energiereiche Nahrungsmittel. Sie finden zudem in der Kosmetik Verwendung, da sie in die Haut eindringen, diese straffen und helfen, den Wasserverlust und somit die Austrocknung zu mindern.

Bitterstoffe:

Bitterstoffe finden sich in zahlreichen Pflanzen. Im Wermut sind sie in sehr hoher Konzentration enthalten. Bitterstoffhaltige Pflanzen gelten seit alters her als Magenmittel. Sie regen die Absonderung der Magensäfte an und steigern die Schleimhautdurchblutung der Verdauungsorgane. Sie wirken außerdem appetit- und magenanregend sowie verdauungsfördernd. Bitterstoffe verhindern das Völlegefühl, sie machen schwer verdauliche Speisen besser verträglich.

Gerbstoffe:

Gerbstoffe sind organische Verbindungen, die frisch abgezogene Haut von Tieren festigen und somit zu Leder werden lassen. Beim Menschen wirkt sich dieser Gerbvorgang günstig bei entzündeten Schleimhäuten aus. Entzündungen werden durch Abdichten und Festigen der oberen Zellschichten gehemmt. Schadstoffe können so nicht mehr in die Schleimhäute eindringen, und Bakterien werden durch das Ausfällen des Gerbstoffeiweißes abgetötet. Gerbstoffhaltige Heilpflanzen werden bei Rachen- und Mundschleimhautentzündungen angewandt, sie heilen die Darmschleimhaut bei Durchfallerkrankungen, lindern Sonnenbrände und Frostbeulen. Die ebenfalls gebräuchliche Bezeichnung Gerbsäure rührt von der leichten Säure des Wirkstoffes her. Gerbsäure befindet sich in fast allen Pflanzenteilen, vor allem in Rinden und Wurzeln verschiedener Bäume.

Alkaloide:

Alkaloide gehören, abgesehen von einigen Ausnahmen, zu den stärksten pflanzlichen Giften. Einige zehntel oder hundertstel Gramm der giftigen Alkaloide verursachen bereits bleibende Schäden oder führen sogar zum sofortigen Tod. In der Hand des Arztes, der sie wohldosiert einsetzt, sind diese Giftgewächse wertvolle Heilpflanzen. Der Anwendungsbereich dieser Giftstoffe ist sehr umfangreich, da sie schmerzstillend, betäubend, aber auch aufputschend und krampferregend wirken.

Glycoside:

Glycoside sind bei den Pflanzen zahlreich vertreten und es handelt sich dabei meist um stark wirksame Substanzen. Nur der Arzt kann über die Anwendung und die Dosierung bestimmen, deshalb sind die starken glycosidhaltigen Medikamente verschreibungspflichtig. Das bekannteste Glycosid ist das Digitasglycosid, ein unübertroffenes Herzmittel, das im roten Fingerhut enthalten ist.

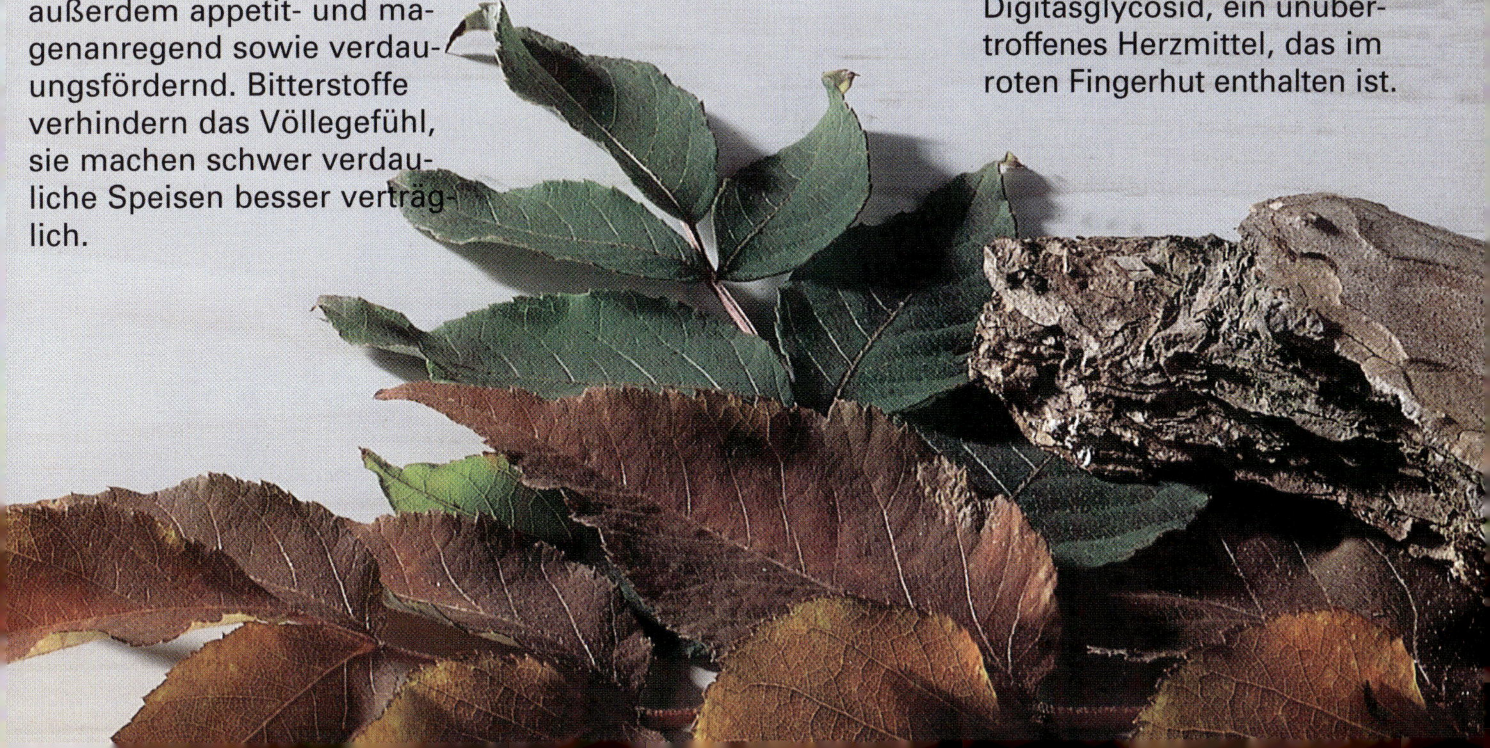

Einleitung

Salicylsäure:

Die Bezeichnung Salicylsäure leitet sich von dem lateinischen Namen der Weide, Salix, ab. Diese Pflanze enthält hauptsächlich das Salicin. Es war die Basissubstanz für die chemisch - industrielle Herstellung von Salicylsäure. Heute wird die Säure synthetisch hergestellt und ist der Grundstoff für unzählige Schmerz- und Fiebermittel, wie z.B. Aspirin. In einer Vielzahl von Heilpflanzen befindet sich Salicin. Im menschlichen Organismus wird es teilweise in Säure umgewandelt, wirkt schmerzlindernd, antibakteriell und entzündungshemmend. Die antirheumatische Eigenschaft der Salicylsäure gilt es besonders hervorzuheben.

Andere organische Säuren:

In Pflanzen kommen noch verschiedene andere organische Säuren vor, meistens in den Früchten, weshalb man sie häufig als Fruchtsäuren bezeichnet. Je nach ihrer Beschaffenheit fördern organische Säuren die Nieren- und Darmausscheidungen, beeinflussen die Zelltätigkeit im Körper und beleben den Stoffwechsel, weshalb ihnen auch eine blutreinigende Wirkung nachgesagt wird. Die bekanntesten Säuren dieser Art sind Apfelsäure, Weinsäure, Oxalsäure, Zitronensäure und Ameisensäure.

Vitamine:

Die Vitamine sind lebensnotwendige organische Wirkstoffe (vita heißt Leben), die vom menschlichen Organismus nur unzureichend bzw. teilweise überhaupt nicht gebildet werden. Das bedeutet, daß sie dem Körper durch Nahrungsaufnahme zugeführt werden müssen. Chronischer Vitaminmangel bewirkt schwere gesundheitliche Störungen und ernsthafte Erkrankungen. Der Tagesbedarf an Vitaminen ist verhältnismäßig gering. Mit einer natürlichen, vitalstoffreichen Ernährung, die reichlich rohe Salate und Gemüse, frische Früchte und Obst, Vollkornbrot und andere Getreidezubereitungen, naturbelassene kaltgepreßte Öle, Nüsse und Milchprodukte enthält, werden dem Körper ausreichend Vitamine zugeführt. In Zeiten größter Belastungen, wie Wachstum, Schwangerschaft, Stillzeit und Genesung wird der Bedarf höher sein.

Schützt die Schätze der Natur! Weltweiter Pflanzenschutz tut not

Viele Pflanzen, die nach menschlichem Ermessen nicht in den Garten gehören, werden als Unkraut bezeichnet. Diese Namensgebung, die meist auf dem Schönheitsempfinden der Menschen beruht, ist oft irreführend, denn jeder Baum, jedes Kraut, jede Pflanze und jedes Pflänzchen haben zweifelsohne ihre Lebensberechtigung und auch einen Nutzen. Daher widmen international organisierte Interessengemeinschaften dem Schutz der Pflanzen ihre ganze Aufmerksamkeit. Politiker haben in Zusammenarbeit mit Pflanzenzüchtern, Ökologen, Medizinern, Biologen, Botanikern und Naturheilkundlern die Notwendigkeit des Erhaltes bedrohter Pflanzen erkannt und entsprechende Bestimmungen und Empfehlungen erlassen.

International werden Pflanzen nach folgenden Gesichtspunkten geschützt:

Selten:
Eine Art von geringem Verteilungsgrad und/oder in jeweils kleineren Zahlen wachsend.

Gefährdet:
Erheblich zurückgegangen oder durch Raubbau und Zerstörung des Lebensraumes begrenzt.

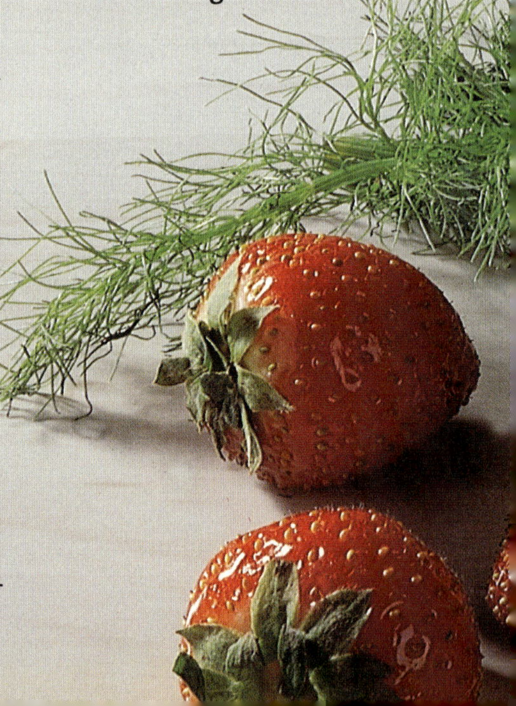

Vom Aussterben bedroht:
Nur noch in geringer Zahl vorhanden und ohne ausreichende Vermehrungsquote, so daß zukünftige Verluste schwer auszugleichen wären.

Ausgestorben:
Wild wachsend, nicht mehr auffindbar.

International geschützte Arten werden von der IOCN (Internationale Vereinigung zur Bewahrung der Natur) überwacht und sind in der CITES (Vereinbarung über den internationalen Handel mit gefährdeten Pflanzen und Tierarten) aufgeführt. Cites wird durch Kontrollen sowie durch eine Dokumentation des Im- und Exports Geltung verschafft.

Schließlich gibt die IUECN die „Rote Liste" heraus, eine Auflistung und Beschreibung der seltensten Arten in bestimmten Gebieten.

Jeder kann helfen, die Arbeit dieser Institution zu erleichtern und vor allem die Natur zu schützen. So sollten Pflanzen nur gepflückt werden, wenn man sie genau kennt und man eine Verwendung für sie hat. Keinesfalls dürfen geschützte Arten gepflückt oder gar ausgegraben werden. Auch sollte man nicht unnötig herumtrampeln und dadurch Pflanzen zerstören. Alle Gewächse sollten sehr behutsam gepflückt werden, damit der Wurzelstock geschont wird, und auf jeden Fall muß man stets genügend Pflanzen stehen lassen, damit sie blühen und Samen ansetzen können. Sammeln und ernten gehört wohl zu den ältesten menschlichen Handlungen. Es bedeutet im wörtlichen Sinne die Natur zu begreifen und zu erleben. Aber wer hat heute noch die Gelegenheit, wirklich zu säen und vor allem zu ernten?

An die Stelle des Erntens ist das Kaufen getreten, und so wie das Kaufen eine Handlung ohne Beziehung zum Produkt ist, das man erwirbt, ist manchmal sogar das Ernten für viele Menschen zu einer verhältnismäßig leeren Handlung geworden.

Jedes Lebewesen, jede noch so unscheinbare Pflanze, ist Teil eines komplizierten Naturgefüges und hat seinen bestimmten hohen Stellenwert. Die unterschiedlichen Standpunkte zwischen Naturbelangen und wirtschaftlichen Interessen auf eine Ebene zu bringen, ist unerläßlich. Es geht in erster Linie weder um Pflanzen- oder Tierschutz, sondern vielmehr um die grundsätzlichen Bedürfnisse unserer Erde: Luft, Wasser und Natur.

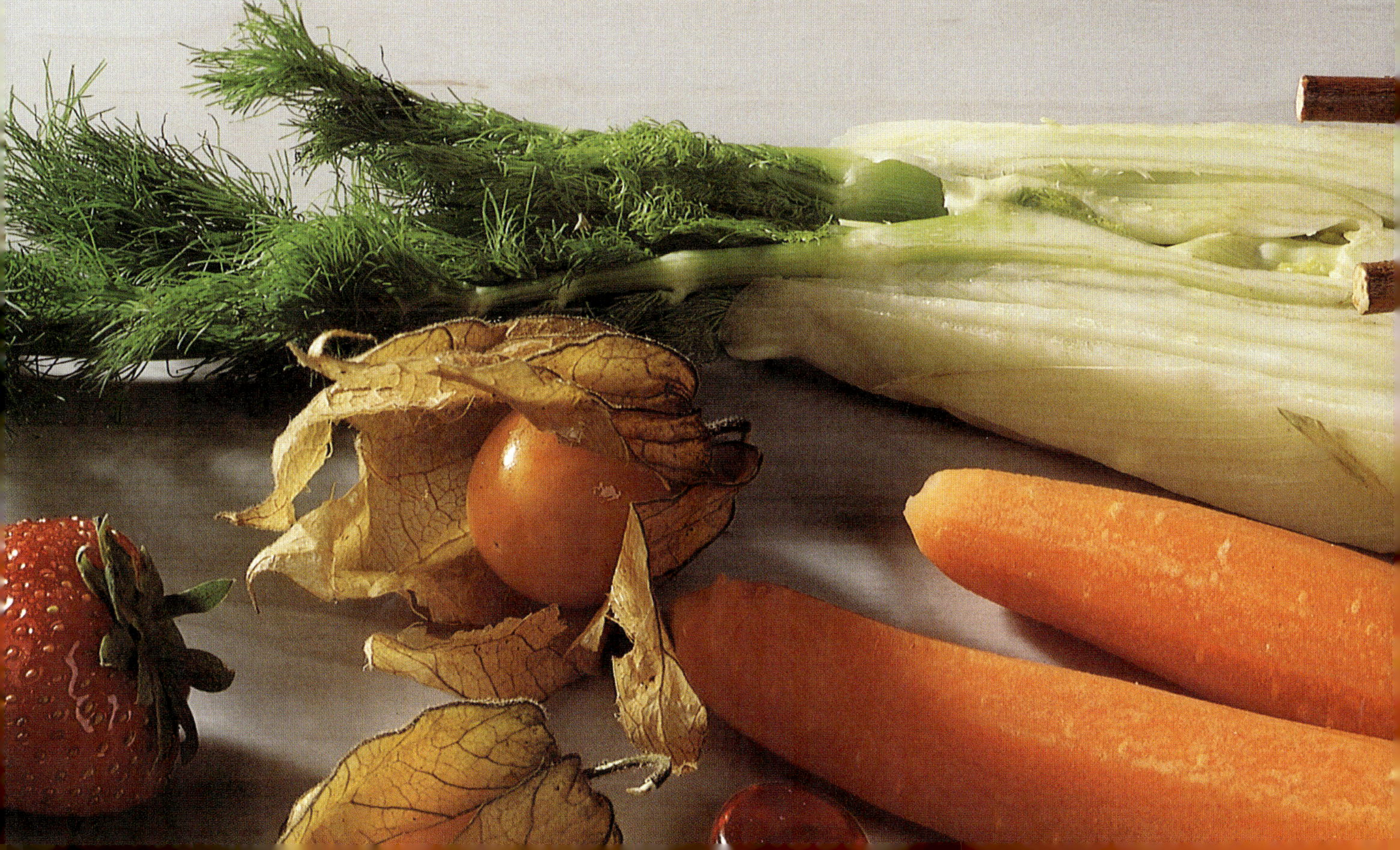

ACER
AHORN

ALLGEMEINES:

Die Familie der Ahorngewächse umfaßt rund 100 Arten. In Deutschland kommen hauptsächlich drei von ihnen wild vor: der Bergahorn, der Spitzahorn und der Feldahorn. Daneben gibt es weitere Ahornarten, wie den französischen, den tatarischen Ahorn, den kanadischen Zuckerahorn oder den japanischen Fächerahorn. Sie werden oft in Gärten und Parks als Zierbäume gepflanzt.

BESCHREIBUNG:

Allen gemeinsam ist ein mehr oder weniger gelapptes Blatt, 3-5 zipfelig, und Flügelsamen, die vom Wind zum Teil weit verweht werden und sich wie kleine Propeller durch die Luft schrauben. Der Bergahorn fühlt sich am wohlsten im Freistand und erreicht dann eine Höhe von 25 m. Er bildet dichte, mächtige Kronen aus. Er kann 400-500 Jahre alt werden und dabei eine Stammdicke von 2-3 m erreichen. Die Rinde ist dünn und blättert im Alter ab, so daß der Stamm fleckig erscheint. Ende April, Anfang Mai entfaltet der Baum langgestielte, dunkelgraugrüne, glänzende Blätter, die auf der Unterseite heller und graugrün erscheinen, aber die typische Ahornform haben. In den Nervenwinkeln der Unterseite sind sie mit weißen, flaumigen Härchen besetzt. Wenig später erscheinen an den Triebspitzen hängende Trauben von gelbgrünen Blütchen. Sie sind zwittrig angelegt, aber oft verkümmern entweder die weiblichen oder die männlichen Organe der Blüten, so daß Selbstbestäubung verhindert wird. Die Bestäubung übernehmen Insekten. Die Früchte stehen immer zu zweien an einem Stengel und haben je einen Flügel. Die Flügel bilden beim Bergahorn einen spitzen Winkel. Der Baum wird erst zwischen dem 25.-40. Lebensjahr fruchtbar. Das Holz des Bergahorns ist sehr wertvoll, besonders auch, weil der Baum nur einzeln und zerstreut wächst und eher selten ist. Das Holz ist hart, weißseidig-glänzend und wird für Drechsler- und Schnitzarbeiten gesucht. In der Industrie wird es zu Parkettböden, Möbeln und im Geigenbau verwendet. Die Blätter des Spitzahorns sind stärker eingekerbt und sondern einen weißen Milchsaft ab, wenn man sie abbricht. Seine Blüten trägt der Baum vor dem Laubaustrieb schon im April/Mai in aufrechtstehenden kleinen Trauben. Die Einzelblüte ist gelbgrün und etwas größer, was bei auftretendem Sonnenlicht den ganzen Baum golden erstrahlen läßt. Wespen, Hummeln und Bienen besuchen die auffallenden Blüten und sorgen für die Bestäubung. Die Flugsamen sitzen auch hier immer paarig an einem Stiel, bilden aber einen stumpfen Winkel. Der Baum wird mit 10 Jahren deutlich früher fruchtbar als der Bergahorn, dafür aber auch selten älter als 150 Jahre. Seine Rinde ist schwärzlich und bildet eine längsrissige Borke.

Die Blätter des Feldahorns sind deutlich kleiner als die seiner beiden Verwandten, nämlich etwa 5-10 cm. Sie sind in ihrer Gestalt denen des Bergahorns ähnlich und auf der Unterseite weich behaart. Die Blüten erscheinen gleichzeitig mit dem Laubaustrieb. Sie stehen zuerst aufrecht, später in überhängenden kleinen Sträußchen zusammen. Die Flugsamen haben rötliche Flügel und stehen paarig in gerader Linie an einem Stengel. Die Rinde ist in der Jugend braun und glänzend, im Alter netzartig und rissig, von graugrüner Farbe. Sie ist immer anhand der Korkleisten erkennbar. So sind die Bäume auch, wenn die Blätter abgefallen sind, kahl gut voneinander zu unterscheiden. Das rötliche Holz des Feldahorns ist fester als das des Spitzahorns und hat eine besonders schöne Maserung, was es für Schnitzer, Drechsler und die Möbelindustrie wertvoll macht. Der kanadische Zuckerahorn wird hier wohl nur als Zierbaum seiner wunderschönen Herbstlaubfärbung wegen gepflanzt und beschert immer wieder aufs neue das einzigartige Naturschauspiel des „Indian Summer". Wegen seiner Sonderstellung als Zuckerlieferant muß er auch hier erwähnt werden. Seine Blüten sind rot oder rotgefleckt. Sein Blatt bildet Kanadas Hoheitsemblem. Den Zucker gewinnt man aus dem Saft des Ahorns, dazu wird der Stamm im Frühjahr angebohrt. Ein erwachsener Baum kann pro Jahr etwa 3 kg Zucker lie-

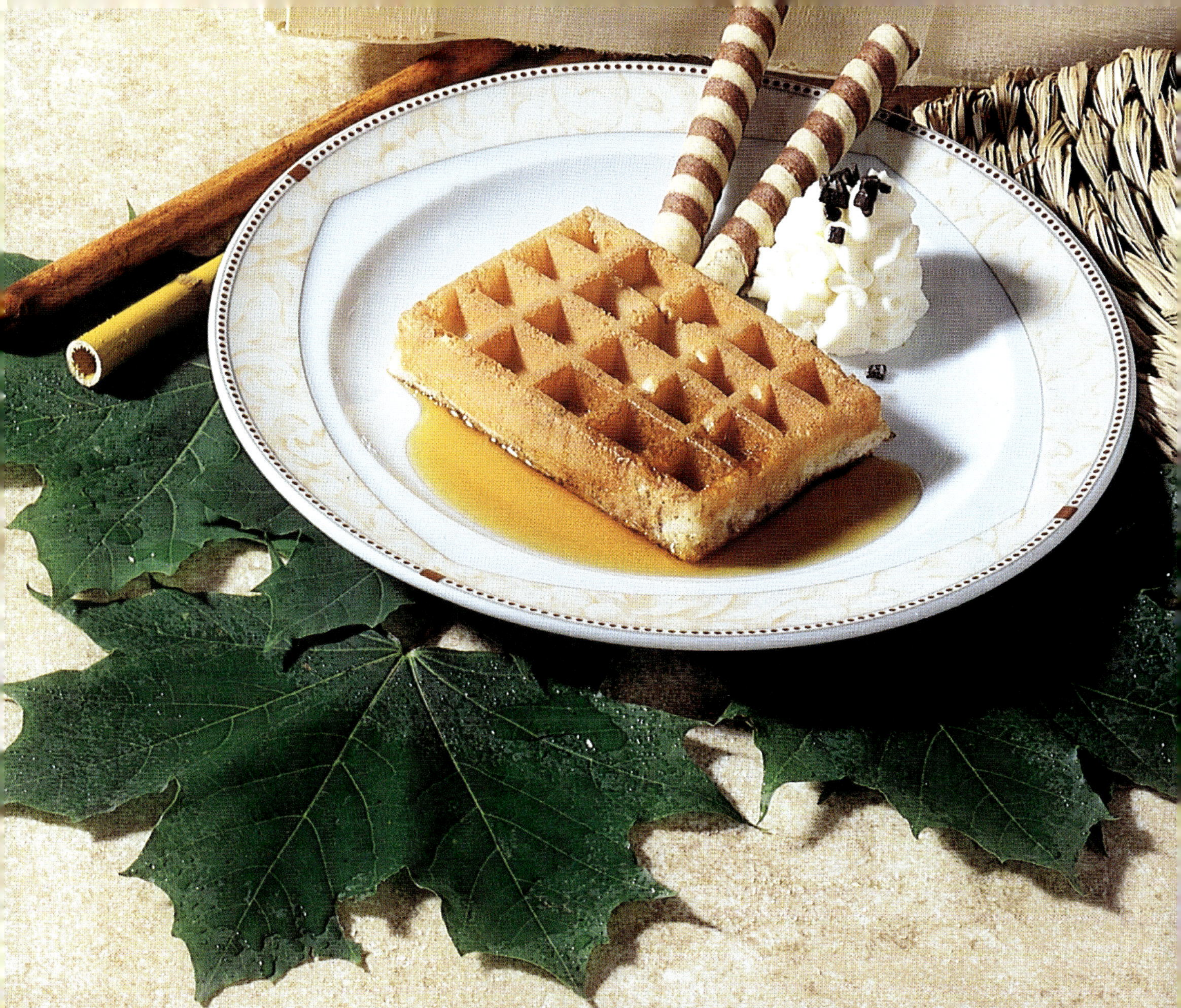

fern, ohne Schaden zu nehmen. Meist wird aber der Saft zu Sirup gekocht und als Beigabe zu Waffeln, Pfannkuchen und zum Backen, zu Eis, Desserts u.ä. verwendet. Alle Ahornsamen werden gern von Kernbeißern, unserer größten einheimischen Finkenart, gefressen.

VERBREITUNG:

Der Bergahorn ist ein sehr stattlicher Baum des Gebirges. Er kommt noch in Höhen von 1.700 m vor, oft in Gemeinschaft von Buchen, mit denen er lockere Verbände bildet. Der kleine Bruder des Bergahorns ist der Spitzahorn. Er ist mehr ein Baum der Ebene und kommt auch in Auwäldern vor. Allerdings meidet er die atlantische Küste, deren salzig-feuchte Luft er ebensowenig verträgt wie der Bergahorn. Am genügsamsten in Bezug auf seinen Standort ist der Feldahorn. Im Freistand und als Alleebaum kann er eine Höhe von 5-10 m erreichen. Er wächst in ganz Europa, aber nirgends sehr häufig.

VERWENDUNG:

In Nordamerika hat der Ahornsirup Tradition. Er dient als Beigabe zu Waffeln und Pfannkuchen. Auch beim Backen findet er Verwendung. Die Glasuren aus Ahornsirup sehen nicht nur schön aus, sondern sie schmecken auch besonders gut. Zahllose amerikanische Rezepte nennen ihn als Zutat für gebratene Bohnen, gebackenen Schinken, Eis; vielerorts ist er etwas für Feinschmecker, sie mögen ihn durch nichts ersetzen wollen. Als Volksmittel wurden die Blätter des Ahorns zum Heilen angewendet. Bei entzündeten Augen nahm man in Wein abgekochte Ahornblätter als Auflage. Zerstoßene grüne Blätter wirken, auf hitzige Geschwüre aufgelegt, lindernd und heilend. Gegen Skorbut und Hautausschläge erwies sich der süßliche, etwas milchige Saft als heilsam. Er wird gewonnen, indem man im Frühjahr den Stamm anbohrt.

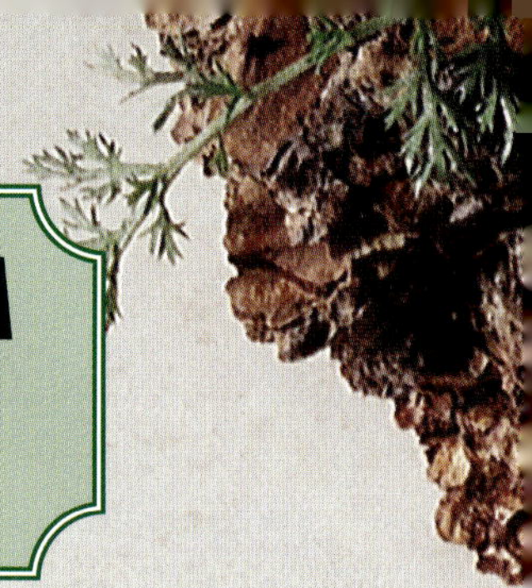

ACHILLEA MILLEFOLIUM
SCHAFGARBE

ALLGEMEINES:

Der botanische Name stammt angeblich von dem griechischen Helden Achilles ab, der nach dem Fall von Troja die Wunden seiner Soldaten mit Schafgarbe versorgen ließ. Die zweite Benennung „millefolium" (die Tausendblättrige) ist zutreffend für die Beschaffenheit der Blätter. Eine weitere Bezeichnung für die Schafgarbe ist wegen dieser Eigenart daher auch „Tausendblatt". Die Schafgarbe ist in vielen Landschaften auch Gegenstand von Gedichten und Sprichwörtern. Im chinesischen Altertum war das Buch „I Chang" (Buch der Wandlungen) ein Buch der Orakel: mit Hilfe von Schafgarbenstengeln konnte man daraus weissagen. Pfarrer Kneipp schätzte die heilenden Kräfte der Schafgarbe sehr, er empfahl sie den Frauen: „Viel Unheil bliebe den Frauen erspart, würden sie ab und zu einmal nach der Schafgarbe greifen". Hildegard von Bingen gibt- bei tiefen Wunden und nach Operationen den Rat: „.. Wer aber im Körperinnern eine Wunde erhielt, sei es, daß er durch Spieße verwundet oder daß er innerlich zusammengeschnürt wurde, der pulverisiere die Schafgarbe und trinke jenes Pulver in warmem Wasser. Und wenn es ihm besser geht, dann nehme er dieses Pulver in warmem Wein, bis er geheilt wird."

BESCHREIBUNG:

Der verästelte Wurzelstock trägt die robusten, kantigen, bis zu 60 cm langen Stengel, auf denen der Blütenstand besonders zur Wirkung kommt. Die winzigen Blütenkörbchen besitzen fünf kleine, weiße, manchmal rosafarbene weibliche Röhrenblütchen mit einem fünfzipfeligem Glöckchen, in dem sich der Nektar befindet. Sie sind zu breiten Doldenschirmen zusammengefasst. Die tiefgespaltenen, im Umriß schmal lanzettlichen dunkelgrünen Blätter machen durch einen scharfen Balsamgeruch auf sich aufmerksam. Die Früchte sind kleine, etwas flachgedrückte Schließfrüchte, kaum 1/3 mm dick,
1 1/2 bis 2 mm lang und ohne Haarkrone. Die Schafgarbe ist eine winterfeste Pflanze, in vielen Ländern der gemäßigten Klimazone heimisch, weltweit in vielen Varianten verbreitet.

VERBREITUNG:

Die Schafgarbe liebt volle Sonne und gedeiht auf gut gedüngten humosen Böden ebenso wie auf magerem Rasen. Auf den Wiesen bildet der Graswuchs noch zusammenhängende Flächen, aber an sonnigen Hängen mit kalkigem, steinigem Grund können sich die Gräser nur noch büschelweise behaupten.

Diese Tristblumenflora, zu der auch die Schafgarbe gehört, zählt zu den schönsten Pflanzengemeinschaften und erweckt in uns das Empfinden, in einer nördlichen Landschaft zu sein. Im Heilkräuterbeet wird sie nicht so gern angebaut, weil sie viele Ausläufer bildet. Rasenbesitzer schätzen die Schafgarbe nicht, denn hat sie einmal Fuß gefasst, ist sie nur schwer wieder zu entfernen. Bei heißen, trockenen Bedingungen ist die Pflanze anfällig gegen Meltau. Sie vermehrt sich vegetativ oder durch Samen.

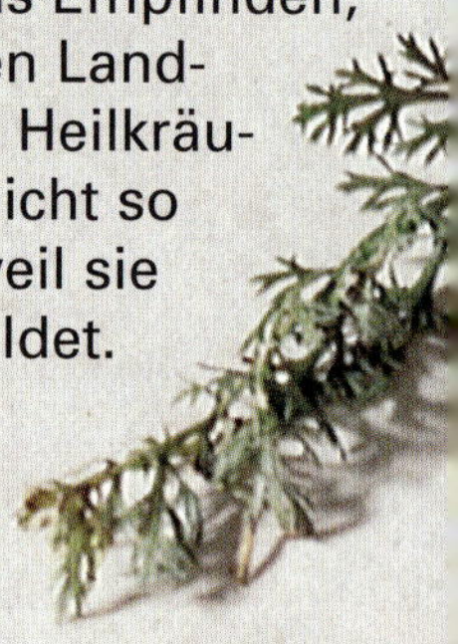

ERNTE:

Die Ernte erfolgt im Sommer während der Blüte, geerntet werden Blätter, Blüten, Samen und auch die Wurzel. Man sollte die Blüten bei kräftigem Sonnenschein pflücken, weil dann ihr ätherisches Öl und damit ihre Heilkräfte am meisten vorhanden sind (zur Verwendung für Aufgüsse, Extrakte, Lotionen, Tinkturen und zum trocknen).

INHALTSSTOFFE:

Bei den Inhaltsstoffen sind über 40 Bestandteile isoliert worden, u.a. ätherische Öle, Flavonoide und Gerbstoffe.

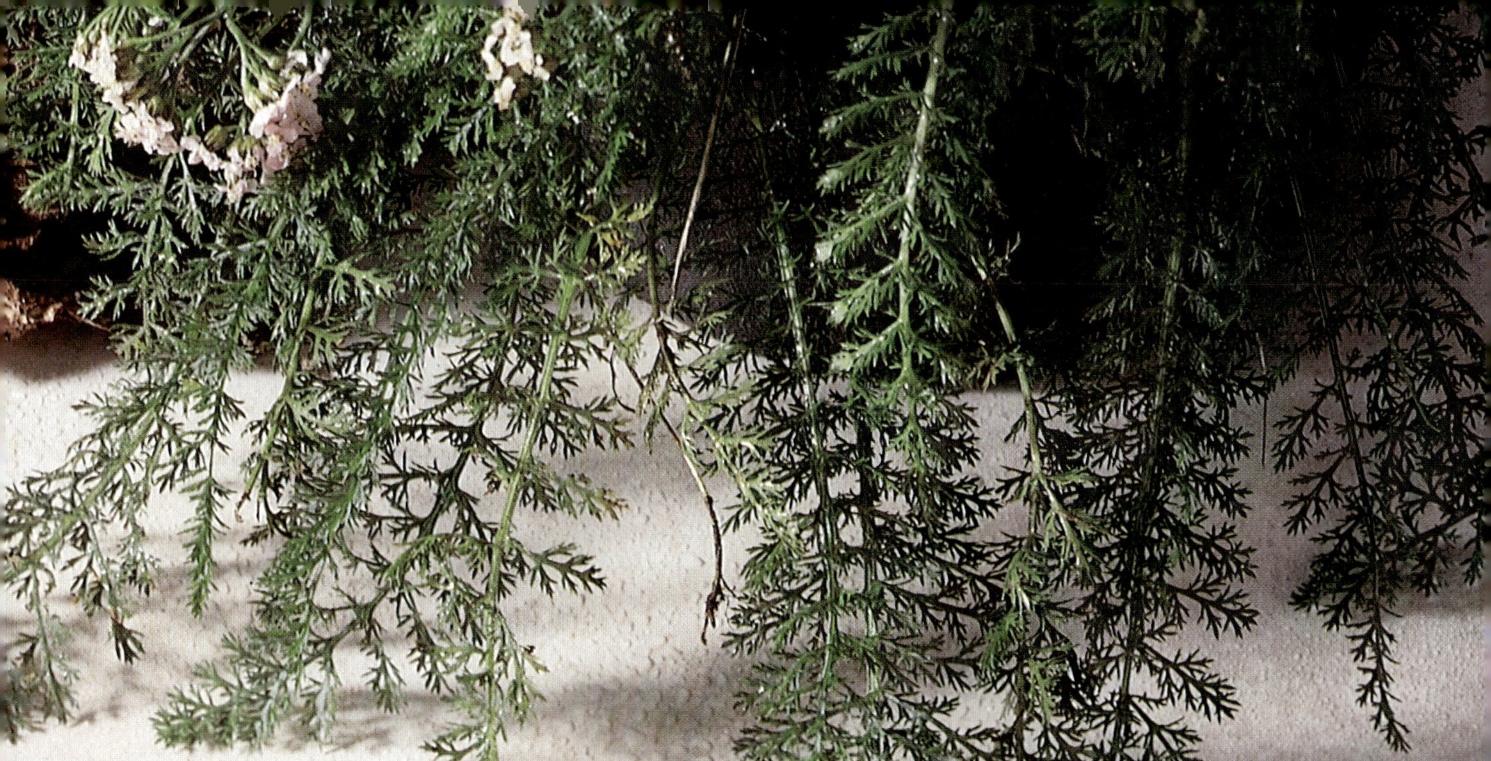

VERWENDUNG:

In der Küche findet Schafgarbe zwar wenig Verwendung, aber ihre frischen Blätter ergeben einen aromatischen Salat. Mehr Anwendung findet die Schafgarbe in der Heilkunde. Blätter und Blüten ergeben ein kräftiges, stimulierendes, tonisches Heilmittel. Bei krankhaften Anfällen hypochondrischer und hysterischer Personen wird es angewandt. Tee senkt das Fieber, treibt den Schweiß hervor, der Toxine ausschwemmt und kühlend wirkt. Zudem wird das Blut verstärkt in die Haut geleitet und somit der Blutdruck gesenkt. Die Flavonoide helfen dabei, indem sie die Blutgefäße der Randzonen erweitern. Innere und äußere Blutungen können mit Schafgarbe gestillt werden. Frische Blätter auf Wunden gelegt, wirken zusammenziehend und fördern den Heilungsprozeß, getrocknete Blätter, Stengel und Blüten helfen bei Ruhr und Durchfall. Schafgarbe findet aber auch in großen Mengen in der Kosmetik Anwendung, besonders in Hautreinigungsmitteln.

MUFFLONKOTELETTS MIT SCHAFGARBENSAUCE

12-16 Mufflonkoteletts, 4 Knoblauchzehen, Salz, 1/2 Tasse Olivenöl, 1 TL Kräuter der Provence, Salz, Pfeffer, Cayennepfeffer, einige Tropfen Pfeffersauce, Butterschmalz zum Braten, 1 Zwiebel, 1 Schuß Rotwein, 1/2 l gebundene Wildsauce, 2-3 EL Sanddornmark, Obstessig, Zucker, 1 Handvoll Schafgarbenblätter, einige Tropfen Weinbrand, 4 EL Sahne oder Crème fraîche, Johannisbeeren und Kräuterzweige

Die Knoblauchzehen schälen, auf eine Arbeitsfläche legen, hacken und mit etwas Salz zu einer Paste zerreiben. Die Knoblauchpaste mit dem Olivenöl verrühren. Die Kräuter der Provence, Salz, Pfeffer, Cayennepfeffer und einige Tropfen Pfeffersauce unter das Öl rühren und die Mufflonkoteletts damit einstreichen und mindestens acht Stunden kühl stellen. Butterschmalz oder Pflanzenfett erhitzen und die Koteletts durchbraten und warmstellen. Die Zwiebel fein hacken und im verbliebenen Bratfett glasig schwitzen, mit dem Rotwein ablöschen und mit der gebundenen Wildsauce auffüllen. Das Sanddornmark unter die Sauce rühren. Mit Obstessig, Salz, Pfeffer, Cayennepfeffer und Zucker süßsauer abschmecken. Die Schafgarbenblätter verlesen, waschen, fein schneiden oder hacken und unter die Sauce rühren. Mit einigen Tropfen Weinbrand aromatisieren. Die Sauce auf sehr heißen Tellern anrichten, je einen Eßlöffel Sahne oder Crème fraîche unter die Sauce ziehen, die Koteletts darauf anrichten und servieren.

Aegopodium podagraria
Giersch

ALLGEMEINES:

Der botanische Name setzt sich aus dem griechischen „aigos" = Ziege und „podion" = Füßchen zusammen. Das entspricht auch dem in Süddeutschland gebräuchlichen Namen, „Geißfuß". Podagraria weist auf die Anwendung bei Gicht hin. Der Giersch ist ursprünglich ein in unseren Wäldern wild wachsendes Kraut, das die Mönche seiner Heilkräfte wegen in ihren Kräutergärten im Mittelalter anpflanzten. Es war dem Heiligen Gerhard geweiht, der bei Gicht um Hilfe angerufen wurde.

BESCHREIBUNG:

Die winterharte, stark wuchernde Pflanze gehört zu den Doldengewächsen. Ihre zähen, gelblichen, dünnen Wurzeln bilden ein weitläufiges Geflecht und reichen auch ziemlich tief. Wo immer die Wurzeln an die Oberfläche treten, treiben sie aus und bilden einen Vegetationspunkt. Die langgestielten Blätter umfassen sich am Grunde scheidig. Die Blätter sind doppelt gefiedert, 7-teilig, am Rande gesägt. Sie duften nach Möhren und Petersilie. Im Juni-August wächst aus der Mitte ein langer, bis 60 cm hoher kantiger Stiel, der wechselständig mit kleineren Blättern belaubt ist. Im oberen Drittel verzweigt er sich mehrfach und trägt auf jedem Ende eine aus vielen kleinen Blüten zusammengesetzte Dolde.
Die Blüte ist weiß und wird von Bienen, Wespen und Schmetterlingen aufgesucht.
Der Samen ist klein und streut bei leichter Berührung sofort aus.
Es gibt auch einen wenig wuchernden buntblättrigen Giersch für den Garten.

VERBREITUNG:

Giersch gedeiht wild überall in Europa und in den gemäßigten Klimazonen Asiens. In Nordamerika wurde er eingeschleppt.
Er mag Lehmböden, die die Feuchtigkeit lange halten und wächst auf Halden, in Wäldern und Gärten. Lange als „Unkraut" im Garten bekämpft, erlebt er in neuerer Zeit seine Wiederentdeckung.

ERNTE:

Man sammelt vor allem die jungen Blätter im zeitigen Frühjahr.

INHALTSSTOFFE:

Der hohe Vitamingehalt des Giersch wird nicht nur in der Küche geschätzt.

VERWENDUNG:

Man kann aus den Blättern Salat und ein wohlschmeckendes Gemüse machen. Roh schmecken die Blätter nach Möhren, die älteren Blätter sind herber und etwas säuerlich.
In der Medizin gilt das Kraut als mild beruhigend. Es wirkt harntreibend und hat entzündungshemmende Eigenschaften.
Als Tee oder gepreßter Saft hilft Giersch bei Gicht und Ischias.
Äußerlich ist Giersch bei Verbrennungen, Gicht, Insektenstichen und Hämorrhoiden nützlich.
Die Homöopathie verschreibt Gierschpräparate bei Arthritis und Rheumatismus.

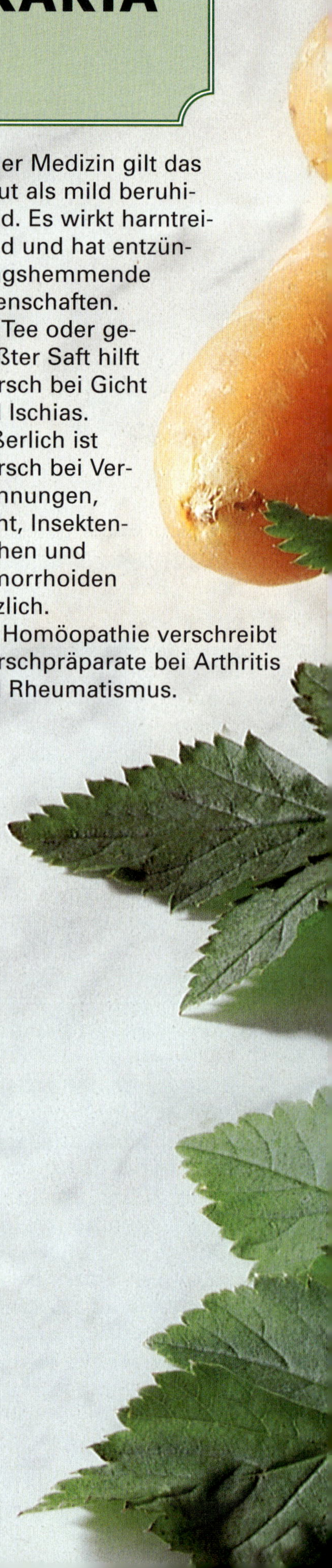

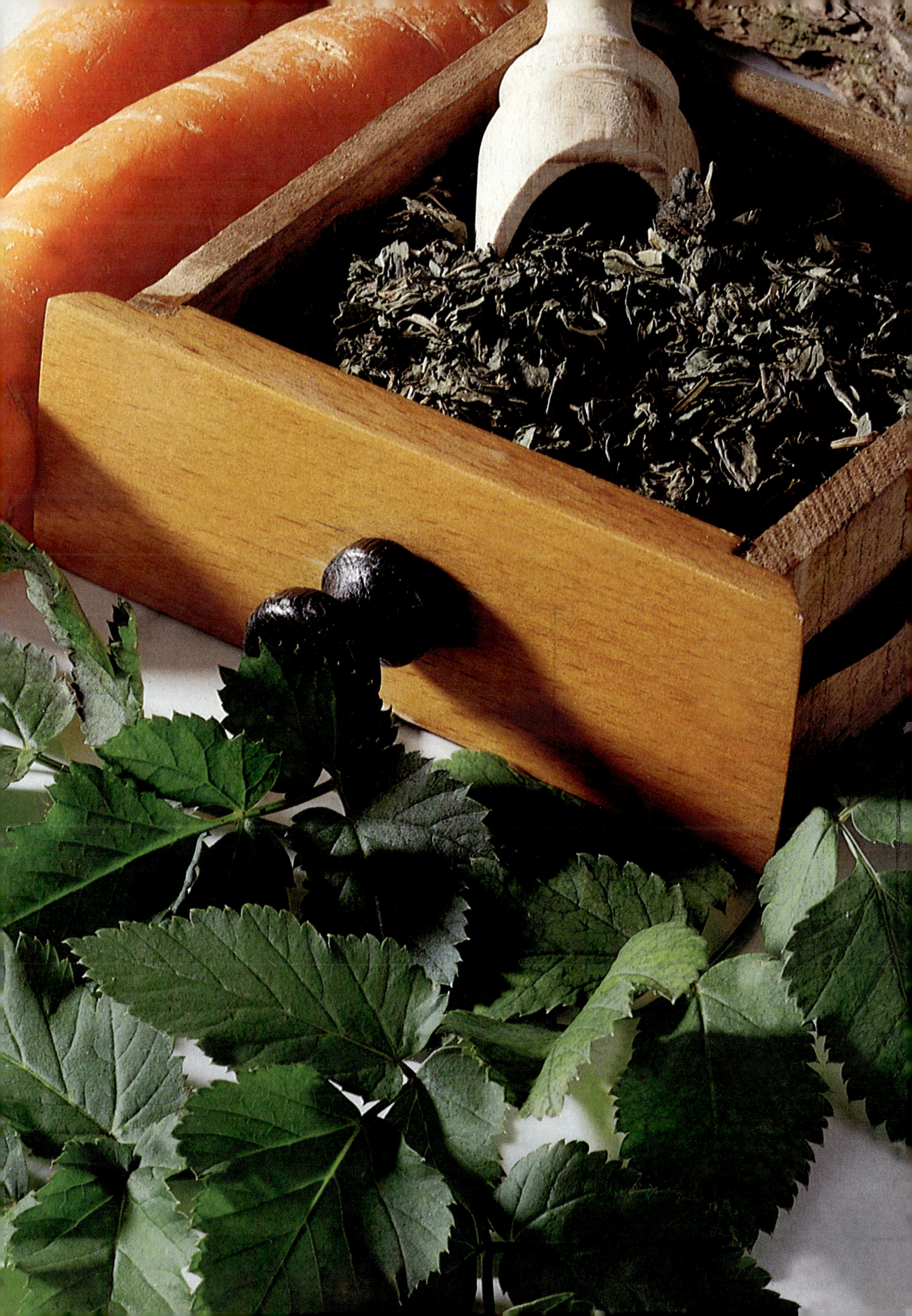

AESCULUS HIPPOCASTANUM
ROSSKASTANIE

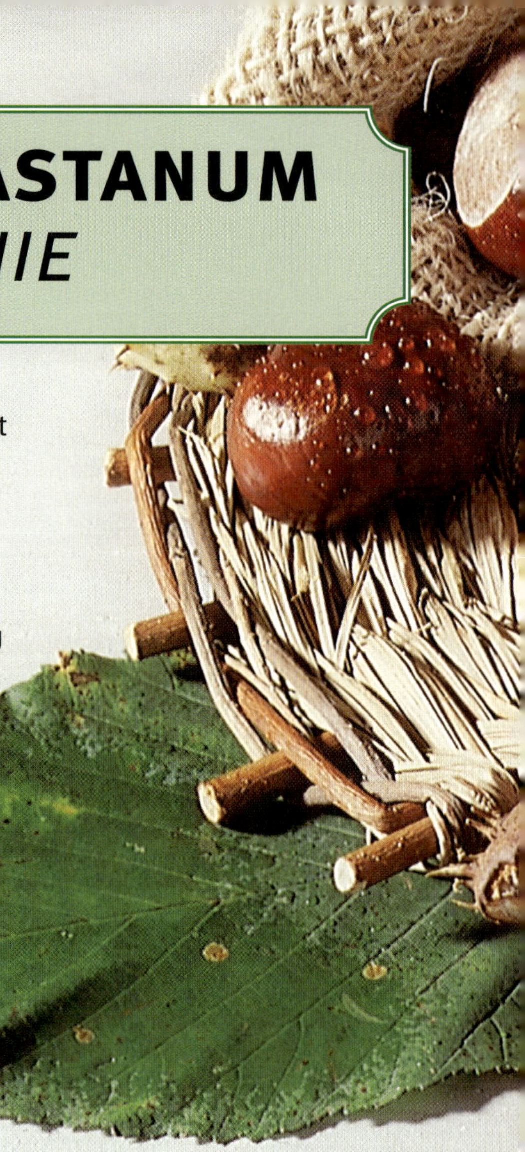

ALLGEMEINES:

Der lateinische Name deutet darauf hin, daß man kranken Pferden gemahlene Früchte unter das Futter mischte, um Husten zu heilen. Im 16. Jh, 1576, erstmals im Garten des Theresianiums in Wien angepflanzt, fand die Roßkastanie als Zierbaum in Gärten, Anlagen und als Alleebaum schnelle Verbreitung in den gemäßigten Zonen Europas. Die heilende Wirkung, u.a. der Rinde als Mittel gegen Fieber, wurde in Europa erst spät erkannt und bald der Wirkung der Chinarinde gleichgesetzt. Ein Aberglaube herrscht bis heute: Roßkastanien in den Hosentaschen ständig mitgeführt, sollen vor Kreuzschmerzen, Gicht und Rheuma schützen.

BESCHREIBUNG:

Sie wird 30-35 Meter hoch, der Wipfel bildet eine große, weitausladende Krone mit starken Ästen und Zweigen. Die Rinde ist rissig und von brauner Farbe. Die Knospen sind groß, glänzend und sehr klebrig, die Blätter langgestielt, groß, siebenzahnig gefiedert, jedes einzelne keilförmig und doppelt gezähnt. Die Blüte, als hohe weiße „Kerze" aufrecht stehend, wirkt vollkommen, obwohl die Einzelblüten unregelmäßig stehen. Die Frucht steckt in einer stacheligen Kapsel, die nach der Reife in Teilschalen zerspringt und die Kastanie freigibt. 1-4 Samen stecken in der Kapsel, sie sind glänzend - mahagonifarben mit einem rundlich mattgrauen Nabel.

VERBREITUNG:

Die Roßkastanie ist sehr häufig im Norden des Balkans, in Persien und Kleinasien anzutreffen, aber auch in Deutschland findet man sie in zwei weiteren Arten, als Strauchform und mit roter Blüte.

INHALTSSTOFFE:

Im Herbst fallen die Samen (Kastanien) auf die Erde und werden eifrig gesammelt (von Kindern vor allem als Bastelmaterial). Sie enthalten bis zu 30% Stärke und heilende Wirkstoffe. Sie sind wegen der Bitterstoffe zum Verzehr nicht für Menschen genießbar, bilden aber ein sehr gutes Futter für Rinder, Schweine, Schafe und das Wild (im Winter).

VERWENDUNG:

Man hat versucht, die aromatisch-bitterern Blätter, als Hopfenersatz zu verwenden. Die Rinde jüngerer Zweige und Äste kommt dem heilkräftigen Bestandteilen der Weidenrinde sehr nahe. Die zusammenziehenden, blutstillenden Heilkräfte stärken in ihrer spezifischen Zusammensetzung die Wände der Blutgefäße und vermindern dadurch ihre Durchlässigkeit. Das ist wichtig bei Venenerkrankungen und Krampfadern, Wadenkrämpfen, Schmerzen, Juckreiz und Schweregefühl in den Beinen, auch wenn die mangelnde Funktion der Venen chronisch bedingt ist. Bei Durchfall hilft abgekochter Tee aus der Rinde. Aus der Frucht gewonnenes Pulver, messerspitzenweise genommen, hilft bei Lungenkatarrh. Geschälte Kastanien, fein zerstoßen im Waschwasser, helfen bei Hautausschlägen und allgemein bei der Hautreinigung.

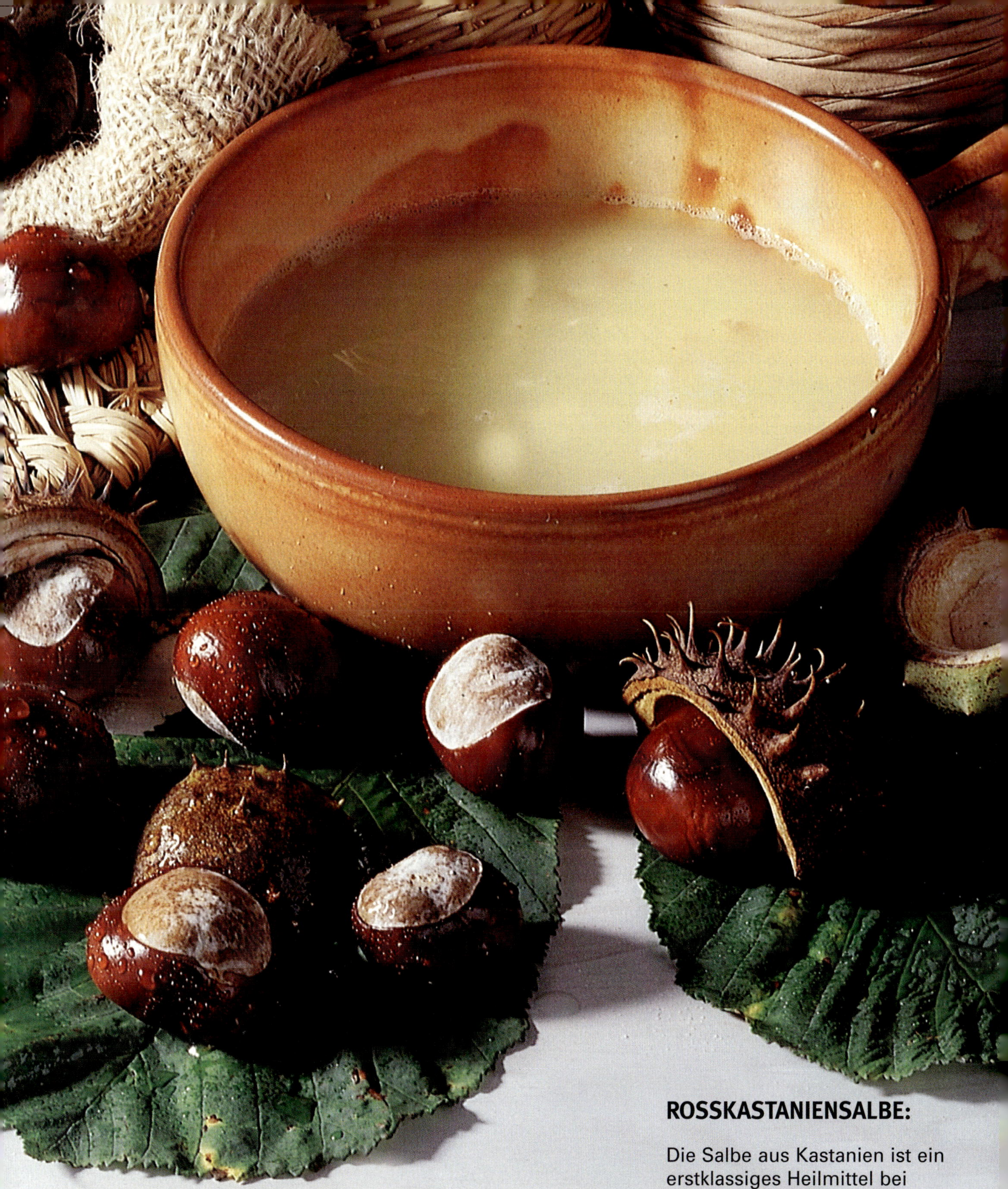

ROSSKASTANIENTINKTUR:

Rotblühende Kastanienblüten in Spiritus mit etwas Wasser aufsetzen, einige Tage in der Sonne stehenlassen, geseiht und dann gefiltert, eignet sich die Tinktur als Einreibemittel gegen Rheuma.

ROSSKASTANIENSALBE:

Die Salbe aus Kastanien ist ein erstklassiges Heilmittel bei Hämorrhoiden, auch Prostatavergrößerung wird damit behandelt. Zu empfehlen sind Fertigarzneimittel, die Nebenwirkungen, z.B. Schleimhautreizungen des Magen-Darmtraktes, weitgehend verhindern.

ALLIUM SATIVUM
KNOBLAUCH

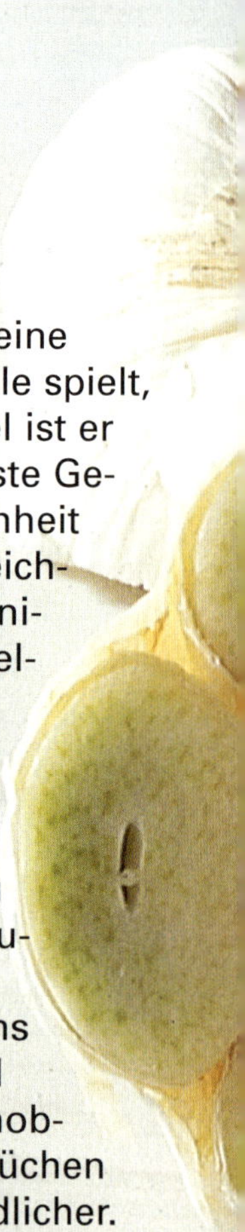

ALLGEMEINES:

Der Anbau des Knoblauchs ist so alt wie die Zivilisation. Die Römer, Griechen und Ägypter benutzten ihn bereits als Stärkungsmittel.
Von alters her ist er auch bei den Juden sehr beliebt. Bereits im Buch Mose wird berichtet: „Wie sehnlich sie der Fische gedachten, die sie in Ägypten aßen und der Zwiebel und des Knoblauchs ..." Kein Wunder also, daß die Israeliten in der Wüste der Stärkung bedurften, wie auch die Arbeiter der Cheopspyramide durch den Genuß von Knoblauch gestärkt wurden. Letzteres berichtet uns der griechische Geschichtsschreiber Herodot. Die Römer und Griechen verabreichten ihn als Stärkungsmittel ihren Soldaten während der Feldzüge. Odysseus soll von der Zauberin Circe Knoblauch bekommen haben, damit er sich in sie verliebt. Eine arabische Legende besagt, daß dem Satan, als er nach dem Sündenfall auch das Paradies verlassen musste, aus seinem linken Fußabdruck der Knoblauch, aus seinem rechten die Zwiebel erwuchs. So ist, zumindest der Legende nach, der Ursprung des Knoblauchs belegt. Dem Aberglauben nach soll der intensive Geruch des Knoblauchs Vampire fernhalten.

BESCHREIBUNG:

Die Knoblauchzehe setzt sich aus großen, länglich - eiförmigen Nebenzwiebeln zusammen, die von einer weißen bis rötlichen Schuppenhülle umgeben sind. An der Unterseite befinden sich einige dünnfaserige Wurzeln. Die Blätter sind flach und deutlich gerändert. Die weißrosa Blütenköpfe, eingehüllt in eine papierartige, weiße Haut, die ganz plötzlich aufplatzen kann, stehen in schütteren Dolden. Zahlreiche Brutzwiebeln sind ringförmig an dem unteren Außenrand der Mutterzwiebel angebracht.

VERBREITUNG:

Knoblauch ist winterhart und gedeiht selbst noch in kühlen, gemäßigten Zonen. Obwohl sich sein Aroma in wärmeren, trockeneren Regionen besser entfaltet, wird er überall in großen Mengen angebaut. Er benötigt gute wasserdurchlässige Standorte mit nährstoffreichen Böden an günstigen, sonnigen, heißen Plätzen. Die Knollen oder Zehen, im Frühjahr gesteckt, sorgen für die Vermehrung.

ERNTE:

Die Ernte der Blätter erfolgt im Früh-, die der Knollen im Spätsommer. Knoblauch ist reich an Wirkstoffen, er enthält die Vitamine A, B und C, sowie Fette und Aminosäuren. 100 g Knoblauch enthalten u.a. 530 mg Kalium und 15 mg Vitamin C.

VERWENDUNG:

Bezeichnend ist, daß Knoblauch in all den Ländern, die bekannt für ihre feine Küche sind, allen voran in Frankreich, eine außerordentliche Rolle spielt, und nach der Zwiebel ist er wohl das bedeutendste Gewürz, das die Menschheit entdeckt hat. Es ist leichter, eine Liste der wenigen Gerichte aufzustellen, zu denen Knoblauch nicht passt, als eine Aufstellung mit den fast unzähligen Speisen zu liefern, zu denen er einfach dazugehört. Der Duft ist zwar nicht jedermanns Sache, trotzdem wird der Gebrauch von Knoblauch in deutschen Küchen immer selbstverständlicher.
Medizinisch gilt er als wahrhaftes Lebenselexier, er wirkt als Vorbeugungsmittel gegen Infektionen aller Art, gegen Erkältungen, Husten, Asthma und hat sich als Antiseptikum bei äußerlichen Wunden bewährt. So wurde er beispielsweise in beiden Weltkriegen in den Lazaretten auf Wunden aufgelegt, um zu verhindern, daß Blutvergiftungen und Pilzinfektionen den Heilprozeß verhindern oder sogar Wundbrand entstand. Dem Knoblauch sagt man blutreinigende sowie blutdrucksenkende Wirkung nach, außerdem beugt er gegen Arterienverkalkung und Herzinfarkt vor, da er bei Herzkranzgefäßentzündung u.a. die Blutgerinnung verzögert und somit die Bildung von Blutgerinseln verhindern kann. Auf einem ganz anderen Gebiet ist er auch von Nutzen: er hält Gartenameisen und Rostpilze von den Rosen fern.

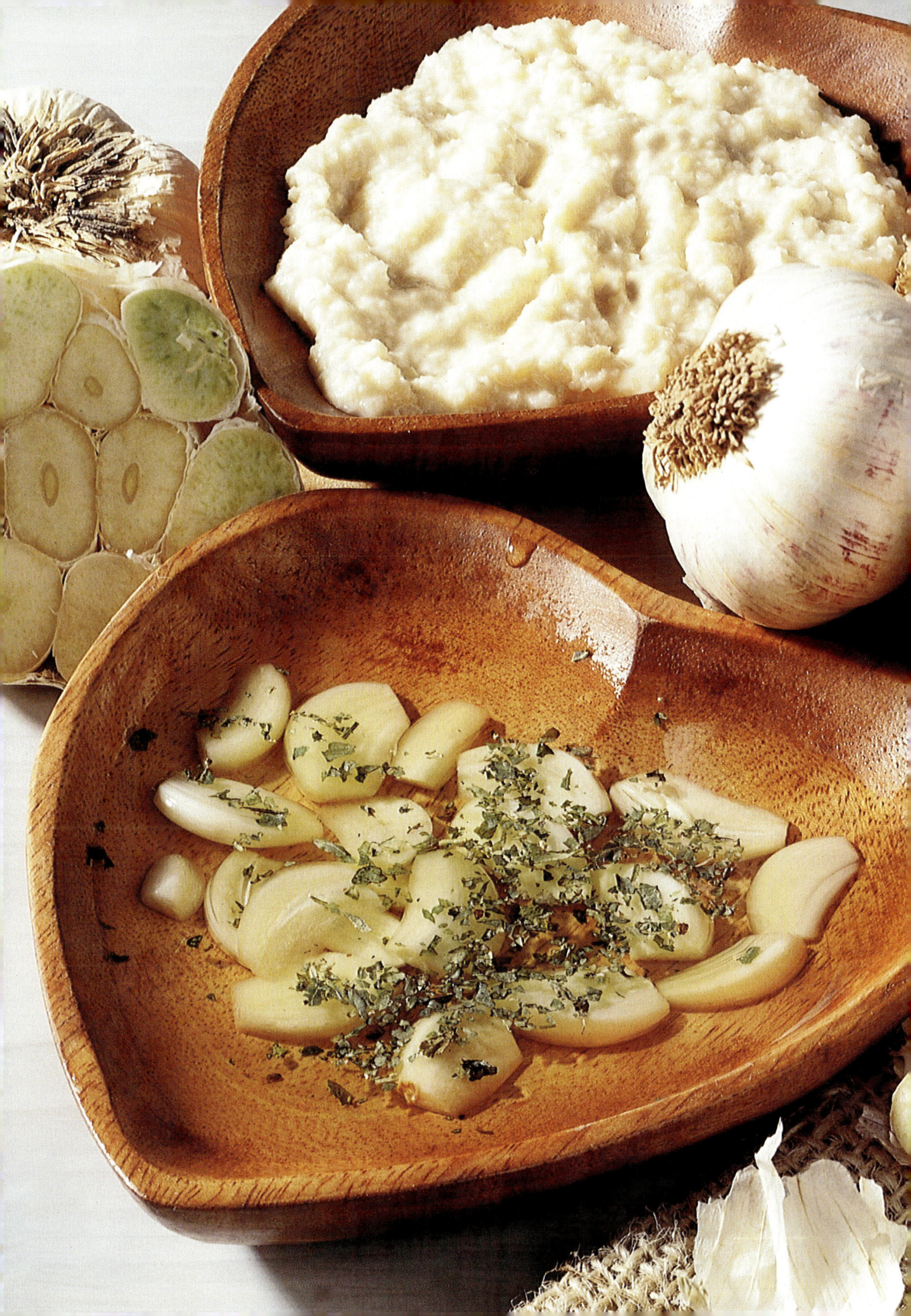

REZEPTE *KNOBLAUCH*

GESCHMORTE KNOBLAUCH-KARTOFFELN

1 kg neue Kartoffeln, 50 g Butterschmalz, Salz, schwarzen Pfeffer, 3 Knoblauchzehen, 2 Zwiebeln, 1/8 l Fleischbrühe, 1 Bund Dill, 1 Bund Kerbel, 1 Bund Schnittlauch, 1 Bund Oregano

Die Kartoffeln unter fließendem Wasser waschen, die Haut abbürsten, wieder waschen und in Scheiben schneiden. Das Butterschmalz erhitzen, die Kartoffelscheiben darin unter wenden goldbraun braten. Mit Salz und dem schwarzen Pfeffer aus der Mühle würzen. Die Knoblauchzehen und die Zwiebeln schälen, in Scheiben schneiden, zu den Kartoffeln geben und mitbraten lassen. Die Fleischbrühe hinzugießen und etwa 10 Minuten schmoren lassen. Die Kräuter verlesen, unter fließendem Wasser waschen, trockentupfen, grob hacken, unter die Kartoffeln heben, ausgarnieren, dekorativ anrichten und sofort servieren.

KNOBLAUCH-KRÄUTER-CREME

400 g Sahnequark, 1 Schuß Sahne, 4 Knoblauchzehen, 1 TL Salz, 1 Bund Kerbel, 1 Bund Basilikum, 1 Kästchen Kresse, Salz, Pfeffer, einige Tropfen Zitronensaft, einige Tropfen Worcestersauce, 1 Prise Zucker

Den Sahnequark mit der Sahne und den geschälten und mit Salz zerriebenen Knoblauchzehen in einer Schüssel glattrühren. Die verlesenen, gewaschenen und feingehackten Kräuter untermischen, mit Salz, Pfeffer, Zitronensaft, Worcestersauce und Zucker abschmecken, anrichten, ausgarnieren und servieren.

GLACIERTE KNOBLAUCH-SCHALOTTEN

600 g Schalotten, 4 Knoblauchzehen, 50 g Butter oder Margarine, 1 Schuß Weißwein, Salz, Pfeffer, 1 Prise Cayennepfeffer, 1 EL Zucker, 1 Handvoll Rosmarin, Kräuterzweige

Die Schalotten schälen und in feine Schnitze schneiden. Die Knoblauchzehen schälen und in feine Scheiben oder Würfel schneiden. Die Butter oder Margarine in einem Topf erhitzen, die Schalotten und den Knoblauch dazugeben und glasig schwitzen. Mit Weißwein ablöschen, mit Salz, Pfeffer und Cayennepfeffer würzen und bei mäßiger Hitze 8-10 Minuten dünsten. Nach Ende der Garzeit mit Zucker bestreuen, den verlesenen, gewaschenen und feingehackten Rosmarin untermischen und die Schalotten kurz glacieren. Die Knoblauchschalotten dekorativ anrichten, ausgarnieren und servieren.

KNOBLAUCH-KRÄUTER-SUPPE

1-2 EL Butter oder Margarine, 1 Zwiebel, 4 Knoblauchzehen, 1 Schuss Weißwein, 1/2 l Gemüse- oder Fleischbrühe, 2 Tassen gemischte, gehackte Kräuter (Thymian, Estragon, Basilikum, Salbei), 4 Scheiben Toastbrot, 200 g Mozzarellakäse, Kräuterzweige

Die Butter oder Margarine in einem Topf erhitzen und die geschälte und feingehackte Zwiebel darin glasig schwitzen. Die Knoblauchzehen schälen, in feine Scheiben schneiden, zur Zwiebel geben und kurz mitschwitzen. Mit Weißwein ablöschen und mit der Gemüsebrühe auffüllen, die Suppe bei mäßiger Hitze 8-10 Minuten köcheln lassen. Zum Schluß die verlesenen, gewaschenen und feingehackten Kräuter unterziehen. Die Toastbrotscheiben rund ausstechen oder diagonal halbieren. Jede Scheibe mit einer Scheibe Mozzarellakäse belegen und unter dem Grill goldgelb überbacken. Die Knoblauchsuppe dekorativ anrichten, die überbackenen Toastscheiben daraufsetzen, mit Kräuterzweigen ausgarnieren und sofort servieren.

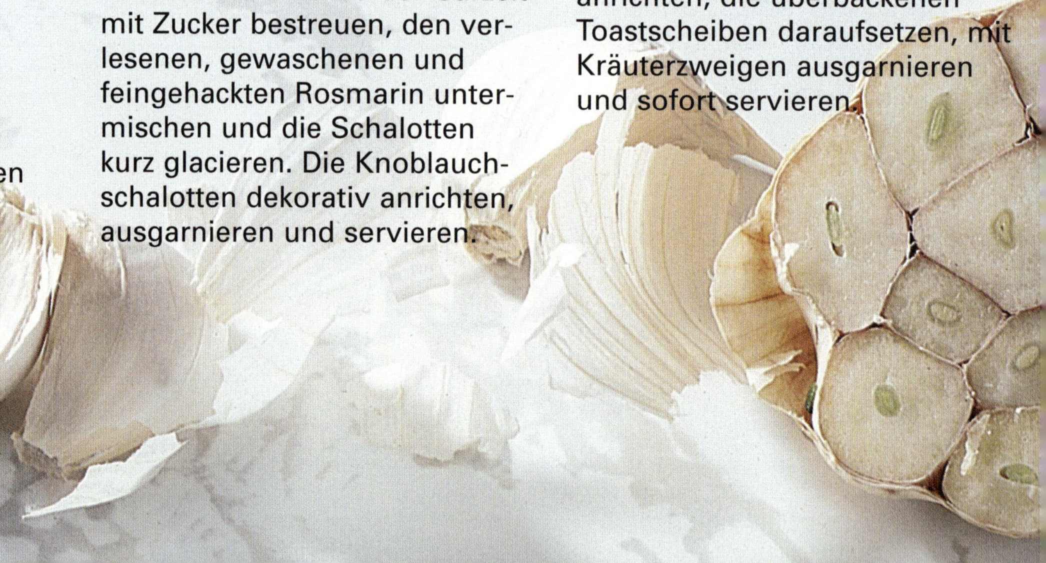

KNOBLAUCHNACKEN

4 Nackensteaks, 4 EL Olivenöl, 2 EL geschrotete, schwarze Pfefferkörner, 1 TL Thymian, 1 TL Oregano, 4-5 Knoblauchzehen, 1 TL Salz, 2-3 EL Butterschmalz, 4 cl Weinbrand, 2 Zwiebeln, 2 EL grüne Pfefferkörner, 1/4 l gebundene Bratensauce, 1/4 l Sahne, 1/2 Bund Oregano, 1/2 Bund Basilikum, Salz, Pfeffer

Die Nackensteaks trockentupfen und in eine Schüssel legen. Das Olivenöl mit den Pfefferkörnern, 1 TL Oregano und den mit Salz zerriebenen Knoblauchzehen verrühren und die Steaks einstreichen. Das Butterschmalz erhitzen und die Nackensteaks braten, mit Weinbrand flambieren, herausnehmen und warmstellen. Die Zwiebeln schälen, feinhacken, ins verbliebene Bratfett geben und glasig schwitzen. Die grünen Pfefferkörner dazugeben, das Ganze mit Bratensauce und Sahne auffüllen und kräftig einreduzieren lassen. Die gehackten Kräuter untermischen, mit Salz und Pfeffer nochmals abschmecken, die Nackensteaks anrichten, mit der Sauce überziehen, ausgarnieren und sofort servieren.

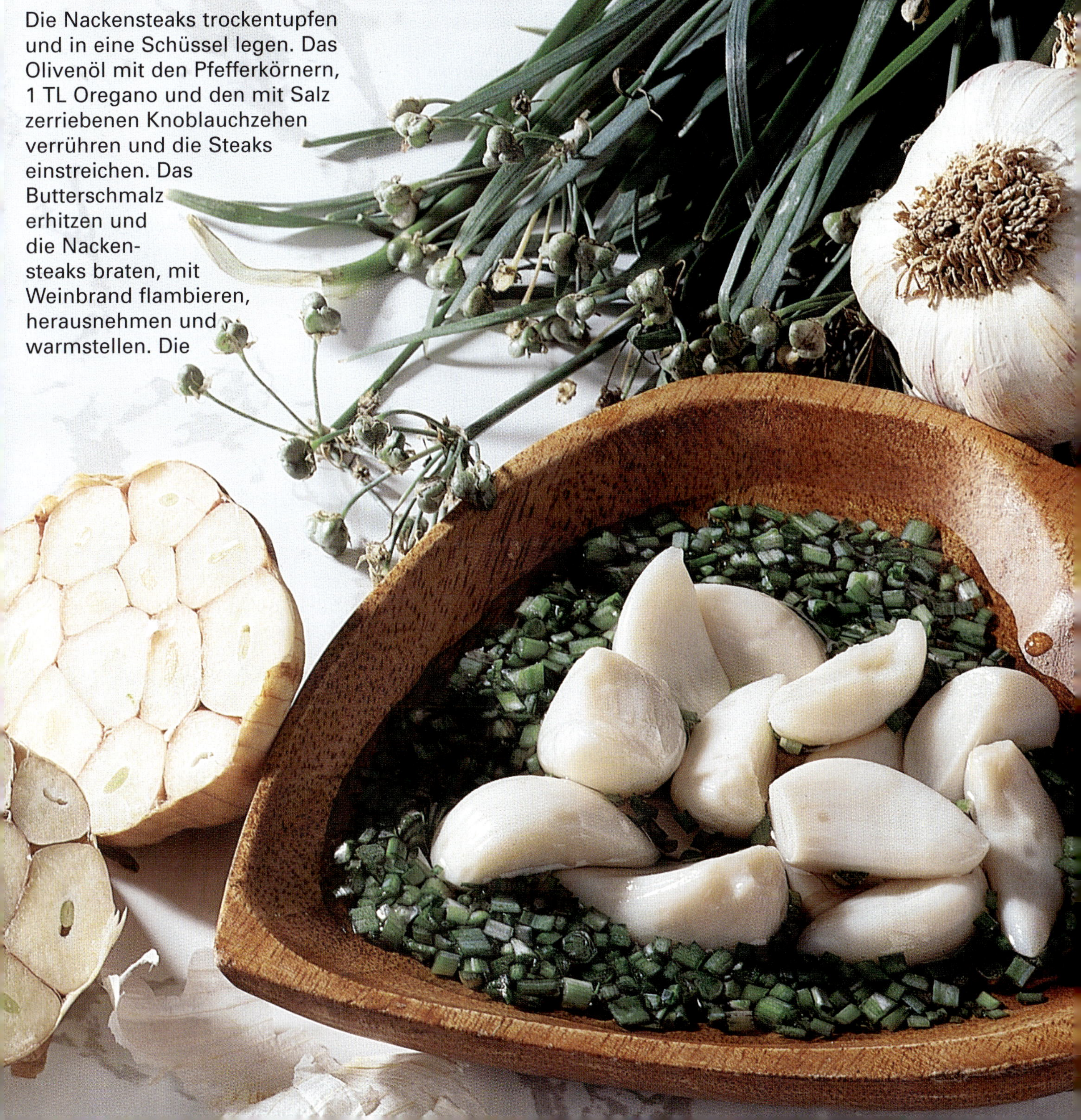

ALLIUM SCHOENOPRASUM
SCHNITTLAUCH

ALLGEMEINES:

Schnittlauch, auch unter dem Namen Binsenlauch bekannt, wird angebaut, solange man zurückdenken kann, gleichermaßen als Gemüse-, Gewürz- und Heilpflanze. Im Mittelalter bediente man sich des Schnittlauchs zur Ausnüchterung nach Zechgelagen. Heute wird er - im Gegensatz zur Zwiebel - wegen seiner Röhrenblätter geschätzt, die besonders würzig schmecken.

BESCHREIBUNG:

Schnittlauch ist eine Gruppen bildende, mehrjährige Pflanze. Aus einer kirschgroßen, schlanken Zwiebel sprießen in Büscheln dünne, dunkelgrüne Röhrenblätter, sie sind hohl und zylinderisch und können eine Höhe bis zu 30 cm erreichen. An ihren Enden bilden sich ab Juli hübsche, blaßrote Blüten, die zahlreich in kopfigen Dolden stehen und einen milden Zwiebelgeschmack haben. Die Einzelblüten zeigen eine glockenartige Form.

VERBREITUNG:

Schnittlauch ist in den gemäßigten Zonen Europas und Nordamerikas heimisch. Er wird in Nordafrika und in weiten Teilen Asiens angebaut, selbst in Sibirien und auf der Halbinsel Kamschatka gedeiht er noch. Schnittlauch verträgt mehr Feuchtigkeit, schwere Böden und gedecktere Standorte als andere Lauche. Auf leichten Böden werden die Pflanzen mitunter von der Zwiebelfliege und bei feuchter Witterung von Meltau befallen. Als Unterpflanze gibt der Schnittlauch einen gewissen Schutz und bewahrt die Nachbarpflanzen vor Schädlingen und Krankheiten. Man sollte ihn nicht mit Hülsenfrüchten zusammenpflanzen, da er deren Wachstum ungünstig beeinflußt. Die Vermehrung erfolgt durch Samen (im Frühjahr) oder Teilung im Herbst und Frühjahr.

ERNTE:

Die Röhrenblätter können jederzeit während der Vegetationsperiode geschnitten werden. Nach der Blüte wird der Schnittlauch normalerweise zurückgeschnitten.

INHALTSSTOFFE:

Schnittlauch enthält neben Vitaminen, Kohlehydraten, Eiweiß und Fett reichlich Mineralstoffe, vor allem Kalium, Calcium und Phosphor.

ANWENDUNG:

Schnittlauch ist als Gemüse- und Gewürzpflanze unentbehrlich. Gekocht ist er fast wertlos, roh und kleingehackt aber mit seinem milden, zwiebelartigen Geschmack eine köstliche Bereicherung für Quark, Kräuterbutter, Eierspeisen, Salate, kalte Saucen oder einfach auf ein Butterbrot gestreut. Mit seiner frischen, grünen Farbe wird er nicht nur als Gewürz, sondern auch zur Verzierung zahlreicher Gerichte genommen. Er sollte grundsätzlich erst unmittelbar vor Gebrauch (möglichst mit der Küchenschere, nicht mit dem Messer) geschnitten werden, um das feine Aroma, das sich sehr schnell verflüchtigt, zu erhalten. In Dänemark bestreut man Speckomeletts dick mit Schnittlauch-Röllchen. In der Medizin hat er so gut wie keine Bedeutung. Der Handel mit Schnittlauch und Schnittlauchprodukten spielt jedoch weltweit eine große Rolle. Wichtige Erzeugerländer sind Ägypten, die Türkei, Italien, Spanien und die USA.

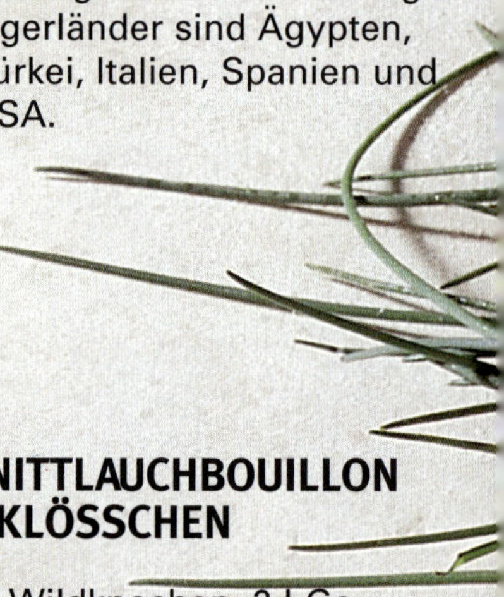

SCHNITTLAUCHBOUILLON MIT KLÖSSCHEN

500 g Wildknochen, 2 l Gemüsebrühe, 1 Bund Suppengemüse, 1 Zwiebel, 2 Lorbeerblätter, einige Nelken, einige Pfefferkörner, einige Pimentkörner, einige Wacholderbeeren, Salz, Pfeffer, 1 Prise Muskat, 4 cl Madeira, 400 g Wildfleisch, 1 Tasse süße Sahne, 2 Eiweiß, 1/2-1 Tasse extra zarte Haferflocken zum Binden, 1 Prise Cayennepfeffer, 2 Bund Schnittlauch, 100 g frische Pfifferlinge, 100 g Eierstichwürfel, 2 EL Orangenschalenstreifen

Die Knochen nach Bedarf hacken und in einen Topf geben. Die Brühe angießen, das kleingeschnittene Gemüse in die Brühe geben und zum Kochen bringen. Die Zwiebel halbieren, in einer Pfanne die Schnittflächen rösten, mit den Gewürzen in die Brühe geben und mit Salz, Pfeffer und Muskat würzen. Die Wildbouillon bei mäßiger Hitze 2 Stunden köcheln lassen, passieren und klären. Nochmals erhitzen, abschmecken und mit Madeira verfeinern. Das Wildfleisch durch den Fleischwolf drehen, mit der Sahne und dem Eiweiß glattrühren, mit Haferflocken binden, mit Salz, Pfeffer, Muskat und Cayennepfeffer würzen. Mit einem Teelöffel Klößchen abstechen und in der kochenden Gemüsebrühe garziehen lassen. Die Bouillon erhitzen, den Schnittlauch, die geschnittenen Pfifferlinge, die Eierstichwürfel und die Orangenstreifen in der Brühe 4-5 Minuten ziehenlassen. Die Klößchen in die Suppe geben, erhitzen, abschmecken, ausgarnieren und servieren.

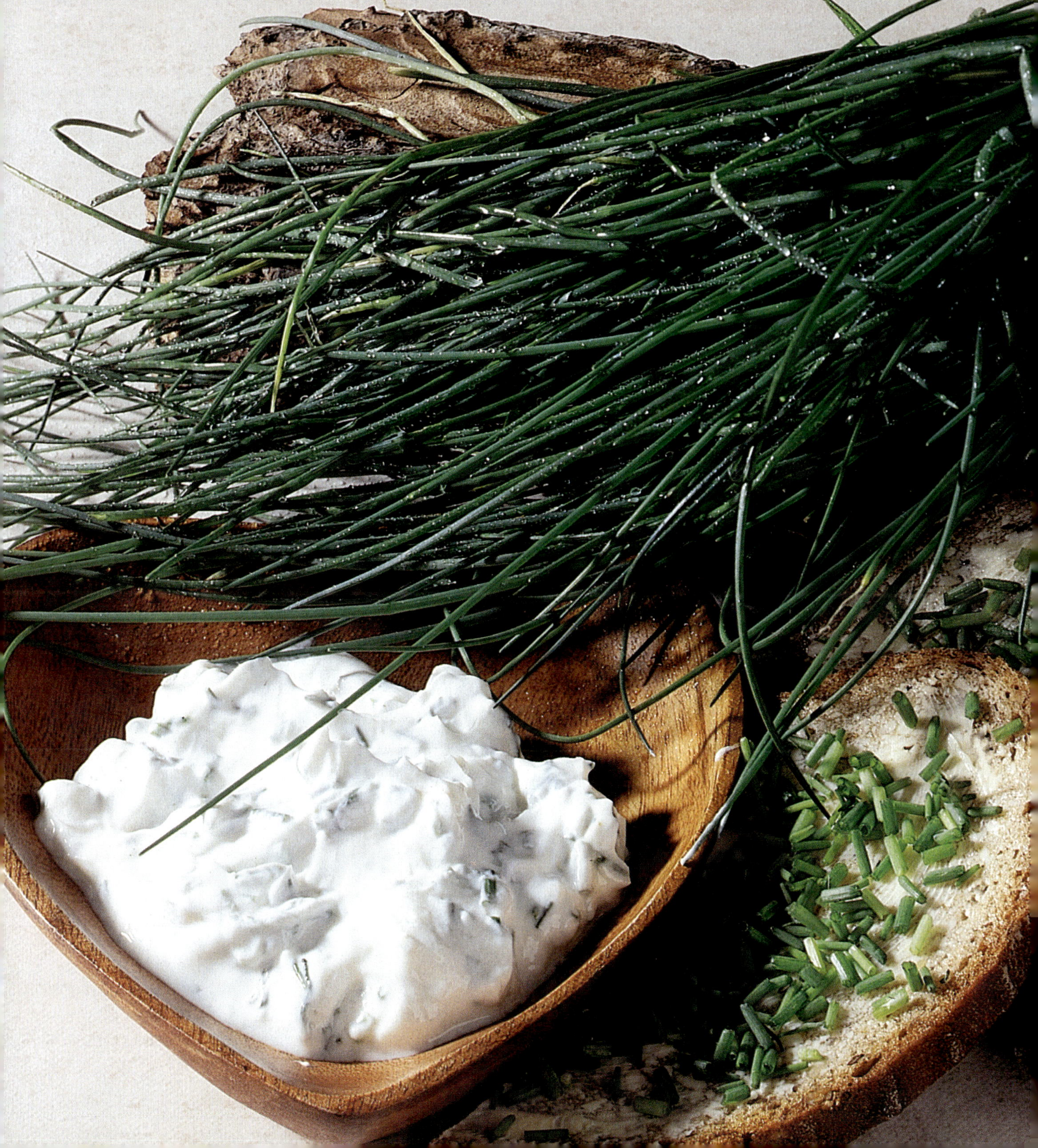

Allium ursinum
Bärlauch

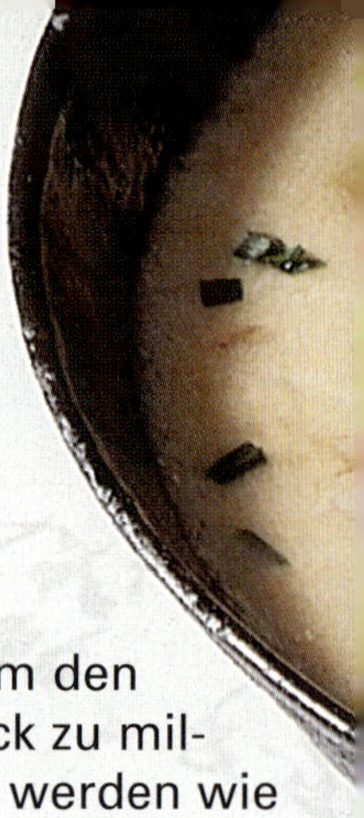

ALLGEMEINES:

Bärlauch oder Waldknoblauch, wie der Volksmund ihn auch nennt, gehört zu den Liliengewächsen und ist mit unserer Zwiebel verwandt. Im Volksglauben heißt es, daß Bären nach dem Winterschlaf nach dem vitaminreichen Kraut suchen und, wie die Kühe, besonders gern fressen.

BESCHREIBUNG:

Aus einer schlanken Zwiebel entspringen im zeitigen Frühjahr 2-3 lanzettliche, samtgrüne Blätter. Ihr durchdringender Knoblauchgeruch schließt eine Verwechslung mit Maiglöckchenblättern, die zur selben Zeit an gleichen Orten und mit sehr ähnlichen Blättern erscheinen, ganz sicher aus. Etwas später, Ende April, treibt die Zwiebel einen bis zu 30 cm hohen, kahlen Blütenstiel, auf dem eine größere Anzahl weißer, gestielter Sternblüten eine kugelartige Krone bilden. Auch ihr Geruch ist durchdringend knoblauchähnlich. Die Pflanze neigt dazu, ganze Teppiche zu bilden. Ihre schwarzen Samen werden von Ameisen verschleppt, die dadurch für eine gleichmäßige Vergrößerung des Pflanzenbestandes sorgen. Die Samen keimen erst im nächsten Frühjahr aus, obwohl er schon Ende Juni reif ist.

VORKOMMEN:

Man findet ihn auf humusreichen, feuchten Waldböden an halbschattigen Standorten in ganz Europa.

ERNTE:

Gesammelt werden Bärlauchblätter vor der Blüte, die Zwiebeln im Herbst.

INHALTSSTOFFE:

Die frischen Blätter enthalten viel Vitamin C, außerdem schwefelhaltige ätherische Öle, denen man verschiedene Heilwirkungen nachsagt.

VERWENDUNG:

Unter anderem wirken die Blätter abtreibend auf Würmer und sind schwach gefäßerweiternd. Bärlauch wirkt günstig auf die Verdauung und regelt sowohl Durchfall als auch Verstopfung. Er ist gut bei Arterienverkalkung und hohem Blutdruck, lindert Wassersucht und Lungenverschleimung. Schlecht heilende Wunden heilen rasch ab, wenn sie mit dem Saft der Blätter eingerieben werden. Der Saft reinigt das Blut und klärt unreine Haut. Da die Wirkung in frischem Zustand am stärksten ist und bei Lagerung schnell nachläßt, lohnt sich das Sammeln nur zum Frischverzehr. Man kann Bärlauchblätter frisch, wie Schnittlauch oder Petersilie, auf Brot, zu Salaten und ungekocht in Suppen, zu Spinat oder mit Brennesselblättern vermischen, um den scharfen Geschmack zu mildern. Die Zwiebeln werden wie Knoblauch verwendet. Magenempfindliche Personen sollten Blätter oder Zwiebeln kleingeschnitten mit warmer Milch übergießen, zwei bis drei Stunden ziehen lassen und diese Flüssigkeit schluckweise trinken.

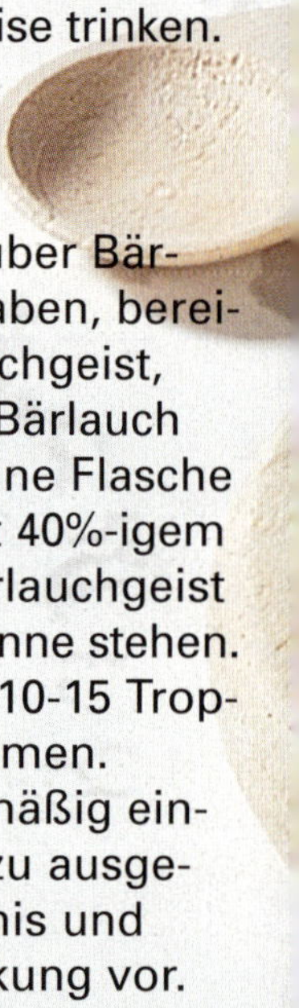

BÄRLAUCHGEIST:

Um das ganze Jahr über Bärlauch im Hause zu haben, bereitet man einen Bärlauchgeist, indem man frischen Bärlauch kleingeschnitten in eine Flasche locker einfüllt und mit 40%-igem Korn auffüllt. Der Bärlauchgeist soll 14 Tage in der Sonne stehen. Man kann täglich 4x 10-15 Tropfen in Wasser einnehmen. Bärlauchgeist, regelmäßig eingenommen, verhilft zu ausgezeichnetem Gedächtnis und beugt Arterienverkalkung vor.

BÄRLAUCHGESCHNETZELTES

800 g Wildfilet, Salz, Pfeffer, 2-3 EL Sojasauce, 1 Ei, 2-3 EL Speisestärke, Bratfett, 2 Zwiebeln, 1 Schuß Weißwein, 2 Pfirsiche, 1 Handvoll Bärlauch

Das Wildfilet in Streifen schneiden, mit Salz und Pfeffer würzen. Die Sojasauce mit dem Ei und der Speisestärke verschlagen, das Fleisch unterheben und eine Stunde ziehen lassen. Etwas Bratfett erhitzen, das Fleisch darin braten, herausnehmen und bereitstellen. Die Zwiebeln in Scheiben schneiden und im verbliebenen

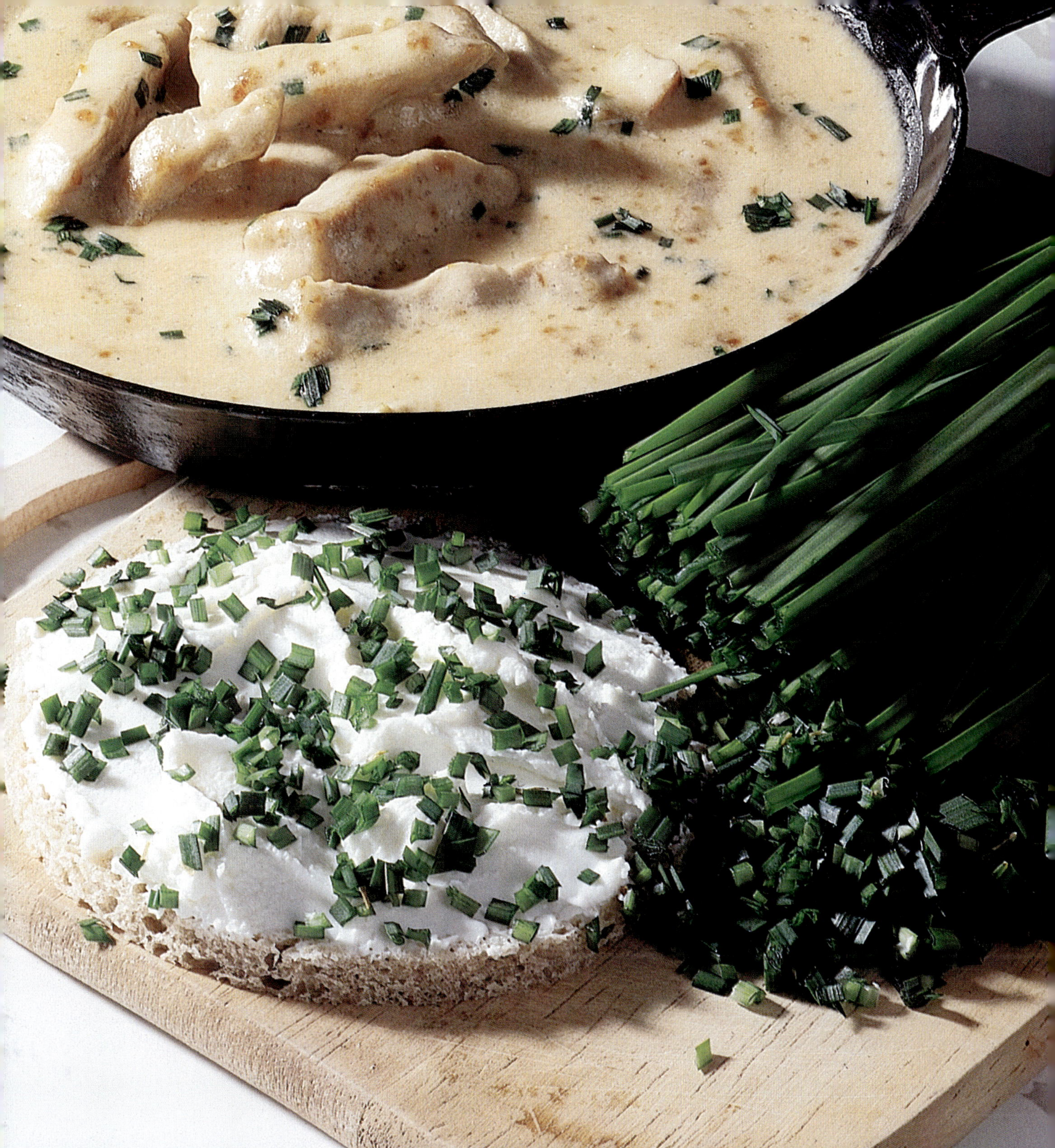

Bratfett anschwitzen. Mit Wein ablöschen und die Zwiebeln kurz dünsten. Die Pfirsiche entkernen, in Streifen schneiden, zu den Zwiebeln geben und kurz mitdünsten. Anschließend das Fleisch unterheben und erhitzen. Den Bärlauch kleinschneiden und dazugeben. Mit Salz und Pfeffer würzen, dekorativ anrichten, ausgarnieren und servieren.

BÄRLAUCHESSIG MIT HIMBEEREN

200 g Himbeeren, 100 g Bärlauch, 1/4 l Rotwein, 4 EL grüne Pfefferkörner, 1 TL Gewürznelken, 1 TL Wacholderbeeren, 1 l Weinessig

Die Himbeeren und den kleingeschnittenen Bärlauch in eine Karaffe füllen. Den Rotwein mit den Gewürzen in einem Topf erhitzen und 10 Minuten ziehen lassen. Mit dem Essig zu den Himbeeren geben, verschließen und mindestens 3 Tage ziehen lassen. Passieren, in Flaschen füllen und gut verschließen.

ALTHAEA OFFICINALIS
EIBISCH

ALLGEMEINES:

Der botanische Name, aus dem griechischen alke kommend, bedeutet Abwehr, Hilfe und nimmt Bezug auf seine heilenden Eigenschaften besonders der Wurzel, sie wurden bereits im 9. Jh. v. Chr. beschrieben. Eibisch wird zu den Malvengewächsen gezählt und ist auch unter dem Namen Heilwurz oder Samtpappel bekannt. Es existieren zahlreiche Arten und Unterarten.

BESCHREIBUNG:

Aus der fleischigen, weißen, teils auch hellgelben, rübenartigen Wurzel wächst ein weitverzweigter, massiver, flaumiger Stengel, der mitunter höher als 1 m wird und dessen zahlreiche Verzweigungen behaart und samtartig sind. Die Blätter, kurzgestielt, mit gesägtem Rand, eiförmig, samtweich, haben oft einen Durchmesser von 3-8 cm. Die Kronblätter erreichen die zweifache Länge des Kelches, der einen Doppelkelch bildet, innen größer und 5-spaltig; außen kleiner und 9-spaltig. Die Blüten treiben auf kurzem Stiel aus den Blattachseln und bilden fünf hellrosa oder weiße, keilförmige Blütenblätter. Sie stehen einzeln oder in Trauben und öffnen sich im Juli bis September. Das Blütenblatt, seidenartig, oben leicht gerundet, läuft nach unten keilförmig aus. Die Staubfäden sind zu einer Röhre verwachsen. Die malvenähnlichen Spaltfrüchte bestehen aus 10 Teilfrüchten.

VERBREITUNG:

Eibisch, verwandt mit der Stockrose, ist heute weltweit verbreitet. Seine Heimat liegt in den warmen Gebieten Europas, Asiens und Nordafrikas. Obwohl er inzwischen auch als Gartenpflanze weitgehend kultiviert wurde, findet man ihn gelegentlich noch wildwachsend. Ursprünglich auf salzhaltigen Böden heimisch, gedeiht Eibisch auch auf Ödland und Schutthalden, besonders wenn der Standort feucht und naß ist. Er braucht viel Sonne und Wärme. Es gibt ihn als einjährige Kulturpflanze, wild ist er eine robuste mehrjährige Staude. Die Aussaat erfolgt im späten Frühjahr bis zum Sommer. Im Frühjahr und Herbst vermehrt er sich auch mit Wurzelteilen.

ERNTE:

Am vorteilhaftesten ist die Ernte der Blätter und Wurzeln im Winter, dann enthält er die höchsten Werte der Wirkstoffe.

INHALTSSTOFFE:

Der Schleimgehalt in den Blättern beträgt bis zu 10%, in der Wurzel bis zu 35% der Gesamtmasse, außerdem enthält Eibisch Asparagine (Peptide und Eiweißstoffe) und Tannine (Gerbstoffe), Stärke und Zucker.

VERWENDUNG:

Die heilenden Stoffe werden aus größtenteils von der Außenrinde befreiten und getrockneten Wurzeln, wie auch getrockneten Laubblättern gewonnen. Am wirksamsten entfalten sich die Schleimstoffe. Sie wirken reizlindernd, schleimbildend bei Schleimhautreizungen im Rachenraum, trockenem Reizhusten, Entzündungen der Magenschleimhaut. Sie aktivieren die weißen Blutkörperchen und stärken ihre Abwehrkräfte. Das süße, schleimige Kraut schützt das Körpergewebe vor dem Austrocknen und bekämpft bakterielle Infektionen: Es wirkt antiseptisch. Bei früheren Anwendungen der Wurzel als gutes Heilmittel gegen Abszesse und Entzündungen (auch der Gebärmutter), wurde der abgekochte Tee mit Wein getrunken. Bei krankhaftem Harnverhalten, bei Steinleiden, Ischias und Darmerkrankungen, der Verwendung von Wurzelbestandteilen für Mundspülwasser bei Zahnschmerzen. Bei äußerlicher Anwendung von frischem Eibisch, bei der Bildung weißer Flecken nach Sonnenbrand, Bienenstichen, Bisse giftiger Tiere u.a.m., bei Benutzung frischer gequetschter Blätter bei Durchfall, Blasenentzündung und weißem Fluß. Trotz der Fortentwicklung in der Pharmazie sind die Heilstoffe des Eibisch in den Arzneien Bestandteile geblieben.

Vor allem sind es Tees, Aufgüsse und Extrakte:

Bei innerer Anwendung, aus den Wurzeln.

Bei Entzündungen und Geschwüren im Verdauungssystem.

Bei Brüchen, Bronchitis, Katarrh, Asthma, Keuchhusten, Blasenentzündung, aus den Blättern.

Bei Entzündungen des Harntraktes, bei Katarrh, Bronchitis, Reizhusten, Blasenentzündung.

Äußerlich angewandt bei Furunkeln, Abszessen, Insektenstichen, Augen- und Hautentzündungen, Splittern und kleineren Verletzungen, Zahnfleischerkrankungen und Brand, die heilend und schmerzlindernd wirken.

Geschälte Wurzeln sind ein beliebtes Hausmittel: man läßt schwer zahnende Babys darauf kauen.

Aus der Fülle der Hustentees und anderer Tees (die in Apotheken käuflich erworben werden können) stellvertretend zwei Tees zum „Selbermachen":

BRUSTTEE:

8 Teile Eibischwurzel, 1 Teil Veilchenwurzel, 3 Teile Süßholz, 4 Teile Huflattich, 2 Teile Anis, 2 Teile Wollblumen:

3 mal täglich 3 Tassen trinken.

ABFÜHRTEE:

6 g Eibischwurzel, 3 g Anis, 3 g Rosinen, 2 g Sennesblätter, 10 g Fenchel, 1 Eßlöffel der Mischung auf 1 Tasse Tee:

Eßlöffelweise eingenommen, bis sich Besserung einstellt.

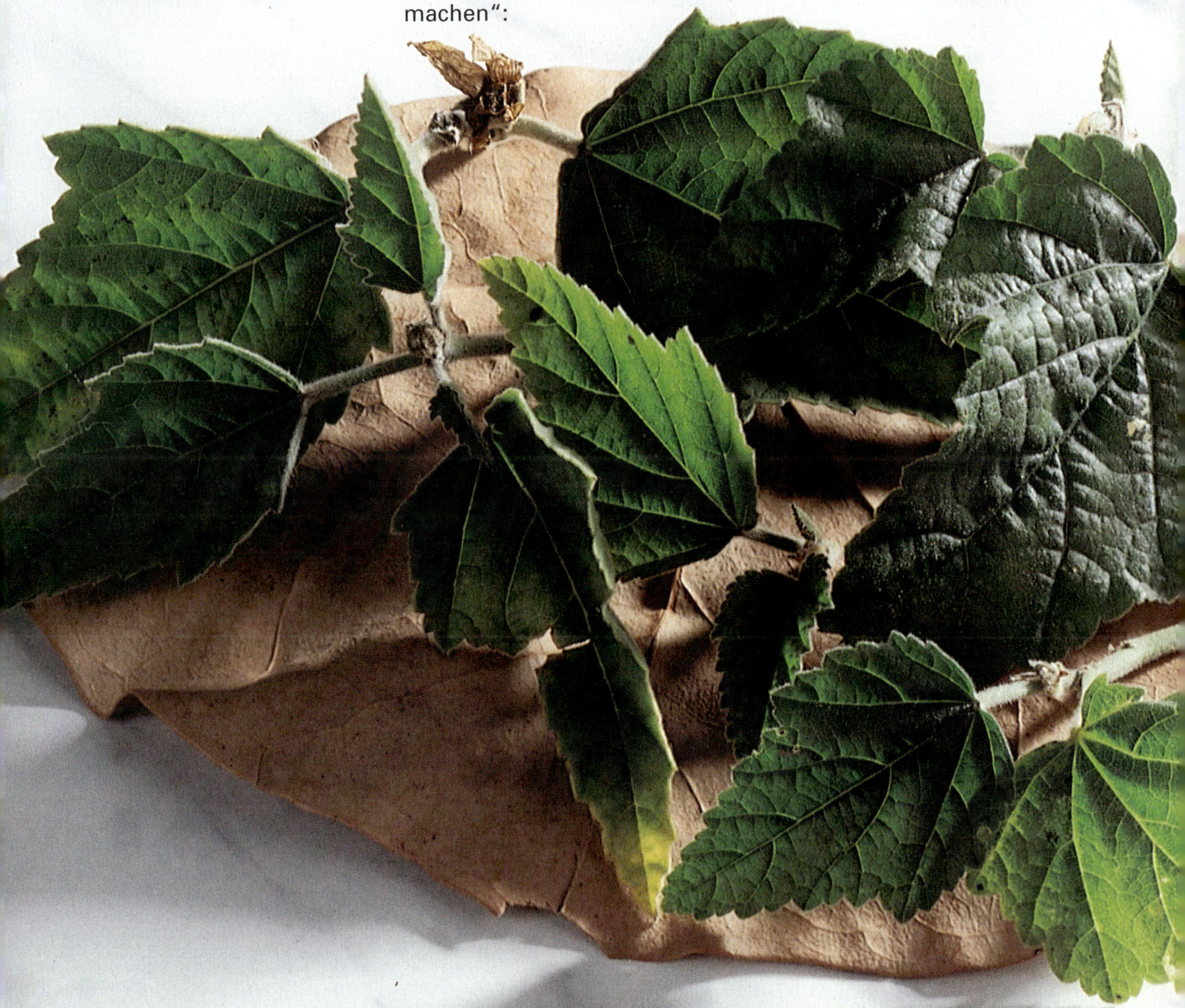

Anethum graveolens
Dill

ALLGEMEINES:

Der Dill wurde schon in den Gräbern der ägyptischen Könige gefunden, was seine hohe Wertschätzung im Altertum unterstreicht. Im Talmud wird erwähnt, daß auf Dill der Zehnte abgeführt werden mußte, und in Judäa galt er gar als Zahlungsmittel. Karl der Große ordnete 812 den Anbau verschiedener Kräuter in Gärten und Klöstern an, darunter auch den Anbau von Dill.

BESCHREIBUNG:

Dill ist mit Fenchel nahe verwandt und bildet, wenn er nahe bei Fenchel wächst, mit diesem Bastarde, deren Geschmack sich eigentümlich verändert. Seine Gestalt ist dem Fenchel sehr ähnlich: ein ca. 1 m hoher, schlanker Stengel wächst aus einer dünnen Wurzel und ist locker, in weiten Abständen mit sehr feinen 3fach-zerteilten, gestielten Blättern besetzt. Er ist hellgrün mit weißlichen Längsstreifen und hohl. An seiner Spitze bildet sich die gold-grün blühende vielstrahlige Dolde im Juli/August. Die Einzelblüte ist sehr klein, ihr Duft zieht blattlausverzehrende Insekten an. Aus den Blüten entwickeln sich elliptische braune Früchte mit markanten Rippen, die in zwei Teilfrüchte zerfallen.

VERBREITUNG:

Dill ist eine einjährige Kulturpflanze, die in den Mittelmeerländern und Nordafrika verwildert fast überall vorkommt. Bei uns braucht sie, um gedeihen zu können, einen nährstoffreichen, neutralen, warmen Standort.

INHALTSSTOFFE:

Die ätherischen Öle der Samen und Blätter und die in der ganzen Pflanze enthaltenen wertvollen Mineralstoffe machen Dill zu einem vielseitig angewendeten Naturheilmittel.

ERNTE:

Geerntet wird er den ganzen Sommer über und sollte auch alle 3-4 Wochen, von Frühling bis in den Spätsommer, nachgesät werden. Die Blätter können frisch oder getrocknet weiterverwendet werden. Den reifen Samen erntet man im Spätsommer. Er wird getrocknet als Pulver benutzt oder man destilliert das ätherische Öl heraus.

VERWENDUNG:

In der Naturheilkunde werden die Öle gegen Koliken, Bauchschmerzen (besonders bei Kleinkindern) und nervösen Beschwerden, wie Einschlafstörungen und Herzklopfen, angewendet. Tee ist für Leber- und Gallenkranke zu empfehlen, auch fördert er die Harnbildung. Dill kann Würmer austreiben. Als Hilfe bei Schluckauf wurde der Tee schon im Mittelalter erwähnt. Dazu überbrüht man 1 Teelöffel getrocknete Dillblätter mit 1 Tasse kochendem Wasser. Den Tee 15 Minuten ziehen lassen. Er kann dann abgekühlt ungesüßt in kleinen Schlucken getrunken werden. Seine desinfizierende Wirkung zeigt der Dill, wenn er bei offenen Brüchen als kühlende Umschläge Verwendung findet. In der Küche ist das Kraut unentbehrlich. Es paßt zu vielen Salaten, besonders zu Gurkensalat. Dillsoße gibt man zu Fischgerichten wie Aal, Hecht oder als Dipps. In Essig eingelegte Gurken oder Mixed Pickles sind ohne Dill undenkbar. Aber auch zum Aromatisieren von Essig oder Öl benutzt man die frischen Blätter. Die Samen werden in Currypulvermischungen gebraucht. In der Wirtschaft wird Dillöl zu Seifen und Reinigern gegeben. Viele Fertigmedikamente enthalten die Wirkstoffe des Dills.

DILLSAUCE ZU GURKENSALAT

1 Becher Sahnedickmilch,
1-2 EL mittelscharfen Senf,
1 kleine Zwiebel, Salz, Pfeffer,
1 Prise Cayennepfeffer, einige Tropfen Zitronensaft, 1 Bund Dill

Die Sahnedickmilch mit dem Senf glattrühren und die geschälte, feingehackte Zwiebel untermischen. Mit Salz, Pfeffer, Cayennepfeffer und Zitronensaft kräftig abschmecken. Den Dill verlesen, waschen, fein hacken und unter die Sauce mischen. Mit Dillzweigen ausgarnieren und zu Gurkensalat servieren.

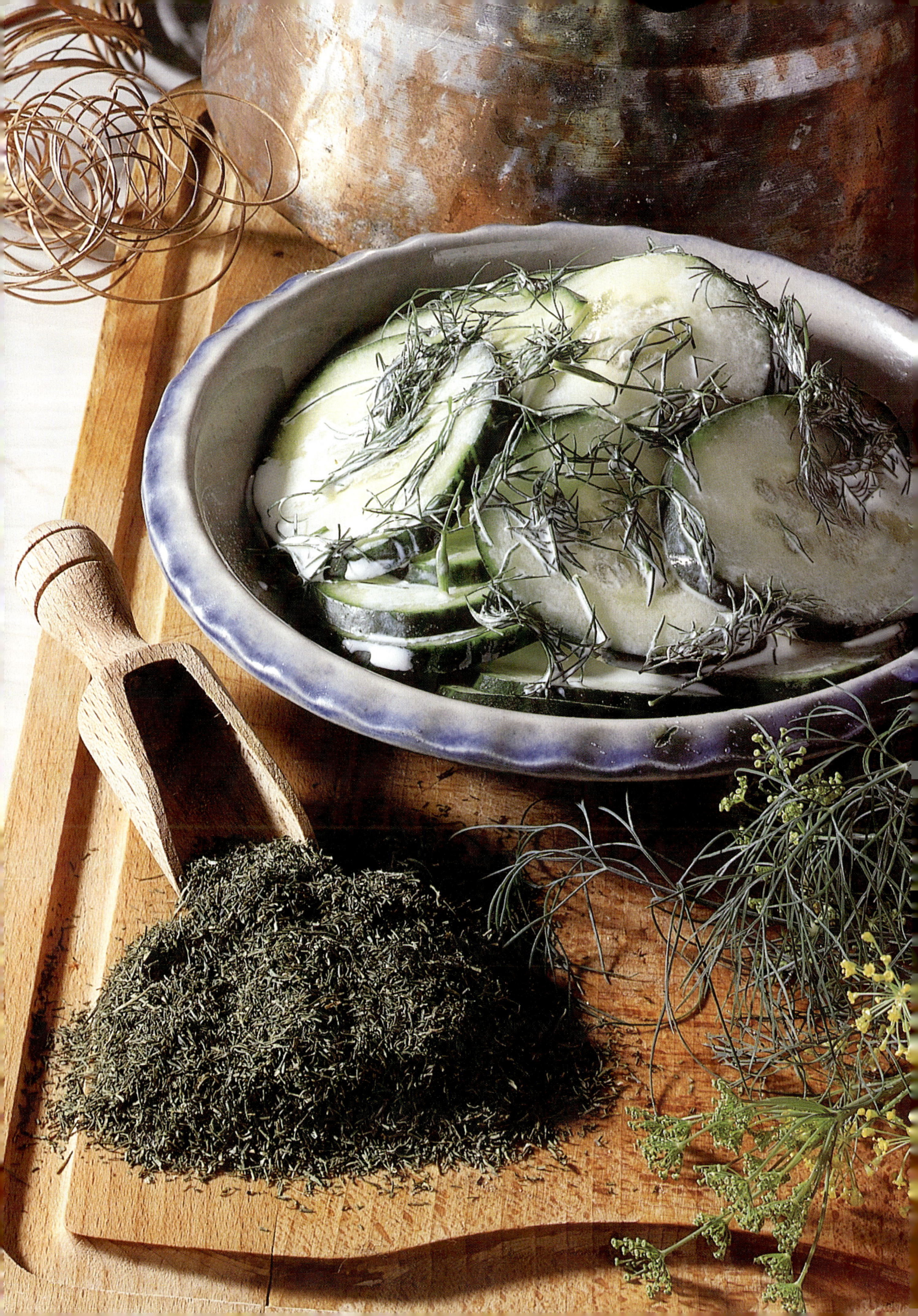

ANTHRISCUS CEREFOLIUM
KERBEL

ALLGEMEINES:

Griechisch „ather", bedeutet Granne und nimmt Bezug auf die bestachelten Früchte. Kerbel ist bei uns unter dem Begriff „Suppenkraut" bekannt, womit schon seine häufigste Verwendung angezeigt ist. Seine Heimat liegt in Südrußland und im Mittleren Osten.

BESCHREIBUNG:

Beim flüchtigen Hinsehen kann man Kerbel leicht mit Petersilie verwechseln, der Unterschied liegt im Aussehen der Blätter. Sie sind hellgrün, dreifach gefiedert, zart, tiefgekerbt, unterseitig haarig und duften süßlich. Der Stengel des einjährigen Gewächses ist hohl, gefurcht, an den Gelenken leicht behaart und erreicht eine Höhe von 60 cm. Die Blüten sprießen aus den Blattachsen, bilden zarte weiße Dolden, mitunter auch Doppeldolden, mit 2-3 blättrigen abstehenden Hüllenblättchen. Die Samen sind länglich, sehr schmal und von schwarzer Farbe. Die Pflanze ist extrem schnellwüchsig.

VERBREITUNG:

Kerbel kann im Gartenboden und auch in Kübeln gezogen werden, er hält gute Nachbarschaft zu Majoran, Schnittlauch und Sellerie, liebt halbschattige Standorte und reagiert empfindlich auf trockene Hitze. Heute ist Kerbel über ganz Europa, Nordafrika, Ostasien und Amerika verbreitet.

ERNTE:

Da die Aussaat in kurzen Abständen, etwa alle 2 Wochen, erfolgen kann, ist immer wieder aufgrund „Nachschub" frischen „Materials" vorhanden.
Solange das Wachstum anhält, können immer wieder frische, junge Blätter geerntet werden, frisch, zum sofortigen Würzen, oder auch getrocknet, als Vorrat. Die Fliederblätter werden vor der Blüte geschnitten.

INHALTSSTOFFE:

Neben einer Anzahl von unterschiedlichen Vitaminen und Mineralstoffen verfügt Kerbel über wirksame ätherische Öle.

VERWENDUNG:

In der französischen Küche wird Kerbel sehr gern mit Petersilie, Schnittlauch und Estragon für Omeletts verwendet. Auch zum Würzen von Gemüse, Hammelbraten und gegrilltem Fisch gilt er als wohlschmeckende und bekömmliche Zutat. In Deutschland war früher eine aus Rindfleischbrühe, Eidotter und Sahne zubereitete Kerbelsuppe sehr beliebt, aber auch in deftigen Eintopfgerichten oder einfach mit Quarkspeisen vermischt, auf Butterscheiben gestrichen, schmecken die feingehackten, frischen Blätter köstlich und sind sehr magenfreundlich. Das Gewürz sollte immer erst ganz zuletzt, kurz vor dem Verzehr, dem tafelfertigen Gericht beigegeben werden, da sich das feine Aroma sehr schnell verflüchtigt und den Geschmack negativ beeinträchtigt. In der Medizin sind die Inhaltsstoffe, vor allem das Öl, sehr wirksam. Sie regen die Verdauung und den Harnfluß an, stimulieren den Stoffwechsel und reinigen das Blut. Vor allem bei Fehlfunktionen von Leber und Nieren - es behebt auch den Harnstau in der Blase - wird es, wegen der milden, nicht aggressiven Wirkung angewandt. Es lindert zudem Rheumaschmerzen, wirkt heilend bei Gelbsucht und wirkt auch schleimlösend. Äußerlich angewendet, wirkt es bei Bindehautentzündungen, bei Ekzemen und Hämhorrhoiden.

GLACIERTE KAROTTEN

800 g Karotten, 1/4 l Gemüsebrühe, 1/4 l Weißwein, 50 g Butter oder Margarine, 1 EL Zucker, Salz, Pfeffer, 1 Bund Estragon, 1 Bund Kerbel

Die Karotten schälen, in Stifte schneiden. Die Gemüsebrühe und den Weißwein erhitzen und die Karotten darin bißfest garen. Die Butter oder Margarine erhitzen und den Zucker karamelisieren lassen. Die Karotten dazugeben und durchschwenken. Mit Salz und Pfeffer würzen. Die gehackten Kräuter unterheben, erhitzen, anrichten, ausgarnieren und servieren.

Aquilegia vulgaris
Akelei

ALLGEMEINES:

Die Akelei ist eine unserer schönsten Waldblumen und gehört zu den Hahnenfußgewächsen.

BESCHREIBUNG:

Aus kurzem, reichbewurzeltem hellbraunem Wurzelstock erhebt sich im Mai ein bis zu 90 cm hoher, dünner, aufrechter Blütenstengel, der am Grunde mit großen, langgestielten und doppelt dreigeteilten Grundblättern besetzt ist. Nach oben hin werden die Blattstiele immer kürzer und die Stengelblätter immer kleiner und weniger verteilt. Im letzten Drittel verzweigt sich der Blütenstengel mehrfach. An jedem Ende sitzt nickend eine große violettblaue Blüte aus fünf tütenförmigen Blütenblättern, die in einen gekrümmten Sporn auslaufen. Dazwischen stehen fünf Kelchblätter von gleicher Farbe. Aus jedem Blütentütchen ragen gelbe Staubgefäße hervor. Der Nektar in den „Hörnchen" ist nur von langrüsseligen Hummeln oder Schmetterlingen erreichbar. Im Herbst steht ein fünfteiliger Balg aufrecht auf dem Stengel, aus dem zahlreiche schwarze Samen verstreut werden.

VERBREITUNG:

Man findet sie an lichten Waldrändern auf alkalischen Böden. Sie wächst zerstreut in Ebenen und Gebirgen bis in Höhen von 3.000 m. In Norddeutschland ist sie sehr selten.

VERWENDUNG:

Die Samen gelten in der Volksmedizin als Mittel gegen Gelbsucht, doch ist dabei Vorsicht geboten. Man sollte besser den Arzt hinzuziehen.
Hildegard von Bingen lebte von 1098 - 1179. Sie war Äbtissin und beschreibt als erste nicht nur mediterrane Heilkräuter, sondern auch einheimische, die bis dahin (da von nichtchristlichen Kräuterfrauen angewendet) verteufelt waren und nicht in Gärten angebaut werden durften. Bei ihren Niederschriften gibt es ein interessantes Rezept.

AKELEIBLÜTENHONIG:

Akeleiblätter (und -blüten) ca. 50 Stück und 500 g Honig. Das Kraut fein wiegen und in den Honig rühren. Von dem „Akeleihonig" mehrmals täglich 1 Teelöffel voll auf der Zunge zergehen lassen. Helfen soll diese Therapie bei Mandelentzündung, Bronchitis, Verschleimung der Lunge und Katarrh der oberen Luftwege, sowie bei Schnupfen.

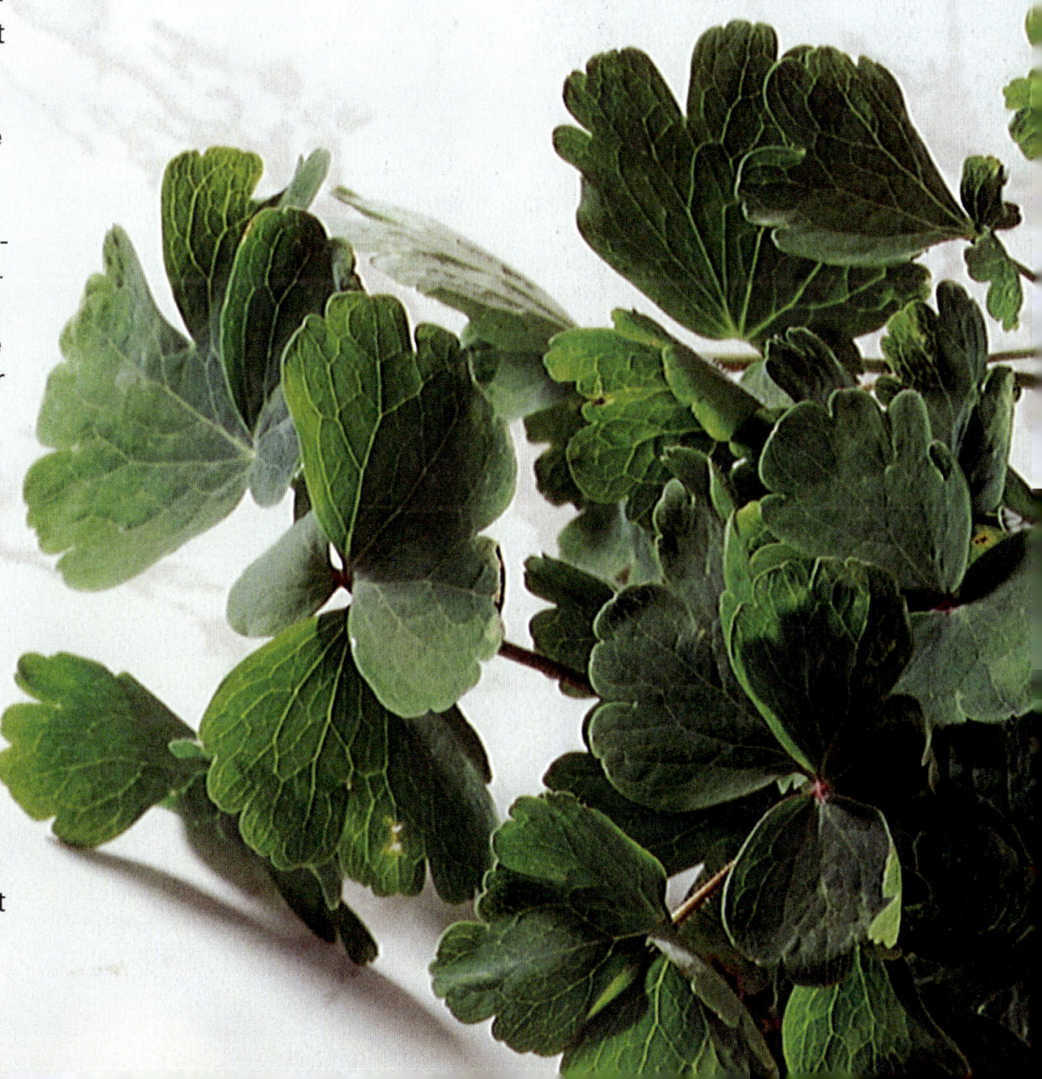

ARCTIUM LAPPA
GROSSE KLETTE

ALLGEMEINES:

Außer der Großen Klette müssen noch die Kleine Klette (Arctium minus), die lediglich kleiner ist und meist etwas wollige Blütenköpfe hat, sonst aber der Großen sehr ähnlich ist und die Filzklette (Arctium tomentosum) mit ihrem dicht spinnwebig-wolligen Hüllkelch genannt werden. Die Kletten werden im Volksmund auch Dollenkraut, Haarballe, Wolfskraut oder Roßkletterwurz genannt. In Nordamerika wurde die Große Klette während der Pionierzeit von Kräuterheilern sehr geschätzt, in China war und ist es heute noch so. Kletten sind typische Begleitpflanzen des Menschen, obwohl sie mitunter sehr lästig werden können, da sich ihre mit krummen Stacheln besetzten Früchte bei der kleinsten Berührung an die Kleidung oder in das Fell vorbeistreifender Tiere krallen und dann nur schwer zu entfernen sind. Trotzdem ist die Klette in der Küche und in der Medizin ein willkommenes Gewächs, das wertvolle und vielseitig verwendbare Wirkstoffe liefert.

BESCHREIBUNG:

Sie ist ein winterharter, wildwachsender Korbblütler und erreicht eine Höhe bis zu 150 cm. Die sich verästelnden Pfahlwurzeln erscheinen kräftig, zapfen- und leicht spindelförmig gedreht und bohren sich bis zu einem halben Meter tief ins Erdreich. Die Stengel, kürzere und längere nebeneinander, gerieft, grau-filzig behaart, verzweigen sich nach oben hin in Astform. Die Grundblätter auf dicken Blattstielen, groß, rund und herzförmig, verkleinern sich nach oben hin, werden eiförmig, und sind an ihrem Ende zugespitzt. Die Blüten befinden sich am Ende der Stengel und deren Verzweigungen. Die haselnußgroßen Blütenköpfe stehen in Doldentrauben zusammen. Die Hüllblätter des kugelrunden Hüllkelches, rötlich, schuppenartig, sind einwärts gerichtet, hakig umgebogen und laufen spitz aus. Weiße, spinnenwebartige Fäden ziehen sich von Spitze zu Spitze und umschließen die purpurroten Röhrenblüten fast vollständig. Im Juli und August, zur Zeit der Blüte, sind Bienen und Hummeln eifrige Besucher.

VERBREITUNG:

In den gemäßigten Zonen Europas und Asiens sind die Kletten fast überall bis in Höhenlagen über 1.800 m vertreten. Sie wachsen groß und üppig auf fruchtbaren Sumpf-, Ton- und feuchten Lehmböden. Die Aussaat erfolgt im Frühjahr, jedoch besorgt die Pflanze das meiste selbst, denn sie ist ein guter Selbstaussäer: erst wenn die kugeligen Köpfe gänzlich vertrocknet sind, zerfallen sie und lassen die kleinen, rehbraunen Samen frei. Da diese mit kurzen Haarkrönchen ausgerüstet sind, werden sie fortgetragen und in alle Winde zerstreut. Mit Hilfe der kleinen Fallschirme und der permanent haftenden „Kletten" sind Überlebenschancen und Ausbreitung somit doppelt gesichert.

ERNTE:

Die jungen Blattstiele werden vorzugsweise im Frühjahr geschnitten, die Wurzeln im Herbst ausgegraben und die Samen nach der Vollreife geerntet.

INHALTSSTOFFE:

Die Wurzeln der Klette bestehen bis zu 50 % ihres Gehaltes aus heilenden Wirkstoffen, die Samen zu 15% bis 30% aus fetten Ölen, und in den Blättern sind ebenfalls zahlreiche Wirkstoffe, wie ätherische Öle, Insulin, Gerbstoffe, Harze und Glycoside enthalten.

VERWENDUNG:

Als man noch auf der Suche nach Ersatzrohstoffen war, stellte man aus gerösteten Klettenwurzeln einen Kaffee-Ersatz her und rauchte die getrockneten zerkleinerten Klettenblätter anstelle von echtem Tabak.
Frische oder getrocknete Wurzeln, Blätter und Samen finden in der Küche auf vielerlei Art Verwendung: Stiele, geschabt, und junge Blätter wie Sellerie zubereitet, ergeben ein wohlschmeckendes Gemüse, die Wurzeln, roh verarbeitet, gute Salate, gekochte Wurzeln eignen sich, wie Möhren zubereitet, als Beilage zu Kurzgebratenem. Es gibt, als Leckerbissen, kandierte Stengel, eben-

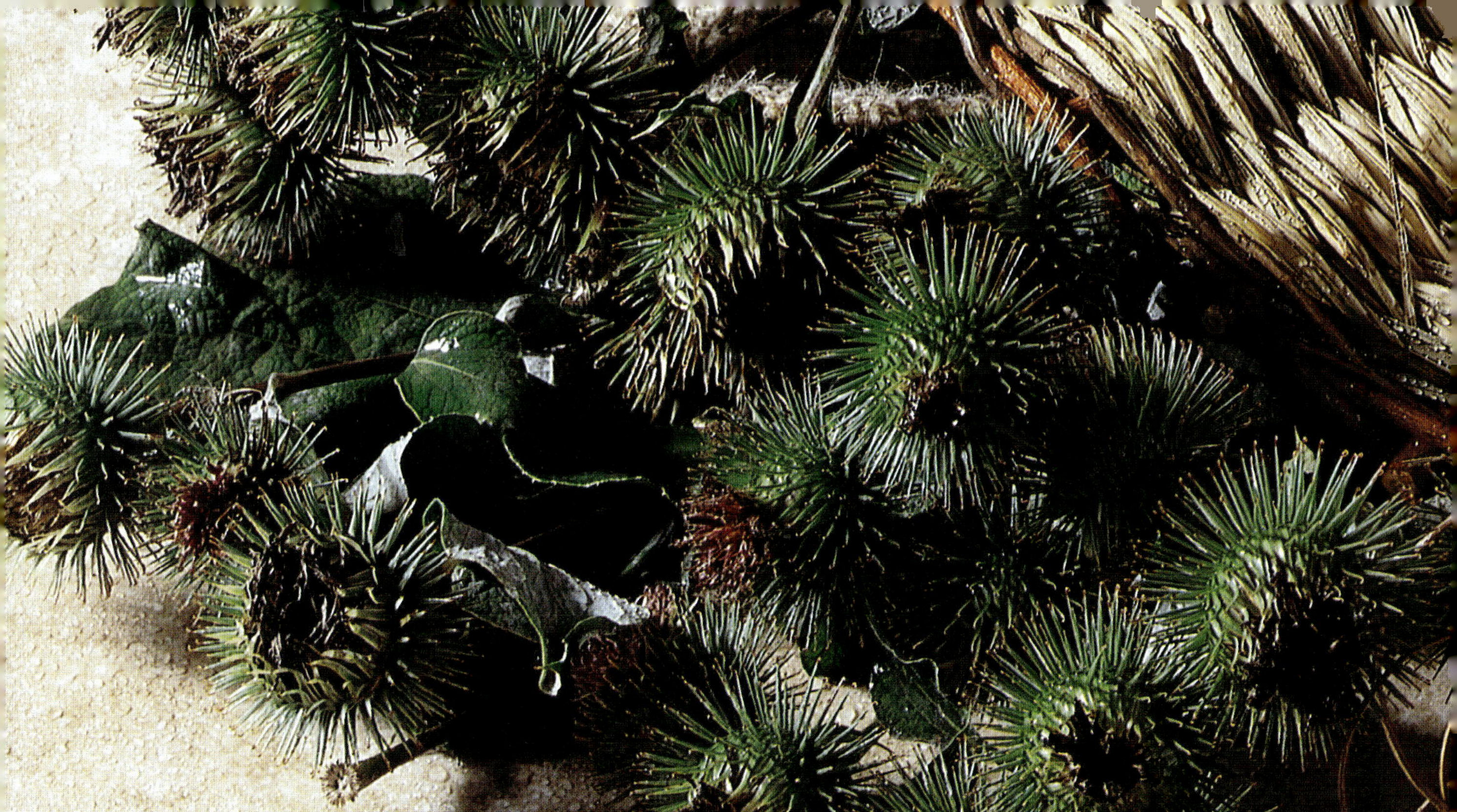

so köstlich ist ein aus Kletten und Löwenzahn hergestellter Magenbitter - sehr bekömmlich und appetitanregend. Die Wirkstoffe in der ganzen Pflanze besitzen Heilkräfte und finden Anwendung als Absude (hierfür sind ausschließlich vollreife Samen zu verwenden), Flüssigkeitsextrakte, Tinkturen und Pulver, in flüssiger Form, in Salben, Tabletten und Umschlägen. Der bittere Geschmack belebt das Verdauungssystem, die Blätter regen den Gallenfluß an.
Bei längerer Anwendung und milder Dosierung reinigen die Mittel Gewebe und Blut, die antimikrobiellen Eigenschaften der Wurzeln und Blätter helfen bei Blasenentzündungen und entwässern, sie haben zudem schweißtreibende und abführende Wirkung. Bei Gicht und Rheuma werden gute Erfolge erzielt, weil die Ausscheidung von Harnsäure über die Nieren gefördert wird. Die Einnahme von Samenextrakten führt zur Senkung des Blutzuckerspiegels. Anwendungen sind auch wegen des Insulin-Gehaltes der Klette für Diabetiker besonders geeignet. Schließlich erzielte man in Frankreich schon mit allen Teilen der Klette Erfolge gegen unterschiedliche Krebsleiden. Furunkel, Akne, Eiterbeulen, eiternde Körperstellen und Verbrennungen behandelt man mit frisch aufgelegten Blättern oder Klettenextrakt. Blätter, gerieben oder in Öl vermengt, helfen bei atonischen Geschwüren, Umschläge bei Prellungen. Bei Haarausfall hilft eine Lotion aus den Wurzeln oder Blättern, die in die Kopfhaut einmassiert wird.

KLETTENTEE:

(Bei Magengeschwüren und Verdauungsstörungen)
Tee aus getrockneten, kleingeschnittenen Blättern ohne Zucker und andere Zutaten, früh und abends je 3 Eßlöffel trinken. Bei Blasen im Mund oder Rachen, und bei wunden Lippen mit Klettenblättertee gurgeln, bei Geschwüren und grindigen Ausschlägen auf dem Kopf, in Klettenblättertee eingetauchte Umschläge auflegen. Je 60 g Klettenwurzeln in 1/4 l Wasser bis auf die Hälfte einkochen lassen.

KLETTENWURZELÖL:

(zur Förderung des Haarwuchses) Wurzeln im Frühjahr ausgraben, von Erde reinigen aber nicht waschen, im Schatten trocknen, in Scheiben schneiden, mit feinem Provence-Öl übergießen, Wurzeln und Öl im Verhältnis 1:3 ansetzen, beides 1/2 Stunde auf mäßigem Feuer erwärmen, danach durch Leinenstoff abgießen und in einer gut verschlossenen Flasche an einem dunklen Ort aufbewahren.

ARNICA MONTANA
ARNIKA

ALLGEMEINES:

Arnika heißt im Volksmund auch Bergwohlverleih, Johannisblume oder Tabaksblume. Sie steht in Deutschland unter Naturschutz und darf nicht gepflückt werden. Der lateinische Name kann vom griechischen „arnacis“ = Lämmerkraut abgeleitet sein; andere Autoren meinen, er stammt vom Griechischen „ptarnice“ = niesen ab, da die getrockneten Blätter einen heftigen Niesreiz auslösen.

BESCHREIBUNG:

Arnika ist eine mehrjährige Staude mit einem kräftigen Rhizom; die junge Pflanze treibt im ersten Jahr eine Rosette behaarter, eiförmiger Blätter. Erst im zweiten Jahr folgt dann im Juni/August die Blüte auf einem bis 40 cm hohen, etwas behaarten Stengel. Der Blütenstengel ist besetzt mit gegenständig-ovalen Blattpaaren. In den Achseln des obersten Blattpaares verzweigt sich der Stengel, an den Enden sitzen dann leuchtend- goldgelbe bis orangegelbe Korbblüten von 5-7 cm Durchmesser. Etwa 20 weibliche und 50-100 zwittrige Röhrenblütchen sitzen in dem gut sichtbaren, grünen Füllkelch. Die stark aromatisch duftende Pflanze lockt Bienen, Schmetterlinge und Fliegen an. Der Samen, lang und schwarz, ist mit einem steifen gelblich-weißen Haarkranz ausgestattet. Die Verbreitung der Samen übernimmt der Wind.

VERBREITUNG:

Arnika wächst auf ungedüngten Bergwiesen, auf kalkarmen Moorböden in ganz Europa, Mittelasien und Nordamerika. Die Standorte dürfen vor allem im Winter nicht zu feucht, dafür aber vollsonnig sein.

INHALTSSTOFFE:

Die wichtigsten Inhaltsstoffe sind ätherisches Öl, Bitterstoff und Gerbstoff.

VERWENDUNG:

Die Arnika ist früher als Heilpflanze genutzt worden, was sie ihrem ätherischen Öl mit antiseptischer Wirkung, sowie blutdrucksenkender Inhaltsstoffe verdankt. Der aus den Blüten hergestellte Tee sollte nur nach Anweisung von Heilkundigen getrunken werden, da falsche Dosierung zu Herzkollaps führen kann. Der Tee hilft bei Kreislaufstörungen, Mandelentzündung und Heiserkeit, senkt Fieber und Blutdruck. Er ist harn- und schweißtreibend. Schon Goethe soll Arnika-Tee getrunken haben und schrieb, daß dieser Tee ihm das Leben gerettet habe. In der Naturkosmetik wendet man Arnika auch gegen Akne und bei der Haarpflege an. Es wurde nachgewiesen, daß Arnikaextrakt die Abwehrkräfte gegen Infektionen erhöht. Stimuliert werden dabei die weißen Blutkörperchen, die schädliche Bakterien beseitigen. Neuere Untersuchungen haben die Heilkräfte von Arnika bestätigt, aber auch eine toxische (giftige) Wirkung festgestellt. So kann Arnika Blutarmut auslösen.

ARNIKATEE:

1-2 TL Arnikablüten (2-3 g) werden mit etwa 1/8 l heißem Wasser gebrüht und nach 10 Minuten durch ein Teesieb geseiht.

Äußerlich angewendet, als kühlende Umschläge oder Salben, hilft Arnika bei Venenentzündungen, Verstauchungen, Quetschungen und Blutergüssen. Bei der Behandlung tränkt man Leinen oder Zellstoff oder ähnliche Stoffe mit dem Aufguß und deckt die zu behandelnden Partien damit ab. Es empfiehlt sich, die Umschläge täglich mehrmals zu wechseln. Bei der Anwendung können schmerzhafte, juckende und entzündliche Veränderungen auftreten. In dem Fall ist die Behandlung sofort abzubrechen und ein Arzt aufzusuchen. Teeaufguß und Tinktur sind nicht zum Einnehmen geeignet.

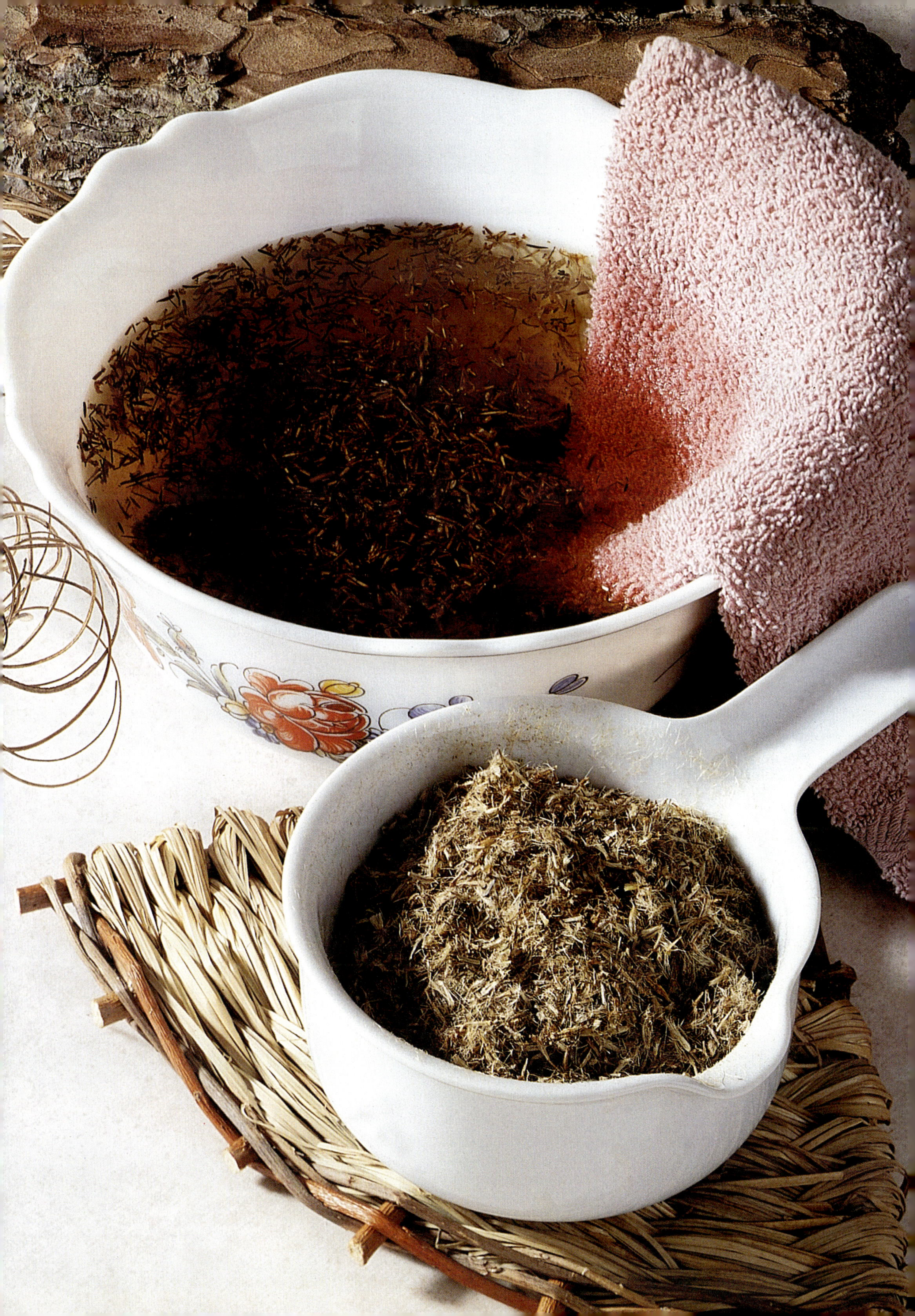

Artemisia absinthium
Wermut

ALLGEMEINES:

Auch Wiegenkraut oder Würmlekraut genannt, gilt Wermut als Allheilmittel in der Hausapotheke. Der lateinische Name „Absinthium" (unerfreulich) nimmt Bezug auf seinen starkbitteren Geschmack, der Name „Artemisia", geht auf das griechische zurück: die Pflanze war der Göttin Artemis geweiht, die den Frauen bei der Geburt beistand. So war in der Antike Wermut vor allem ein Frauenheilmittel. Es setzte die Menstruation in Gang, während der Wehen beschleunigten Wermutkompressen den Geburtsvorgang, es unterstützte anschließend das Ausstoßen der Plazenta. „Absinth" ist seit biblischen Zeiten ein bewährtes Hausmittel. Wermut ist ein enger Verwandter des Estragon, der Eberraute, sowie des Beifußes und wurde im Mittelalter, gemischt mit Milch, als Getränk gegen Würmer angeboten. Daher auch der Name „Wurmkraut" und „Magenkraut". In der Antike vertrieb man mit der Eberraute Insekten. Man trug Blumensträußchen aus Wermut bei sich, um lästige Gerüche und Ansteckungen zu vermeiden. „Die Asche der Eberraute vermischt mit Salatöl auf den kahlen Kopf auftragen, damit das Haar entweder auf dem Kopf oder am Bart wieder wachse", empfahl man früher. Noch im 19. Jahrhundert wurden in Gerichtsräumen während der Tagungen Bündel mit Wermut aufgehängt, damit man die Anwesenden vor dem Flecktyphus der Häftlinge schützen konnte. Im gleichen Jahrhundert beschwor das ätherische Öl des Wermuts ein ernsthaftes soziales Problem herauf: der im Absinth, einem Verdauungslikör, enthaltene Wirkstoff Thujon, macht süchtig und verursacht bei den Konsumenten Halluzinationen und Schädigungen des zentralen Nervensytems. Erst als es gelang, das Thujon herauszudestillieren, war die Gefahr gebannt.

BESCHREIBUNG:

Wermut ist ein ausdauernder, bis zu 1,10 Meter hoch werdender, verholzender Halbstrauch. Die blättrigen Stengel enden im unscheinbaren, gelben, kugelförmigen Blütenrispen. Die fiederteiligen Blätter sind filzig und haben eine graue Färbung, die von den fast unzähligen kleinen Haaren herrührt, und die Pflanze vor der Hitze und dem Austrocknen schützt.

VERBREITUNG:

Wermut stammt aus den gemäßigten Zonen Europas und Asiens. Wir finden ihn in sonnigen Bergtälern bis in 2000 Metern Höhe. Er gedeiht auf gut entwässerten, neutralen bis alkalischen Böden und liebt die Sonne, kann sogar Dürre vertragen. In Gärten schließt er auf Beeten die Lücken, und umgrenzt die Rabatten als niedrige Hecke, schön belaubt und wohlriechend. Die Vermehrung erfolgt, wie bei anderen Pflanzen auch, durch Aussaat (Frühjahr), halbreife Stecklinge (Sommer) und Teilung (im Herbst).

ERNTE:

Die ganze Pflanze wird während der Blüte, die Blätter werden vor der Blüte und die jungen Triebe im Frühjahr geerntet. Er sollte im zeitigen Frühjahr auf Bodenhöhe zurückgeschnitten werden, totes Holz ist zu entfernen und später tut ein Formschnitt der Pflanze gut.

INHALTSSTOFFE:

Die Pflanze enthält ätherisches Öl (vor allem Thujon), Bitterstoffe, Karotin, Vitamin C, Tannine und verschiedene andere Substanzen. Die in Wermut enthaltenen Bitterstoffe können, in größeren Mengen genossen, gesundheitsschädlich sein. Als Gewürz dienen sowohl die frischen, als auch die getrockneten jungen Blätter. Wegen des intensiven Aromas sollte Wermut stets nur sehr sparsam verwendet werden. Fette und gebratene Fleischgerichte werden durch eine geringe Zugabe von Wermut verfeinert und verdaulicher gemacht.

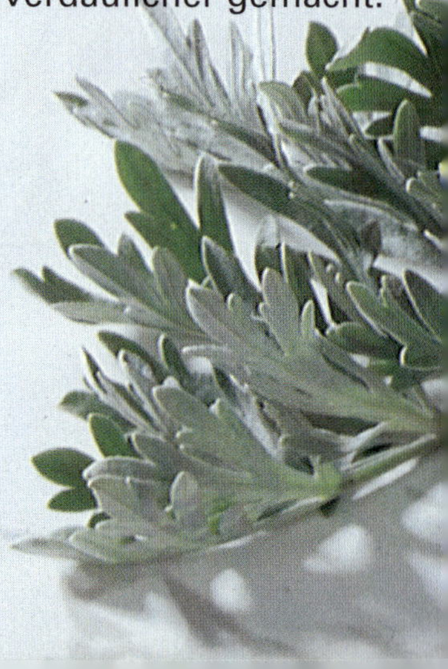

Wermut ist ein vorzügliches Bittertonikum, das den Appetit anregt, die Magensäfte, die Leber, die Galle und die Darmtätigkeit aktiviert. Er vertreibt Würmer, vor allem Faden- und Spulwürmer. Einige Wirkstoffe senken das Fieber und hemmen Entzündungen. Äußerlich wird er bei Quetschungen und Bissen angewendet. Für Kinder und Schwangere ist Vorsicht geboten, sie sollten Wermut-Mittel nicht nehmen, und eine Behandlung sollte sich generell nur über einen kurzen Zeitraum erstrecken. Wermut wird zur Herstellung von bitteren Likören verwendet und ist Hauptbestandteil des Wermutweines sowie verschiedener alkoholfreier Getränke. Die Blätter des Wermuts sind Bestandteil von Pudern oder Mottenkugeln.

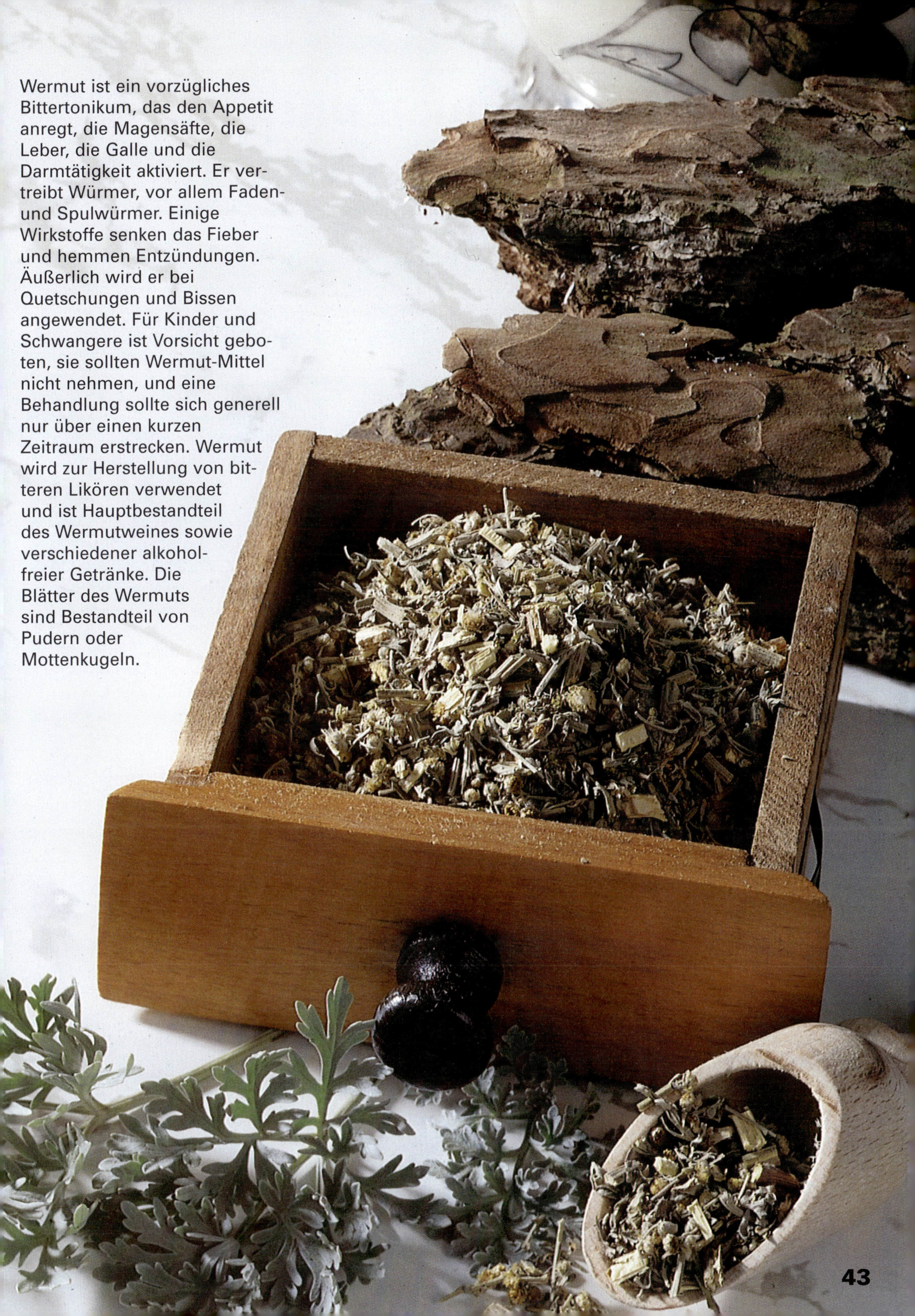

ARTEMISIA DRACUNCULUS
ESTRAGON

ALLGEMEINES:

Estragon, auch Bertram, Schlangen- oder Kaiserkraut genannt, ist in den winterkalten Steppen Eurasiens beheimatet. Aus Rußland, Sibirien und der Mongolei gelangte er zu den Zeiten der Kreuzzüge im 13. Jh. in den Mittelmeerraum, wo er auch heute noch in wilder Form wächst. Die Alten Römer trugen unter ihren Kleidern Estragonsträuße, die sie vor Schlangenbissen schützen sollten. Estragon ist botanisch eng mit dem Beifuß verwandt, und es existieren Arten, die aus verwilderten Kulturen entstanden sind wie z.B. Artemisia absinthium.

BESCHREIBUNG:

Die buschige, ausdauernde, graugrüne, mehrjährige Staude mit ihrer aufrechten sich verästelnden Sproßachse wird über 1 m hoch. Sie hat schmale, längliche, weiche Blätter, die nach Anis oder Minze schmecken. Die Blüten, weiß, schrotkorngroß, stehen in Körbchen. In kühlen Sommern öffnen sie sich nicht und produzieren somit auch keine lebensfähigen Samen. Die Unterart Artemisia dragon ist härter und kräftiger als die eigentliche Art und setzt leichter Samen an. Sie hat aber einen durchdringenden, weniger angenehmen Geschmack, der sich bei der ausgereiften Pflanze allerdings verbessert.

VERBREITUNG:

Estragon benötigt trockene, humusangereicherte Böden und viel Sonne. Im Garten wächst er gut in Gemeinschaft mit Beifuß, Wermut und Rosmarin. Die Anpflanzung in Beeten kann problematisch werden, weil er unterirdische Ausläufer bildet, welche die nachbarlichen Standorte anderer Kräuter unterwandern können. Man findet ihn wildwachsend auf steiniger Steppenheide in den nördlichen gemäßigten Zonen, im Westen Südamerikas und im südlichen Afrika. Der französische Estragon, der feiner und besser als seine Verwandten schmeckt, bildet keine Samen aus und vermehrt sich ausschließlich durch Wurzelteilung oder Stecklinge, die russische Art dahingegen produziert Samen in Hülle und Fülle.

ERNTE:

Die Ernte erfolgt während der Blütezeit, dann sind die Wirkstoffe, vor allem auch in den Blättern, am besten entwickelt. Blätter und Blüten werden geschnitten und, sofern nicht unmittelbar danach gebraucht, schonend getrocknet.

INHALTSSTOFFE:

Hauptbestandteile der Wirkstoffe sind ätherische Öle und verschiedene Gerb- und Bitterstoffe.

VERWENDUNG:

Vor allem in der französischen Küche nimmt Estragon den Ehrenplatz unter den Küchenkräutern ein und gehört zu den „Tines herbes“, d.h. eine Mischung aus 4 EL Petersilie, je 2 EL Schnittlauch und Verbene, 2 TL Estragon, feingehackt, sofort verwendet und mit Essig vermengt, wobei sich ein feines Aroma entfaltet. Er gibt Saucen, grünen Salaten, Salatdressings und gekochtem Huhn die spezifische, wohlschmeckende Würze. Estragon wird auch Füllungen, Suppen, Fischsaucen, Fleisch-, Geflügel-, Eier- und Gemüsegerichten beigegeben und verleiht den verschiedenen Speisen den eigentlichen, herben, aromatischen Geschmack. Da Estragon ausgesprochen gewürzintensiv ist, sollte von ihm nur sparsam Gebrauch gemacht werden, um den Geschmack der Speisen nicht zu verderben. Das bittere, wärmende, aromatische Kraut regt die Funktion des Verdauungssystems an und ist in der Aromatherapie und auch bei Menstrutionsbeschwerden ein heilsames Mittel. Die Anwendung sollte nicht bei Schwangeren erfolgen. Außerdem wirkt es harntreibend, und man bekämpft mit ihm - bei Kindern - Würmer. Äußerlich angewendet hilft es bei Rheuma und Zahnschmerzen.

Auch in der Wirtschaft spielt Estragon eine gewisse Rolle: als Bestandteil von Gewürzmischungen sind getrocknete und zerriebene Estragonblätter aus den Gewürzständern der Hausfrau und den Regalen der Kaufhäuser heute kaum noch wegzudenken. Das aus Blättern und Blüten extrahierte Öl ist sehr gefragt für die Duftkompositionen mancher Parfüms und letztendlich sogar als „Deckel" bei übelriechenden Putzmitteln.

ESTRAGONRAVIOLI

180 g Mehl, 4 Eigelb, 2 EL Öl, 4 EL Mineralwasser, 1 Prise Salz, 2 Bund Estragon, 200 g kalorienreduzierten Schmelzkäse, Gemüsebrühe zum Garen, 4 Tomaten, Salz, Pfeffer, 3-4 EL Butter

Das Mehl, das Eigelb, das Öl und das Mineralwasser mit Salz bestreuen und zu einem glatten Teig verkneten, in ein Küchentuch wickeln und 1/2 Stunde kaltstellen. Auf einer Arbeitsfläche dünn ausrollen und in Quadrate von 5 x 6 cm ausschneiden.

Den Estragon hacken, mit dem Schmelzkäse verrühren und die Hälfte der Teigquadrate damit belegen. Die restlichen Teigquadrate darauflegen und die Ränder gut festdrücken. Die Gemüsebrühe in einem Topf zum Kochen bringen und die Ravioli darin garen. Die Tomaten enthäuten, entkernen, in Würfel schneiden, mit Salz und Pfeffer würzen. Die Butter erhitzen und die Tomaten darin kurz anschwenken. Die Ravioli gut abtropfen lassen, anrichten, mit den Tomatenwürfeln überziehen, mit Estragonzweigen ausgarnieren und sofort servieren.

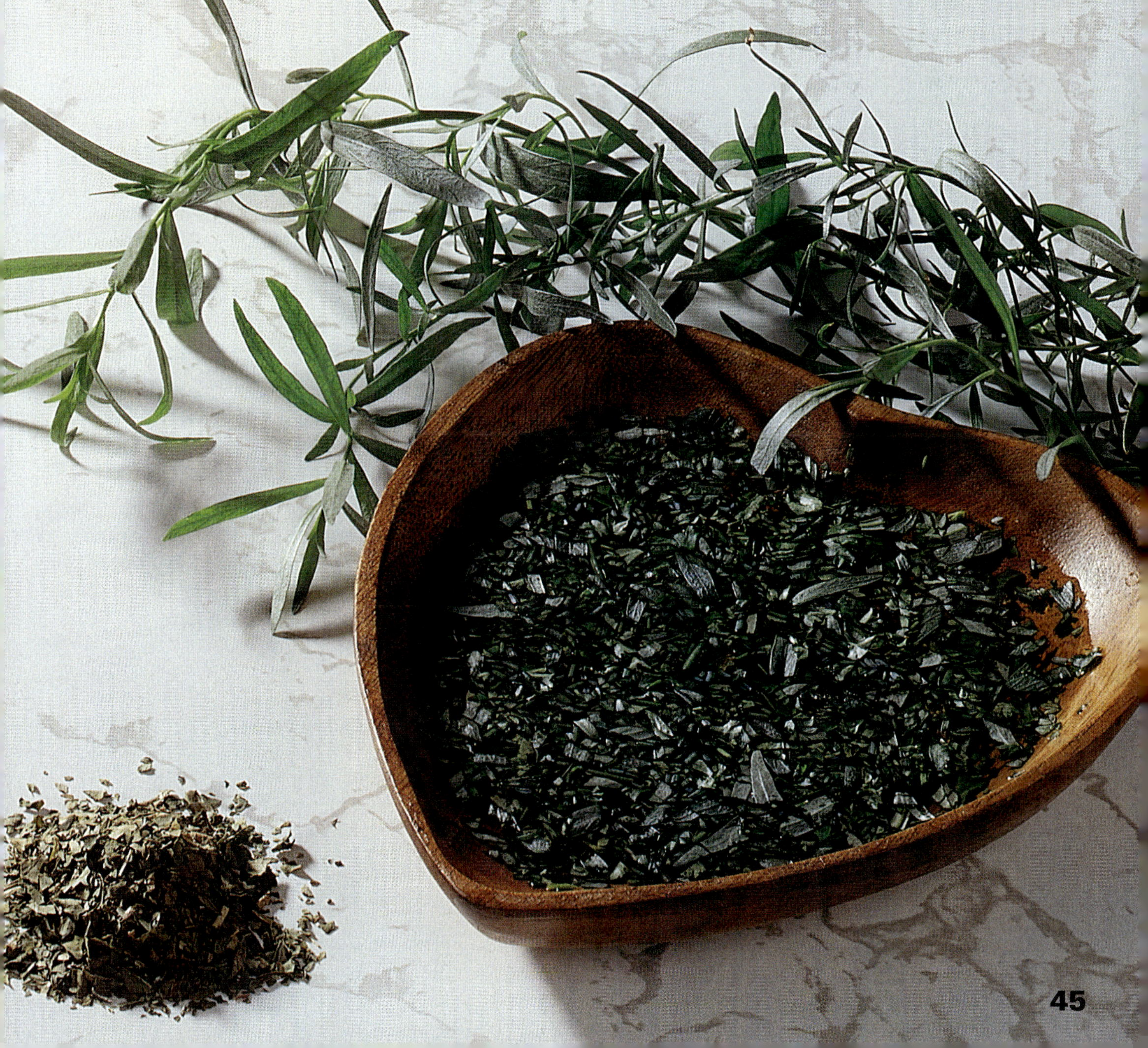

Artemisia vulgaris
Beifuss

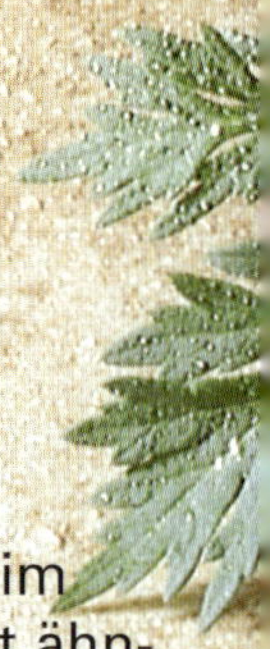

ALLGEMEINES:

Der Beifuß hat seinen Ursprung in den Steppen Südeuropas. „Vulgaris" kommt bei vielen Pflanzennamen vor und bedeutet soviel wie „gewöhnlich, altbekannt". In griechischen und römischen Schriften, im 1. Jh. n. Chr., wird er als Kraut häufig beschrieben. Römische Soldaten sollen den am Straßenrand wachsenden Beifuß beim Vorbeimarsch in ihre Sandalen eingelegt haben. Im Jahre 1656 sagte man: „Wenn ein Fußreisender am Morgen Beifuß in seine Schuhe steckt, kann er bis Mittag vierzig Meilen laufen, ohne müde zu werden." Seit der Antike gilt Beifuß als Frauenheilmittel beim Ausbleiben der Menstruation, der Regelung des Zyklus allgemein und in China als Mittel zur Verhinderung von Fehlgeburten. Bei den nordischen Völkern, besonders bei den Angelsachsen und den keltischen Druiden, stand Beifuß hoch im Ansehen. Es war eines der neun Kräuter, das vor Unheil und Giften schützen sollte. Er galt als die „Mutter aller Kräuter" und diente als Mittel bei Hexenkünsten und Fruchtbarkeitsritualen. Die Zauberkräfte wirkten angeblich so stark, daß sich die Menschen den Körper und den Kopf mit Beifuß bedeckten, um Ungeheuer und Verzauberungen abzuwehren. Wohl aus dem gleichen Grunde trägt man noch heute am Nationalfeiertag (5.7.) auf der „Isle of Man" Beifuß bei sich.

BESCHREIBUNG:

Beifuß ist eine ausdauernde Pflanze und treibt kräftige Ausläufer, er kann als Staude eine Höhe bis zu 150 cm erreichen, als Kräuterpflanze ist er niedriger. Die Stengel sind ziemlich kahl, oberwärts rispig und mit zahlreichen Köpfchen versehen. Die gefiederten Blätter, an der Oberseite dunkelgrün, zeigen an ihrer Unterseite einen weißen Filz, der die Pflanze während der warmen Sommermonate vor dem Austrocknen bewahrt. Die unscheinbaren weißen, gelblichen oder rötlichen Blüten, in gelblich-braune Körbchen eingebettet, stehen in weitausladenden Rispen am Ende der Stengel und dessen Verzweigungen.

VERBREITUNG:

Es gibt etwa 200 verschiedene Arten. Beifuß kommt auf der gesamten nördlichen Halbkugel vor: von Sibirien bis nach Indien, von Alaska bis Mexiko, von Skandinavien bis zum Mittelmeer. Er ist schnellwüchsig, liebt Halbschatten in warmen sonnenerwärmten Lagen und stellt an den Boden so gut wie keine Ansprüche. Er wächst in der freien Natur häufig an Bahndämmen, auf Schutthalden und Schuttplätzen, an Bachufern und Waldrändern. Gute Standorte, die er besonders liebt, sind Steppenrasen und verwilderte Gartenecken.

ERNTE:

Die Blätter, aromatisch, im Geschmack dem Wermut ähnlich, wie auch die Blütenrispen - die Blütezeit dauert von Juli bis September - werden während der Vegetationsperiode gepflückt. Es sollten die jungen Triebe geerntet werden, denn sobald das Kraut zu blühen beginnt, steigt der Gehalt der Bitterstoffe, und es wird dann ungenießbar.

INHALTSSTOFFE:

In den noch nicht geöffneten Blüten sind vor allem ätherische Öle, kleine Anteile von Bitterstoffen und Tannine enthalten.

VERWENDUNG:

In der Küche kann Beifuß vielfach Verwendung finden: früher wurde er so häufig wie heute Schnittlauch verwendet, er wird aber in der modernen Küche bei den Köchen wieder mehr und mehr beliebt. Besonders die jungen Triebe, sehr aromatisch, werden als Gewürz für gebratenes Fleisch, vornehmlich für Enten- und Gänsebraten und Kalbshaxen genommen. Er eignet sich gut für Salatzutaten, hierin und bei Geflügel sind die ätherischen Öle besonders schmackhaft.
Frische Beifußblätter und -blütenrispen, gedünstet, ergeben einen Spinat besonderer Art, der auch als Beilage gern gegessen wird.

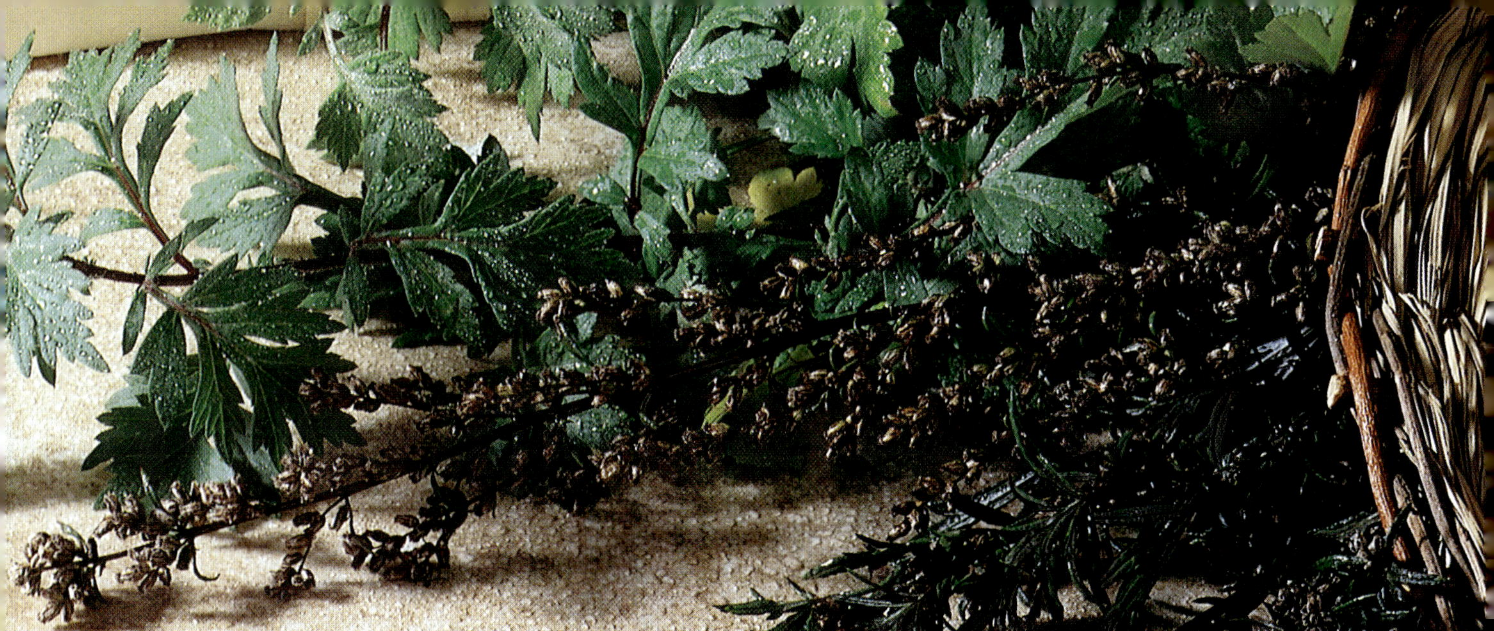

Beifuß ist ausgesprochen bekömmlich für den empfindlichen Magen.
Im medizinischen Bereich hat er ebenfalls einen gewissen Stellenwert. Hildegard v. Bingen schreibt: „Der Beifuß ist sehr warm, und sein Saft ist sehr nützlich, und wenn er gekocht in Mus gegessen wird, heilt er kranke Eingeweide, und er erwärmt den Magen." Er hilft bei Magenerkrankungen, vor allem bei Magenschleimhautentzündungen. Ähnlich wie Wermut, regt er die Verdauung an und aktiviert die Lebertätigkeit. Er wird gegen Rundwürmer empfohlen. In China wird auf der Haut oder in ihrer unmittelbaren Nähe Beifuß verbrannt, um kälte- oder feuchtigkeitsbedingte Rheumaschmerzen zu behandeln. Er lindert auch, äußerlich angewandt, Gichtschmerzen. Kompressen, aus Beifuß aufgelegt, beschleunigen den Geburtsverlauf. In Parfüms kann Öl, aus Beifuß gewonnen, Verwendung finden.

BEIFUSSNOCKERL

300 g Knödelbrot, 1 1/2 Tassen Milch, 1 Handvoll Beifuß, 2 Knoblauchzehen, 75 g geriebenen Emmentaler, 3 Eier, Salz, Pfeffer, 1 Prise Cayennepfeffer, 1 Prise Muskat, Semmelbrösel zum Binden, Gemüsebrühe

Das Knödelbrot in Würfel schneiden und in eine Schüssel geben. Mit der heißen Milch übergießen und 10 Minuten ziehen lassen. Die Beifußblätter verlesen und fein hacken, mit den gehackten Knoblauchzehen, dem Käse und den Eiern zum Knödelbrot geben und zu einer Masse verarbeiten. Mit Salz, Pfeffer, Cayennepfeffer und Muskat abschmecken und mit Semmelbröseln binden. Die Brühe erhitzen, portionsweise Klößchen formen und diese in der Brühe garen, mit Tomatensauce servieren.

BEIFUSS-GEMÜSE-RELISH

500 g Mischgemüse, 500 g Orangen, 500 g Zwiebeln, 1 rote Peperoni, 1 Tasse Essig, 1 Glas Weißwein, 500 g bittere Orangenmarmelade, 4 cl Weinbrand, Salz, Pfeffer aus der Mühle, 1 TL Ingwerpulver, 1 EL Curry, 1 TL Pimentpulver, 1/2 TL Muskatpulver

Das Mischgemüse putzen, die Orangen sowie die Zwiebeln schälen, in Würfel schneiden, mit der halbierten und entkernten Peperoni durch den Fleischwolf drehen. Die Masse mit dem Essig und dem Weißwein in einen Topf geben und 10 Minuten köcheln lassen. Die Orangenmarmelade mit dem Weinbrand einrühren. Das Ganze mit Salz, Pfeffer, Ingwerpulver, Curry, Piment- und Muskatpulver kräftig abschmecken. Drei Minuten köcheln lassen. In Einmachgläser füllen und zum Verzehr bereitstellen.

Bellis perennis
Gänseblümchen

ALLGEMEINES:

Das kleine Gänseblümchen, auch Maßliebchen oder Tausendschön genannt, begleitet uns mit seinen Blütenköpfchen fast das ganze Jahr über, außer bei Schnee- und Frosttagen. Die Blüten richten sich nach der Sonne aus und gehen am Abend „schlafen", indem sie die äußeren Strahlenblüten zu kleinen „Mützen" zusammenfalten und die Blütenköpfchen senken. Der Gattungsname „bellis" stammt aus dem lateinischen „bellus" = schön.

BESCHREIBUNG:

Das Gänseblümchen gehört zur großen Gattung der Korbblütler und ist mit Astern und Margeriten verwandt. Die anspruchslose und winterharte Pflanze treibt aus einem verzweigten Wurzelstock gestielte, eirunde Blätter, die eine Rosette von 8-10 cm Durchmesser bilden. Aus ihrer Mitte erheben sich mehrere Blütenstiele, die im Winter ganz kurz, im Sommer, bei höherer Vegetation, in ihrer Umgebung ziemlich hoch werden. Die gelben Blüten im Korbboden sind Röhrenblüten mit Stempel und Staubgefäßen, also zwittrig, während die weißen, manchmal rosa überhauchten Zungenblüten am Rande, rein weiblich sind, also keine Staubgefäße enthalten. Die Blüten werden von Schmetterlingen, Bienen und Fliegen besucht. Die Früchte werden durch Wind und Ameisen verbreitet. Es gibt gefüllte Züchtungen für den Garten, die aber meist steril sind und keine Samen bilden.

VERBREITUNG:

Das Gänseblümchen wächst, da es sehr anpassungsfähig ist, auf mageren und fetten, nährstoffreichen Böden, auf Wiesen, in der Sonne und auf schattigen Waldwegen. Es ist im Gebirge ebenso zu Hause wie im Tiefland und in ganz Europa und Westasien verbreitet.

ERNTE:

Gänseblümchen kann man das ganze Jahr über ernten. Man pflückt Blüten und Blätter, die einen leicht säuerlichen, herben Geschmack haben.

INHALTSSTOFFE:

In Gänseblümchen sind u.a. Saponine, Bitterstoffe und organische Säuren enthalten.

VERWENDUNG:

Seine medizinische Wirkung ist schon lange bekannt. Der englische Arzt Gerard schrieb 1597 : „Gänseblümchen lindern Schmerzen, besonders Gelenkleiden und Gicht. Man trägt sie mit frischer ungesalzener Butter auf die schmerzende Stelle auf". Bekannt ist auch die heilende Wirkung von Gänseblümchen-Tee bei Husten und Katarrh. Äußerlich finden Salben aus Gänseblümchen bei Krampfadern und Verletzungen, sowie bei entzündeten, tränenden Augen Anwendung, vor allem in der Homöopathie. In der Küche werden vor allem im zeitigen Frühjahr die sehr Vitamin-C haltigen Blättchen als Zugabe zu Salaten oder gehackt mit Quark vermischt, als Brotaufstrich verwendet.

FRÜHLINGSSALAT MIT GÄNSEBLÜMCHEN

1 Handvoll Gänseblümchenblätter, 1/2 Tasse Gänseblümchenblüten, 250 g Zuckerschoten, 1/4 l Gemüsebrühe, 1/2 Kopf Friséesalat, 6-8 Cocktailtomaten, 1/2 Tasse Pinienkerne, 1 EL Sonnenblumenöl, 1 Tasse Joghurt-Salatcreme, Saft von 1/2 Zitrone, 1/2 Bund Zitronenmelisse, Salz, Pfeffer, 1 Prise Cayennepfeffer

Die Gänseblümchenblätter verlesen, waschen, gut abtropfen lassen, dann auch die Blüten verlesen. Die Zuckerschoten putzen, waschen und in der Gemüsebrühe bißfest garen, herausnehmen, gut abtropfen lassen und bereitstellen. Den Friséesalat verlesen, waschen, gut abtropfen lassen und in mundgerechte Stücke zerpflücken oder kleinschneiden. Die Tomaten waschen und halbieren. Mit den restlichen Salatzutaten in einer Schüssel vorsichtig vermischen. Die Pinienkerne im Sonnenblumenöl kurz rösten und zum Salat geben.

Für das Dressing die Joghurt-Salatcreme mit dem Zitronensaft glattrühren, die verlesene, gewaschene und feingehackte Zitronenmelisse unterziehen, mit Salz, Pfeffer und Cayennepfeffer abschmecken. Den Salat mit dem Dressing anmachen, kurz ziehen lassen, dekorativ anrichten, mit den Blütenköpfen ausgarnieren und sofort servieren.

SCHNELLE GEMÜSESUPPE

40 g Butter oder Margarine, 40 g Weizenmehl, 1 Glas Weißwein, 3/8 l Gemüsebrühe, Meersalz, Pfeffer, 1 Prise Cayennepfeffer, 1 Prise Muskat, einige Tropfen flüssigen Süßstoff, Zitronensaft und Worcestersauce, 1 Becher saure Sahne, frische Gänseblümchenblüten zum Garnieren

Die Butter oder Margarine in einem Topf erhitzen, das Weizenmehl mit dem Schneebesen einrühren und kurz anschwitzen. Das Ganze mit dem kalten Weißwein ablöschen und mit dem Schneebesen kräftig verrühren, mit der Gemüsebrühe auffüllen und aufkochen lassen. Die Suppe bei starker Hitze 6-8 Minuten köcheln lassen und anschließend durch ein Sieb passieren. Die Suppe nochmals erhitzen, mit Salz, Pfeffer, Cayennepfeffer, Muskat, flüssigem Süßstoff, Zitronensaft und Worcestersauce kräftig abschmecken und zum Schluß die saure Sahne unterziehen. Die Suppe nochmals kräftig abschmecken und anrichten. Die Blüten verlesen, die Suppe damit verzieren, ausgarnieren, anrichten und sofort servieren.

PELLKARTOFFELN MIT GÄNSEBLÜMCHENDIP

1,5 kg Kartoffeln, Salzwasser, 2 Becher Joghurt, 1 Tasse Mayonnaise, Saft von 1 Zitrone, einige Tropfen Worcestersauce, Salz, Pfeffer, 1 Prise Zucker, 1 Handvoll Gänseblümchenblüten

Die Kartoffeln in Salzwasser etwa 25 Minuten garen. Den Joghurt mit der Mayonnaise glattrühren, mit Zitronensaft, Worcestersauce, Salz, Pfeffer und Zucker abschmecken. Die gehackten Gänseblümchenblüten untermischen. Die Kartoffeln abgießen, mit einem Messer über Kreuz einschneiden. Die Kartoffeln leicht von außen nach innen zusammendrücken. In die Öffnung je einen Klacks Gänseblümchendip geben, die Kartoffeln anrichten und servieren.

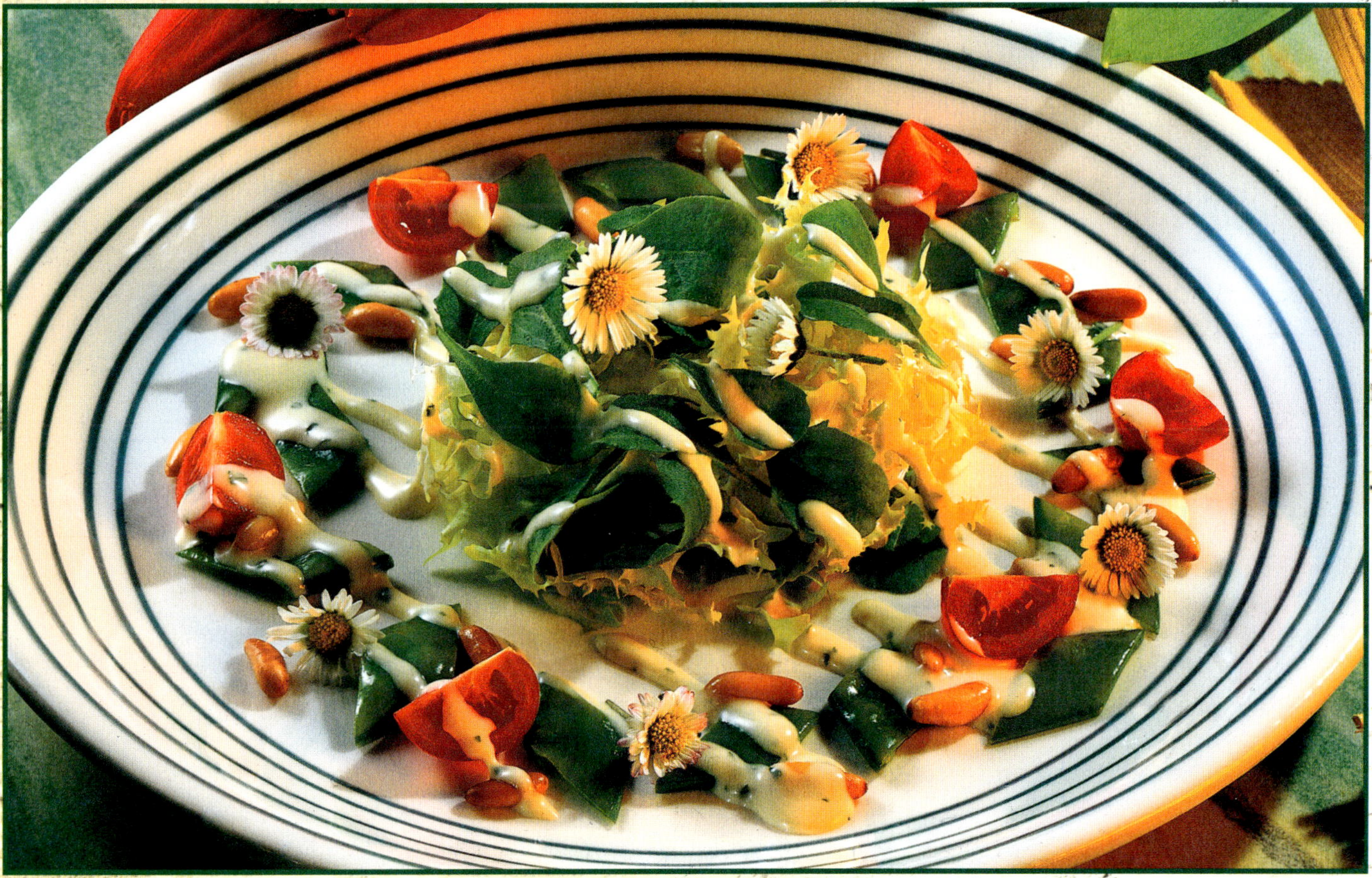

BERBERIS VULGARIS
BERBERITZE

ALLGEMEINES:

Die Berberitze, auch Sauerdorn genannt, ist in der freien Natur nur noch selten anzutreffen, da sie als Zwischenwirt des Schwarzrostes, eines Getreideschadpilzes, in Getreideanbauländern vernichtet wurde.

BESCHREIBUNG:

Der Strauch wird bis zu 3 m hoch und treibt rutenförmig überhängende Zweige. Die Blätter sitzen kurzgestielt, büschelig an sehr kurzen Zweiglein, die am Grunde spitze, zu dornigen Schuppen gewachsene Primärblätter tragen. Die Blätter sind klein, ca. 4 cm lang, eiförmig und werden nach sehr schöner, leuchtender Herbstfärbung im Winter abgeworfen. Die halbkugeligen Blütchen hängen in Trauben aus der Mitte der Blattbüschel, sind gelb und erscheinen im Mai-Juni. Die daraus entstehenden Beerenfrüchte sind leuchtend rot und länglich. Sie sehen ähnlich wie kleine Hagebutten aus. Die Früchte sind eßbar, sehr sauer und zeichnen sich durch einen sehr hohen Vitamin C-Gehalt aus.

VERBREITUNG:

Heute wächst die Berberitze vor allem in Parks, Friedhöfen und Kleingärten als Zierstrauch. Sie bevorzugt Trockenhänge und kalkhaltige Magerböden, mag es gern warm und sonnig und ist daher auch in Mittel- und Südeuropa häufiger anzutreffen als im Norden.

ERNTE:

Gesammelt werden Blätter und Früchte. Auch die Wurzel und Wurzelrinde finden in der Heilkunde Verwendung. Die Beeren sind zwar schon ab September reif, aber zur Weiterverarbeitung in der Küche zu Saft, Gelees und kandierten Früchten sammelt man sie erst nach einigen Frösten im November.

INHALTSSTOFFE:

In der Wurzelrinde finden wir Alkaloide und verschiedene Gerbstoffe, die Beeren enthalten neben Fruchtsäuren einen hohen Anteil an Vitamin C.

VERWENDUNG:

Die Berberitze ist ein gutes Beispiel für die Doktrin der Signaturlehre, derzufolge die Farbe (oder Struktur) die Pflanze als göttliches Zeichen für deren heilende Eigenschaften gesehen wurde. Die gelbe Rinde und Wurzel waren also ein Hinweis, daß Leberleiden mit dieser Pflanze geheilt werden können. Tatsächlich heilen die Inhaltstoffe der Pflanze Leber-, Milz- sowie Uterusinfektionen. (Vorsicht beim Verzehren der Früchte und Tees durch Schwangere). Weiter wirkt die Berberitze bei Fieber, Bluthochdruck, ist blutstillend und entzündungshemmend. Ihre Wirksamkeit wurde bei Krebs, Malaria, Hepatitis, Gallensteinen, Ruhr und einigen Virusinfektionen nachgewiesen.

Das gelbe Holz der Berberitze wurde früher in der Lederindustrie zum Färben benutzt, auch Holzintarsien wurden daraus hergestellt. Alle Teile, außer den Früchten, die auch von vielen Vögeln im Winter gefressen werden, sind giftig!

In älteren Büchern findet man auch interessante Rezepte:

BERBERITZEN IN ZUCKER:

Es sollen nur wirklich reife Beeren, Ende September/Anfang Oktober geerntet, verwendet werden. Gereinigte, gut abgetropfte, trockene Beeren werden mit ihren Stielen in ein Behältnis gelegt und mit erhitztem Zucker übergossen. Er darf nicht zu heiß sein, da sich die Stiele sonst von den Beeren lösen. Nach ca. 48 Stunden wird der Saft sirupähnlich eingekocht. Wenn er sich abgekühlt hat, wird er mit den Früchten zusammen in Gläsern eingeweckt. Dieses Eingemachte dient hauptsächlich dazu, Puddings und Kuchen sehr hübsch zu verzieren.

BERBERITZENSAFT:

Er kann anstelle von Zitronen verwendet werden. Die Beeren werden ohne Stiele zerdrückt und ausgepreßt. Der Saft wird einen Tag lang ruhig hingestellt, damit sich ein Bodensatz bilden kann, dann wird er vorsichtig abgegossen und in saubere, trockene Flaschen abgefüllt. Diese werden, nicht verschlossen, an einen warmen

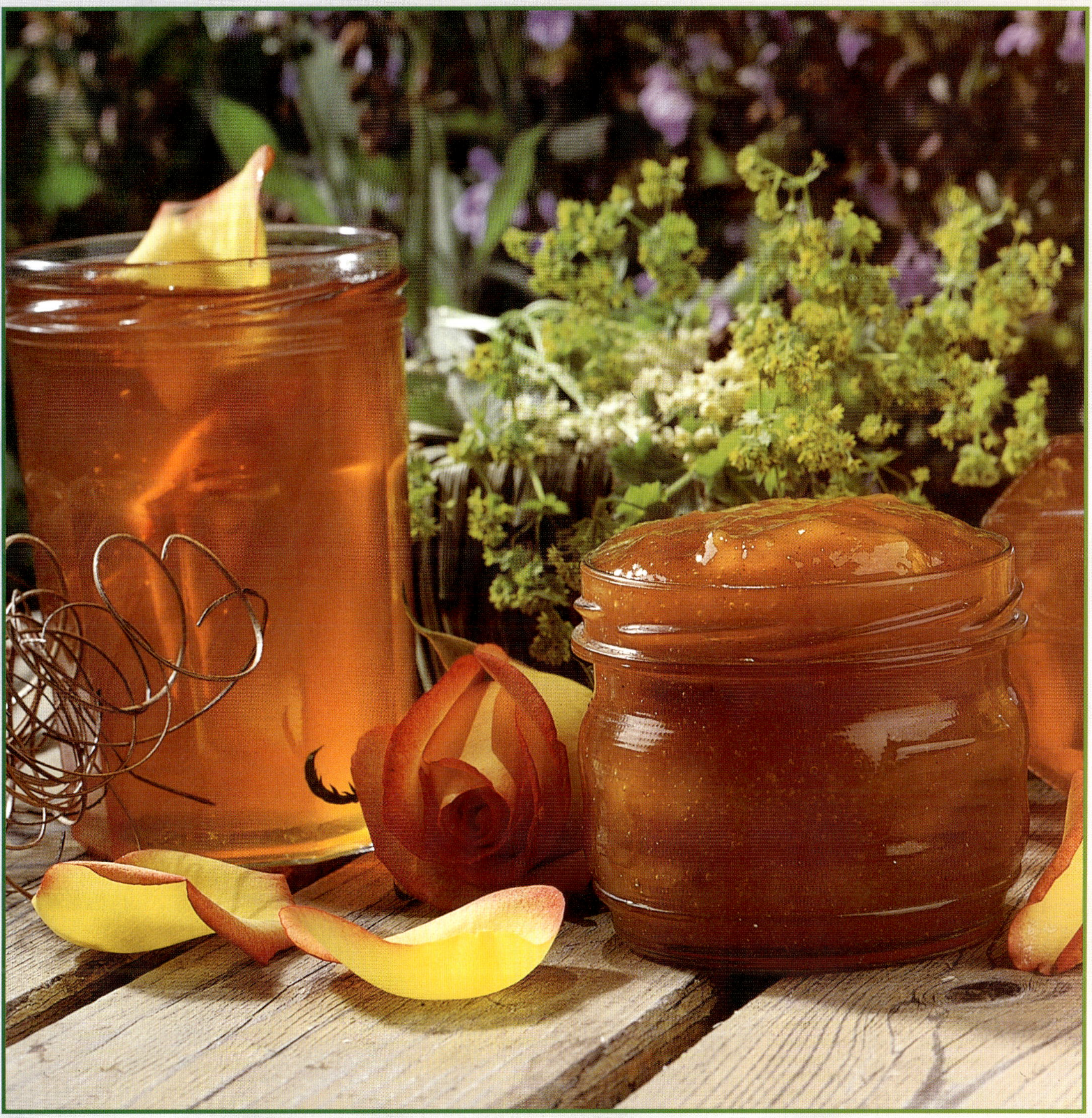

Ort zum Ausgären gestellt, danach verkorkt und zum späteren Gebrauch aufbewahrt. Der Berberitzensaft eignet sich als Zutat zum Punsch und anderen Getränken und auch zur Geschmacksverbesserung bei Fleischspeisen. Es ist nicht ohne Reiz, Omas Rezepte nachzumachen.

BERBERITZENKOMPOTT

100 g Berberitzen, 4 EL Wasser, Honig nach Geschmack

Die Berberitzen verlesen und in Wasser dünsten. Erkalten lassen und mit Honig süßen. Berberitzenkompott kann sehr gut anderen Kompottfrüchten als Geschmacksverstärker und Vitaminzusatz zugegeben werden.

BETULA PENDULA
BIRKE

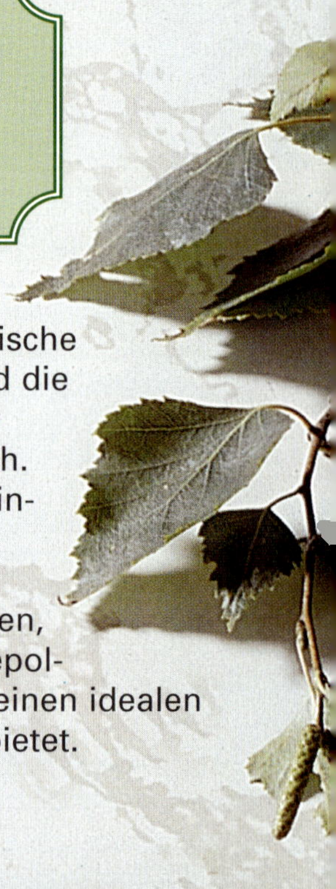

(Weißbirke, Hängebirke, Warzenbirke: „Betula pendula“ Moorbirke, Ruchbirke, Haarbirke oder auch Besenbirke: „Betula pubescens“

ALLGEMEINES:

Die bei uns vorkommenden Birkenarten gehören in die Ordnung der buchenartigen Pflanzen. Sie umfaßt die Familien Buchengewächse (mit Buche, Eiche, Edelkastanie) und die Familie Birkengewächse (mit Birke und Erle). Weltweit gibt es etwa 40 verschiedene Birkenarten.

BESCHREIBUNG:

Die Weißbirke ist an ihrem schlanken, weißen Stamm, der von waagrechten, dunklen Strichen gezeichnet ist, leicht zu erkennen. Die Rinde ist papierartig dünn und läßt sich leicht abziehen. Erst mit zunehmendem Alter wird der Stamm, der eine Höhe von 30 m erreicht, mit einer dunklen Korkschicht überzogen. Die dreieckig bis rautenförmig gesägten Birkenblätter sind im Frühjahr mit einem stark duftenden, klebrigen Harz und die jungen Zweige mit klebrigen Warzen bedeckt. Die Birke ist nicht so dicht belaubt wie andere Bäume. Schon im Sommer werden die männlichen Blütenstände ausgebildet, die dann überwintern und im nächsten Jahr reif werden. Die Birke gehört zu den windblütigen Bäumen mit eingeschlechtlichen Blüten, beide findet man immer auf dem gleichen Baum. Die männlichen Blüten stehen zu zweit oder zu dritt als Kätzchen von 3-6 cm Länge zusammen. Die weiblichen Blütenstände, die Stempelkätzchen, bilden sich im Frühjahr unter männlichen Geschlechtsorganen an den neuen Zweigen und kommen erst mit den Blättern zum Vorschein. Sie sind bis zu 3 cm lang und stehen meist in Dreiergruppen. Nach der Windbestäubung und Befruchtung reifen die zweiflügeligen Früchte heran, fallen Ende des Sommers mit den Kätzchenschuppen ab und fliegen wie Schmetterlinge vom Wind getragen über viele Kilometer weit fort. Die Moorbirke ähnelt der Weißbirke in vieler Beziehung, die Rinde ist jedoch am ganzen Stamm weiß und glatt. Die jungen Blätter sind nicht klebrig, dafür aber behaart und ei- bis rautenförmig. Die Zweige tragen kleine Warzen, sind ebenfalls behaart, hängen aber nicht herab, sondern stehen aufrecht.

VERBREITUNG:

Beide Birkenarten sind über ganz Europa verbreitet. Die Weißbirke gedeiht auf ärmeren, kalkarmen, sauren Sandböden, wie in der Lüneburger Heide und dem Geestrücken Norddeutschlands. Auch in Feuchtgebieten und trockenen Mischwäldern ist sie heimisch. Die Moorbirke wächst vornehmlich in Mooren, Brüchen, Sümpfen. An den Boden und seinen Nährstoffvorrat stellen Birken keine hohen Ansprüche, solange sie genügend Licht bekommen. Auch gegen klimatische Einflüsse sind die Birken relativ unempfindlich. Grimmige Winter können ihnen nur wenig anhaben, da ihre luftgepolsterte Rinde einen idealen Kälteschutz bietet.

ERNTE:

Die jungen Blätter werden im Mai/Juni gesammelt, in dünner Schicht zum Trocknen ausgelegt und während des Trocknungsvorganges mehrmals gewendet. Die Blütenknospen sammelt man im Mai. Um den Birkensaft zu gewinnen, bohrt man im Frühjahr, wenn die Säfte steigen, mit einem ungefähr 1 cm starken Holzbohrer ein bis zu 4 cm tiefes Loch in den Stamm, setzt ein Glasröhrchen ein und fängt den Saft auf. In zehn Tagen gewinnt man auf diese Weise bis zu fünf Liter Birkensaft. Das Loch muß anschließend mit Baumwachs verschlossen werden, und der Stamm braucht mindestens zwei Jahre Ruhe, bis er wieder angezapft werden darf.

INHALTSSTOFFE:

Neben Saponinen und Gerbstoffen findet man in den Blättern ätherisches Öl, das den angenehm erfrischenden Geruch der jungen Birken auslöst.

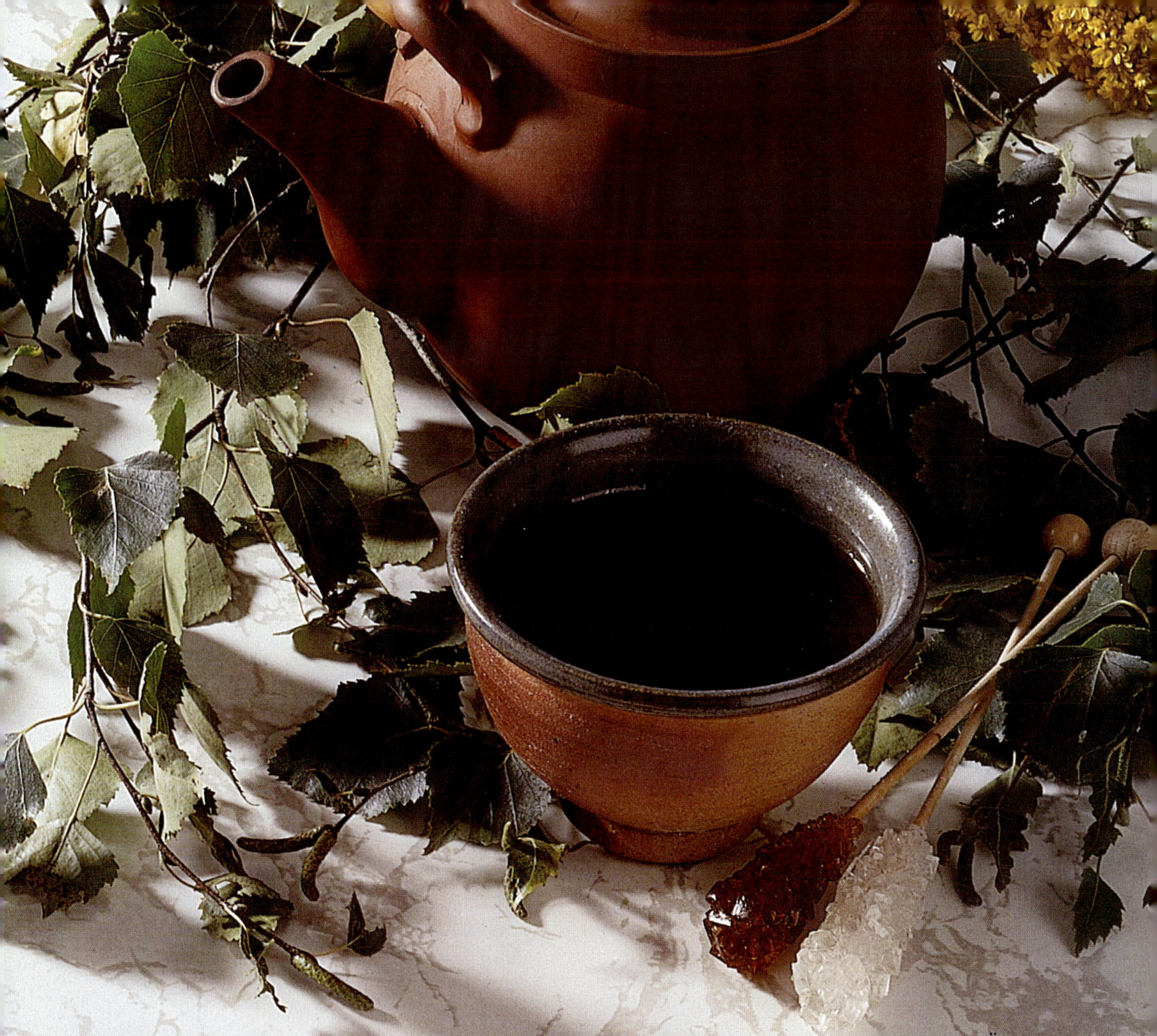

VERWENDUNG:

Die aus der Erfahrung altbekannte harntreibende Wirkung der jungen Birkenblätter und Knospen ist heute auch wissenschftlich gesichert. Wenn der Körper irgendwo Wasser staut, vermögen Birkenblätter die gestaute Flüssigkeit rasch zu entziehen. Frischer Birkensaft dient auch zur Herstellung des bekannten Birkenwassers zur Kopf- und Haarpflege, in der Volksmedizin wird er als Mittel gegen Blasen- und Nierenleiden, sowie bei Rheuma und Gicht wärmstens empfohlen.

WEIN AUS BIRKENRINDE:

Etwas 50 g Rinde von jungen Birkenzweigen läßt man 10 Tage in 1 l Rotwein ausziehen. Dann filtert man ab und süßt nach Geschmack mit Zucker nach. Dieser Birkenwein wird in Frankreich auch als Aperitif genossen.

BIRKENBLÄTTERTEE ZUR ENTWÄSSERUNG:

1 EL getrocknete Birkenblätter mit einer Tasse heißem Wasser übergießen, nach 10 Minuten abseihen. Die Birkenblätter sollten nicht aufgekocht werden, da sonst das ätherische Öl zerstört wird. Man trinkt den Tee warm, pro Tag 3 Tassen bis zur Beendigung der Entwässerung bei Wassersucht, Rheuma und Gicht.

BIRKENBLÄTTER - AUSZÜGE ALS BADEZUSATZ:

Reichlich 3 Händevoll getrocknete Birkenblätter werden in 2 l Wasser aufgekocht und durchgeseiht. Der Absud kommt zum Badewasser in die Wanne. Zusätzlich kann man auch Birkenrinde und -knospen zusetzen. Ein solches Teil- oder Vollbad hilft bei unreiner Haut und Schuppenflechte.

BORAGO OFFICINALIS
BORRETSCH

ALLGEMEINES:

Borretsch ist eine einjährige Kulturpflanze aus dem östlichen Mittelmeerraum. Ihre Heilkraft wird schon in der Antike gerühmt. Plinius zitiert einen alten Vers: „Ich, der Borretsch, bringe Mut und Zuversicht!“ Aus dem 17. Jh. berichtet ein Arzt, daß das Kraut „Hypochonder“ belebt und die Inhaltstoffe des Borretsch die Nebennierendrüsen unterstützen.Die Übersetzung des lateinischen Wortes „bora“ bedeutet steifes Haar.

BESCHREIBUNG

Die unteren Blätter des winterharten Gewächses sind spatenförmig oval gestielt, die oberen sitzen fast herzförmig um den behaarten, bis 60 cm hoch werdenden Stiel. Die Blätter sind rauh, die Blattnerven treten auf der Unterseite deutlich hervor, und die Ränder sind weich gezähnt. Die Blütenquirle enspringen im oberen Drittel des Stieles an den Blattachsen. Sie tragen leuchtend- blaue Blütensterne mit schwarzblauen Staubgefäßen. Die Pflanze ist ein Dauerblüher. Sie blüht von Mai bis Oktober und ist deshalb als Gartenpflanze interessant.

VERBREITUNG:

Die Pflanze kommt in Südeuropa und den wärmeren Gegenden Nordamerikas wild vor und möchte auch bei uns gut drainierten, leicht kalkhaltigen Boden und einen warmen, sonnigen Standort haben.

INHALTSSTOFFE:

Neuere Versuche, Borretsch gewerblich anzubauen, sind am Preisverfall der Gammalinolsäure, derentwegen der Anbau hätte lohnend sein können, gescheitert, als man entdeckte, daß das Fruchtmark der schwarzen Johannisbeere, ein Abfallprodukt, sehr billig und mehr Gammalinolsäure liefert. Diese Säure ist es auch, die in der Volksmedizin die Anregung der Muttermilchbildung durch Einnahme von frischen Borretschblättern und zerdrücktem Samen Wirkung verleiht.

VERWENDUNG:

Als heißer Tee wirkt Borretsch schweißtreibend und ist ein gutes Mittel gegen Erkältungen und Grippe. Das gilt vor allem, wenn die Lungen betroffen sind, denn dieser Tee ist auch ein gutes Hustenmittel. Weiter werden die Blätter zur Beruhigung von gereizten Hautpartien (in der Kosmetik) gebraucht. Die Einnahme von Samen bewirkt Blutdrucksenkung und unterstützt die Hormonbildung. Die Pflanze enthält geringe Mengen des Pyrrolizidin-Alkaloids, das Leberschäden und Krebs verursachen kann. Angewendet werden Medikamente aus Borretschinhaltsstoffen innerlich bei Fieber, Entzündungen der Bronchien, Mund- und Halsentzündungen. Äußerlich helfen sie als Augenbäder, als Breiumschläge und zum Gurgeln. In der Küche findet Borretsch traditionell vielseitige Verwendung. Die nach frischen Gurken schmeckenden Blätter werden fein geschnitten in Salaten aller Art, zur Kräuterkäsezubereitung, zu Quark oder Joghurt und Getränken gegeben.
In Italien kocht man sie als Gemüse, ganze Blätter werden in süßem Eierteig ausgebacken und gelten als Delikatesse. Blüten werden zur Verzierung von Salaten und Bowlen verwendet. In England gibt es die Blüten in Mixed Drinks. Wenn die Blüten mit Essig oder Zitronensäure in Berührung kommen, werden sie rosa. Man kann aus ihnen Sirup kochen oder sie kandieren.

FISCHSUPPE MIT BORRETSCH UND STEINPILZEN

600 g Fischfilet (Kabeljau, Lengfisch oder Goldbarsch), Saft von 1 Zitrone, einige Tropfen Worcestersauce, Salz, Pfeffer aus der Mühle, 2 Beutel getrocknete oder 250 g frische Steinpilze, 500 g Kartoffeln, 1 Zwiebel, 2-3 EL Butter oder Margarine, 3/4 l Fischbrühe, 2 Zweige Borretsch, 1 Lorbeerblatt, Zitronensaft, 1 Prise Cayennepfeffer

Das Fischfilet in Stücke schneiden, mit Zitronensaft und Worcestersauce beträufeln, mit Salz und Pfeffer würzen und 10-15 Minuten ziehen las-

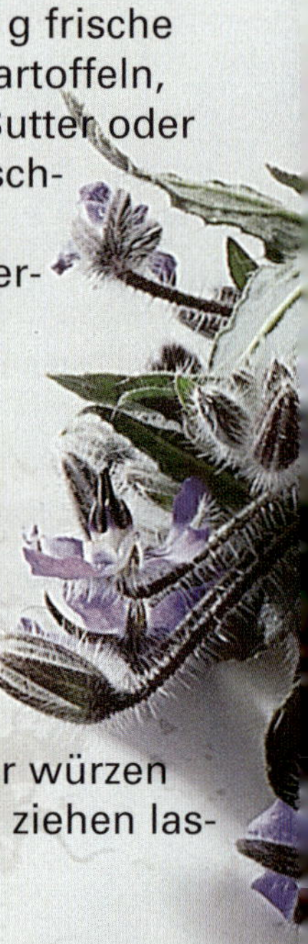

sen. Die getrockneten Steinpilze einweichen oder die frischen Steinpilze in Stücke schneiden. Die Kartoffeln schälen und in feine Würfel schneiden. Die Zwiebel fein hacken. Das Fett erhitzen, die Zwiebeln und die Kartoffeln darin anschwitzen und 4-5 Minuten dünsten. Die Fischbrühe angießen und zum Kochen bringen. Den Borretsch und das Lorbeerblatt dazugeben, mit Salz, Pfeffer und Zitronensaft sowie Cayennepfeffer abschmecken und weitere 10-15 Minuten köcheln lassen. Die Steinpilze mit dem Fischfilet unter die Suppe heben und weitere 8-10 Minuten garen. Nochmals abschmecken, anrichten, ausgarnieren und servieren.

BORRETSCHZWIEBELN

600 g Zwiebeln, 4 Knoblauchzehen, 50 g Butter oder Margarine, 1 Schuß Weißwein, Salz, Pfeffer aus der Mühle, 1 Prise Cayennepfeffer, 1 EL Zucker, 1 Handvoll Borretsch

Die Zwiebeln in Streifen schneiden. Die Knoblauchzehen schälen und in Scheiben schneiden. Die Butter oder Margarine erhitzen, die Zwiebeln und den Knoblauch dazugeben und glasig schwitzen. Mit Weißwein ablöschen, mit Salz, Pfeffer und Cayennepfeffer würzen und bei mäßiger Hitze 8-10 Minuten dünsten. Nach Ende der Garzeit mit Zucker bestreuen, den verlesenen, gewaschenen und feingehackten Borretsch untermischen und die Zwiebeln glacieren. Die Knoblauchzwiebeln anrichten, ausgarnieren und servieren.

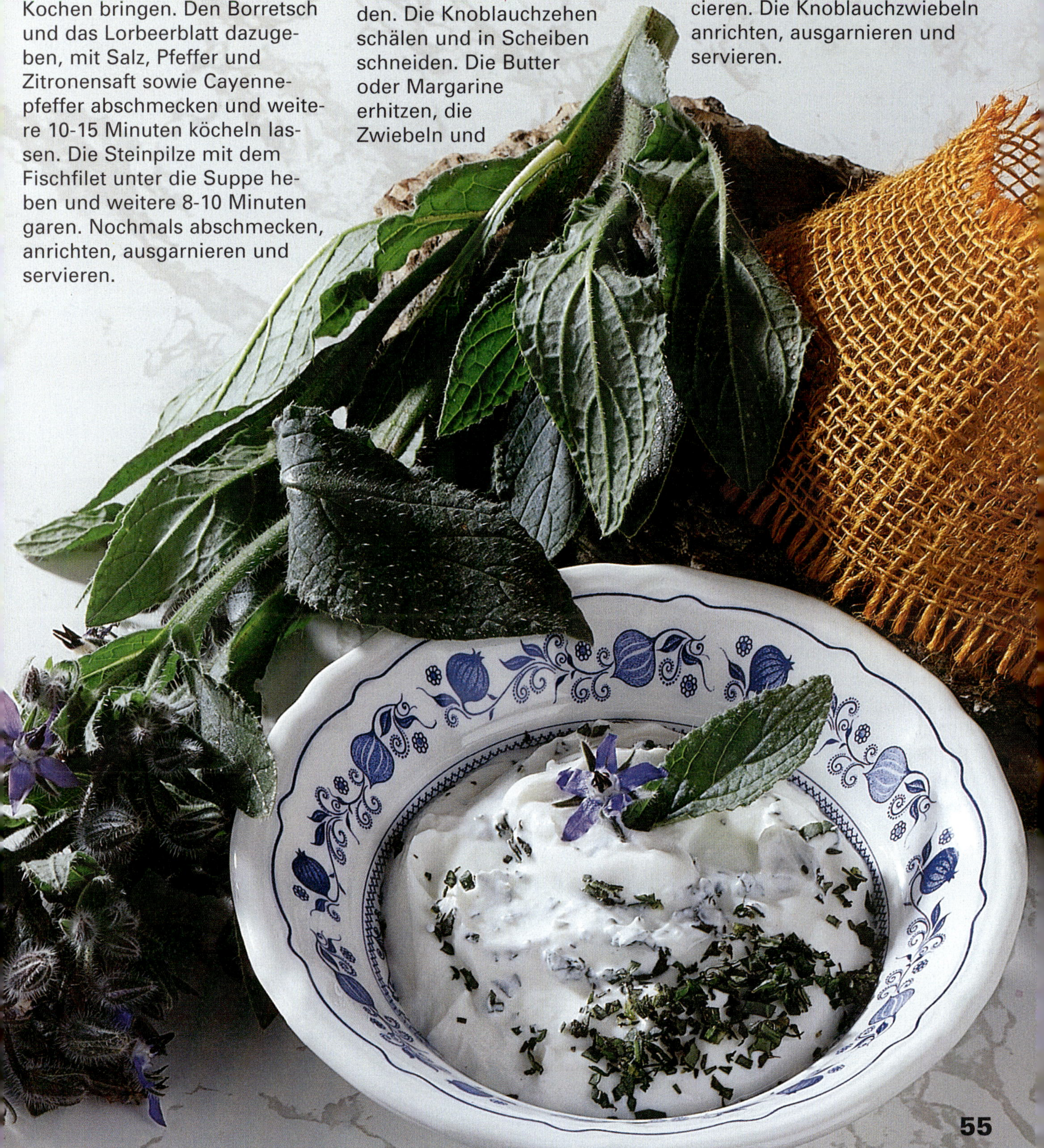

Calendula officinalis
Ringelblume

ALLGEMEINES:

Sie muß viel Beachtung gefunden haben, wie sonst hätte man ihr Erscheinungsbild mit so vielen Namen belegt: „Calendula" bedeutet „kleiner Kalender", das bezieht sich auf ihre Blüte, die „zählt" durch ihr Öffnen am Morgen und ihr Schließen am Abend die Tage, „calandae", „Kalender", bezieht sich auf die selbe Erscheinung, bedeutet aber gleichzeitig auch „1. Tag des Monats". Der Volksmund nennt sie „Barometerblume", weil sie nur dann am Morgen ihre Blüten öffnet, wenn schönes Wetter folgt. Der Name „Goldblume" und „Ringelblume" ist ebenso zutreffend und der Name „Totenblume" weist darauf hin, daß sie auf Friedhöfen angepflanzt wird, um die Gräber zu schmücken. In der indischen und arabischen Kultur, im Alten Griechenland und zur Zeit der Römer wurde sie als Heilkraut, als Farbstoff für Gewebe, in Lebensmitteln und Kosmetikas verwendet. Sie wird seit langer Zeit als Arzneimittel, als Aphrodisiakum, als Mittel gegen Gelbsucht und Pest und gegen kleinere Leiden wie z. B. Warzen verwendet. Im amerikanischen Sessionskrieg rettete sie vielen Verwundeten das Leben, ein damals praktizierender Arzt schrieb darüber: „In Fällen zerstörter Haut benutzte ich regelmäßig Calendula und sie heilte wunderbar schnell. Die Wundreinigung beugte einer Blutvergiftung vor. Ich weiß nicht, warum sie das tut, aber Tatsache bleibt, daß sie es tut".

BESCHREIBUNG:

Es gibt etwa 20 Arten ein- und zweijähriger Sommerblumen. Die Stengel, von der Mitte an verzweigt und rauhhaarig, stehen aufrecht und erreichen eine Höhe von 50 cm. Die Blätter sind etwas fleischig, beidseitig weich, leicht behaart und im unteren Teil länglich, im oberen länglich - lanzettlich und weichhaarig, fast klebrig. Sie umschließen anfangs den Stengel, stehen dann aber wechselständig, feingezähnt, sich zum kurzen Stiel hin allmählich verschmälernd und an ihrem Ende spitz auslaufend. Die Blüten, gipfelständig, orange bis dottergelb, stehen zahlreich in einzelnen Körbchen. Die zungenförmigen Strahlenblüten, von intensiver Farbgebung, stehen in zwei oder drei Reihen rundherum und wölben sich bei Nacht oder Regen schützend über das Körbchen. Die Hüllenkelchblätter sind linear, lanzettlich zugespitzt und stützen die Blüte von unten. Blütezeit ist von Juni bis September. Die Früchte sind auf ihrem Rücken kurzstachelig, einwärts gekrümmt und verschieden gestaltet: die äußeren breitflügelrandig, die inneren schmalrandig und zur Spitze hin sich verschmälernd.

VERBREITUNG:

Die Ringelblume ist über ganz Mitteleuropa verbreitet. Ihre Urheimat ist vermutlich der Mittelmeerraum. Sie gedeiht auf wasserdurchlässigen und auch nährstoffarmen Böden und liebt volle Sonne. In unseren heimischen Gärten ist sie eine der häufigsten Blumen. Auf Beeten verträgt sie sich gut mit Benediktinerkraut und Mariendistel. Im Kräutergarten hat sie oft ihren Platz neben Bechermalven und Sonnenblumen. Es gibt Gegenden (z. B. in der Nähe von Nürnberg), in denen sie auf Feldern zur kommerziellen Nutzung angebaut wird. Wild wächst sie auf Schutthalden. Man kann die Zeitspanne der Blüte verlängern, indem man die verwelkten Blüten entfernt. Das verhindert zudem eine übermäßige Ausbreitung durch verstärkte Selbstaussaat. Die Blätter sind gefährdet durch Befall von Raupen, Falschem Meltau, Rost und dem Gurkenmosaik- Virus. Bei der Aussaat ist es wichtig zu beachten, daß die Ringelblume viel Platz benötigt, um sich voll entfalten zu können.

ERNTE:

Geerntet werden zur Weiterverarbeitung die Blütenköpfchen und Blütenblätter.

INHALTSSTOFFE:

Die Ringelblume enthält ätherische (entzündungshemmende) Öle, des weiteren den Bitterstoff Calenden, den carotinartigen Farbstoff Calendulin, Saponine und vitaminähnliche Stoffe, dazu organische Säuren, verschiedene Eiweißstoffe, Fette, Harze und Wachse.

VERWENDUNG:

Die Anwendungsbereiche in der Küche sind nicht sehr zahlreich. Man kann aus den Blütenblättern einen Safran- Ersatz für Reis und Suppen gewinnen. Die frischen Blätter eignen sich für Salate oder eine Art von Porree. Die Wirkungen der Ringelblume sind ähnlich denen der Arnika: antiseptisch, antibakteriell, äußerlich anzuwenden bei trockener Haut, Sonnenbrand, Ekzemen, Herpes, Fußpilz, Krampfadern, Bindehaut- und Zahnfleischerkrankungen. Kompressen oder Umschläge helfen bei Warzen, Hühneraugen und Schwielen. Innere Anwendungen sind bei Erkrankungen im Leber- und Gallenbereich, im Magen-Darm-Trakt, bei Hepatitis, Drüsenschwellungen, Menstruationsbeschwerden und Nervenentzündungen, nicht aber während der Schwangerschaft, zu empfehlen.
Für Hildegard v. Bingen hilft die Ringelblume hauptsächlich bei Lebensmittelvergiftungen, bei Vergiftungen durch Pilze, Chemikalien, Arzneimittel, Salmonellen und bei verdorbenem Magen. Dabei muß unbedingt ein Arzt oder Heilpraktiker zu Rate gezogen werden, falsche Behandlungen können unvorhersehbare Folgen haben (das gilt für den Gebrauch aller Arzneien!).

Sie sagt: „... sie (die Ringelblume) ist gut gegen Gift. Denn wer Gift ißt... der koche Ringelblumen im Wasser, und nach dem Ausdrücken ... lege er sie so warm auf den Magen, und sie erweicht das Gift, und es wird von ihm ausgeschieden..."

Die gelben Blätter der Ringelblume sind, mit Salz zerrieben, Hauptbestandteil von „Merliton", einem Färbemittel für Butter, Käse, Milchspeisen und Kuchen.

Ringelblumen- Pudding: (aus dem Jahr 1699)
„Nehmen Sie eine hübsche Portion Ringelblumenblüten, sehr fein zerkleinert, mischen Sie gut 1 l Sahne von frischer Milch und fast 1 Pfund Rindernierenfett, kleingeschnitten, die Rippen eines Zweipfennigblatts, rühren alles zusammen, füllen es in einen geblümten Beutel und binden ihn fest zu. In einer Stunde ist der Pudding gekocht oder in einer Pfanne gebacken.

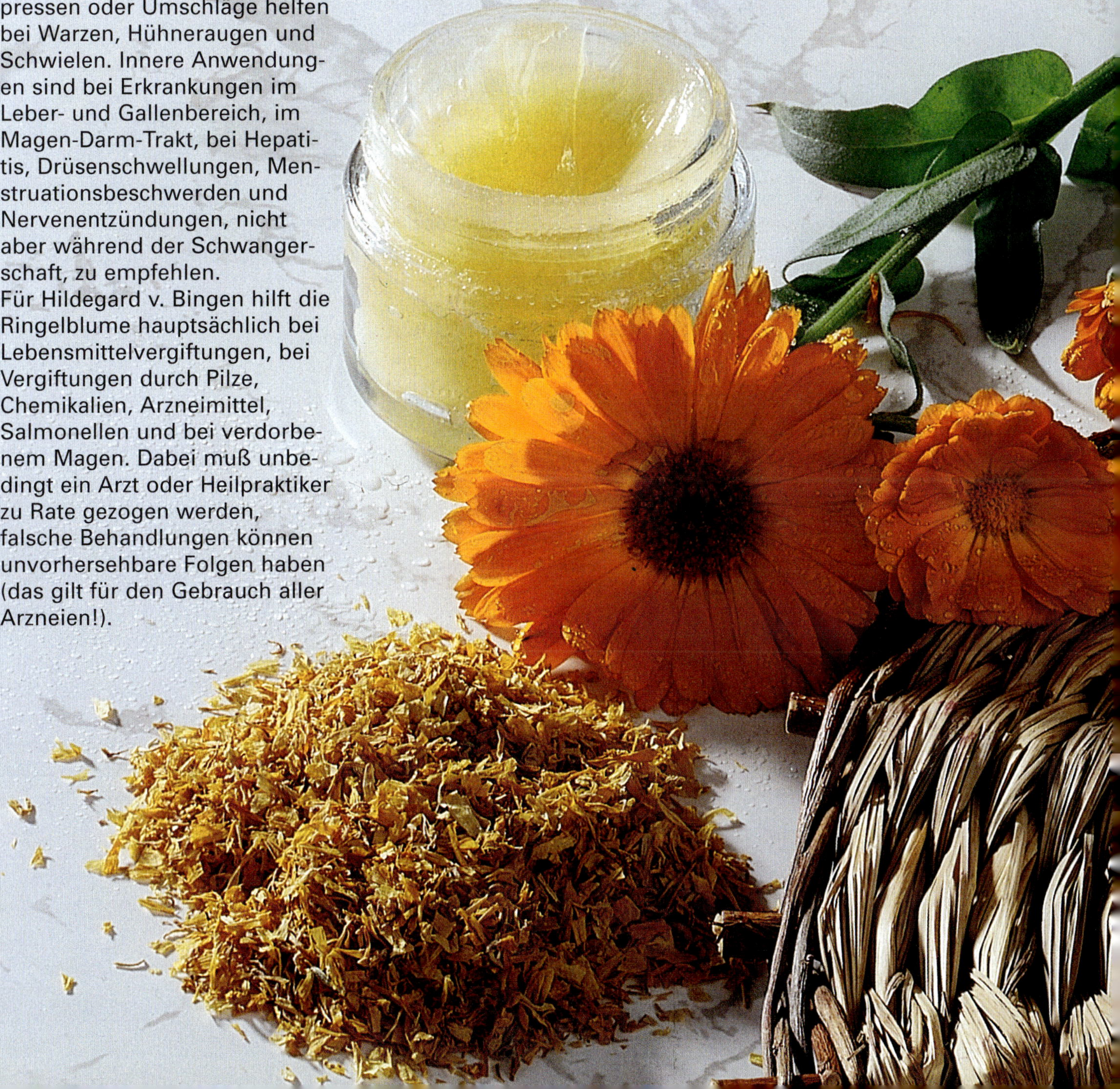

CAPSELLA BURSA-PASTORIS
HIRTENTÄSCHEL

ALLGEMEINES:

Hirtentäschel trägt im Volksmund viele Namen, z. B. Bauernsenf, Schinkenkraut, Blutkraut, Gänsekresse, Herzelkraut - alles Hinweise darauf, wie bekannt die Pflanze ist. Den Namen Hirtentäschel erhielt sie wegen ihrer unverwechselbaren herzförmigen Schoten, Gänsekresse wohl deshalb, weil das Federvieh auf dem Hof eine besondere Vorliebe für die Täschel zeigt, Blutkraut wegen ihrer hervorragenden Wirkungen beim Blutstillen und bei Krampfadern. Seit Tausenden von Jahren ist es als Lebensmittel bekannt: Im Magen des Tollundmannes, einer 1950 in Mitteljütland entdeckten Moorleiche aus der Zeit um Christi Geburt, wie auch an der Ausgrabungsstelle von Catal Huyük, einer stadtartigen Großsiedlung der frühen Jungsteinzeit in Anatolien (Türkei), wurden Samen des Hirtentäschel gefunden. Es ist, wie viele andere Kräuter Europas, ein robustes Unkraut und wurde versehentlich auch in anderen Ländern eingeführt. Dabei ist es, wie kaum eine andere, eine hochwertige Heilpflanze!

BESCHREIBUNG:

Sie ist vielgestaltig. Der untere Teil besteht über der Wurzel aus rosettenförmig angeordneten Blättern, unregelmäßig gezackt, pfeilförmig. Der Stengel, ein nur beim Wurzelaustritt verzweigter Stamm, weiter nach oben hin astlos, ist mit kleinen Blättern versehen. Die Blüten kann man das ganze Jahr hindurch beobachten. Sie sind winzig, von weißer Farbe und bilden eine Doldentraube aus, die sich zu einer Fruchttraube streckt. Sie lassen nach ihrem Abblühen an dünnen, langen Stielen seitlich abstehende herzförmige Schoten entstehen, die sich ledern anfühlen, und in denen 20-24 Samen heranreifen. Kaum daß der Schnee schmilzt und das Erdreich frostfrei wird, steht die Pflanze frisch und grün erneut wieder da.

VERBREITUNG:

In den gemäßigten und wärmeren Regionen, fast weltweit verbreitet, wächst sie – winterhart - auf Wiesen, Wegen, Brachland, an Gräben und auf Schutthalden. Kaum ist ein Erdhügel aufgeworfen, hat sie sich quasi „über Nacht", angesiedelt, denn sie wächst auch unter schlechtesten Bedingungen, deshalb gilt sie auch vielerorts als Unkraut. Besonders aber liebt sie entwässerte Böden, Sonne oder Halbschatten.

ERNTE:

Die Ernte erfolgt vom Frühjahr bis zum Herbst, dann wird die Pflanze geschnitten, frisch verwendet oder getrocknet.

INHALTSSTOFFE:

Die Blätter sind reich an Vitamin A, B und C, sie haben hervorragende blutstillende, blutgerinnende und antiseptische Wirkstoffe.

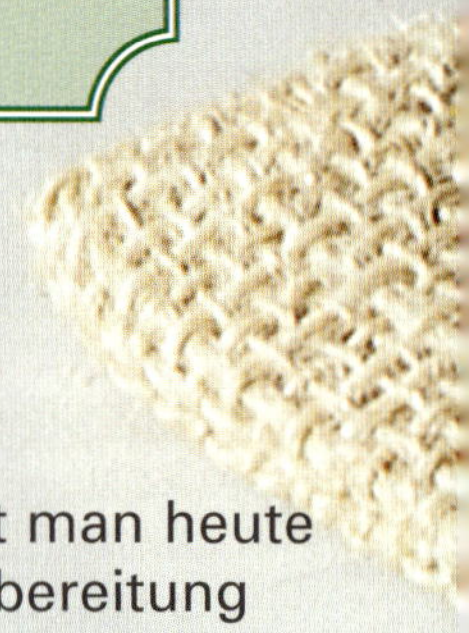

VERWENDUNG:

Die Blätter nimmt man heute noch gern zur Zubereitung von Salaten. Während des 1. Weltkrieges wurden Extrakte aus ihnen als Fett- und Ölersatz verwendet. Das war eher nur ein Notbehelf und ist wieder in Vergessenheit geraten. In der Medizin hat Hirtentäschel seine Bedeutung behalten. Wegen der oben erwähnten Wirkstoffe wird es bei Blutvorkommen im Urin, bei Nasenbluten, bei blutenden Wunden Hämorrhoiden, bei Krampfadern und zum Blutstillen allgemein verwendet. Tee, Aufgüsse, Sude und Extrakte sind die Formen der Heilmittel, ebenso Kräuterwickel. Täglich bis zu drei Tassen Tee trinken, wirkt erfolgversprechend bei fast allen Blutungen, das gleiche gilt für die Anwendung von Absuden. Einreibungen mit der Tinktur helfen bei äußeren Muskelerkrankungen. Hirtentäschel-Tee wirkt bei hohem oder zu niedrigem Blutdruck ausgleichend und ist sehr zu empfehlen. Bei einem Leistenbruch hilft folgende Anwendung: Einreiben der Bruchstelle mit Tinktur und die Einnahme von Tee über mehrere Wochen. Die Körner dienen vielen Singvögeln in der Natur wie auch in Gefangenschaft als Nahrung.

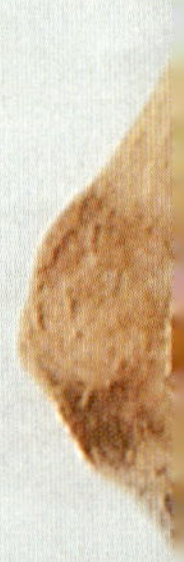

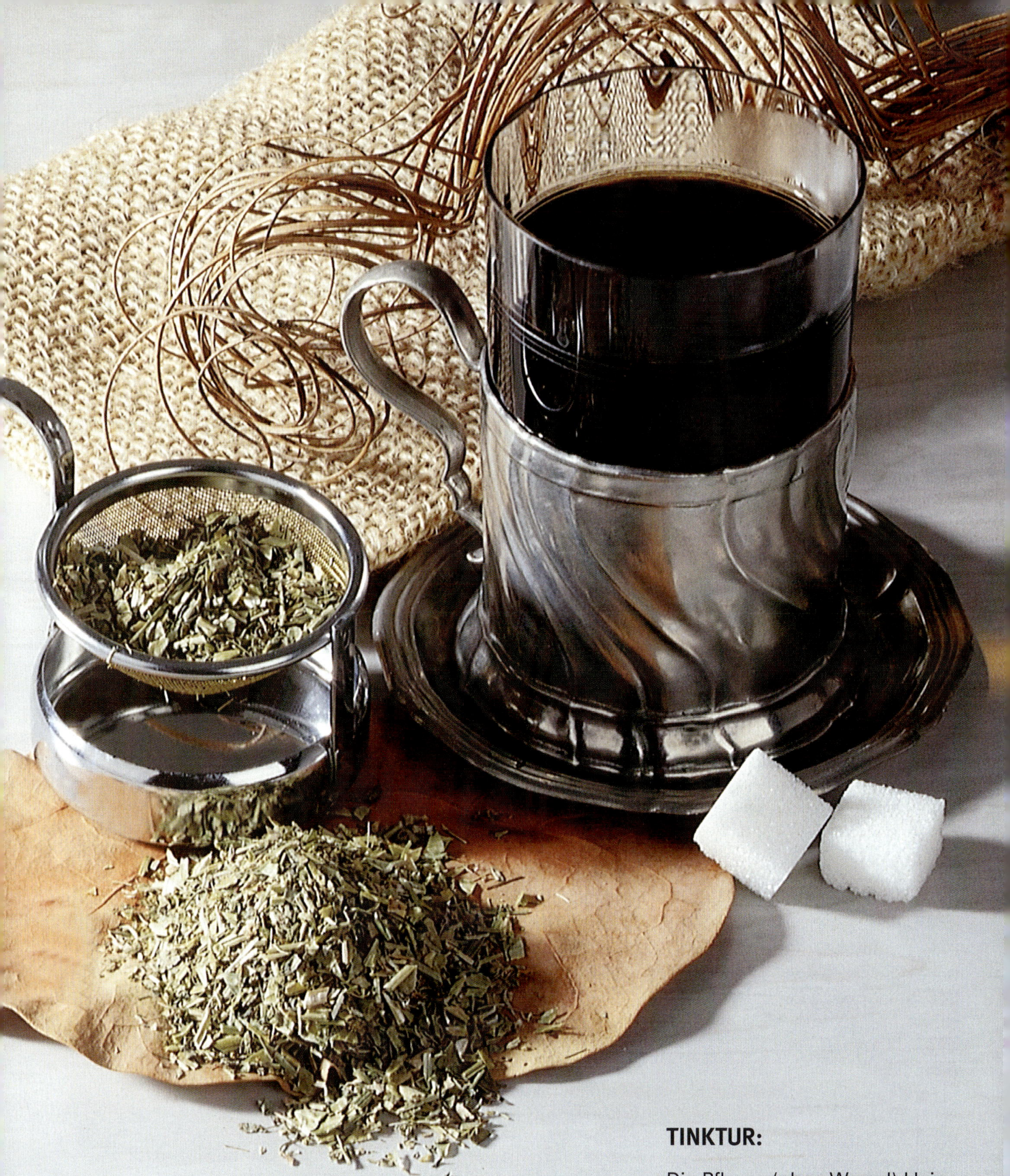

TEE:

1 gehäuften TL trockenes Kraut mit 1/8 l Wasser aufbrühen und kurz ziehen lassen.

KRÄUTERWICKEL:

1 gehäufte Doppelhand Hirtentäschelkraut möglichst frisch in ein Sieb füllen, über Wasserdampf dünsten lassen, in ein Tuch wickeln und auf die kranke Stelle auflegen.

TINKTUR:

Die Pflanze (ohne Wurzel) kleinschneiden und in eine Flasche füllen, 38-40 % igen Korn- oder Obstbranntwein darüber gießen, bis die Kräuter vollständig bedeckt sind. Das Ganze 14 Tage in der Sonne oder an wärmendem Ort stehen lassen.

Carum carvi
Kümmel

ALLGEMEINES:

Carum weist auf die Herkunft, eine klimatische Region in der Antike hin, den heute westtürkischen Provinzen Aydin und Mugla. Das griechische „Karon", gleichbedeutend mit „Laus" bezieht sich wohl auf die Form des Samens. Bei Ausgrabungen hat man den versteinerten Samen des Kümmels gefunden, das belegt, daß vor mindestens 5.000 Jahren Kümmel als Gewürz verwendet wurde. Den arabischen Ärzten war Kümmel wohlbekannt, er kam aber erst im 13. Jhd. nach Europa. Bei Festessen im Mittelalter war es üblich, wegen seiner Wirkung gegen Blähungen „Kümmel in Zucker" als Abschluß zu reichen.

BESCHREIBUNG:

Aus einer möhrenartigen, spindelförmigen Pfahlwurzel wächst ein hohler, kantiger Stengel, vom Grunde an ästig mit wenigen fiedrigen Blättern. Am Stengelende stehen in einer zusammengesetzten Dolde, oft doppelt, kleinste weiße bis rosafarbene Blüten, die ab Mai bis zum Juli, manchmal auch ein weiteres Mal im Herbst, blühen. Die Blüten ziehen schädlingsbekämpfende Schlupfwespen an. Die Früchte teilen sich bei der Reife in zwei leicht sichelförmige Hälften.

VERBREITUNG:

Der Kümmel ist eine zweijährige Pflanze, die in ganz Europa (außer Großbritannien) sowie in Teilen von Asien, dem Iran, in der Türkei und auch in Nordafrika wächst. Wir finden ihn nicht nur wildwachsend, sondern auch in großen Feld- und Gartenkulturen, in Holland wird er großflächig angebaut. In Gärten hält er gute Nachbarschaft mit Estragon und Petersilie. Feuchtigkeit und schwere Böden verträgt er nicht. Er wächst wild auf Wiesen, Wegrändern und umgepflügter Erde und mag gut entwässerten Boden. Wie alle Pflanzen, die ätherische Öle bilden, benötigt er viel Licht und Wärme. Die Aussaat kann im Frühjahr, wie auch im Herbst erfolgen. Bei kaltem Klima ist es möglich, daß die Frühjahrsaussaat nicht bis zur Reife kommt.

ERNTE:

Geerntet werden die Blätter (frisch oder zum Trocknen bestimmt), die Samen (in vielerlei Arten verarbeitet) und die Wurzeln (gekocht).

INHALTSSTOFFE:

Die Hauptinhaltsstoffe sind ätherische Öle (Carvon, Kümmelduft und fetthaltige Substanzen 8-20%), Proteine, Kalium, Farbstoffe, Harz.

ANWENDUNG:

In der Küche findet Kümmel eine breitgefächerte Anwendung. In der jüdischen und der nord- und osteuropäischen Küche ist er, wie kaum ein anderes Gewürz, beliebt als Würze für Kuchen und Brot, Gulasch, Kohl, Käse, geschmorte Äpfel und Schnaps. Auch bei uns ist er unentbehrlich geworden wegen seines milden Petersilien-Dill-Geschmacks, und vor allem, weil er alle Gerichte bekömmlicher und magenfreundlicher werden läßt, nicht nur in Suppen, Salaten, Kohl und Soßen. Sehr beliebt ist Kümmel als Beigabe zu Kartoffeln, Weißkohl, Sauerkraut, Schweine-, Gänse- und Entenbraten. In der Medizin finden die Blätter und reifen Samen - zu Aufgüssen, Extrakten und Tinkturen verarbeitet - vielseitige Anwendung, bei Verdauungsstörungen, Blähungen und Koliken (besonders bei Kindern!) wirkt er genauso wie bei Magengeschwüren, Bronchitis und Leistenbrüchen. Er wirkt abführ- und verdauungsfördernd, lindert Bauchschmerzen, löst Krämpfe und Verspannungen und den Schleim bei starkem Husten. Gurgeln heilt Kehlkopfentzündungen. Das Kauen von Samen bringt schnelle Hilfe bei Magenverstimmungen. Ein Teegemisch von Kümmel, Kamille, Fenchel und Anis ist besonders wirksam. Kümmel fördert die Speichel- und Magensaftsekretion und wirkt auch bakterientötend. In der Wirtschaft wird er zur Herstellung von pharmazeutischen Produkten und Parfüms verwendet. Im holländischen und norddeutschen Raum ist der Kümmellikör sehr beliebt.

KÜMMELKARTOFFELN

1 kg Kartoffeln, Salzwasser, 4 EL Kümmel, 2-3 EL Sonnenblumenöl, 2 Becher Dickmilch, 1 Tasse leichte Mayonnaise, 2 EL mittelscharfen Senf, 2 EL Johannisbeergelee, 1 Tasse Tomatenketchup, Salz, Pfeffer, 1 Prise Zucker, 1 EL Curry, 1 EL Paprikapulver, Cayennepfeffer, 2-3 EL Mandelblättchen

Die Kartoffeln als Pellkartoffeln kochen. Die noch heißen Kartoffeln pellen, halbieren und rundherum mit Kümmel bestreuen. Das Sonnenblumenöl erhitzen und die Kartoffeln darin kurz rösten. In der Zwischenzeit die Dickmilch mit der Mayonnaise in eine Schüssel geben und glattrühren. Den Senf, das Johannisbeergelee und den Tomatenketchup einrühren und mit Salz, Pfeffer, Zucker, Curry und Paprikapulver würzen. Die Mandelblättchen untermischen. Die Pellkartoffeln anrichten, portionsweise die Creme dazugeben, das Ganze ausgarnieren und servieren.

BAYERISCHER KRAUTSALAT

1 Kopf Weißkraut, 2 EL Salz, 1 Tasse Obstessig, 4 EL Olivenöl, 100 g durchwachsenen Speck, 2 Zwiebeln, 2 Tassen Gemüse- oder Fleischbrühe, Salz, Pfeffer aus der Mühle, 1 Prise Zucker, 2 EL Kümmel, 1 Bund Schnittlauch

Das Weißkraut halbieren, den Strunk herausschneiden, den Kohl grob raspeln oder in feine Streifen schneiden, in eine Schüssel geben und mit Salz bestreuen. Etwas heißen Essig dazugeben, mit den Händen so lange kneten bis das Weißkraut geschmeidig ist. Das Olivenöl in einer Pfanne erhitzen und den in feine Würfel geschnittenen Speck darin auslassen. Die Zwiebeln schälen, in feine Würfel schneiden, zum Speck geben und glasig schwitzen. Die Gemüse- oder Fleischbrühe und den restlichen Obstessig angießen und einmal aufkochen lassen. Mit Salz, Pfeffer, Zucker und Kümmel kräftig würzen. Die heiße Sauce über das Weißkraut geben und gut miteinander vermischen. Den Weißkrautsalat mindestens eine halbe Stunde ziehen lassen. Nochmals abschmecken, anrichten und mit frisch geschnittenem Schnittlauch bestreut servieren.

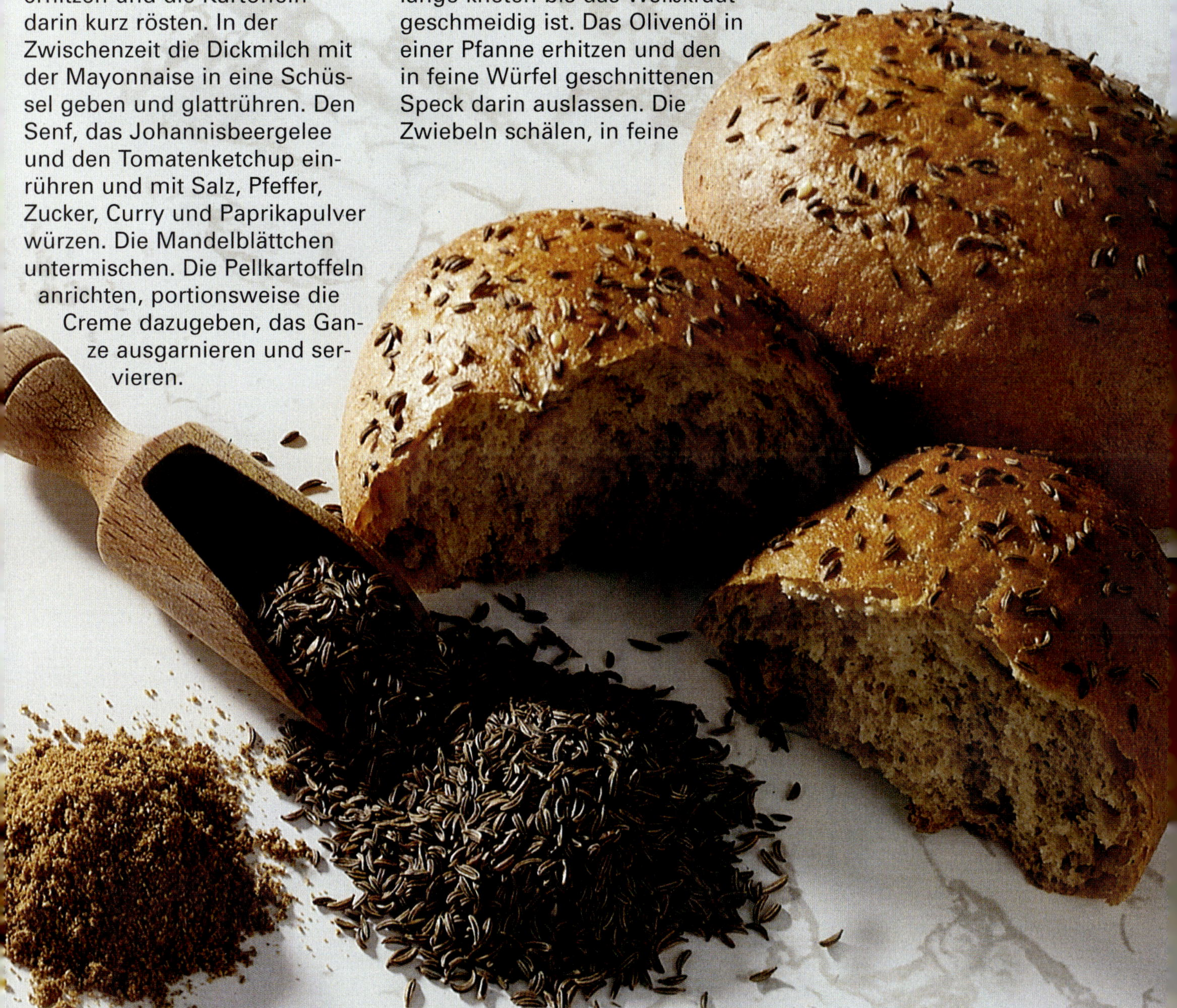

Castanea sativa
Esskastanie

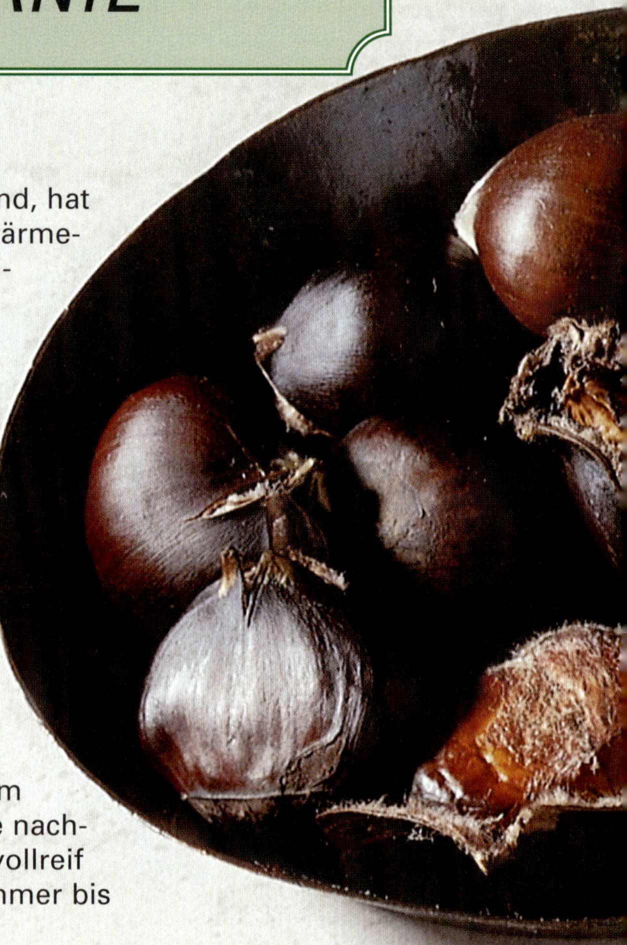

ALLGEMEINES:

Die Eßkastanie, ein Buchengewächs, auch Edelkastanie genannt, beschrieb man schon 1635 als „die Fleischeslust steigernd“ und als ein „wunderbares Heilmittel“ bei Husten und Blutspucken. Die Arten unterscheiden sich im Geschmack, in der Lagerfähigkeit und in der Schälbarkeit. Castanea savita, deren Frucht nur 1 Kern bildet, wird bevorzugt gehandelt, wir kennen die Frucht als Marone, sie war schon den Römern bekannt.

BESCHREIBUNG:

Der Baum erreicht eine Höhe bis zu 20 m und eine Breite bis zu 15 m und ist ein sommergrüner Baum mit weitausladendem Geäst. Den kräftigen Stamm umhüllt eine glatte braune Rinde. Die Blätter sind länglich, scharf eingesägt; sie werden bis zu 18 cm lang. Die Blüten bilden sich im späten Frühjahr als kleine gelbe bis grüne, nach Moschus duftende Trauben, und der Baum setzt mit dem Blühen aus, wenn sich nach kühlem Sommer aus ihr stachelige Früchte bilden. In der stacheligen Hülle der Frucht entwickeln sich bis zu 3 Nüsse. Nachdem sie überreif sind, platzt der Fruchtbecher auf und die Nüsse fallen heraus, bzw. die Marone, als einteilige Frucht, kann leicht geschält werden.

VERBREITUNG:

Vom Balkan herkommend, hat sich der Baum in den wärmeren Regionen der nördlichen Erdhälfte weitverstreut eingebürgert. Er benötigt gut aufwässernden Boden und Sonne. Neue Sorten werden gezüchtet und auf der Stammpflanze C. savita aufgepfropft. Sie lassen sich nicht aus Samen vermehren.

ERNTE:

Die Blätter erntet man im Sommer, die Früchte, je nachdem, ob weniger oder vollreif gewünscht, im Spätsommer bis Herbst.

INHALTSSTOFFE:

Die Heilstoffe der Eßkastanie haben blutstillende, hustenstillende Wirkung, und sie helfen bei Rheuma.

VERWENDUNG:

In der Küche werden die Maronen in Soßen, Suppen, für Füllungen oder als Dessert verwendet. Geröstet oder gekocht sind sie, als Gemüse oder Snack gegessen, beliebt und schmackhaft, aber auch als Püree oder Kandisfrüchte bekannt. In der Medizin werden die Blätter, im Sommer getrocknet, zu Aufgüssen und Flüssigextrakten verarbeitet, im Herbst gesammelte Samen werden zu einem Sud abgekocht. Die Mittel werden innerlich angewendet bei Durchfall, Verschleimungen, Keuchhusten, Krampfhusten und Rheuma (Blätter), äußerlich zum Gurgeln bei Rachenkatarrh (Blätter/Tee). In der Wirtschaft liefert das gerbstoffreiche, dauerhafte Holz, besonders in Frankreich, die Dauben für Weinfässer, der Stockausschlag gefällter Bäume, Faßreifen und Weinpfähle. Die Rinde dient zum Gerben.

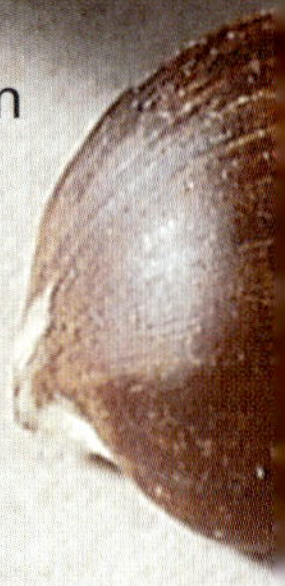

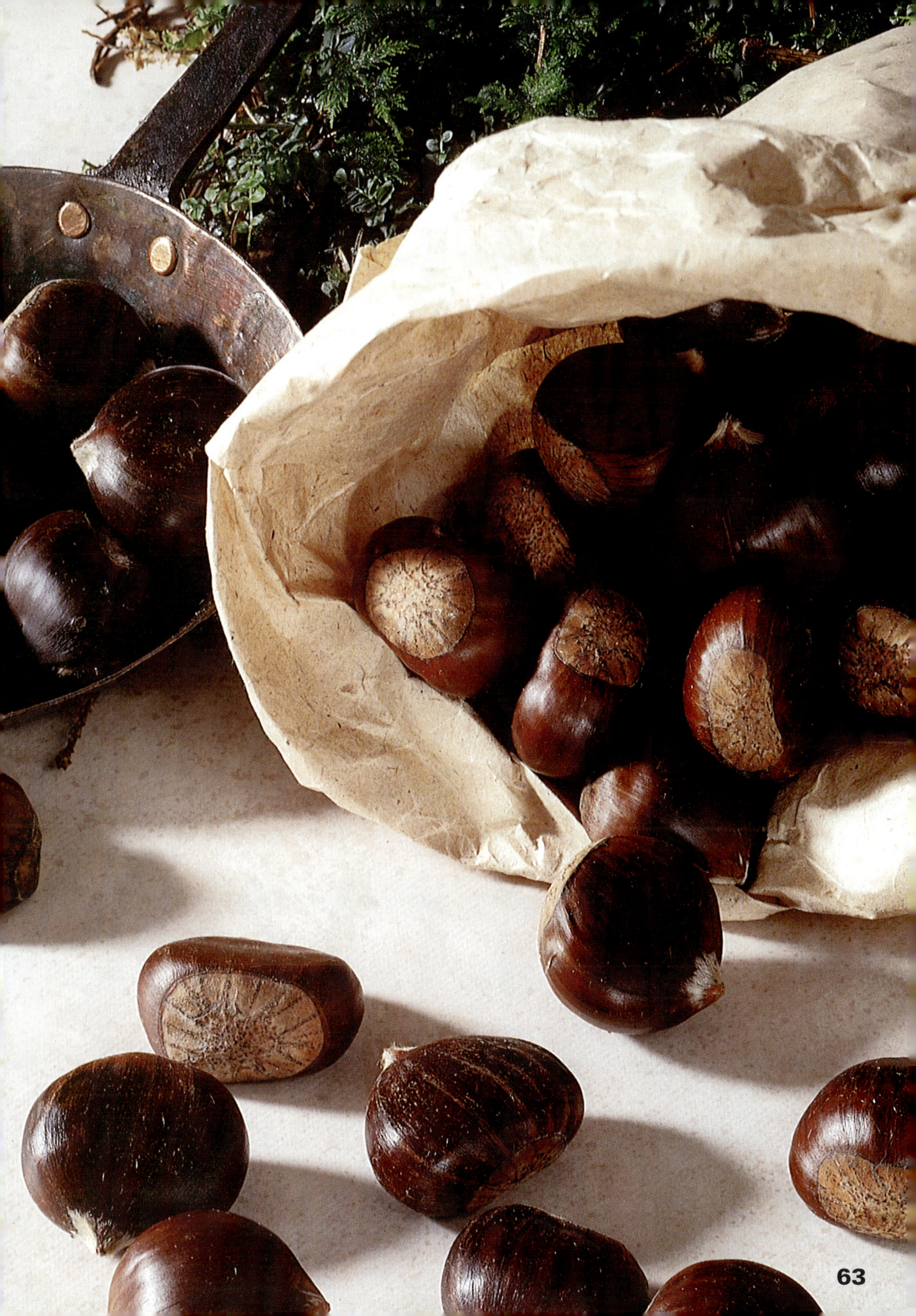

Cichorium intybus
Wegwarte

ALLGEMEINES:

Auch Chichorie oder Zichoria genannt, kommt aus der Familie der Korbblütler. Aus dem Griechischen stammt „kio" (gehe) und „chorion", das dem bei uns gebrauchten Namen „Wegwarte" sehr nahe kommt. Von acht Arten sind zwei bei uns am bekanntesten: „Cichorium intybus": in Europa, Westasien und Nordafrika heimisch, und „Cichorium endivia". Beide leiten sich aus dem arabischen „hendibeh" her, „chichorium" nannten sie die Ägypter. Diese Bezeichnung ist in viele Sprachen übernommen worden. Von dem einen oder anderen Land werden beide Bezeichnungen „Chicorée" und „Endivie" vertauscht, welches Verwirrung schafft. Schon im alten Rom kannte man „Chicorée" als beliebtes Gemüse und das ist es bis heute in ganz Europa geblieben. Drei Hauptgruppen bieten durch unterschiedliche Merkmale auch verschiedene Verwendungsmöglichkeiten, in zwei Fällen betrifft es die Blätter, in einem die Wurzel. Eine bittere Pflanze mit lockeren Blättern wird vorwiegend in Italien angebaut und erzeugt ein grünes Wintergemüse, den „belgischen Chicorée", „Witloof-Chicorée" genannt. Die Pflanze ist schamblättrig, hat einen kompakten, länglichen Kopf und wird für Salate und einige Gerichte blanchiert, außerdem gibt es noch rote, breitblättrige Chicorée- oder Radiccioarten, die gekocht oder roh verzehrt werden. Besonders in Frankreich werden Ersatzkaffee und Arzneipräparate aus ihnen hergestellt.
Junge Wurzeln entwickeln beim Rösten ein bitteres Karamelaroma, ältere Wurzeln sind noch bitterer.

BESCHREIBUNG:

Die außerordentlich zähe Pflanze entwickelt aus einer dicken spindeligen Pfahlwurzel, über einen Meter hohe Stengel mit sperrig abstehenden, rutenförmigen Zweigen. Sie sind so zäh, daß es kaum gelingt, sie ohne ein scharfes Messer abzutrennen. Die ziemlich großen, länglichen Grundblätter sind buchtig, schrotsägeförmig gezahnt. Die kleineren, lanzettlichen und ungeteilten Stengelblätter sind stengelumfassend, also ohne Blattstiel. Aus den Winkeln der Stengelblätter wachsen die ansehnlichen Blütenköpfchen zu zweit, bisweilen auch zu dritt. Im Juli und August, vereinzelt auch bis zum Herbst, sprießen die himmelblauen, hellrötlichen oder reinweißen Blüten. Sie öffnen sich kurz nach Sonnenaufgang, aber schon am frühen Nachmittag schließen sie sich wieder und verwelken, sie sind quasi die „Eintagsfliegen" unter den Blüten. Alle Blüten sind Zwitterblüten mit 3 mm langer Röhre und 13 mm langer Zunge, von einem Hüllkelch umschlossen. Bienen, Schwebfliegen, Schmetterlinge und Käfer holen den reichlich vorhandenen, leicht zugänglichen Nektar und bewirken so die Fremdbestäubung. Da die Blüten bei Regenwetter geschlossen bleiben, ist bei ausbleibendem Insektenbesuch auch Selbstbestäubung möglich.

VERBREITUNG:

In ganz Europa, Nordafrika und Südwestasien kann man die Wegwarte finden. Sie bevorzugen nährstoffreiche, gut entwässerte, neutrale bis alkalische lehmige Böden und viel Sonnenschein. Sie begleiten Weg- und Ackerränder und wachsen, zusammen mit Unkrautgesellschaften auf Äckern und Brachen. Im Garten ist sie auf sonnigen Beeten mit Schöllkraut und Mariendistel leicht anzubauen. Die Aussaat ist im Frühjahr möglich. Nach dem Aufgehen der Saat ist der Bestand so auszudünnen, daß ca. 25 cm Abstand zur 1. Pflanze zurückbleibt. Der Wuchs nach Selbstaussaat kann so üppig werden, daß sich Wegwarten zu Unkraut ausbreiten.

ERNTE:

Im Herbst des 1. Jahres kann man helle Chicoréeknollen ernten. Im 2. Jahr erntet man die Wurzeln, die man in Scheiben geschnitten, bei 180° C geröstet, als Kaffee-Ersatz verwenden kann. Nachdem die Blätter abgeerntet sind, wird die Pflanze in Kästen bei möglichst +10° C ins Dunkle gestellt, nach etwa vier Wochen entwickeln sich neue Blätter.

INHALTSSTOFFE:

Die Wegwarte produziert in Kraut und Wurzeln Milchsaft, Gerb- und Bitterstoffe, Cichoriine, Tannine, Kalium, Zucker (Fruktose), fettes Öl, Pektin und in geringen Mengen Alkaloide.

VERWENDUNG:

Junge Blätter ergeben in Verbindung mit anderem Gemüse, wohlschmeckende und vitaminreiche Salate. Die lockeren Blätter werden gekocht, sie verlieren dabei ihre Bitterstoffe und werden dann mit weißer- oder Käsesoße serviert. „Cicorium endivia“ wird in Westdeutschland für den dort sehr beliebten Endivien-Salat angebaut. Sie ähnelt in ihren medizinischen Wirkungen dem Löwenzahn. Ihre Wirkstoffe bilden ein mildes, effektvolles Bittertonikum. Es stimuliert den Gallenfluß und wirkt spezifisch bei Gallensteinerkrankungen. Da sie den Körper entwässert und die Harnsäure aus dem Körper schwemmt, hilft Wegwarte bei Gicht und Rheumatismus. Destillierte Alkoholextrakte, aus der ganzen Pflanze gewonnen, sollen entzündungshemmend wirken. Wahrscheinlich hilft sie auch bei Herzflimmern, Herzjagen und Herzrhytmusstörungen, da sie den Herzschlag verlangsamen soll. Wegwarte kann den Blutzuckerspiegel beträchtlich senken.

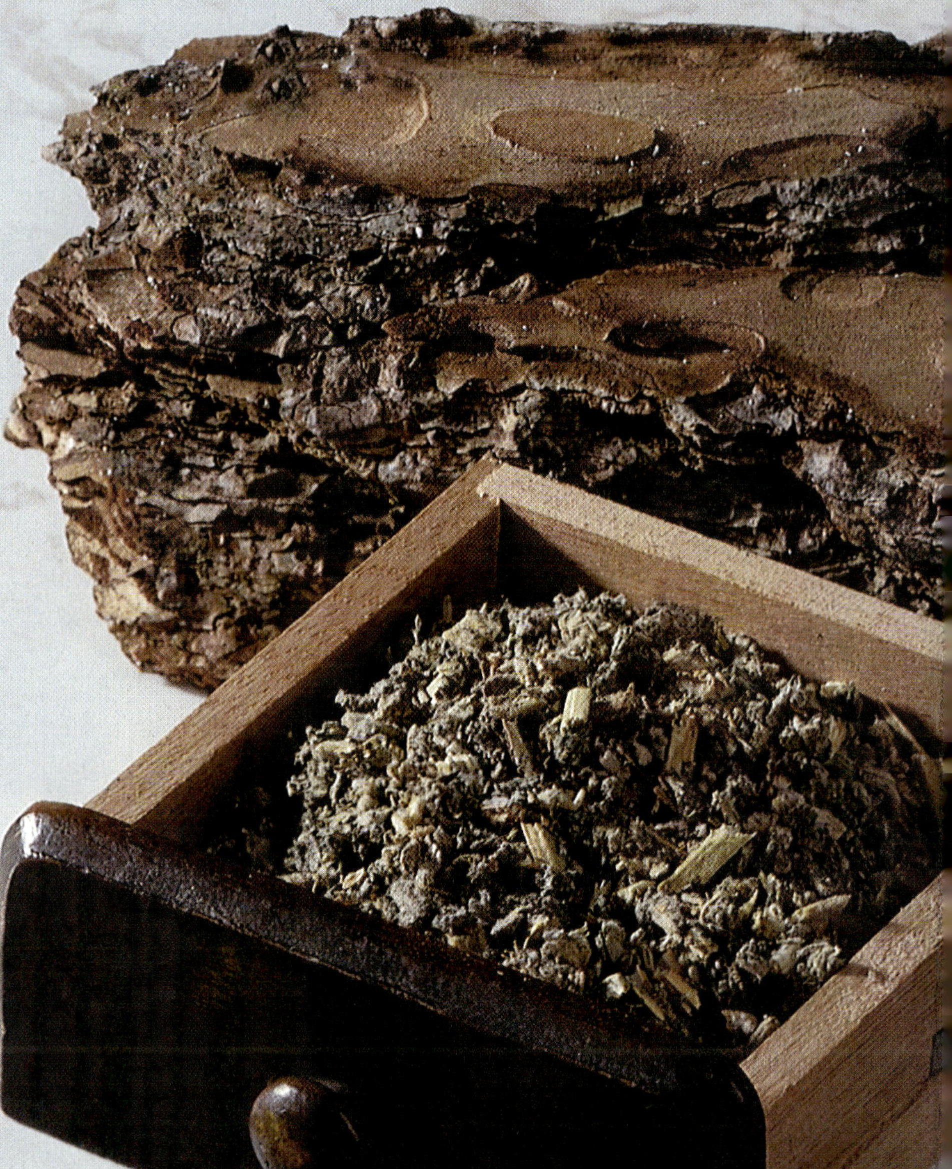

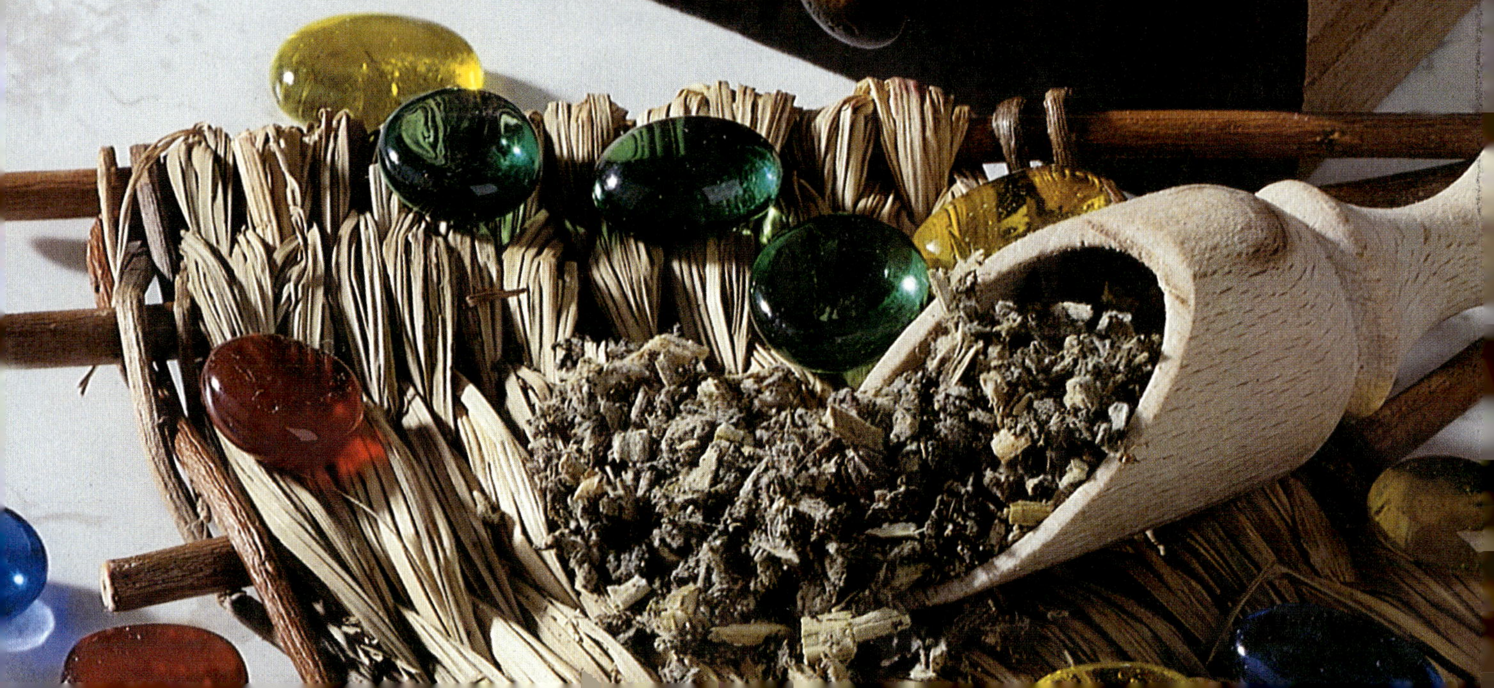

CORIANDRUM SATIVUM
KORIANDER

ALLGEMEINES:

Koriander, auch Wanzenkraut genannt, wurde schon im 16. Jhd. v. Chr. in einem ägyptischen Papyrustext erwähnt. Die auch von Plinius verwendete Bezeichnung ist von dem griechischen Wort „poris“ abgeleitet, was soviel wie „Wanze“ bedeutet. Es deutet darauf hin, daß zerriebene, frische Korianderblätter tatsächlich entfernt nach Wanzen riechen. In der Bibel wird Koriander erwähnt, und zwar bei Mose. Dort steht: „Und das Haus Israel heißt es Manna. Und es war wie Korriandersamen, und weiß, und hatte einen Geschmack wie Semmel mit Honig.

BESCHREIBUNG:

Der Koriander wird bis zu 60 cm hoch. Die gebogene Wurzel, einer Karotte ähnlich, ist sehr dünn. Der Stengel ist stielrund und verhältnismäßig widerstandsfähig. Die unteren Blätter sind lang gestielt, dreilappig und fiederschnittig, Lappen und Abschnitte eirundlich, eingeschnitten-gesägt oder zwei-dreispaltig. Die übrigen Blätter, doppelt und dreifach fiederschnittig, lanzettlich, ganzrandig, oft zwei-dreiteilig, laufen in spitzen Abschnitten aus. Eine gemeinschaftliche Hülle fehlt meist, selten ist sie durch ein lineares oder dreizipfeliges Blättchen angedeutet. Meist sind nur die randständigen großen Blüten fruchtbar. Der Blütenstand ist verzweigt und endet in mehreren Doppeldolden. Die Blüten, Einzelblüten, weiß oder rosa, blühen ab Juni. Die Früchte haben eine blaßbraune Farbe.

VERBREITUNG:

Koriander stammt ursprünglich aus den östlichen Mittelmeerländern und dem Kaukasus. Heute ist er als Küchenkraut über die ganze Welt verbreitet. Man findet ihn auf den Märkten in Japan über China bis Bombay und Beirut, man liebt ihn nicht nur in Mittel- und Südamerika, sondern ebenfalls im asiatischen Raum. Koriander wächst auf gut entwässerten Böden in sonniger Lage. Er bevorzugt ein kühles, feuchtes Frühjahr und darauffolgend einen heißen trockenen Sommer.
Im Halbschatten entwickeln sich die Blätter besonders gut. Er leistet dem Anis, wenn der in Nachbarschaft lebt, gute Dienste, denn er hält von ihm Blattläuse und Karottenfliegen fern, so kann sich der Anis gut entwickeln. Die Vermehrung erfolgt durch Aussaat, etwa ab März, wenn der Boden frostfrei geworden ist.

INHALTSSTOFFE:

Die Hauptwirkstoffe sind die ätherischen Öle.

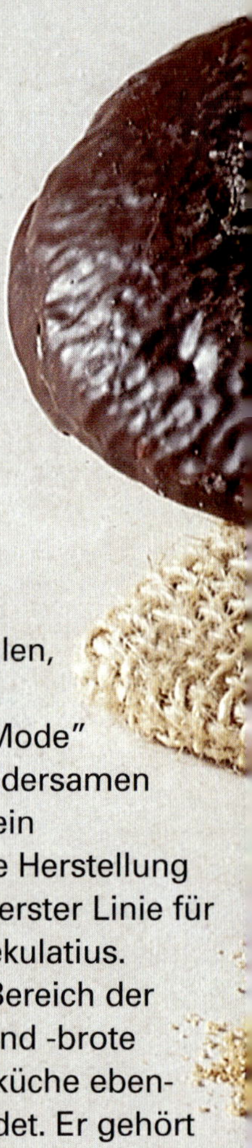

ERNTE:

Geerntet werden vornehmlich die jungen, frischen Blätter und später, wenn sie reif sind, die Samen.

VERWENDUNG:

In der Küche sollte Koriander nicht fehlen, er ist allerdings ein bißchen „aus der Mode“ gekommen. Koriandersamen ist unter anderem ein Basisgewürz für die Herstellung von Lebkuchen, in erster Linie für die berühmten Spekulatius. Ferner wird er im Bereich der Vollkornbrötchen und -brote sowie der Vollwertküche ebenfalls gerne verwendet. Er gehört zu den klassischen Brotgewürzen, ist ein Bestandteil der Gewürzmischungen für Würste und Pasteten und unerlässlich als wichtige Beigabe zur Abrundung des Curry-Pulvers. Das Öl verstärkt das Aroma, die frischen Blätter werden als Gewürz oder in Gemüsesalaten und gern auch zum Garnieren verwendet. Für die Medizin sind vor allem die heilkräftigen Öle bei Verdauungsproblemen und Bauchschmerzen erwähnenswert, sie werden pulverisiert, als Flüssigextrakt oder destilliertes Öl eingesetzt. Äußerlich angewendet hilft Koriander bei Gelenkschmerzen und Hämorrhoiden. Das Öl verstärkt auch das Aroma in Gin und an-

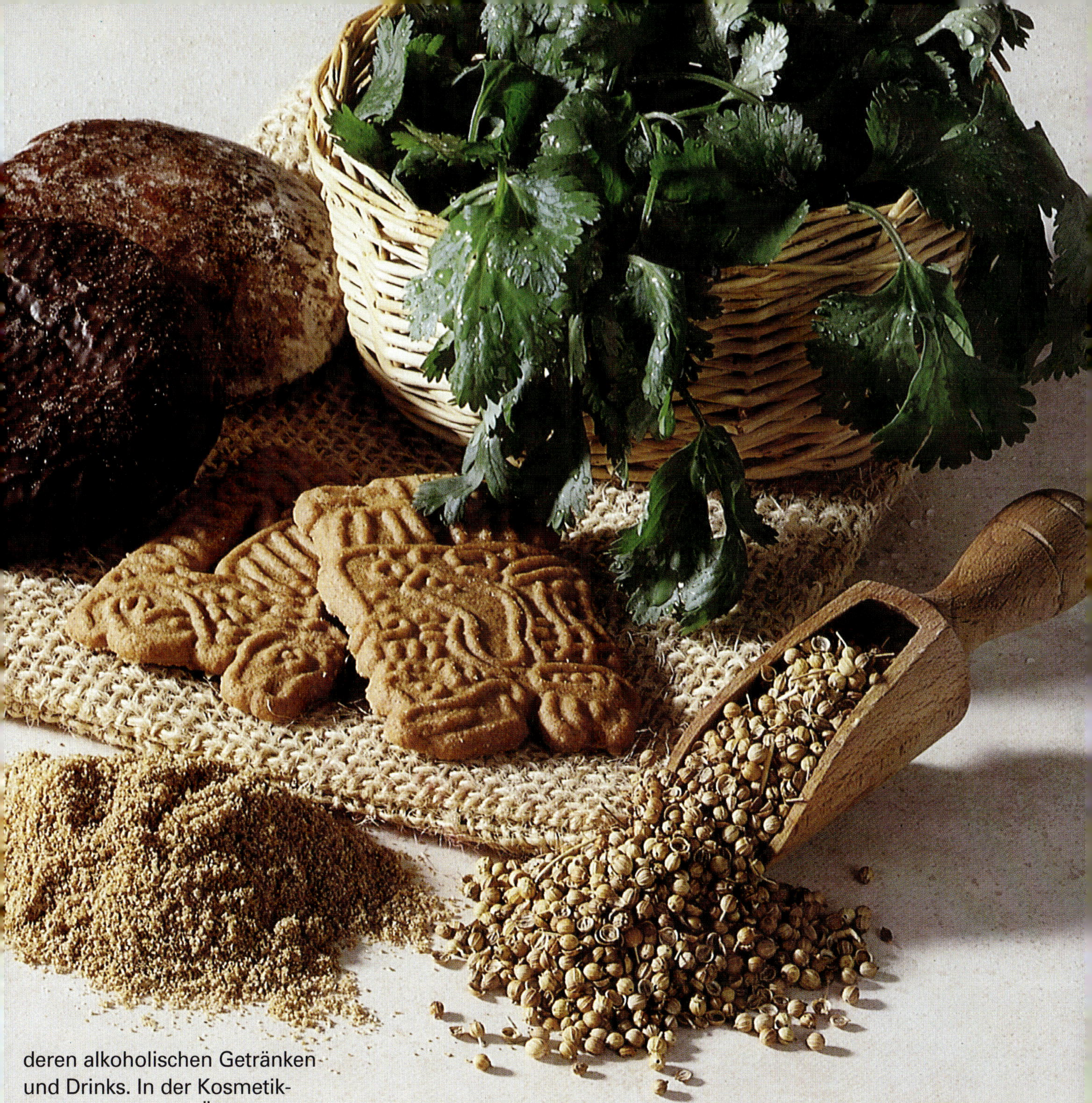

deren alkoholischen Getränken und Drinks. In der Kosmetikindustrie wird das Öl zur Herstellung von Parfüm benutzt.

KORIANDERBRATEN IN MILCHSAUCE

1 kg mageres Schweinefleisch, 1 Bund Rosmarin, 2 Knoblauchzehen, 1 TL Salz, schwarzen Pfeffer aus der Mühle, 1 TL geschroteten Koriander, 1/2 Tasse Olivenöl, 1 l Milch, einige Salbeiblättchen, 200 g frische Austernpilze, Speisewürze, Salz.

Das Schweinefleisch mit den Rosmarinzweigen und dem in Stifte geschnittenen Knoblauch spicken und mit einer Küchenschnur so binden, daß es auch beim Braten seine Form behält. Den Schweinebraten salzen, pfeffern und kräftig mit dem Koriander einreiben. Das Olivenöl erhitzen, das Fleisch hineinlegen und Farbe nehmen lassen. Die Milch erhitzen, angießen und die Salbeiblättchen einlegen. Den Topf verschließen und den Braten bei mittlerer Hitze etwa 75-80 Minuten garen. Während der Garzeit die Sauce öfter umrühren. Nach Ende der Garzeit das Fleisch herausnehmen und warmstellen. Die geputzten und in Stücke geschnittenen Austernpilze in die Sauce geben, mit Salz, Pfeffer und Speisewürze würzen. Das Fleisch in Scheiben schneiden, anrichten, mit der Sauce überziehen und mit Kartoffeln servieren.

Corylus avellana
Hasel

ALLGEMEINES:

Die Hasel war bei den Germanen dem Gotte Thor geweiht. Sie fühlten sich unter ihrem Schutz vor Blitzschlag sicher. Bei schwerem Gewitter warf die Bäuerin drei Haselkätzchen in das Feuer des Herdes, um Unheil abzuwenden. Es ist auch bekannt, daß Wünschelrutengänger mit Vorliebe Haselruten verwenden. Die Hasel gehört zur Familie der Haselnußgewächse und ist in den nördlichen gemäßigten Zonen mit 15 Arten vertreten. Die wichtigste europäische Art ist die Waldhasel (oder Haselstrauch): Corylus avellana. Wegen ihrer Beliebtheit findet man sie oft als Zierstrauch in den Varia tionen: Bluthasel (mit blutroten Blättern), Schlitzhasel (mit fiederspaltigen Blättern), Eichen hasel (mit eichenblattähnlichen, gelappten Blättern) und Trauer hasel (mit Hängeästen). Obst- oder Ziergehölzarten sind auch: Baumhasel (C. colurna), Schnabelnuß (C. cornuta) und Lambertsnuß (C. maxima).

BESCHREIBUNG:

Oft liegt noch Schnee und Eis über der Landschaft, da beginnt bereits im Februar der Strauch seine braungelben Blütenkätzchen zu strecken. Die schwankenden Kätzchen geben uns das Gefühl, daß der Frühling bald kommen wird. Unsere heimische Hasel ist ein Strauch. Sie kann eine Höhe bis zu 6,5 m erreichen. Die Stämmchen werden am Grunde bis zu 8 cm stark. Unvorstellbar groß ist ihr Ausschlagevermögen: außerordentlich vital, geradezu unverwüstlich, bilden sich selbst nach vollständigem Abhieb in kurzer Zeit neue Stockausschläge. Im allgemeinen wird die Hasel nicht älter als 60 bis 80 Jahre. Ihre kurzgestielten, spitzeiförmigen, drüsig behaarten Blätter sind am Rande scharf doppelt gesägt, sie haben große Ähnlichkeit mit den Blättern der Hainbuche, mit der die Hasel nahe verwandt ist. Etliche Wochen vor dem Herauskommen des Laubes, oft schon im Februar, erblühen die männlichen gelben Blütenkätzchen, sie waren schon im vorhergehenden Sommer voll entwickelt und haben geschlossen überwintert. Sie hängen nun zu zweit oder zu viert an den Enden blattloser Kurztriebe der vorjährigen Zweige. Kurz vor dem Aufblühen streckt sich die Blütenspindel auf 3-5 cm Länge, damit die Staubblüten viel Raum erhalten, um ihre Pollen ausschütten zu können. Die weiblichen Blüten sind in den Zweigknospen eingeschlossen, aus ihnen ragt nur ein Büschel karminroter Narben heraus. Erst bei näherem Hinsehen kann man die kleinen unscheinbaren Fruchtblüten erkennen. Nachdem der Wind den gelben Pollen verstäubt hat, die empfangsbereiten Narben somit befruchtet werden, schrumpfen die männlichen Blütenkätzchen und fallen schlaff geworden zu Boden. Aus den befruchteten weiblichen Blüten entwickeln sich im Laufe des Sommers die Haselnüsse, die von einer krautigen, grünen, am Rande zipfelig geschlitzten Hülle umgeben sind. Von den zwei Samenanlagen kommt meistens nur eine zur Entwicklung. Wenn sich beide ausbilden, findet man beim Öffnen der Nuß ein „Vielliebchen". Die Hasel läßt sich durch Absenker vermehren: zwischen November und Januar werden zweijährige Ruten in die Erden gelegt. Nach einem Jahr haben die abgesenkten Zweige Wurzeln geschlagen und können von November bis Januar von der Mutterpflanze getrennt und am neuen Standort gepflanzt werden.

VERBREITUNG:

Die Hasel ist über fast ganz Europa verbreitet - von den Mittelmeerländern bis nach Skandinavien, über die nördliche Halbkugel von Neufundland bis nach Zentral- und Ostasien. Sie meidet nährstoffarme Sandböden und Sumpfgebiete, paßt sich aber den verschiedensten Bodenverhältnissen an. Sie ist ziemlich lichtbedürftig, erträgt jedoch auch Schatten. Als typischer Eichenbegleiter ist Sie als Unterholz an den lichteren Standorten in jedem Laubmischwald zu finden, auch am Rande des Buchendickichts, an Hecken und Zäunen, und entlang der Fließgewässer.

ERNTE:

Die Nüsse erntet man, wenn die Schalen braun werden, etwa ab Anfang Oktober.

INHALTSSTOFFE:

NIcht alle Nüsse sind wirklich Nüsse. Nur die Haselnuß ist eine echte Nuß! Pistazien, Kokosnuß und Walnuß sind Steinfrüchte. Die Erdnuß ist eine Hülsenfrucht, die Paranuß eine Kapselfrucht. Selbst die Muskatnuß ist nur der Same einer Beerenfrucht. Allen gemeinsam ist ihr hoher Fettgehalt, der oft über 50% liegt, und ein ausgeprägtes Aroma.

VERWENDUNG:

In hohem Maße ist es ihr dekorativer Wert, der sie so beliebt macht: es gibt wohl kaum einen festlich dekorierten Weihnachtsteller, auf dem man nicht Nüsse findet. In der Küche sind sie auch als Bestandteil von Nußgebäck sehr begehrt. Aber Vorsicht: Wegen ihres hohen Fettgehaltes werden Nüsse leicht ranzig, deshalb vor dem Verarbeiten prüfen, denn eine ranzige Nuß verdirbt den Geschmack des ganzen Gebäcks (Nüsse nicht zu lange lagern!). Nüsse findet man in vielen Konfektarten, in Schokoladen und anderen Süßigkeiten.

Haselnüsse fanden früher in der Essigfabrikation Verwendung. Ihr rötlichweißes, biegsames, ziemlich weiches und weniger dauerhaftes Holz wird zu Stöcken verarbeitet, die dünnen Ruten eignen sich für Faßreifen. Drechsler bedienen sich ihres Holzes, vielfach sind Zahnstocher und auch Zeichenkohle aus Hasel.
Ihr Anbau in größeren Gärten als Hecken hilft vielen Vögeln und Kleinsäugern: In ihrem Schutz finden sie Nistplätze und Nahrung.

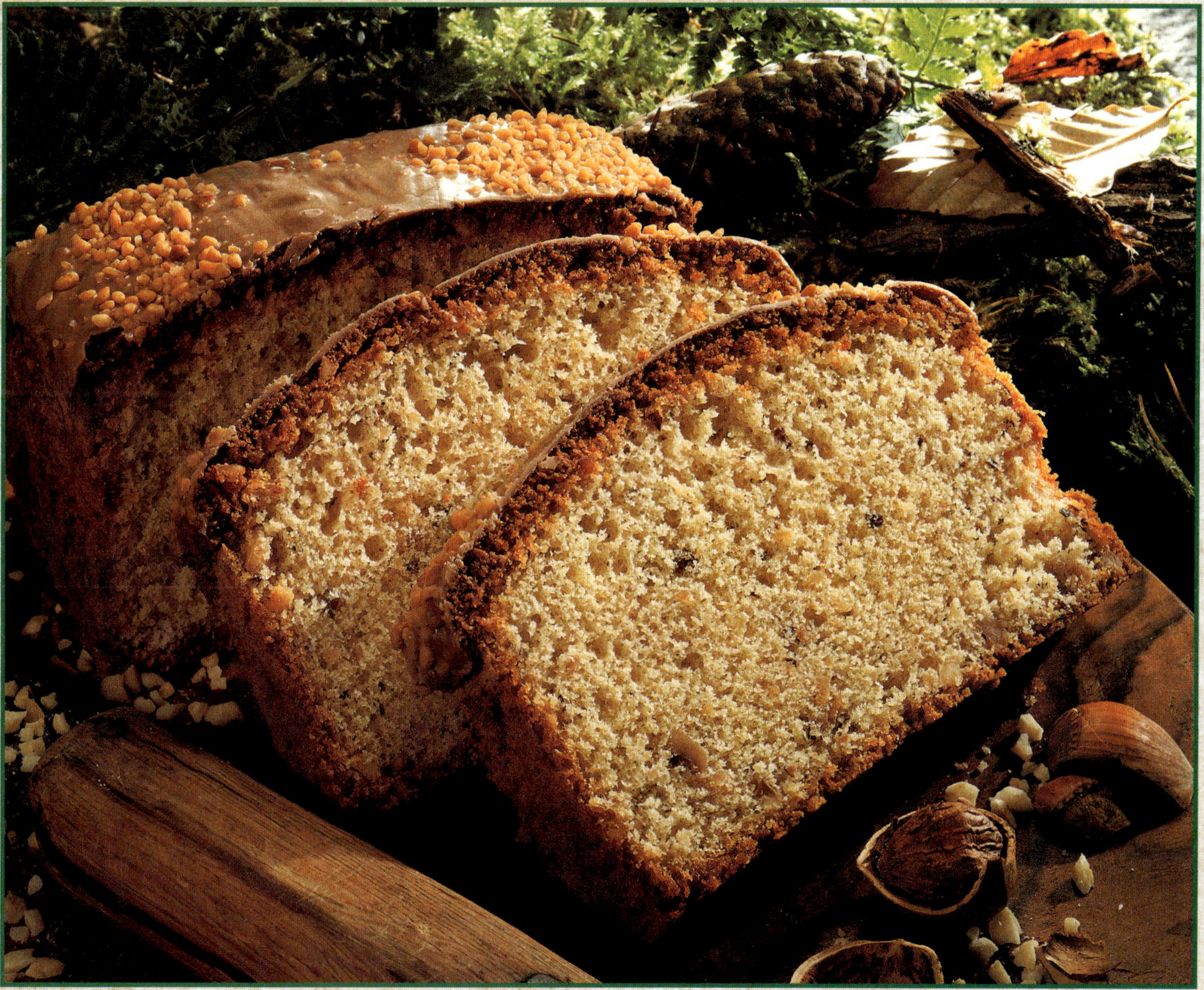

Fagus sylvatica
Buche

ALLGEMEINES:

Die Rotbuche gehört zur Familie der Fagaceae zu der auch die Eichen zählen. Sie bietet im Alter eine eindrucksvolle Gesamterscheinung: Mächtige silbergraue Stämme streben empor, zerteilen sich erst in bedeutender Höhe in starke, aufwärts gerichtete Äste, die sich zu einem reich verzweigten, dichten Kronendach wölben und zusammenschließen. Dieses Astgewölbe läßt im Innern des Waldes kein Unterholz aufkommen. Kein Lichtstrahl trifft auf den Waldboden, denn jedes Blatt ist so gestellt, daß kein einziges Blatt im Schatten des eigenen Laubes steht.

BESCHREIBUNG:

Die Rinde ist silbergrau, rund, glatt, ohne jede Borke. Ein schwärzliches senkrecht verlaufendes Band zieht sich am Stamm herab. In ihm wird das von der Krone aufgefangene Regenwasser abgeleitet. Der Stamm bringt es bis zu einem Durchmesser von 1 m. Große Prachtexemplare stehen meistens unter Naturschutz. Die Wurzeln sind nicht so fest im Boden verankert, sondern teils oberflächlich und in geringer Tiefe, breitausladend gefächert. An spitzen, seitlich weit abstehenden braunen Winterknospen entwickeln sich gegen Ende April die eiförmigen, am Rande schwach gezahnten Blätter, die in eine Spitze auslaufen. Im Frühling sind sie an ihren Rändern und Rippen an ihrer Unterseite mit weichen, seidigen Haaren besetzt (Verdunstungsschutz), die sich später verlieren. Aus den Blattknospen haben sich noch kleinere 2-3 cm lange, schmale, zungenförmige, dünnhäutige, bräunliche Nebenblätter entfaltet, die aber bald wieder abfallen. Die Blätter zerfallen im Winter zu krümeligem Humus, der den Waldboden entscheidend verbessert. Deshalb pflanzt man in neuerer Zeit Buchen als Unterpflanzung von Fichtenständen zur Bodenverbesserung und Artenbereicherung im Wald. Die weiblichen Blüten, (Blütezeit mit Laubaufbau zusammen Ende April - Ende Mai), kurzstielig, in den obersten Blattachsen straff aufgerichtet, bis auf die herausragenden, rötlichen oder gelben Narben, sind zu zweit ganz in den vierteiligen, weichstacheligen, seidigen und zottigen Becher eingeschlossen. Die männlichen „Kätzchen", hängen an 5 cm langen Stielen herab und bilden ein vielblütiges, rötliches Knäuel. Der Fruchtbecher springt im September mit 4 Klappen auf. Die Früchte (Bucheckern, Bucheln) sind zwei dreikantige, glänzend rotbraune Nüßchen, etwa 1 1/2 cm lang. Der Fruchtbehang füllt im Herbst die gesamte Krone.

VERBREITUNG:

Die Rotbuche liebt kalkhaltigen Gebirgsboden, gedeiht aber auch auf dem Sand der Norddeutschen Tiefebene. Die schönsten geschlossenen Buchenwälder Deutschlands befinden sich auf der Insel Rügen und in West- und Süddeutschland. Sie kann in den Alpen bis in Höhen von 1.500 m vorkommen, jedoch an der Baumgrenze nur noch in Krüppelform und meidet nasse Auen und Flußniederungen. In Überschwemmungsgebieten mit vorübergehender Stauung durch Hochwasser wird sie sehr geschädigt und geht dann oft ein. Von allen Laubhölzern hat sie das geringste Lichtbedürfnis. Sie wächst langsam, in den ersten 30 Jahren kaum mehr als 6 m hoch, wird selten über 30 m hoch und in ihrem Höchstalter (ca. bis 160 J.) oft wipfeldürr und kernfaul. Die Vermehrung erfolgt durch Aussaat oder die Früchte (Eckern) werden von Eichelhähern und Eichhörnchen verschleppt, aber auch von starken Winden davongetragen.

INHALTSSTOFFE:

Die Eckern, geschält, enthalten 24% Eiweiß, 21% Fett, 40% Stärkemehl. Aus dem Holz gewinnt man Kreosot und daraus, wiederum extrahiert, Guajak-Öl.

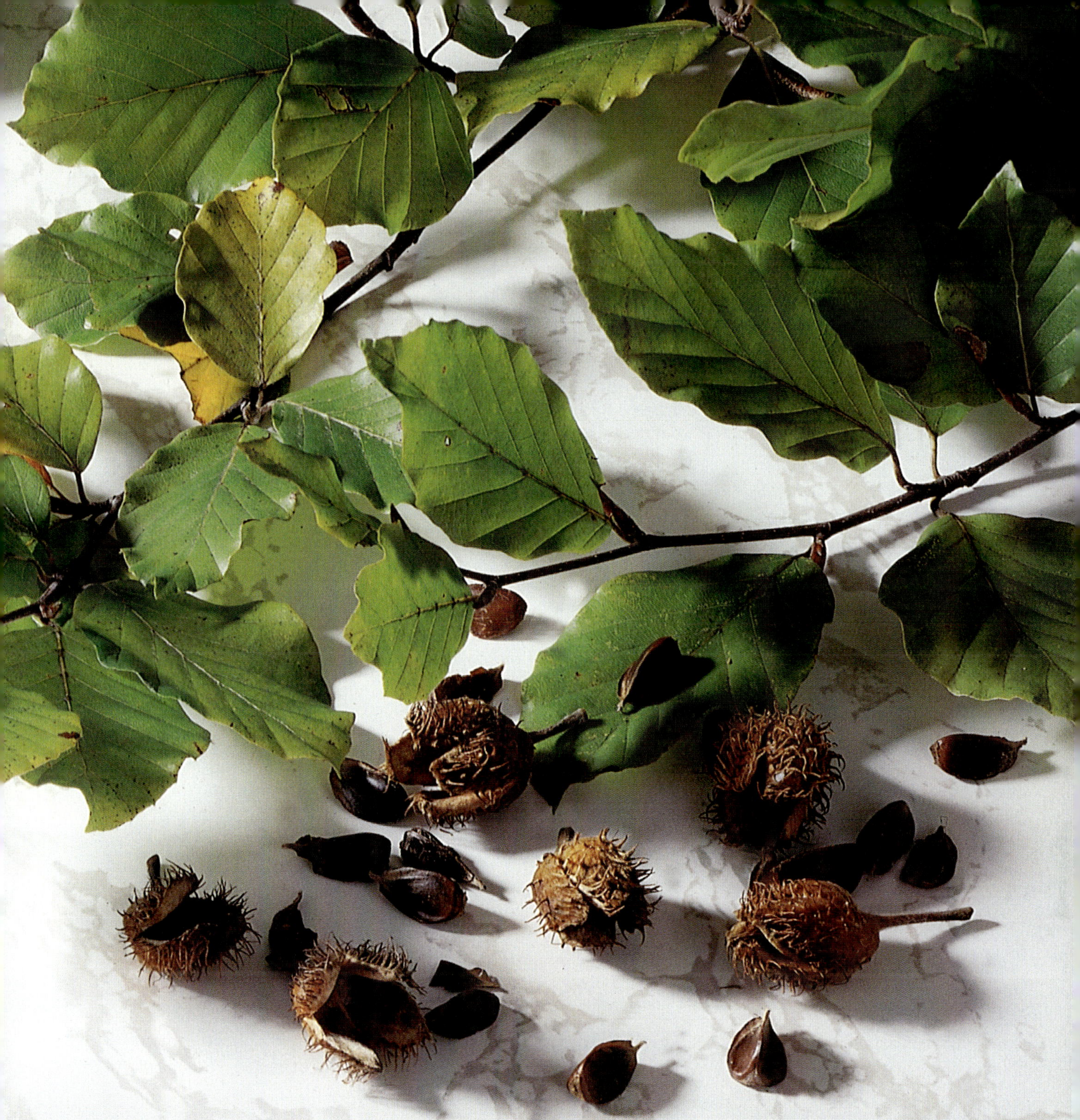

VERWENDUNG:

Die Eckern dienten (und dienen noch) der Schweinemast. Das Öl, aus geschälten reifen Früchten herausgepreßt, ist für Salate und zum Kochen besonders delikat und hat einen nußartigen Geschmack. Es bleibt nach dem Pressen immer ein giftiger Rückstand, der nirgends verwendet werden kann.

In der Wirtschaft, besonders in der Möbelindustrie, ist Buchenholz wegen seiner Qualität sehr gefragt, Buchenholz läßt sich sogar durch die Behandlung mit Wasserdampf biegen und formen. Aus Holz gewonnenes Kreosot (Holzteer) dient der Holzkonservierung, außerdem, sehr stark verdünnt, äußerlich angewendet, bei Hauterkrankungen. Aus Kreosot extrahiertes Guajaköl dient der Herstellung von Vanillin. Es ist auch in vielen Arzneien, die bei Bronchialerkrankungen und Husten Anwendung finden, enthalten, wirkt antiseptisch, stimulierend und schleimlösend, hat einen brennenden Geschmack und durchdringenden, stark würzigen Geruch. Die Rotbuche ist mit der Weißbuche nicht verwandt. Diese zählt zur Familie der Betulaceae, wie auch die Erle.

Foeniculum vulgare
Fenchel

ALLGEMEINES:

In Europa kennen wir dieses Gewürz schon aus dem Alten Griechenland, wo es ebenso wie später im Alten Rom für die Behandlung von Verdauungsbeschwerden und Augenleiden eingesetzt wurde. Schon den Ägyptern und in der Antike war Fenchel als Arzneipflanze bekannt. Damals benutzte man die Wirkstoffe der Blütenstengel gegen Schlangenbisse und die Wurzelextrakte bei Hundebissen. In „causa et curae" der heiligen Hildegard von Bingen (1098 - 1179) heißt es: „Wer Fenchel oder seinen Samen täglich nüchtern ißt, der vermindert den üblen Schleim oder die Fäulnis in ihm, er unterdrückt den üblen Geruch seines Atems und seine Augen werden klar sehen".

BESCHREIBUNG:

Die zwei- bis mehrjährige Fenchelpflanze wird bis zu 2 m hoch, hat mehrfach gefiederte Blätter und unscheinbare, kleine gelbe Blüten, die in großen Doppeldolden zusammenstehen und von Juli bis September blühen. Im ersten Jahr werden nur die gefiederten schmalen Blätter sowie die Wurzel gebildet, erst im zweiten Jahr erreicht der verzweigte, kahle Stengel seine volle Höhe. Aus der kompakten Wurzel sprießt ein hohler, runder, feingerillter Stengel, hellgelb sind die kleinen traubenartigen Dolden der Blütenköpfe und hellgrün gefiedert die Blätter. Von einem nahen Verwandten, dem Dill, unterscheidet er sich durch die Früchte und die Blattscheiden. Diese sind beim Fenchel 5-6 cm groß. Fenchel sollte keinesfalls zusammen mit Dill gepflanzt werden, da sich beide gegenseitig bestäuben, was zur Bildung von Hybriden führt. Fenchel in der Nachbarschaft von Bohnen, Tomaten oder Kohlrabi soll deren Wachstum negativ beeinflussen. Es gibt verschiedene Fenchelarten mit unterschiedlichem Gewürzgehalt der Früchte, wobei das Spektrum von süß bis bitter reicht. Der Geschmack hängt von den Anteilen der beiden Hauptbestandteile ab: Fenchon hat ein bitteres, Anthol ein süßes Anisaroma. Nicht zuletzt wegen seiner duftenden fedrigen Blätter, die als Kraut Verwendung finden und wegen seiner Samen wird Fenchel heute weltweit angebaut. Die Samen schmecken leicht nach Lackritz.

VERBREITUNG:

Fenchel, auch Brotsamen genannt - aus der Familie der Doldengewächse - stammt ursprünglich aus dem Mittelmeerraum, wird bei uns angebaut, kommt aber auch verwildert in ganz Süd- und Mitteleuropa, China, Japan, Indien und Amerika vor. Kultiviert, wie auch wildwachsend bevorzugt Fenchel nährstoffreichen, kalkhaltigen oder sandigen Lehmboden und geschützte warme sowie sonnige Standorte. Fenchel ist winterhart.

ANWENDUNG:

Bekanntlich hat die Fenchelfrucht, einen stark würzigen Geschmack und aromati-

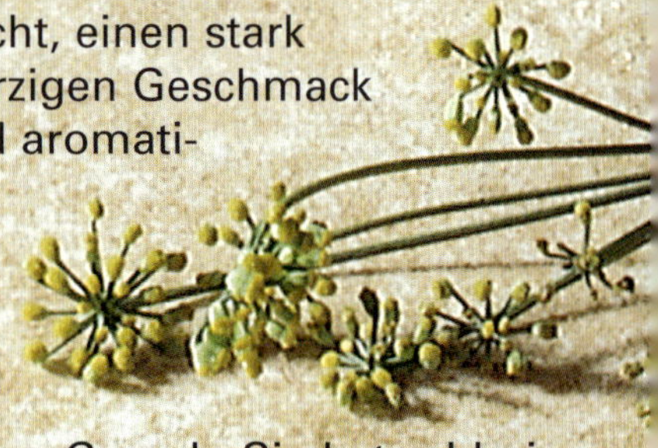

schen Geruch. Sie hat zahlreiche Wirkungen auf den Körper, und entsprechend vielfältig sind auch die Einsatzmöglichkeiten dieses Gewürzes. Fenchel wirkt entgiftend, blutreinigend, atembefreiend, und blähungswidrig. Die getrockneten Samen, sowie die frischen oder getrockneten Blätter, helfen gegen Blähungen und Bauchweh und haben harntreibende Wirkung. Ein Sud aus Fenchelblättern hilft gegen entzündete Augenlider und wird in der Kosmetik angewandt für Gesichtspackungen und zur Glättung der Haut. In der Volksmedizin setzt man Fencheltee gern gegen Magenbeschwerden ein, und in der Bonbonindustrie verarbeitet man Fechel zusammen mit Honig zu schmackhaften Hustenbonbons. Sebastian Kneipp wußte die Wirkung des Fenchels besonders zu schätzen. Er empfahl Fencheltee gegen Husten, Bronchialkatarrh, Astma, Keuchhusten und Magen-Darmschwächen. Neben der Geschmacksverbesserung besitzt Fenchel verdauungsfördernde Wirkung, das Kochen mit ihm hat also einen weiteren positiven Aspekt. Die ätherischen Öle sind krampflösend und harntreibend.

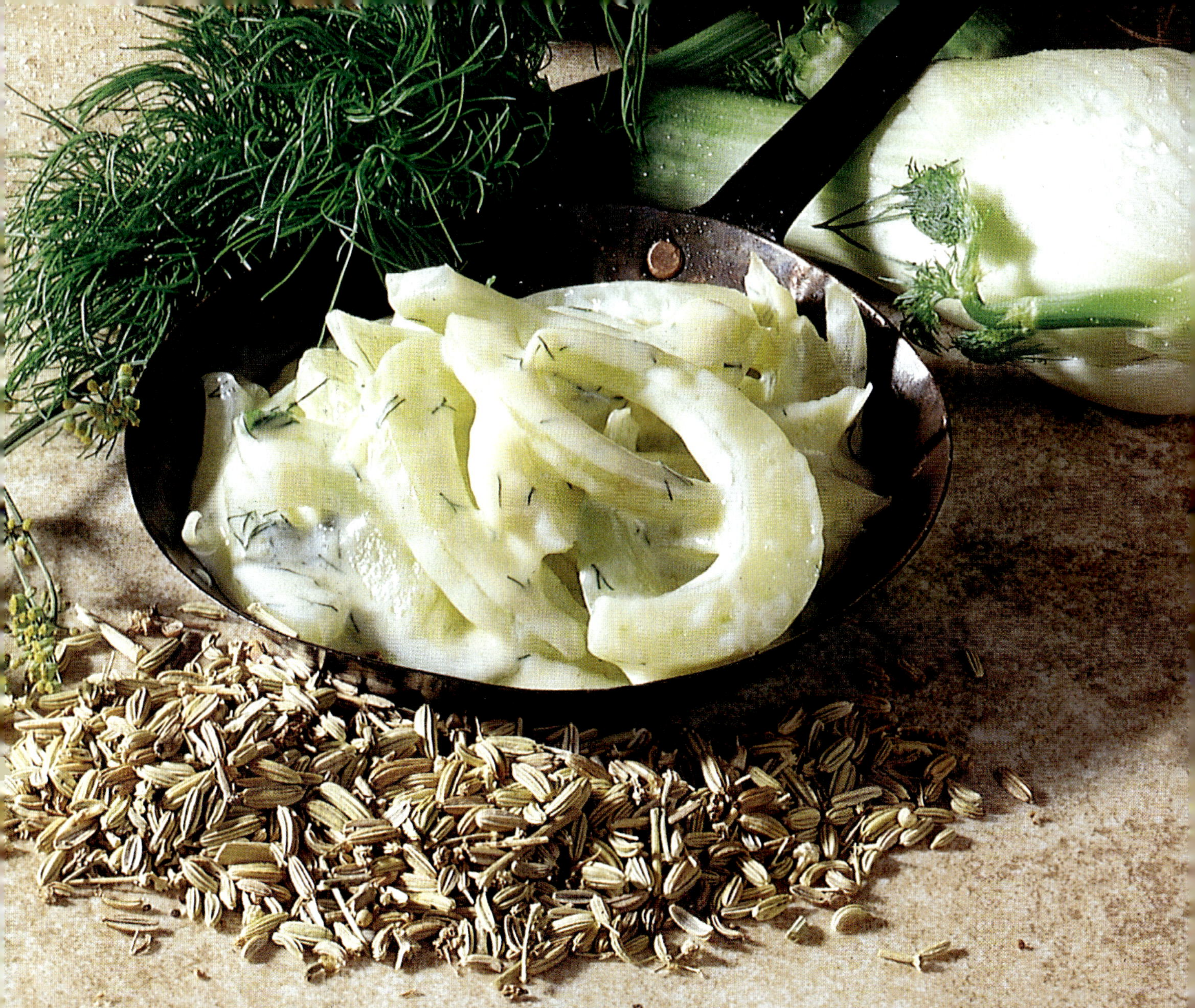

VERWENDUNG:

Frische aber auch getrocknete Fenchelblätter eignen sich gut zum Würzen von Salaten, Soßen und Fischgerichten. Wurzel und Stengel werden als Gemüse gegessen. Gemahlene Fenchelsamen geben Brot, Kleingebäck, Gemüse, Kohlgerichten, aber auch Marmeladen und Puddings einen eigenen süßlichen Geschmack. Die Früchte gewinnt man, indem das Kraut ausgedroschen wird. Nach dem Trocknen zerfallen die Fenchelfrüchte in ihre beiden Teilfrüchte.

FENCHELTEE GEGEN HUSTEN:

1 TL zerstoßenen Fenchelsamen, 1/4 l kochendes Wasser aufgießen, 10 Minuten ziehen lassen, abseihen und nach Bedarf mit Honig süßen.

Bei Magen- und Darmerkrankungen sollte man - wenn nicht anders verordnet - täglich 2-4 mal zwischen den Mahlzeiten eine Tasse frisch zubereiteten Tee warm trinken. Der Teeaufguß eignet sich auch zum Verdünnen der Milch oder der Breinahrung von Säuglingen oder Kleinkindern.

FENCHEL-PLÄTZCHEN:

200 g Mehl (Type 1050), 1 EL Fenchelsamen (ganz), 1-2 EL Fenchelsamen (gestoßen), 120 g Butter, 60 g Honig, 1 Eigelb zum Bestreichen.

Den Honig mit der Butter schaumig rühren, den gestoßenen Fenchel und das gesiebte Mehl dazugeben, gut durchkneten, aus der Masse eine Rolle formen, in Folie wickeln und einige Stunden in den Kühlschrank legen. Die Teigrolle in 1/2 cm dicke Scheiben schneiden, auf ein ungefettetes Blech legen, mit dem Eigelb bestreichen, mit dem ganzen Fenchel bestreuen und bei Mittelhitze im Ofen goldgelb backen.

Rezepte
Fenchel

GRIECHISCHER FENCHELSALAT:

3-4 Fenchelknollen, 1/4 l Olivenöl, 5 Zitronen, 5 g Koriander, 1 Lorbeerblatt, Pfeffer, Salz, Thymian, Fenchelkraut.

Die Fenchelknollen werden mit allen anderen Zutaten zusammen weichgekocht, nach dem Erkalten in Scheiben geschnitten und mit ein wenig Brühe beträufelt serviert.

FENCHELSALAT:

2 Fenchelknollen, 2-3 feste Tomaten, 1 Zwiebel, 1 Knoblauchzehe, Saft von 1 Zitrone, 3 EL Salatöl, Zucker, Pfeffer, Salz. Für die Salatsoße: 1 Bund Kresse, 1 EL Walnußkerne

Knollen säubern und in Streifen schneiden. Die Tomaten enthäuten und vierteln. Zwiebel und Knoblauchzehe würfeln, mit den übrigen Zutaten verrühren, abschmecken und mit den Knollen und Tomaten vermengen. Mit Kresse und Kernen garnieren und servieren.

FENCHELGEMÜSE:

1 kg Fenchelknollen, 1/4 l kochendes Salzwasser, 75 g Butter, Salz

Die Stiele nahe an den Knollen gänzlich abschneiden, Blätter entfernen, Knollen waschen, Wurzelenden gerade schneiden, in das kochende Salzwasser geben und garkochen. Kochzeit etwa 40 Minuten. Herausnehmen, abtropfen lassen, in Viertel schneiden und warm halten. Die Butter zerlassen, bräunen, mit Salz abschmecken und über die Viertel gießen.

MARINIERTER FENCHEL

4 mittelgroße Fenchelknollen, 4 Zwiebeln, 1/2 Tasse Walnußöl, 1/4 l Gemüsebrühe, 1 Glas Weißwein, 1 Tasse Estragonessig, 4-6 Knoblauchzehen, 2 EL Pfefferkörner, 1 EL Wacholderbeeren, 1 EL Pimentkörner, 1 TL Nelken, 2 Lorbeerblätter, 1 Zimtstange, 1 EL Zucker, Salz, Pfeffer aus der Mühle, 1 Prise Muskat, 1 Prise Cayennepfeffer, 1 Handvoll Kräuter

Die Fenchelknollen putzen, den Strunk herausschneiden, die Knollen in Stücke schneiden. Die Zwiebeln schälen und ebenfalls in Stücke schneiden. Das Walnußöl in einem Topf erhitzen und die Zwiebeln darin unter ständigem Rühren anschwitzen. Die Fenchelstücke dazugeben und kurz mitschwitzen. Mit der Gemüsebrühe, dem Weißwein und dem Estragonessig auffüllen und einmal aufkochen lassen. Die Knoblauchzehen schälen, in feine Scheiben schneiden, die Pfefferkörner, die Wacholderbeeren, die Pimentkörner, die Nelken, die Lorbeerblätter und die Zimtstange in einen Gewürzbeutel geben. Knoblauch und Gewürzbeutel mit dem Zucker zum Fenchel geben, mit Salz, Pfeffer, Muskat und Cayennepfeffer abschmecken. Den Fenchel bei mäßiger Hitze 8-10 Minuten köcheln lassen, vom Feuer nehmen und vollständig erkalten lassen. Die verlesenen, gewaschenen und feingehackten Kräuter unter den Fenchel ziehen, das Ganze nochmals abschmecken und im Kühlschrank mindestens eine halbe Stunde ziehen lassen. Den Fenchel anrichten, ausgarnieren und servieren.

ÜBERBACKENER FENCHEL

8 mittelgroße Fenchelknollen, 1-2 EL Butter oder Margarine, 1 Bund Frühlingszwiebeln, 1 Schuß Weißwein, 1/4 l Gemüsebrühe, Salz, Pfeffer aus der Mühle, 1 Prise Muskat, Butter für die Form, 4-6 Tomaten, 250 g Mozzarella, 50 g geriebenen Parmesankäse, 2-3 EL Semmelbrösel, Butterflöckchen zum Belegen

Die Fenchelknollen putzen, die holzigen Blattschichten entfernen und das Wurzelende abschneiden. Die zarten Blättchen beiseite stellen und die Knollen halbieren. Die Butter oder Margarine in einem Topf erhitzen, die feingehackten Frühlingszwiebeln dazugeben und glasig schwitzen. Mit Weißwein ablöschen und mit der Brühe auffüllen. Mit Salz, Pfeffer und Muskat abschmecken. Den Fenchel mit der Schnittfläche nach unten einlegen und bei mäßiger Hitze 15-20 Minuten köcheln lassen. Den Fenchel herausnehmen und in eine ausgefettete Form legen. Den Sud zur Hälfte einreduzieren lassen und darüber gießen. Die in Scheiben geschnittenen Tomaten und den Mozzarella darauf verteilen, den Parmesankäse mit den Semmelbröseln vermischen und gleichmäßig auf den Mozzarella streuen. Mit Butterflöckchen belegen und unter dem Grill goldgelb backen. Herausnehmen, anrichten, ausgarnieren und servieren.

EINGELEGTER FENCHEL

4 mittelgroße Fenchelknollen, 2 rote Paprikaschoten, 2 Zwiebeln, 4 Knoblauchzehen, 1 Tasse Olivenöl, 1 Glas Weißwein, 1/8 l Gemüse- oder Geflügelbrühe, 2 Lorbeerblätter, einige Nelken, Wacholderbeeren und Pfefferkörner, 1 Handvoll Dill, Salz, Pfeffer, 1 Prise Cayennepfeffer, 1 Prise Zucker, Saft von 1 Zitrone, einige Tropfen Worcestersauce

Die Fenchelknollen in Scheiben schneiden. Die Paprikaschoten in Streifen schneiden. Die Zwiebeln in Scheiben schneiden, die Knoblauchzehen schälen und fein schneiden. Das Öl erhitzen, das Gemüse dazugeben und braten. Mit Weißwein ablöschen, mit der Brühe auffüllen, die Lorbeerblätter, die Nelken, die Wacholderbeeren und die Pfefferkörner untermischen und 10-15 Minuten köcheln lassen. Den Fenchel vom Feuer nehmen, den feingehackten Dill untermischen, mit Salz, Pfeffer, Cayennepfeffer, Zucker, Zitronensaft und Worcestersauce abschmecken und in der Marinade erkalten lassen, anrichten, ausgarnieren und servieren.

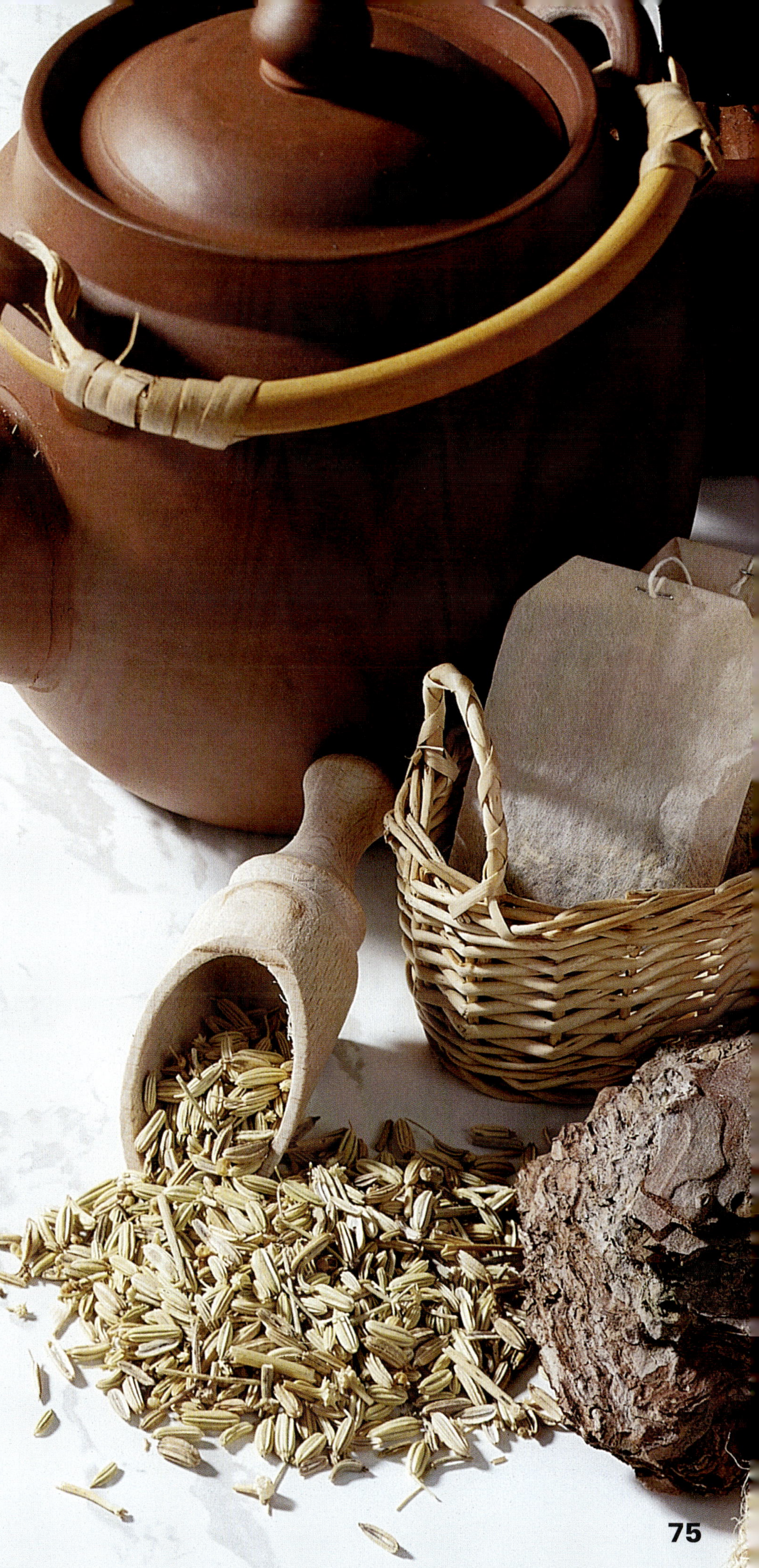

FRAGARIA VESCA
WALDERDBEERE

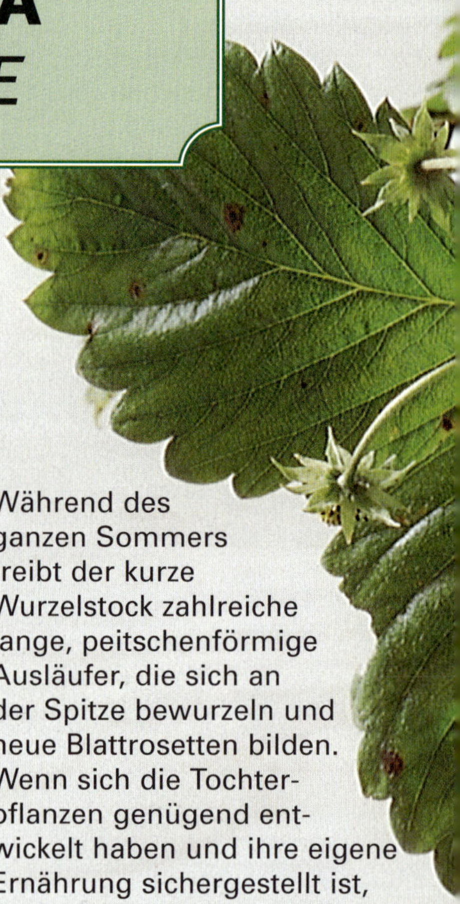

ALLGEMEINES:

Die Walderdbeere ist heute noch eine vorwiegend „alpine" Art: in den Höhen der Berge entwickelt sie am vollkommensten ihre Vorzüge. Culpeper schrieb 1653 in „The English Physitian Enlarget" über Erdbeeren, sie seien ein kühlendes Mittel bei Quaddeln oder Ausschlag durch heiße oder scharfe Körpersäfte im Gesicht und auf den Händen. Es beseitigt jegliche Röte im Gesicht oder Flecken, oder andere Verunstaltungen der Haut und macht sie so rein und glatt. Linne z. B. machte in seinen späteren Jahren regelmäßig eine Erdbeerkur. Das Laub und die Wurzelstöcke galten als zusammenziehendes Mittel und wurden bei Ruhr, Blutflüssen u. a. angewendet. Man glaubte auch bei Schwindsucht und Steinleiden Heilerfolge erzielen zu können.

BESCHREIBUNG:

Die Walderdbeere gehört zur Familie der Rosengewächse. Die mehrjährige Pflanze bildet am Knoten eine Wurzel aus. Die verhältnismäßig großen Blätter an langen, behaarten Blattstielen sind dreizählig, die Einzelblättchen eiförmig, am Rande gesägt und auf der Unterseite seidig behaart. Das mittlere Blatt ist bisweilen gestielt. Als typische Rosenblüte besitzt die Erdbeere fünf Kelchblätter mit einem fünfblättrigen Außenkelch, fünf weiße zarte Blütenblätter, zahlreiche gelbe Staubgefäße und den Stempel auf tellerförmig erweitertem Blütenboden. Die Blüten werden von allen möglichen Insekten besucht, außer von Schmetterlingen (Rüssel ungeeignet). Während der Fruchtreife spreizt sich der abstehende Kelch. Die Früchte der Walderdbeere sind die kleinsten ihrer Art. Dieser Nachteil wird weitgehend durch ihr köstliches Aroma, das die Früchte der anderen Arten weit übertrifft, wettgemacht. Anfangs grün, reifen sie zu einem satten Rot heran und tragen, in ihrer Haut eingebettet, Nüßchen, die Samen; sie sind Scheinbeeren.

VERBREITUNG:

In den nördlichen und gemäßigten Zonen findet man die Erdbeere und die Walderdbeere, erstere mitunter auf kommerziell genutzten Freilandflächen, letztere in der freien Natur, einzeln oder in großen abgegrenzten Beständen. Die Waldbeere wächst in lichten besonnten Wäldern mit stark humusreichem Boden, auf besonnten Flächen, an Waldrändern und Ackerrainen. Die Vermehrung geschieht auf zweierlei Art: durch Samen oder vegetativ. Die Aussaat erfolgt im Herbst, am günstigsten bei 18-24 °C, wird aber sehr selten praktiziert. Vögel und Schnecken fressen gern das Fruchtfleisch. Die unverdaulichen kleinen Nüßchen, die auf dem saftigen, fleischigen Fruchtboden verteilt sind, werden wieder ausgeschieden und somit weit verbreitet. Viel bedeutender ist die vegetative Vermehrung. Während des ganzen Sommers treibt der kurze Wurzelstock zahlreiche lange, peitschenförmige Ausläufer, die sich an der Spitze bewurzeln und neue Blattrosetten bilden. Wenn sich die Tochterpflanzen genügend entwickelt haben und ihre eigene Ernährung sichergestellt ist, sterben die dünnen Ausläufer ab. Die Pflanzen sind nach einigen Jahren ausgelaugt und müssen ersetzt werden.

ERNTE:

Geerntet werden hauptsächlich die Früchte, aber auch die Blätter und Wurzeln für den Verbrauch in der Küche und als Heilkraut. Die Blätter werden im Frühsommer geerntet, die Wurzeln im Herbst, die Früchte in der vollen Reife.

VERWENDUNG:

Das kühlende und stärkende Kraut wirkt mild harntreibend und abführend. Es mildert Beschwerden bei Hautkrankheiten. Die Früchte werden frisch verzehrt, zu Saft, Wein, Sirup oder Desserts verarbeitet und Getränken beigefügt. Erdbeerblätter sind auch in

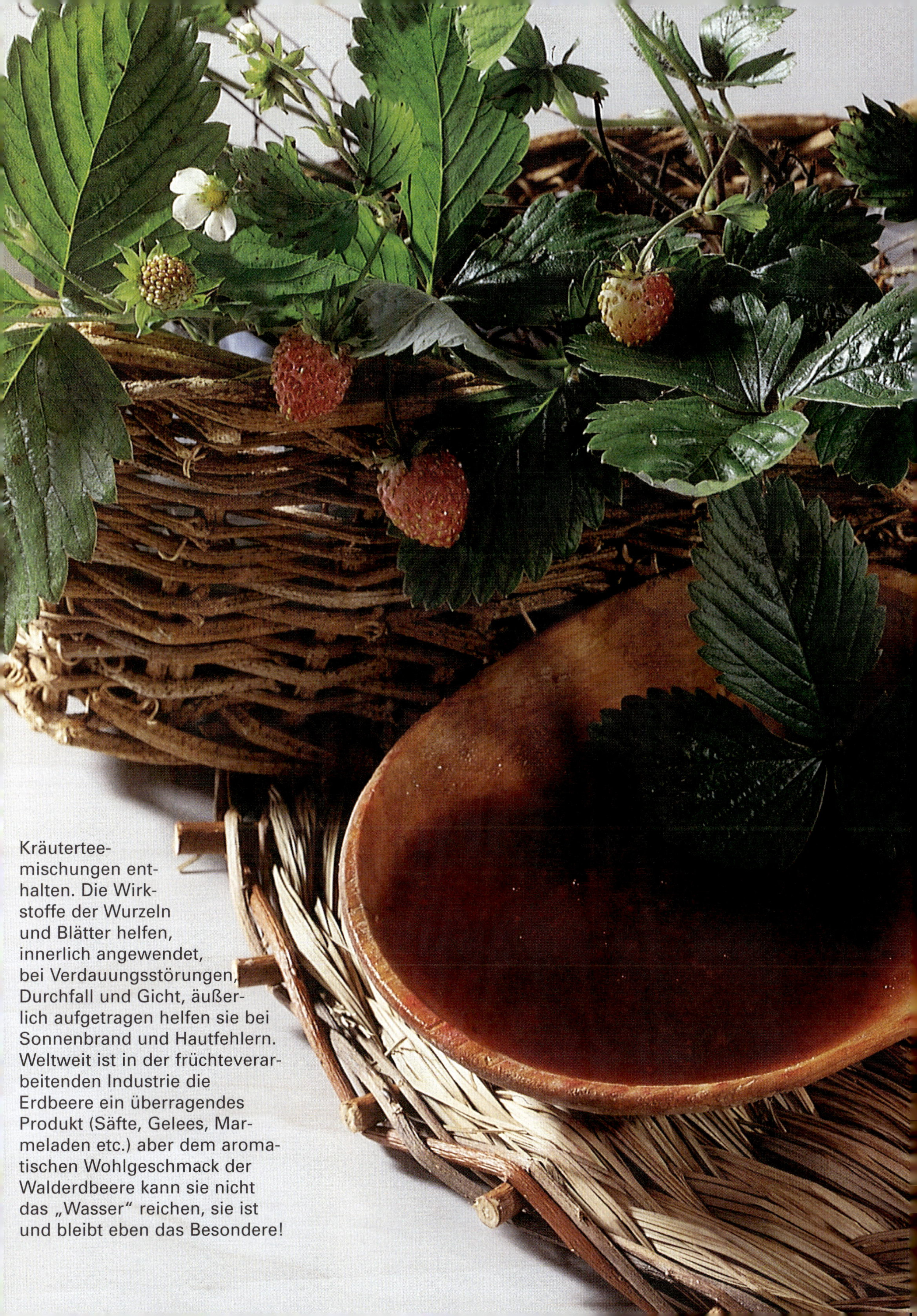

Kräutertee-
mischungen enthalten. Die Wirkstoffe der Wurzeln und Blätter helfen, innerlich angewendet, bei Verdauungsstörungen, Durchfall und Gicht, äußerlich aufgetragen helfen sie bei Sonnenbrand und Hautfehlern. Weltweit ist in der früchteverarbeitenden Industrie die Erdbeere ein überragendes Produkt (Säfte, Gelees, Marmeladen etc.) aber dem aromatischen Wohlgeschmack der Walderdbeere kann sie nicht das „Wasser“ reichen, sie ist und bleibt eben das Besondere!

GALIUM ODORATUM
WALDMEISTER

ALLGEMEINES:

Die Pflanze ist Mitglied der annähernd 5000 Arten umfassenden Familie der Rötegewächse (Rubiacaen), zu der u. a. der subtropische Kaffeestrauch und der südamerikanische Chinarindenbaum gehören. Bis zum Mittelalter führte Waldmeister den poetischen Namen „Frauenbettstroh" oder „Mariabettstroh", weil man das massenhaft gedeihende Kraut zum Füllen der Bettwäsche verwendete. Er wurde auch in Kirchen ausgestreut und bedeckte den Boden, um einen angenehmen Duft zu spenden. Man kennt ihn in einigen Gegenden, weniger prosaisch, unter dem Namen „Maiblume", „Meusch" oder „Mösch". Der Name „Galium" leitet sich von dem griechischen „gala" ab, der soviel wie Milch bedeutet. Gerard, der französische Maler am Hofe Napoleons, schreibt, daß Waldmeister im Wein „einen Mann fröhlich macht".

BESCHREIBUNG:

Waldmeister ist ein ausdauerndes, mehrjähriges Kraut, mit weitreichender kriechender Wurzel. Die Stengel sind vierkantig und werden bis zu 30 cm hoch. Im oberen Teil befinden sich acht stachelspitze, spatelförmige, am Rande rauhe Blätter. Im Mai erblühen die kleinen, in verzweigten Trugdolden stehenden reinweißen Blüten mit ihrem charakteristischen Duft. Der selbe Duft, der auch dem Heu, dem Holz der gefällten Kiefer und den Steinkleeblüten ähnelt. Bei schwülem Wetter und vor Gewittern ist er besonders gut zu riechen. Die röhrigglockige Blumenkrone mit vierspaltigem Saum umschließt vier Staubgefäße und einen zweifächrigen unterständigen Fruchtknoten, der von August bis September zu einer kugeligen, zweisamigen Schließfrucht heranreift. Die mit weißen, hakenförmig gekrümmten Borsten besetzten Früchte bezeichnet man als „Klettfrüchte", weil sie sich an das Fell der Tiere heften (und so verbreitet werden).

VERBREITUNG:

Waldmeister ist nahezu in ganz Europa heimisch, man findet ihn auch in Sibirien und Nordafrika. Die ausgeprägte Schatten- und Humuspflanze, die oft in großen Mengen zusammensteht und förmliche Waldmeisterrasen bildet, findet man vornehmlich in Laubmischwäldern, besonders unter Rotbuchenbeständen.

ERNTE:

Waldmeister vermehrt sich durch die Aussaat frischer Samen im Sommer und durch Wurzelteilung im Frühjahr oder Herbst. Die Pflanzen können frisch und getrocknet verwendet werden.

INHALTSSTOFFE:

Waldmeister enthält die Wirkstoffe Cumarin, Tannin, Rubichlorsäure und Zitronensäure.

VERWENDUNG:

In Nordeuropa würzt man Räucherfleisch mit Waldmeister. Am bekanntesten ist seine Verwendung in der „Maibowle" und im „Maitrank", einem stärkenden Getränk aus dem Elsaß. Den „Waldmeister-Geschmack", den die Blätter liefern, findet man in vielen anderen Getränken, Gelees, Puddings uvm. Das leicht bittere, saure Kraut wird, innerlich angewendet, bei Nieren- und Blasengeschwüren eingesetzt. Es wirkt krampflösend, harntreibend und blutreinigend. Waldmeister wird für die Milchgerinnung und bei der Käseproduktion (auch als Farbstoff) benutzt.

WALDMEISTERBOWLE

2 Flaschen leichten Weißwein, 1 Handvoll Waldmeister oder Waldmeisterblüten, 2 Orangen, 2 Kiwis, 1 kleines Glas Kaiserkirschen, 4 EL Zucker, 1 Tasse Orangenlikör, 1 Flasche Sekt oder Champagner, Eiswürfel, Orangenscheiben, Waldmeisterzweige oder Waldmeisterblüten

Den Weißwein und den Waldmeister in einem Gefäß vermischen. Zugedeckt an einem kühlen Ort etwa 1/2 Stunde ziehen lassen. Die Orangen filieren, die Kiwis schälen und in Scheiben schneiden.

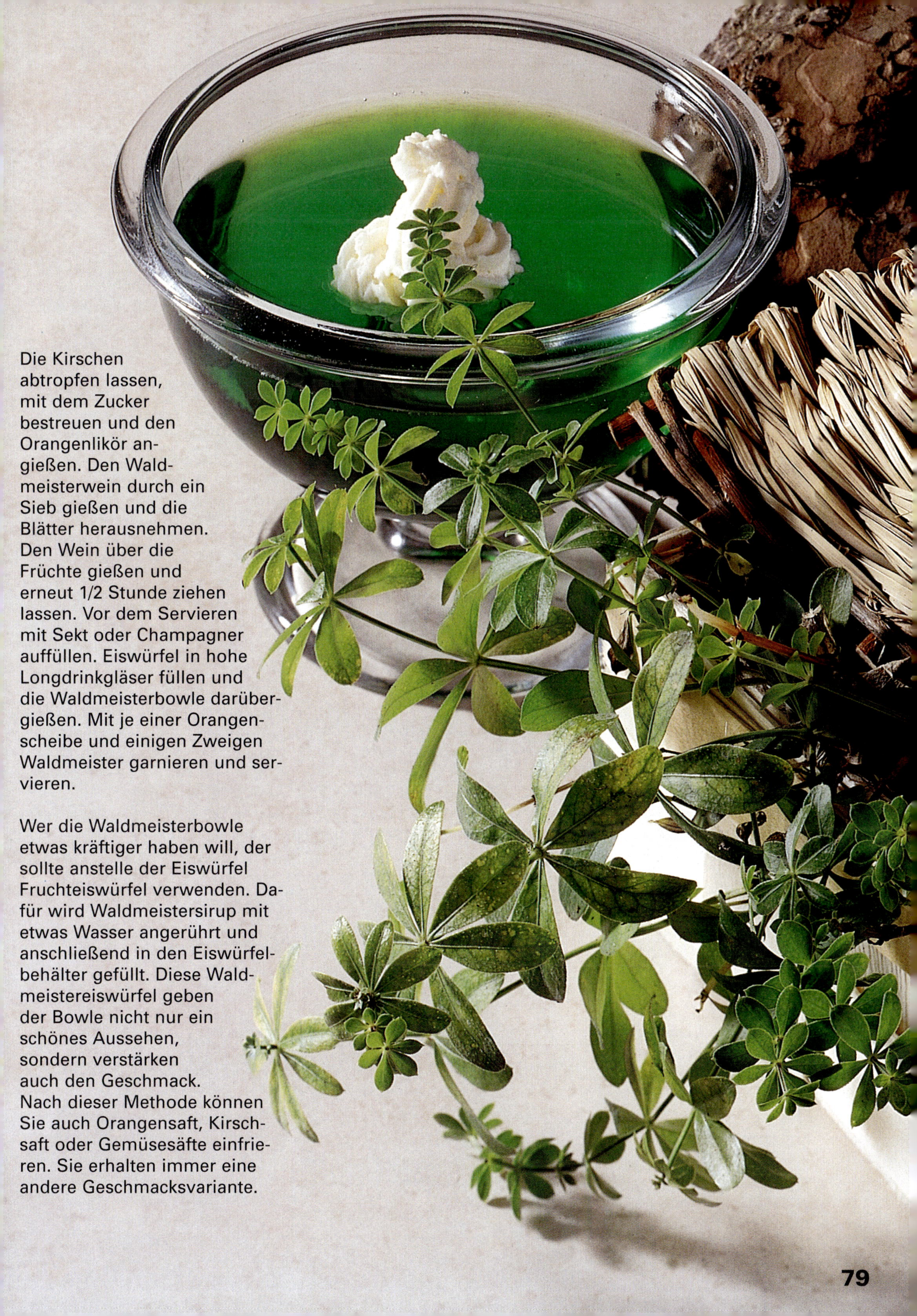

Die Kirschen abtropfen lassen, mit dem Zucker bestreuen und den Orangenlikör angießen. Den Waldmeisterwein durch ein Sieb gießen und die Blätter herausnehmen. Den Wein über die Früchte gießen und erneut 1/2 Stunde ziehen lassen. Vor dem Servieren mit Sekt oder Champagner auffüllen. Eiswürfel in hohe Longdrinkgläser füllen und die Waldmeisterbowle darübergießen. Mit je einer Orangenscheibe und einigen Zweigen Waldmeister garnieren und servieren.

Wer die Waldmeisterbowle etwas kräftiger haben will, der sollte anstelle der Eiswürfel Fruchteiswürfel verwenden. Dafür wird Waldmeistersirup mit etwas Wasser angerührt und anschließend in den Eiswürfelbehälter gefüllt. Diese Waldmeistereiswürfel geben der Bowle nicht nur ein schönes Aussehen, sondern verstärken auch den Geschmack. Nach dieser Methode können Sie auch Orangensaft, Kirschsaft oder Gemüsesäfte einfrieren. Sie erhalten immer eine andere Geschmacksvariante.

GENTIANA LUTEA
ENZIAN

ALLGEMEINES:

Als Entdecker der medizinischen Brauchbarkeit des Enzians gilt der Illyrerkönig Gentius (1.Jh.v. Chr.), von dessen Namen die lateinische Bezeichnung des Enzians abgeleitet wurde. Die Pflanze ist in der Natur streng geschützt und darf nur noch aus Gärten und Kulturen entnommen werden. Es gibt mehrere Arten, so den getüpfelten und den stengellosen Enzian, auch sie enthalten die gesuchten Inhaltsstoffe und stehen ebenfalls unter Naturschutz.

VORKOMMEN:

Der gelbe Enzian ist, wie auch die anderen Enziane, eine ausgesprochene Gebirgspflanze, die bei uns in den Alpen, im Schwarzwald und im Riesengebirge vorkommt. Er wächst aber in ganz Südeuropa und Kleinasien auf alkalischen Böden, Trockenrasen und an lichten Waldrändern.

BESCHREIBUNG:

Die Pflanze kann sehr alt werden und dauert nicht selten über 50 Jahre aus. Sie blüht erst im Alter von 10-12 Jahren, setzt danach aber wieder einige Jahre aus. Da sie aber meistens in größeren Verbänden angetroffen wird, sind in jedem Jahr einige Pflanzen mit Blüten dabei. Aus einer sehr kräftigen, oft meterlangen hellbraunen Wurzel wächst ein krautiger Stengel, der mit paarig angeordneten, großen herzförmigen Blättern besetzt ist. Die Blätter erinnern an den großen Breitwegerich und werden, wie dieser, von kräftigen, parallel verlaufenden Blattnerven durchzogen. Die Blüten erscheinen im Juli-August und sitzen quirlig am oberen Drittel des bis zu 1,50 m hohen Stengels. Jeder Quirl wird von einem blattpaarähnlichen Kelch getragen. Ist die Pflanze ohne Blüten, bildet sie nur eine flache Blattrosette aus. Die Blüten sind fünfteilig, sternförmig und kräftig gelb. Die imposante Erscheinung dieser winterharten und genügsamen Staude hat ihr auch einen Platz im naturnahen Ziergarten gesichert.

ERNTE:

Die Blätter werden oft zusammen mit anderen Kräutern in Tees verwendet. Sie werden vor und während der Blüte geerntet. Größere Bedeutung hat jedoch die Ernte der Wurzel, die im Herbst, wenn das Laub einzuziehen beginnt, geerntet wird.

INHALTSSTOFFE:

Wurzel und Kraut enthalten den Bitterstoff Gentiopicrosid. Der Geschmack kann noch in einer Verdünnung von 1:12.000 wahrgenommen werden und dient als Maß für die wissenschaftliche Bestimmung der Bitterkeit anderer Kräuter.

VERWENDUNG:

Die Bitterstoffe des Enzians regen den Speichelfluß und die Magensaftsekretion an. Heilend wirken die Tees und Wurzelextrakte bei Appetitlosigkeit und Blähungen, bei Herz- und Seitenstichen, Gallen- und Leberstörungen sowie Rheumatismus. Hildegard v. Bingen empfiehlt bei Herzschmerzen über eine Suppe ohne Schweinefleisch, Aal und Lauch oder Linsen 1 TL Enzianpulver (aus der Wurzel) zu streuen und abzulöffeln. Wichtig ist, daß das Pulver nicht mitgekocht werden darf. Bei Patienten mit Magengeschwüren oder solchen am Zwölffingerdarm darf das Medikament nicht eingenommen werden. Bei zu hoher Dosierung führt es zu Kopfschmerzen und Erbrechen. In der Wirtschaft und auch im Hausgebrauch wird aus dem Enzianwurzelextrakt ein sehr bekömmlicher Enzianschnaps hergestellt.

ENZIANWEIN:

(bewährt bei Verdauungsschwäche)

15 g zerkleinerte Enzianwurzel, 15 g Orangenschalen, 15 g Kalmuswurzel, 10 g Anis, 5 g Tausendgüldenkraut

Die Kräuter in einer Flasche Weißwein 14 Tage unter öfterem Schütteln stehenlassen, abseihen und in Flaschen aufbewahren. Davon morgens 2-3 EL voll einnehmen.

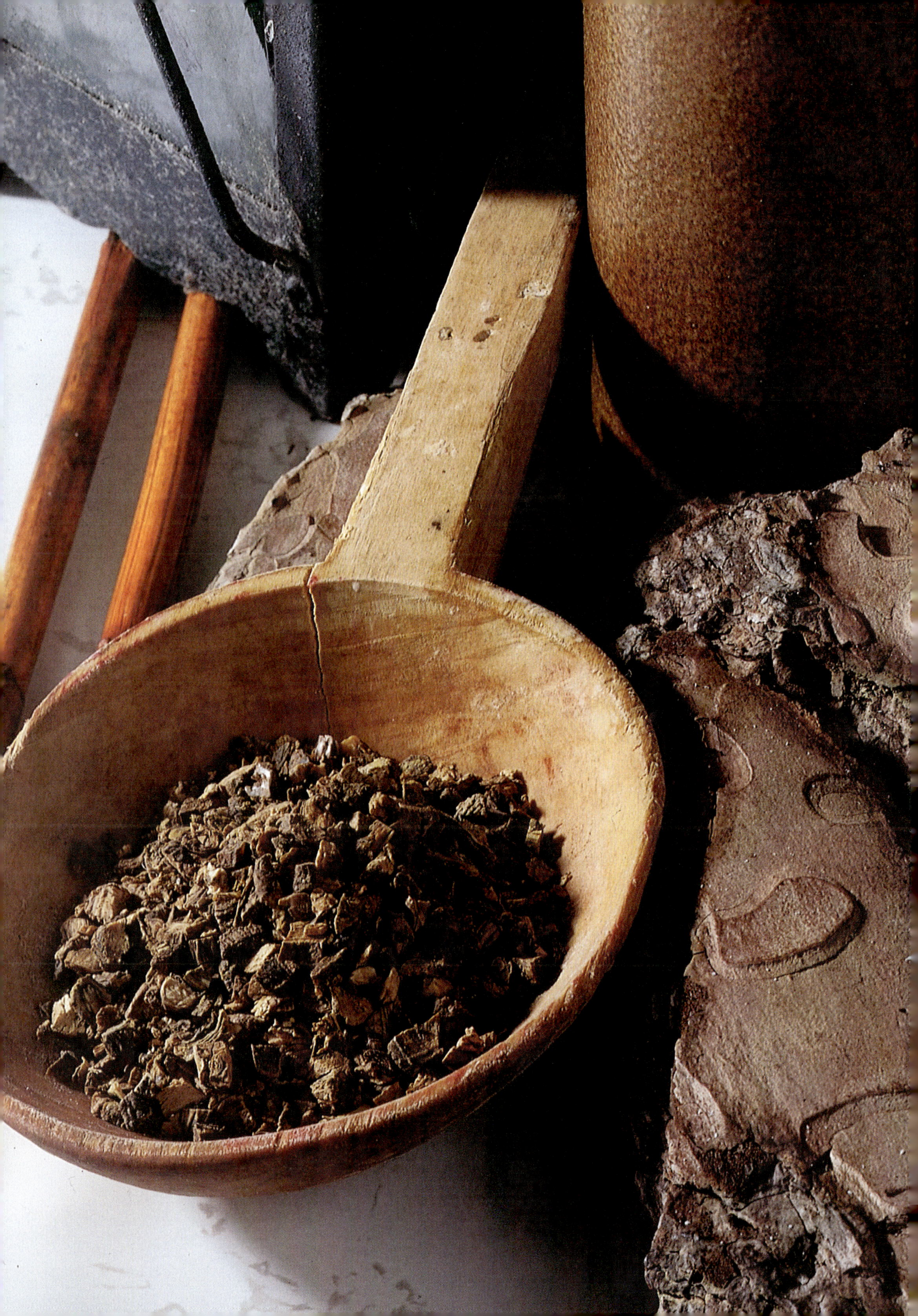

HELIANTHUS ANNUUS
SONNENBLUME

ALLGEMEINES:

Die Sonnenblume kommt vermutlich aus Nord- oder Südamerika. Dort wurde sie schon vor 3000 Jahren von den Eingeborenen angebaut. 1524 gelangte sie nach Spanien. Im 18. Jhr. wurde sie in Deutschland und Rußland als Ölpflanze kultiviert, der Anbau erweiterte sich dann nach Westen und in den Mittelmeerraum. In Rußland, als Feldfrucht etabliert, entdeckte man ihre Heilkräfte. In Sibirien wurde von Heilkundigen eine Therapie gegen das Fieber erprobt: Sonnenblumenstiele und Sonnenblumenköpfe, in Wodka eingeweicht, ergaben ein ausgezeichnetes Mittel, das zum Schwitzen anregte. Diese Anwendung wurde in die Volksheilkunde aufgenommen und hat sich dort bis heute gehalten.

BESCHREIBUNG:

Die Sonnenblume ist sowohl Zierpflanze als auch Lebensmittel. Wegen ihres Bekanntheitsgrades genügt eine Kurzbeschreibung ihrer Erscheinungsform: Ein kräftiger, meist übermannshoher Stengel - manchmal verzweigt er sich - mit eiförmig lang zugespitzten rauhen, großen Blättern, trägt am oberen Ende den Fruchtkörper. Dieser ist eine auf einem kräftigen Kelch ruhende scheibenartige braune Blütenschale, bis zu 30 cm im Durchmesser groß. Sie ist flach und durch ihr Gewicht neigt sie sich leicht. Im Blütenkörper stehen bis zu 1000 Röhrenblüten, in Spiralen angeordnet. Sie sind von gelber Farbe, zur Mitte hin dunkler werdend, umgeben von einem gelben Strahlenkranz länglicher Blütenblätter. Und nun wird sie ihrem Namen gerecht: Mit dem Stand der Sonne wechselt auch die Richtung, in welche die großen Blütenkränze weisen, am Morgen nach Osten, abends nach Westen, Tag um Tag bewegen sie sich, als wollten sie zeigen, daß es ohne die lichtspendenden Sonnenstrahlen kein Leben gibt!

VERBREITUNG:

In Osteuropa findet man riesige Sonnenblumenfelder. Als Feldfrucht wird die Sonnenblume in Rußland, Bulgarien, Ungarn, Rumänien und Jugoslawien angebaut und in geringem Maße auch in Argentinien und einigen afrikanischen Staaten. Bei uns liebt man sie als dekorative Zierpflanze, die zudem Vogelfutter für den Winter liefert und den Boden gut auflockert. Die Vermehrung erfolgt durch Aussaat.

ERNTE:

Für medizinische Zwecke, zur Herstellung von Flüssigkeitsextrakten und Tinkturen, wird die Pflanze während der Blüte geschnitten.
Die Samen werden erst im Herbst eingebracht.

VERWENDUNG:

Die Sonnenblume ist u. a. reich an Vitamin B1, B2, und B6. Die Keime der Sonnenblume werden in manchen Ländern als Salat gegessen. Die Kerne werden in den Schalen geröstet und wie Erdnüsse verzehrt. Sie sind eine Delikatesse. Die Samen enthalten etwa 40% hochwertiges Öl mit ungesättigter Fettsäure, es ist geschmacklos, von gelber Farbe und als Salatöl und zum Kochen bestens geeignet. Die getrockneten Samen werden auch zu Speiseöl verarbeitet oder zerrieben und zum Würzen kräftiger Brotsorten verwendet, sie werden sogar zu Mehl vermahlen. Auf dem Balkan, in der Türkei und in Südrußland wird ein köstlicher, goldgelber, dünnflüssiger und qualitativ hochwertiger Honig gewonnen, der seinen aromatischen Duft verliert, wenn man ihn kocht. In der Medizin werden heilkräftige Inhaltsstoffe bei bronchialen Infektionen (Samen), bei Tuberkulose und Malaria (ganze Pflanze) sowie bei Arterienverkalkung (Öl) erfolgreich eingesetzt. Äußerlich angewendet, helfen Anteile im Massageöl bei Rheuma. Weltweit wird Margarine hergestellt, in der Bestandteile des Sonnenblumenöls verwendet werden.

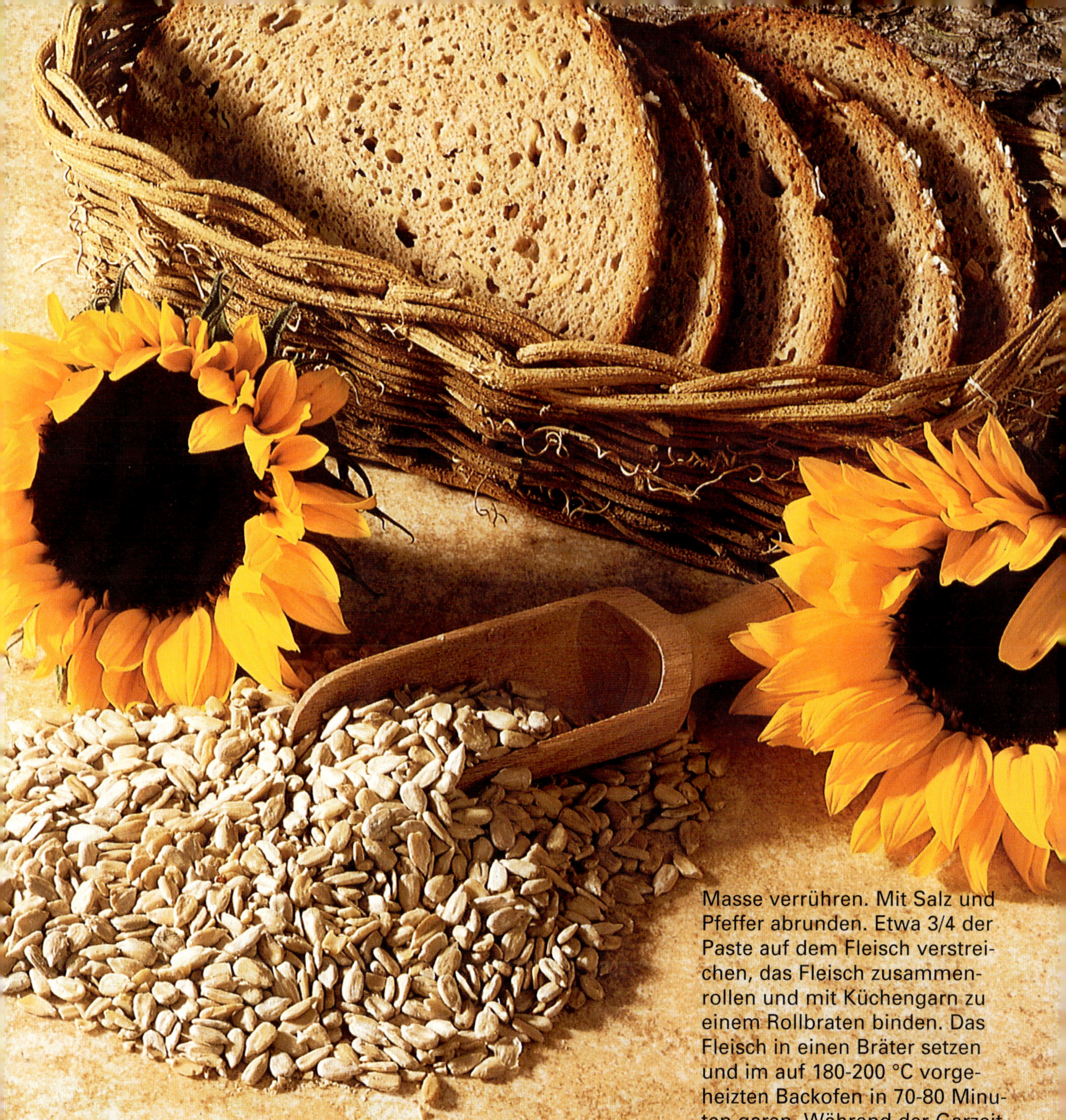

SCHWEINEROLLBRATEN MIT SONNENBLUMEN

1,5 kg Schweinenacken, Salz, Pfeffer aus der Mühle, 200 g Sonnenblumenkerne, je 1 Bund Petersilie und Majoran, 3 Knoblauchzehen, 100 g geriebenen Parmesankäse, 1/4 l Fleisch- oder Gemüsebrühe, 1 Zwiebel, 2 Karotten

Den Schweinenacken waagerecht so tief einschneiden, daß man das Fleisch auseinanderklappen kann. Das Fleisch rundherum mit Salz und Pfeffer einreiben. 125 g Sonnenblumenkerne, die gewaschenen und zerpflückten Kräuter und die geschälten Knoblauchzehen im Blitzhacker zerkleinern. Den Käse, die restlichen Kerne und etwa 6 EL Brühe dazugeben und zu einer streichfähigen Masse verrühren. Mit Salz und Pfeffer abrunden. Etwa 3/4 der Paste auf dem Fleisch verstreichen, das Fleisch zusammenrollen und mit Küchengarn zu einem Rollbraten binden. Das Fleisch in einen Bräter setzen und im auf 180-200 °C vorgeheizten Backofen in 70-80 Minuten garen. Während der Garzeit öfter mit etwas Fleisch- oder Gemüsebrühe ablöschen und zur Hälfte der Garzeit das geputzte und kleingeschnittene Gemüse dazugeben. Nach Ende der Garzeit die restliche Masse gleichmäßig auf den Braten streichen und überbacken. Anschließend den Braten in Scheiben schneiden, anrichten, die Sauce nochmals abschmecken, zum Braten geben, das Ganze ausgarnieren und servieren.

Hippophaë rhamnoides
Sanddorn

ALLGEMEINES:

Sanddorn, auch Seedorn oder Weidendorn genannt (ein Hinweis auf seine Standorte), gehört zur Gattung der Ölweidengewächse.

BESCHREIBUNG:

Sanddorn ist ein dichtverzweigter, immergrüner, mittelgroßer Wildstrauch, der eine Höhe bis zu 3 m erreichen kann. Selten findet man ihn als Baum, der bis zu 6 m hoch wird. Die Kurztriebe sind zahlreich zu langen Dornen ausgebildet, es sind Jahrestriebe, die sich verdornen. Die Blätter stehen auf kurzen Stielen. Sie werden bis zu 7 cm lang, im Höchstfalle jedoch nur einen Zentimeter breit. Sie enden zum Boden hin keilförmig. Oberseitig sind sie graugrün, unterseitig silbergrau und auch kupferrot. Auf beiden Seiten sind sie mit großen schuppenartigen Sternhaaren versehen. Die eingeschlechtlich-zweihäusigen Blüten wirken unscheinbar. Sie wachsen vor dem Laubaustrieb aus den vorjährigen Ästen heraus und entwickeln sich, dichtgedrängt zu büschelartigen Gebilden; den gelbroten Scheinbeeren mit Nüßchen. Zur Reifezeit leuchten die großen orangegelben beerenartigen Früchte. Sie entwickeln sich- und das ist ein Ausnahmefall- aus dem Blütenkelch. Nach der Reife entsteht ein großer Steinsamen, er enthält viele Vitamine und ist essbar.

Die Blütezeit ist von April bis Mai, die Fruchtreife beginnt ab September. Wie anpassungsfähig Pflanzen sein können zeigt, daß die in den Alpen und im Alpenvorland ansässigen Gewächse nur schwach mit Dornen versehen sind und sich nur locker verzweigen, während die an den Küsten wachsenden Sträucher kräftiger sind und eine größere Anzahl Dornen entwickeln.

VERBREITUNG:

Das Verbreitungsgebiet dieses Ölweidengewächses umfasst Europa und Vorderasien. An den Meeresufern ist er von der Ostsee bis zu den Gestaden des Mittelmeeres zu finden, ebenso auf Binnen- und Küstendünen sowie in Dünentälern. Er wächst an fließenden alpinen Gewässern, Schotterauen und Felshalden. Vielfach wird er an Autobahnen und Straßen als begleitende Bepflanzung angelegt. Sanddorn benötigt einen sonnigen Standort mit lockerem Boden.

ERNTE:

Die Beeren werden im September/Oktober gesammelt. Da sie sich nur sehr schwer vom Strauch lösen, werden bei kommerziellem Anbau die Triebe abgeschnitten, tiefgefroren und dann durch Schütteln von den Früchten befreit.

INHALTSSTOFFE:

Sanddorn ist reich an den Vitaminen B, C und E, außerdem an Karotin und Apfelsäure.

VERWENDUNG:

Die Beeren des Sanddorns sind sauer, schmecken aber trotzdem angenehm und haben eine kreislauffördernde Wirkung. Bei den Finnen, den Lappländern und den Mongolen werden aus Sanddorn vitaminreiche und nahrhafte Marmeladen und Säfte hergestellt. In Norwegen benutzt man eine Mixtur aus jungen Ästen, Blättern und Blüten, anstelle des gewöhnlich verwendeten Holztrankes gegen Rheuma und Gichtbeschwerden, bei Hautkrankheiten u.s.w.. Sanddorn wirkt Frühjahrsmüdigkeit, Infektionen, Leber- und Nierenleiden sowie Nierenfunktionsschwächen entgegen. Er wird zur Dünenbefestigung angepflanzt und sein Stamm ist ein beliebtes Drechslerholz.

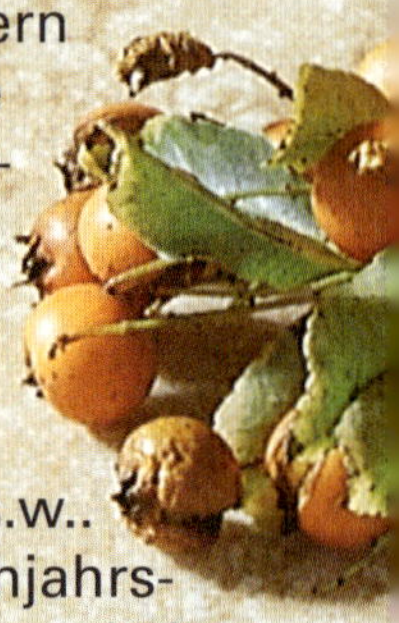

SANDDORNSAFT:

Die vollreifen Beeren kurz waschen und abtropfen lassen. Anschließend durch ein Sieb streichen oder mit der Saftzentrifuge entsaften. 1 Teil Fruchtsaft mit 5 Teilen Wasser verdünnen und mit Honig oder Zucker süßen. Der wohlschmeckende Saft ist zur Stärkung der Widerstandskraft bestens geeignet.

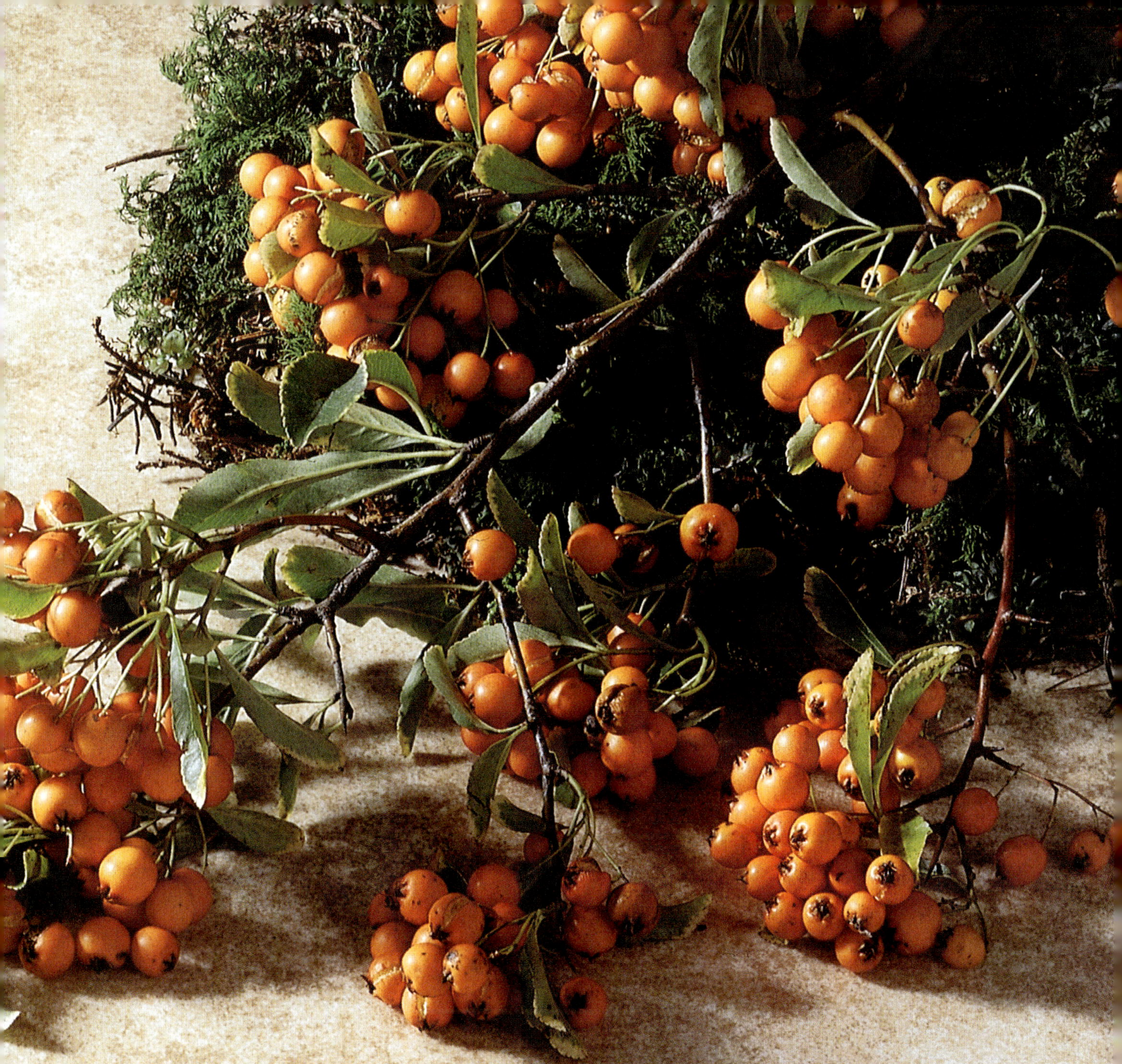

SANDDORNGELEE:

1/2 l Sanddornsaft durch ein Haarsieb geben und mit 600 g Gelierzucker unter Rühren erhitzen. 4 Minuten kochen lassen. 5 g Zitronensäure hinzugeben, aufwallen lassen und heiß in Gläser abfüllen.

SANDDORNSORBET

2 Eier, 4 EL Ahornsirup, 4 EL Sanddornsirup, 300 g Schlagsahne

Die Eier mit dem Ahorn- und dem Sanddornsirup zu einer dicken, schaumigen Creme aufschlagen. Anschließend die Sahne steifschlagen und darunterziehen. Die Masse in eine Edelstahl- oder Porzellanschale geben und im Gefriergerät etwa drei Stunden festwerden lassen. Dabei das Sorbet zwischendurch immer wieder durchrühren, damit sich keine Eiskristalle bilden. Das Sanddornsorbet herausnehmen, dekorativ anrichten, ausgarnieren und servieren.

SANDDORNQUARK

500 g Magerquark, 1/2 l Sanddorn-Vollfruchtsaft, 4 EL Honig

Den Magerquark mit dem Sanddornsaft glattrühren, mit Honig süßen, auf 4 Portionsschüsselchen verteilen, anrichten, ausgarnieren und servieren.

HYPERICUM PERFORATUM
JOHANNISKRAUT

ALLGEMEINES:

Griechisch: Hyper = über, eikon =bild, wird Johanniskraut auch Hergottsblut oder Johannisblut (wegen des roten Saftes) genannt. In der vorchristlichen Zeit galt es als Abwehrmittel gegen bösen Zauber. Nach landschaftlich gebundenem Brauchtum sagt es in der Johannisnacht (24.6.) Jungfrauen voraus, ob im folgenden Jahr ein Freier zu erwarten sei. In der christlichen Zeit wurden mit den Blüten des Johanniskrauts am 24.6. Bilder mit religiösen Darstellungen erfurchtsvoll eingerahmt.

BESCHREIBUNG:

Aus einem weitverzweigten Wurzelstock wachsen im Frühjahr mehrere bis 80 cm hohe, rötlich gefärbte, harte Stiele, die sich am Ende stark verzweigen, wahrscheinlich, damit die Blüten nicht zu eng stehen und möglichst viel Sonne bekommen. Die Stiele tragen kleine, gegenständig stehende, eiförmige bis längliche Blätter, die von Öldrüsen durchscheinend punktiert sind. Die stattlichen, gegenständig verzweigten Stengel tragen eine Trugdolde ziemlich ansehnlicher goldgelber Blätter mit fünfzähligen Kelch- und Kronenblättern, (Blütezeit von Juni bis August). Die Staubgefäße sind zahlreich (50-80), ihre gelben Fäden sind unten in drei Bündeln verwachsen. Der länglich-eiförmige Fruchtknoten ragt mit drei abstehenden Griffeln etwas über die Staubbeutel hinaus. Die Blüten sind ohne Honig, jedoch reich an Pollen. Aus dem Fruchtknoten entwickelt sich eine dreifächrige Kapsel, die an ihrem Scheitel mittels dreier Klappen aufspringt, und den Samen freigibt, wenn er sich ab August zur Vollreife entwickelt hat. Er ist ungenießbar.

VERBREITUNG:

Johanniskraut ist in ganz Europa, mit Ausnahme der Alpen verbreitet. Auch in den gemäßigten Klimazonen Asiens wird es angetroffen. Es bevorzugt gut entwässerte, trockene Böden, lichte Wälder, steinige Böschungen, Wiesen und Waldränder in sonniger Lage oder im Halbschatten.

ERNTE:

Die Ernte erfolgt zu Beginn der Blütezeit (früher am 24.6.), geerntet werden alle oberirdischen Teile, sie werden frisch verwendet oder luftig getrocknet.

INHALTSTOFFE:

Johanniskraut zählt mit seinen sehr interessanten Wirkstoffen zu unseren wertvollsten Heilpflanzen. Die Wirkstoffe werden verarbeitet in Cremes, Aufgüssen, Flüssigkeitsextrakten, Tinkturen und medizinischen Ölen. Das Johanniskraut enthält ein rotes Pigment, Hyperium, das beim Pressen wie Blut aus der Pflanze quillt.

ANWENDUNG:

Das Johannisöl ist wohl das beste Wundöl, das man kennt. Es hilft, äußerlich angewendet, bei Quetschungen, Verbrennungen und vor allem bei tiefen, schmerzhaften Wunden, bei denen Nerven beschädigt wurden. Als Wundverbände eignen sich auch Kompressen mit Johanniskraut als Inhalt.
Die Stoffe der gesamten oberirdischen Pflanze, bittersüß im Geschmack, wirken kühlend, blutstillend entzündungshemmend, heilfördernd und vornehmlich nervenberuhigend.
Bei Kindern mindern sie Angstzustände und bauen nervöse Spannungen ab (Bettnässen ist oft eine Folge davon).
Bei Erwachsenen werden Depressionen, Gürtelrose, Ischias, Bindegewebsentzündungen, Gicht und Arthritis behandelt. Tees entschlacken den Körper von Giftstoffen. Bei allen Vorzügen muß eine Einschränkung gemacht werden.

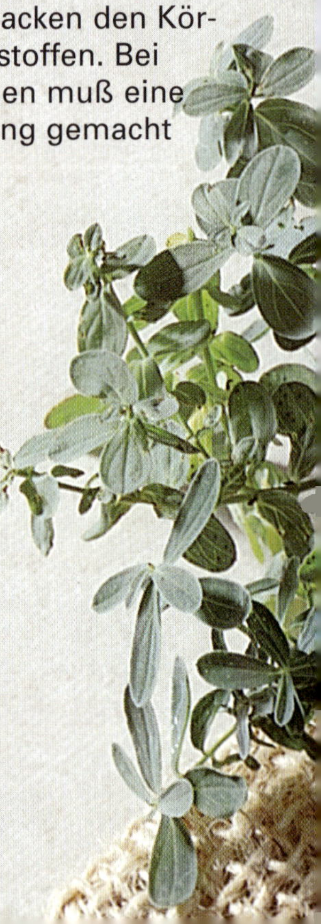

Wenn man sich nach der Behandlung mit Johanniskraut dem hellen Sonnenlicht aussetzt, kann es zu Hautallergien kommen. In der Naturkosmetik findet Johanniskraut Verwendung bei der Herstellung von Salben, Tinkturen oder Kräuterölen für Schönheitsmilch, Badezusätzen, gegen unreine Haut und bei erfrischenden Kompressen.

TEE:

1-2 TL Johanniskraut werden mit siedendem Wasser (ca. 150 ml) überbrüht und nach etwa 10 Minuten durch ein Teesieb geseiht; täglich morgens und abends 1-2 Tassen frisch zubereiteten Tee trinken; (bei nervöser Unruhe und Schlafstörungen anwenden),

JOHANNISÖL:

Man pflücke bei Sonnenschein Blüten, fülle damit eine Flasche bis zum Flaschenhals locker auf und gieße Olivenöl hinein, bis die Blüten bedeckt sind. Gut verschlossen wird die Flasche einige Wochen in Ofennähe oder im Sonnenschein warmgestellt. Bald wird sich das Öl rot färben. Ist die vorgesehene Zeit verstrichen, filtert man den Inhalt durch ein Tuch und presst die Rückstände kräftig aus. Das Johannisöl sollte nun in dunklen Flaschen aufbewahrt werden. Für die Behandlung von Brandwunden kann statt Olivenöl auch Leinöl verwendet werden.

JOHANNISKRAUTTINKTUR:

1 l Branntwein, dem man 2 Handvoll Blüten, in der Sonne geerntet, beigibt, in eine Flasche füllen und 3 Wochen an warmer Stelle stehenlassen.

SITZBÄDER:

Diese werden vorbereitet, indem man 1 Eimer Johanniskraut (mit allen oberirdischen Teilen) in kaltem Wasser über Nacht ansetzt, das Ganze vor dem Baden erhitzt und dem Badewasser zusetzt. Das Bad sollte 20 Minuten dauern.

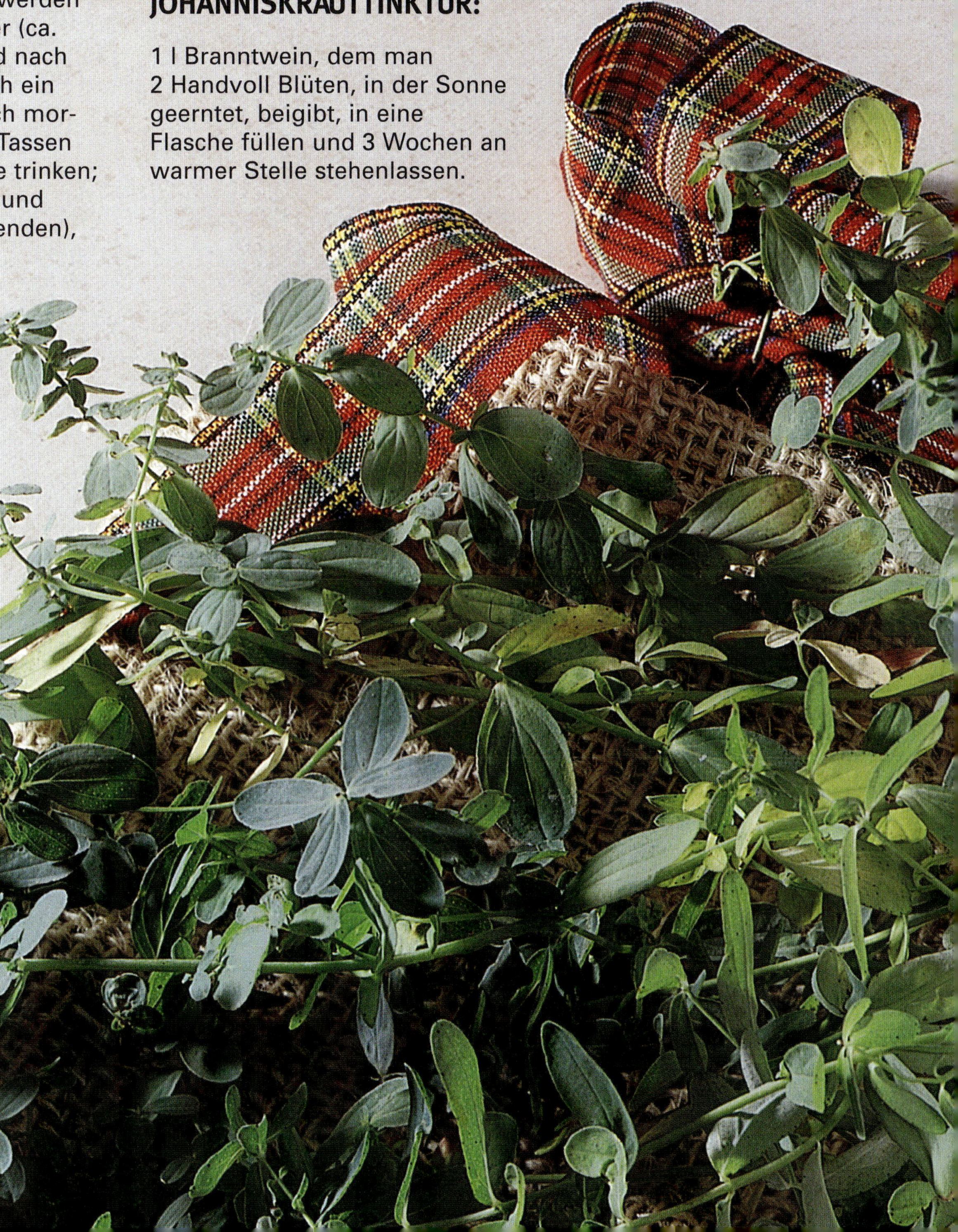

JUGLANS REGIA
WALNUSS

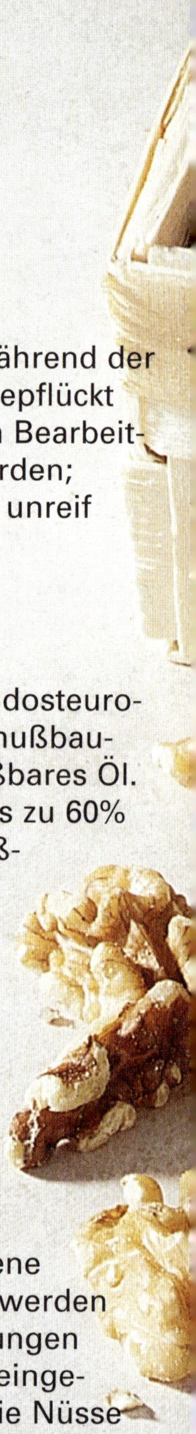

ALLGEMEINES:

Der lateinische Name setzt sich aus dem Namen des Gottes Jupiter und „glan" (Eichel) zusammen. Walnußbäume sind in Persien beheimatet. In den ersten Jahrhunderten n. Chr. wurden sie durch die Römer nach Mittel-Europa verpflanzt, daher der Name „Wälsche Nuß" oder „Nuß aus Welschland". Spätestens seit der Römerzeit ist er als Nuß- und Ölbaum in Frankreich angesiedelt. Die Mexikaner verwenden in ihrem Nationalgericht „chiles en nongada" (Chilis in Walnußsoße) die unreifen Nüsse des Walnußbaumes. Botanisch handelt es sich bei den Früchten nicht um Nüsse, sondern um Steinfrüchte.

BESCHREIBUNG:

Ein Walnußbaum kann bis zu 25 m hoch werden und bildet eine lockere aber stark verzweigte, hochgewölbte Krone. Er ist sehr empfindlich gegen scharfe Winde und starken Frost. Deshalb erfrieren im Winter oft Äste und Zweige. Die Rinde ist hellgrün bis braun, die Blätter sind gefiedert und duften stark. Bei der Befruchtung treten mitunter Schwierigkeiten auf. Männliche und weibliche Blüten stehen am Baum getrennt. Erschwerend wirkt, daß die männlichen und weiblichen Blüten eines Baumes oft zu verschiedenen Zeiten blühen und deshalb eine Befruchtung unmöglich ist. Dann muß sie von den Nachbarbäumen aus geschehen, die zur selben Zeit blühen. Einige Walnußsorten bilden aber auch ohne Bestäubung und Befruchtung vollkernige Nüsse. Die zwei- oder vierfächerige Steinfrucht hat eine grüne, glatte, zähfleischige, während der Reife braune Außenschale. Die Innenschale ist hellbraun, gerunzelt, steinhart, holzig und springt beim Keimen zweiklappig auf. Sie birgt zwei- bis vierlappige Samen mit großen, dickfleischigen, gefalteten und ölreichen Keimblättern.

VERBREITUNG:

Im größten Teil der Welt ist der Walnußbaum kultiviert. Man findet ihn vom Mittelmeerraum bis Ostasien, von Nordamerika bis zu den Anden, wildwachsend von Südeuropa bis in den Süden Chinas. Da er von allen Obstbäumen die längsten Wurzeln hat, gehört er schon deshalb auf tiefgründige, durchlässige, sandige Lehm- und Lößböden, gedeiht aber auch auf weniger guten Böden. Bei der Anpflanzung sollte man bedenken, daß der Walnußbaum dem Boden sehr viele Nährstoffe entzieht und dadurch in der Nähe stehende Pflanzen benachteiligt werden.

ERNTE:

Die Blätter können während der Vegetationsperiode gepflückt und zur gewünschten Bearbeitung bereitgestellt werden;
- ebenso die Früchte, unreif oder reif.

INHALTSSTOFFE:

Die Kerne des aus Südosteuropa stammenden Walnußbaumes enthalten genießbares Öl. In den Früchten ist bis zu 60% Öl mit angenehm nußartigem Geschmack enthalten, sie besitzen außerdem einen hohen Jodgehalt.

VERWENDUNG:

In der Küche finden die Nüsse (oder das Öl) verschiedene Anwendungen: gemahlene oder gehackte Kerne werden in schmackhafte Füllungen oder leckere Kuchen eingebracht, beliebt sind die Nüsse auch als Dessert oder Konfekt. Junge Früchte können in Essig konserviert, unreife und reife Früchte getrocknet und geröstet angeboten werden. Das Öl verfeinert Salate, ist aber auch bei vielen vegetarischen Gerichten begehrt. Exquisit sind Nüsse für Hühnergerichte (im nahen Osten), „Pesto", eine Nudelsauce (in Italien) und „Raito-", Salzkabeljau (in der Provence). Sauer eingelegte und in Sirup konservierte unreife Früchte finden sich im französischen Likör „Broux de noix" wieder.

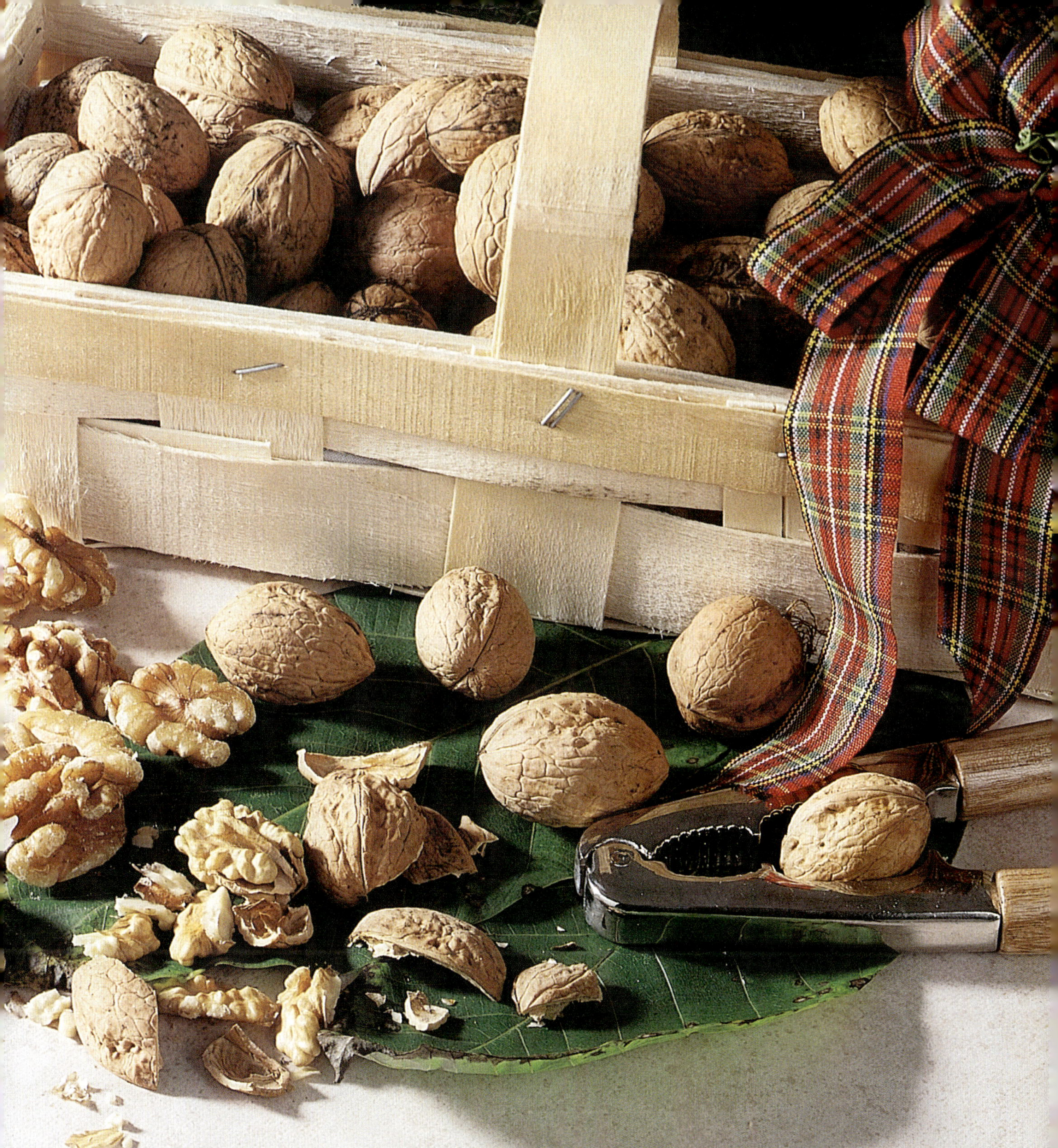

Für die Medizin ist das zusammenführende, schleimlösende und abführend wirkende Kraut von Bedeutung, es beruhigt gereiztes Gewebe, löst Nierensteine auf und bekämpft krankheitserregende Organismen und krebserregende Keime. Die Blätter, aufbereitet, helfen bei chronischem Husten, Asthma, Verstopfung und Harnsteinen.

Die Fruchtschalen helfen bei Durchfall und Anaemie, das aus den Blättern gewonnene Öl bei trockener Haut, Ekzemen, Herpes, Augenentzündungen und sogar bei Haarausfall, wenn es zweckentsprechend angewendet wird. Die traditionelle chinesische Medizin wendet die Fruchtschalen zur Stärkung schwacher Nieren an.

Blätter und Fruchtkapseln ergeben ein Färbemittel, für dunkles Haar. Außerdem wird Walnußöl bei der Herstellung von Seife, Ölfarben und Firnis benötigt. Das feinstrukturierte, mittelschwere Holz schätzen Tischler und Drechsler, es ergibt ein dekoratives Furnierholz und liefert exzellente Gewehrschäfte.

Juniperus communis
Wacholder

ALLGEMEINES:

Der niederdeutsche Name ist „Machandelbaum" oder „Machandel", die Tiroler und Bayern nennen ihn „Kranewit" oder auch „Krammetsbaum", aber der Wacholder trägt noch viele weitere volkstümliche Bezeichnungen. In Sagen, Brauchtum und Volksheilkunde spielte er schon immer eine wichtige Rolle. In einem alten Kräuterbuch wird beklagt: „Die Hexen und Wettermacherinnen üben damit Zaubrey und Abenthewer". Man schrieb ihm magische Kräfte zu, die die Gabe verleihen, in die Zukunft sehen zu können.
Diese belebende Wirkung kommt auch in seinem mittelhochdeutschen Namen „Wechalter" zum Ausdruck, der vom Althochdeutschen „wehhal" (wach, lebensfrisch) und „tar" (Baum) abzuleiten ist. In den alten Hochkulturen spielt der Wacholder eine mindere Rolle. Im mittelalterlichen Abendland zählte er jedoch zu den wichtigsten Arzneipflanzen. Die Indianer Nordamerikas wendeten ihn bei Nierenbeschwerden und vielen anderen Gebrechen bis hin zur Behandlung von Syphilis an. In der Volksmedizin wurden die aromatischen Früchte, auf glühende Kohlen gestreut, als Räuchermittel gegen „üble und schädliche Dünste" verwendet. Schließlich ist Wacholder der markanteste Strauch der Heide. Er läßt eine feierlich-schwermütige Stimmung aufkommen, die Hermann Löns uns vermittelt:

Machandel-,
lieber Machandelbaum,
in Tränen komm ich her:
ich träumte einen bösen Traum
Das Herze ist mir schwer.

BESCHREIBUNG:

Der gemeine Wacholder ist ein immergrüner, stark verzweigter, bis zu 2,50 m hoher Busch oder Baum. Die in dreizähligen Quirlen angeordneten Nadeln sind 1-2 cm lang, steif und scharf stechend, von graugrüner Farbe. Auf der Oberseite sind sie mit einem bläulich-weißen Längsstreifen versehen, die Unterseite zeigt einen der Länge nach gefurchten Kiel. Die Lebensdauer der Nadeln beträgt in der Regel 4 Jahre. Männliche und weibliche Blüten sind mitunter auf verschiedene Pflanzen verteilt, meist aber zusammen am selben Strauch. Die kleinen gelben männlichen Kätzchen stehen in dreigliedrigen Quirlen in den Achseln der Nadelquirle. Sie stäuben im April-Mai bei sonnigem Wetter die Pollen in gelben Wölkchen aus. Die weiblichen Blüten bilden einen winzigen Zapfen aus dreizähligen, abwechselnd-stehenden Schuppenquirlen. Der oberste Quirl, der drei nackte aufrechte Samenknospen umschließt, schwillt nach der Befruchtung an und wächst zu einer fleischigen kugeligen Scheinbeere heran, die man als Beerenzapfen bezeichnet. Die schwarzen, blaubereiften Scheinbeeren brauchen bis zu ihrer vollen Entwicklung zwei Jahre.

VERBREITUNG:

Der gemeine Wacholder kommt, wildwachsend bis ins Gebirge, fast auf der gesamten nördlichen Halbkugel vor, oft findet man ihn aber auch als Gartenpflanze oder auf Friedhöfen. In Norddeutschland ist er ein unzertrennlicher Begleiter der Waldkiefer, ebenso genügsam wie sie, mit allen Bodenarten vorlieb nehmend, sei es trockener Sand- oder sumpfiger Moorboden. Als Unterholz der Kiefernwälder bleibt sein Wuchs meist strauchig, aber im Freien wächst er auch oft bis zu sieben Meter hohen, schlanken, pyramidenförmigen Bäumen. Seine Ausbreitung erstreckt sich über ganz Europa, Westasien, Nordafrika und Nordamerika. Er wächst in den Alpen bis in Höhen von 1600 m, verträgt Winterkälte und Sommerdürre gleichermaßen. Die Vermehrung durch Menschenhand erfolgt durch Aussaat im Herbst oder Frühling (im Herbst muß die Anbaufläche abgedeckt werden) oder im Herbst durch Stecklinge (Keil von Seitentrieben). Die häufigste Vermehrung findet durch Wacholderdrosseln (Krammetsvögel) und im Gebirge durch Birk- und Auerhühner statt. Der unverdauliche winzige Steinkern, der im Beerenzapfen eingeschlossen ist, wird nach dem Verzehr der Frucht durch die Vögel ausgeschieden und findet so oft eine Keimstelle.

ERNTE:

Zur Ernte breitet man unter dem Wacholder eine Zeltbahn aus und schüttelt die reifen Früchte herunter.

INHALTSSTOFFE:

Wacholder enthält u. a. ätherische Öle, Harze, Kohlenhydrate und organische Säuren.

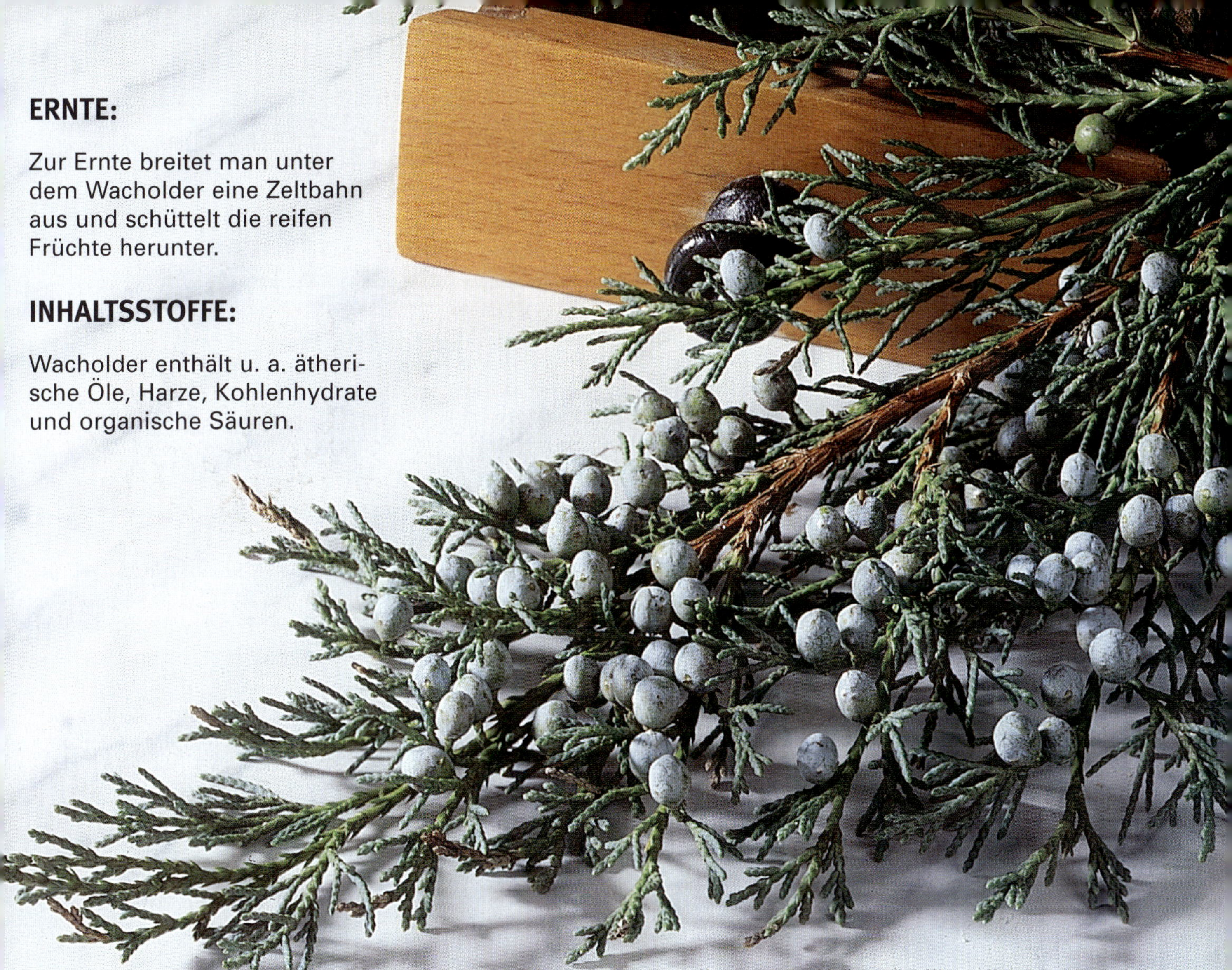

VERWENDUNG:

Wacholder wird in ganz Europa zum Würzen von kräftigem Fleisch, vor allem Wildbret, verwendet. Er passt zu Marinaden und Beizen, zu Schweinefleisch, Füllungen und Pasteten. Er sollte im Sauerkraut nicht fehlen, bereits zwei bis drei Beeren mildern den strengen Kohlgeruch und -geschmack. Die Beeren sollten mitgekocht oder vorher zerdrückt werden, damit sie ihr volles Aroma noch kräftiger entfalten können.
Eine weitere hauswirtschaftliche Verwendung finden auch die grünen Zweige, die zum Räuchern von Fleischwaren dienen. Nicht von ungefähr spricht man vom unübertrefflichen Wacholderschinken. Im medizinischen Bereich ist vor allem das Öl wichtig. Es ist ein kräftiges Entwässerungsmittel, außerdem wirkt es antiseptisch, weshalb der Tee bei Entzündungen der Harnröhre und der Blase hilft.
Die Beeren haben eine wärmende Wirkung, sie stärken schwache Verdauung und lindern Blähungen. Bei äußerlicher Anwendung (Einreiben) lindert das verdünnte Öl Rheuma- und Ischiasschmerzen und bessert Neuralgien. Dampfinhalationen helfen hervorragend bei Katarrh, Husten und Erkältungen allgemeiner Art. Vorsicht ist allerdings geboten: Nierenkranke und Schwangere sollten Wacholder nicht anwenden, vor allem innerlich nicht, hier sollte nur nach den Anweisungen eines erfahrenen Kräuterheilkundigen gehandelt werden.
Wacholder ist neben der Herstellung von Gewürzen wichtig für Spirituosen.

Allseits bekannt und berühmt sind im westfälischen und friesischen Raum der „Steinhäger", in Holland der „Genever", in Frankreich der „Genevré", in England der „Gin" und in den Balkanstaaten der „Borovicska".

Der Wacholderbaum besitzt ein weiches, feinfaseriges aber sehr zähes, festes und dauerhaftes Holz mit rötlich- braunem Kern, das für Drechsler- und feinere Schreinerarbeiten sehr kostbar ist.

LAURUS NOBILIS
LORBEER

ALLGEMEINES:

Laurus nobilis - vom lat. Laus (Lob) abgeleitet- gilt als Symbol des Ruhmes und des Sieges. Der Ursprung dieses Kultes reicht bis in die Antike zurück. Apollon (ihm ist diese Pflanze geweiht), Vorbild männlicher Schönheit, wird sehr oft mit einem Lorbeerkranz auf dem Haupt dargestellt. Die römischen Kaiser und Feldherrn schmückten sich, nach siegreicher Schlacht, mit einem Kranz aus Lorbeer; dieser Brauch blieb bei den olympischen Spielen bis heute lebendig. Bei Krankheit hing früher ein Lorbeerzweig über der Haustür, um Übel und den Tod fernzuhalten. Heute noch weist der englische Begriff „bachlos" für akademische Verdienste auf Lorbeer hin, er ist eine Ableitung von dem lateinischen Ausdruck „bacca lauri" (Lorbeere). Seine Blätter sind auch schon seit Jahrhunderten der Aromalieferant für Speisen. Er ist bis heute die Charakterpflanze der mediterranen Hartlaubvegetation geblieben, stammt aus Kleinasien und dem Mittelmeerraum und ist ein Relikt der tertiären Flora.

BESCHREIBUNG:

Er ist ein immergrüner, aus der Wurzel heraus sich buschig verzweigender Strauch oder ein kleines Bäumchen. In jungen Jahren wächst er kegelförmig und bildet erst später eine zunehmend rundliche Krone, die bis zu 8 m hoch wird. Der Lorbeerbaum hat eine graue glatte Rinde. Er ist zu erkennen an den kräftigen, von einer starken Mittelrippe durchzogenen Blättern. Die Blätter, langgestielt, bis zu 10 cm lang und 4 cm breit, sind derb und lederartig. Am Ansatz sind sie keilförmig und laufen lanzenartig spitz aus. Ihre Ränder sind undeutlich gekerbt, leicht gewellt, die Oberseite glänzt dunkelgrün, die Unterseite ist matt-hellgrün. Die oft leicht rötlichen Seitennerven in den unteren Blatthälften verbreiten beim Zerreiben einen aromatischen Duft, wie kaum eine andere Gewürzpflanze. In den Blattachseln stehen die kleinen, grün- gelben Blütendolden. Die Blütezeit ist im März/April. Die Beerenfrüchte, kugelig, ca. 1 cm groß, sind anfangs grün und zur Reife matt- glänzend schwarz. Sie reifen im September.

VERBREITUNG:

Lorbeer wächst einzeln an Felshängen oder in gelichteten Mischwäldern als Unterwuchs. Er benötigt gut entwässerten Boden und Sonne, besser Halbschatten, und muß in kühlen Gebieten gegen Frost geschützt werden, das ist in Mitteleuropa nördlich der Alpen nötig. Leichten Frost übersteht er allerdings. Man kann ihn als Kübelpflanze in Gewächshäusern überwintern lassen. Die Vermehrung kann auf dreierlei Arten erfolgen: Durch Aussaat im Herbst, Ableger im Herbst oder mittels abgetrennter, halbreifer Stecklinge. Lorbeer ist anfällig für Schildläuse.

ERNTE:

Die Ernte der Blätter, wie auch die der Zweige erfolgt im Sommer.

VERWENDUNG:

Sowohl Blätter als auch Zweige werden für Aufgüsse, für die Öldestillation oder als Puder verarbeitet. Getrocknete Blätter verlieren nach einem Jahr ihren Geschmack. In der Küche ist Lorbeer vielseitig verwendbar, er muß aber, weil er geschmacklich sehr dominiert, vorsichtig dosiert werden. So sind Lorbeerblätter vor allem in Marinaden zum Einlegen von Fleisch, Heringen, Gemüsen und Pilzen sowie zum Kochen von Fischsud verwendbar. Alles, was sauer ist, verträgt gut eine Prise Lorbeergeschmack. In geringen Mengen gibt man die Beeren auch zu Aspik, Gulasch und Suppen. Die Blätter sind eine Zutat zu vielen pikanten Gerichten in fast allen europäischen Küchen. Am bekanntesten ist wohl das Bouquet garni, ein Kräutersträußchen aus Petersilie, Lorbeerblatt und Thymian. Lorbeeressenzen aus den Blättern oder Beeren helfen bei Verdauungsstörungen, Koliken, Blähungen und bei mangelndem Appetit.

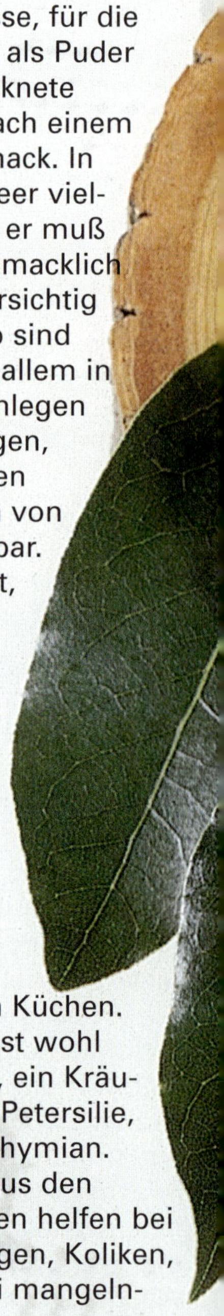

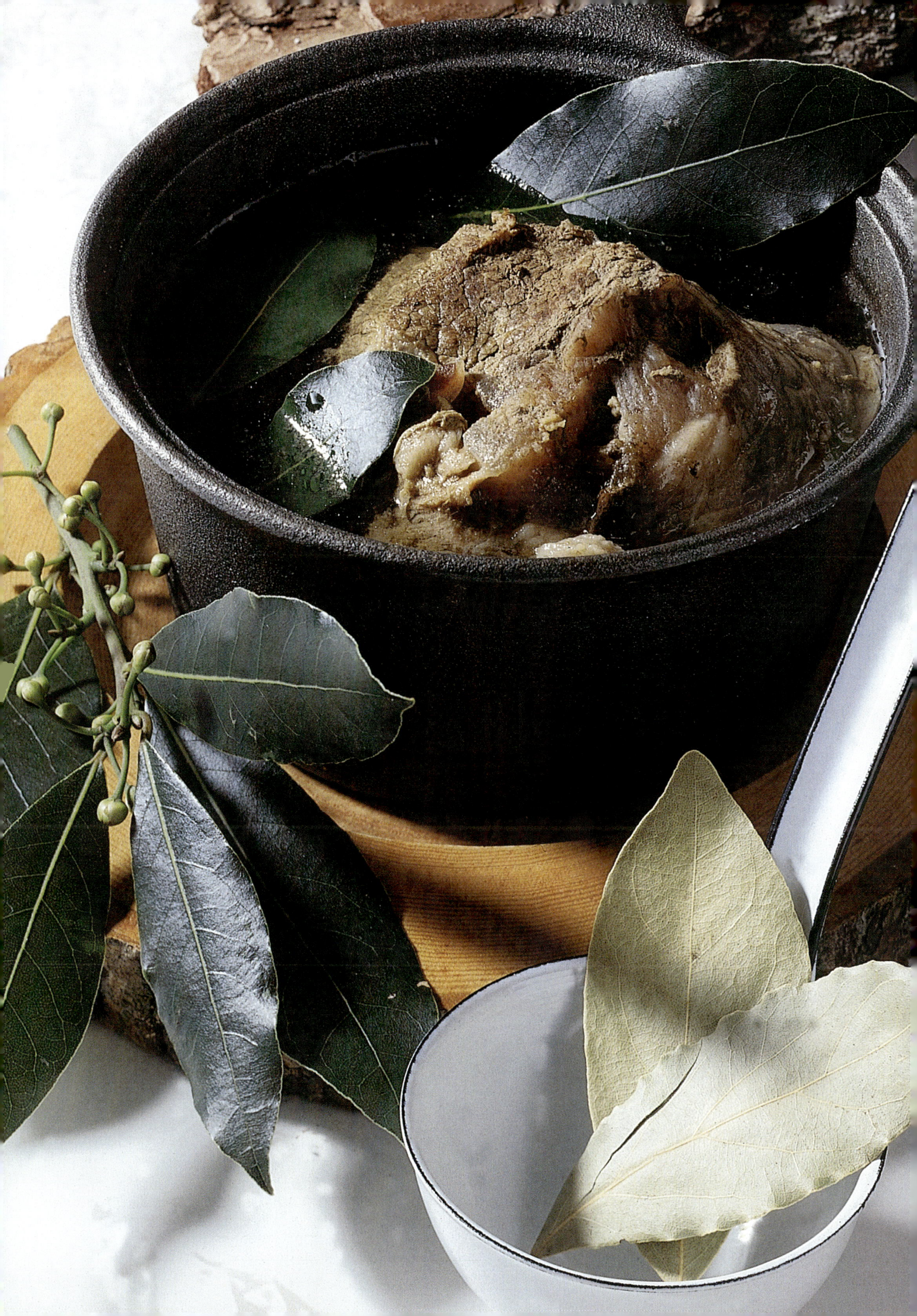

Rezepte
Lorbeer

Lorbeeröl hat sich bei Verstauchungen, Prellungen oder kleinen Wunden bestens bewährt. Es hilft bei Schuppen, Rheumatismus, atonischen Geschwüren und bei Krätze. In der Wirtschaft werden die Blätter beim Versand von getrockneten Feigen als Verpackung verwendet, sie halten Rüsselkäfer fern. Ätherische Öle des Lorbeers, als Bestandteil in handelsüblichen Gewürzen, Fleischwaren und Likören, geben den Produkten einen besonderen Geschmack.

LORBEERKANINCHEN

1 Kaninchen, Salz, Pfeffer aus der Mühle, 1 EL Kräuter der Provence, 2-3 EL Butterschmalz, 4 Knoblauchzehen, 2 Zwiebeln, 1 Bund Suppengemüse, 1 Bund Frühlingszwiebeln, einige Zweige Rosmarin, 6 Lorbeerblätter, 1 Glas Rotwein, 1/2 l Gemüse- oder Fleischbrühe, Saft von 1 Zitrone, 1 Prise Cayennepfeffer, 1 Prise Zucker, 1 Tasse Kräuter

Das küchenfertige Kaninchen in mundgerechte Teile schneiden, waschen, trockentupfen, mit Salz, Pfeffer und Kräutern der Provence würzen. Das Schmalz in einem Bräter erhitzen und die Kaninchenteile darin rundherum Farbe nehmen lassen. Die Knoblauchzehen schälen, feinhacken, die Zwiebeln schälen und in mundgerechte Stücke schneiden. Das Suppengemüse putzen, kleinschneiden, mit dem Knoblauch und den Zwiebeln zum Fleisch geben und unter ständigem Rühren kurz mitbraten. Die Frühlingszwiebeln putzen, in Ringe schneiden und bereitstellen. Die Rosmarinzweige mit den Lorbeerblättern zum Fleisch geben, mit Rotwein ablöschen und mit Brühe auffüllen. Das Ganze in dem auf 180–200 °C vorgeheizten Backofen 60–70 Minuten schmoren lassen. Die Frühlingszwiebeln untermischen, mit Salz, Pfeffer, Zitronensaft, Cayennepfeffer und Zucker kräftig abschmecken und weitere 10 Minuten garen. Den Kaninchenschmortopf dekorativ anrichten, mit den verlesenen, gewaschenen und fein gehackten Kräutern bestreuen, ausgarnieren und servieren.

LORBEERZUCCHINI

1 kg Zucchini, 8-10 Knoblauchzehen, 6 Zwiebeln, 8-10 rote Chilischoten, 1/4 l Weißwein, 1/4 l Estragonessig, 1/2 l Gemüsebrühe, 125 g Zucker, 2 EL Salz, 2 Zimtstangen, 6 Lorbeerblätter, einige Nelken, 2-3 EL Pfefferkörner

Die Zucchini putzen, schälen, halbieren und mit einem Teelöffel leicht aushöhlen, das Fruchtfleisch in Würfel schneiden. Die Knoblauchzehen schälen, kleinschneiden, die Zwiebeln schälen und in Stücke schneiden. Die Chilischoten putzen, waschen, halbieren, entkernen, kleinschneiden und bereitstellen. Die Zucchini, die Knoblauchzehen, die Zwiebeln und die Chilischoten in einen Topf geben, den Weißwein, den Estragonessig und die Gemüsebrühe angießen, den Zucker einrühren und das Ganze zum Kochen bringen. Mit Salz würzen, die Zimtstangen, die Lorbeerblätter, die Nelken und die Pfefferkörner ebenfalls dazugeben. Die Zucchini bei mäßiger Hitze 10 Minuten köcheln lassen, anschließend vom Feuer nehmen, heiß in saubere Einmachgläser füllen, diese gut verschließen und zum Verzehr bereitstellen.

STECKRÜBENTOPF MIT LORBBEER

1-2 EL Butterschmalz, 100 g durchwachsenen, geräucherten Speck, 2 Zwiebeln, 400 g Kartoffeln, 400 g Steckrüben, 2 Lorbeerblätter, einige Nelken, einige Wacholderbeeren, einige Pfefferkörner, einige Pimentkörner, 1 l Gemüse- oder Fleischbrühe, Salz, Pfeffer aus der Mühle, 1 Prise Cayennepfeffer, 1 Prise Zucker, 1 Prise Muskat, 800 g Kasseler ohne Knochen, Gemüsebrühe zum Erhitzen, 1 Bund Schnittlauch

Das Butterschmalz erhitzen und den in Würfel geschnittenen Speck darin auslassen. Die feingewürfelten Zwiebeln dazugeben und glasig schwitzen. Die Kartoffeln schälen und in Würfel schneiden. Die Steckrüben putzen, schälen und ebenfalls würfeln. Die Kartoffeln und die Steckrüben zu den Zwiebeln geben und kurz anschwitzen. Die Gewürze in einen Gewürzbeutel geben, die Brühe angießen und zum Kochen bringen. Den Gewürzbeutel einlegen und die Suppe bei mäßiger Hitze 25-30 Minuten garen. Den Steckrübentopf mit Salz, Pfeffer, Cayennepfeffer, Zucker und Muskat abschmecken. Das Kasseler im Ganzen in der heißen Gemüsebrühe erhitzen. Den Rübeneintopf nachschmecken, anrichten, das Kasseler in Scheiben schneiden und auf die Rüben geben. Ausgarnieren und mit frisch geschnittenem Schnittlauch bestreut servieren.

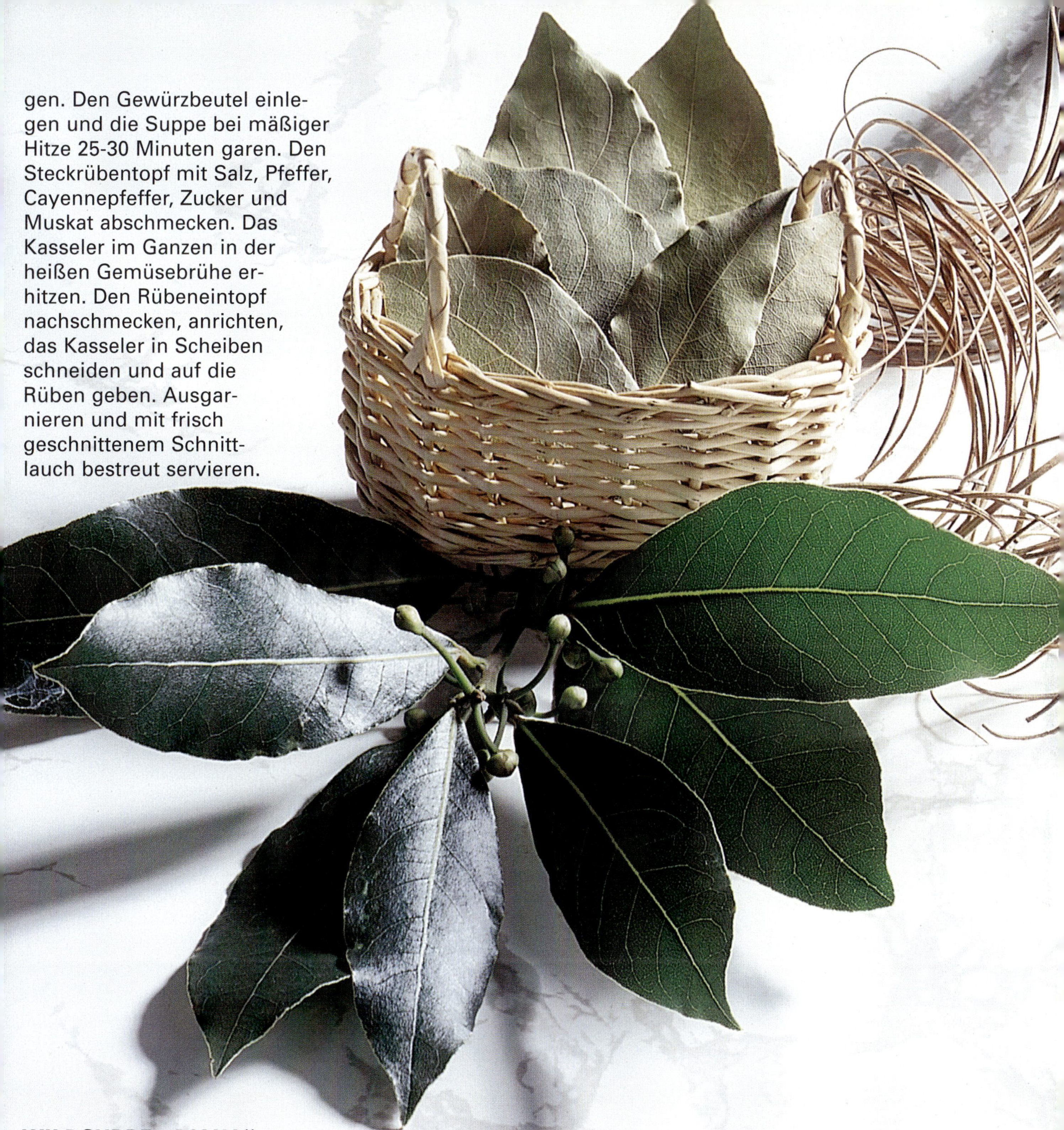

WILDSUPPE „DIANA“

750 g Wildfleisch ohne Knochen, 1-2 EL Butterschmalz, 2 Zwiebeln, 1 Bund Suppengrün, 1/2 l Brühe, 1 TL geschrotete Wacholderbeeren, 1 TL Pfefferkörner, 2 Lorbeerblätter, 1-2 EL Mehl, 3-4 EL Wasser, 6 cl Sherry medium, Saft von 1 Zitrone, Salz, Pfeffer, 1 Prise Muskat, 1 Prise Zucker

Das Wildfleisch würfeln, das Butterschmalz erhitzen und das Fleisch Farbe nehmen lassen. Die Zwiebeln in feine Würfel schneiden, das Suppengrün würfeln, beides zum Fleisch geben und kurz mitbraten. Mit der Gemüse- oder Wildbrühe auffüllen, die geschroteten Wacholderbeeren, Pfefferkörner und Lorbeerblätter untermischen. Die Suppe bei mäßiger Hitze 20-30 Minuten garen lassen. Das Mehl mit dem Wasser glattrühren und die Suppe damit binden. Mit Sherry medium, Zitronensaft, Salz, Pfeffer, Muskat und Zucker die Suppe abschmecken. Die Wildsuppe „Diana“ anrichten, ausgarnieren und sofort servieren.

LAVANDULA ANGUSTIFOLIA
LAVENDEL

ALLGEMEINES:

Lavendel, ein Verwandter des Rosmarins und zur Familie der Lippenblütler gehörig, kam vermutlich, wie viele andere südliche Pflanzen, mit den missionierenden Benediktinermönchen über die Alpen nach Norden, wo er in den Klostergärten kultiviert wurde. Der Name Lavendel ist die verdeutschte Form des lateinischen Gattungsnamens Lavandula. Dieser stammt wahrscheinlich von dem Wort lavare - waschen ab, und weist auf die beliebte Verwendung für Duftbäder hin.

BESCHREIBUNG:

Viele Reisende kennen Lavendel aus seiner ursprünglichen Heimat, dem Mittelmeerraum. Dort überzieht er mitunter ganze Berghänge, wird aber auch in Gärten und Kulturen angepflanzt. Dicht gedrängte, bis zu 60 Zentimeter hohe Stengel bilden ein wogendes Meer. Die Blätter sind schmal, 6-15 mal länger als breit, lanzettlich nach unten eingerollt, auf der Unterseite weißfilzig, graugrün. Die Blüten, klein, dunkelblau, violett, bilden vielblütige Wirbel. Die Krone ist zweilippig, die Oberlippe ebenfalls zwei-, die Unterlippe jedoch dreiteilig. Die Griffel ragen nicht aus der Kronenröhre heraus. Der immergrüne, sehr anpassungsfähige Lavendel blüht bei uns im Juli/August.

VERBREITUNG:

Lavendel gedeiht nur an klimatisch warmen Orten und liebt trockene kalkhaltige Böden. Er wird wegen seines angenehmen Duftes in Gärten angebaut, eignet sich als Kübelpflanze und kommt auch verwildert, bevorzugt an sonnigen Hängen, vor. In den Gärten fühlt er sich im sonnigen Kräuterbeet am wohlsten. Mit Salbei, Thymian, oder Heiligenkraut als Nachbarn verträgt er sich sehr gut. Als niedrige Beetbegrenzung für Rosenbeete, und bei der Gestaltung von Steingärten ist Lavendel bei Gartenliebhabern recht geschätzt.

ERNTE:

Verwendet werden die jungen Blattspitzen sowie die Blüten, die kurz vor ihrer Entfaltung, wenn das ätherische Lavendelöl voll entfaltet ist, geerntet werden. Das Öl wird durch Wasserdampfdestillation aus den frisch geschnittenen, blühenden Spitzen und Halmen entfernt. Die Stauden können auch an einem schattigen, gut belüfteten Ort getrocknet werden.

INHALTSSTOFFE:

Hauptwirkstoff für den Menschen sind die ätherischen Öle des Lavendels. Sie sind wichtige Bestandteile in Parfüms, vor allem aber in Lavendelwasser und in Seifen. Das offizielle im Handel erhältliche Lavendelöl ist eine 3%ige Lösung in verdünntem Spiritus. Außerdem sind es verschiedene Bitterstoffe, Cumarine und Harze, die seine Wirkung ausmachen.

VERWENDUNG:

Die Araber, und auch später die Menschen im Altertum, benutzten Lavendelöl als Antiseptikum und für Toilettenartikel. Für die Römer war Lavendel der Inbegriff für Reinlichkeit. Das Öl, als Zugabe für das Badewasser, für allgemeine Waschungen und als Bestandteil in erfrischenden Einreibemitteln war schon damals sehr beliebt. Eine Spezialität in Südfrankreich ist der Lavendelhonig: bernsteinfarbig, leicht grün und butterweich gilt er als besondere Delikatesse. Die frischen Blätter des Lavendels verwendet man in der Küche bei Eintopf-, Fisch- und Wildgerichten und Schmorbraten. Die frischen Blüten benutzt man zum Aromatisieren von Salatsoßen, Kräuterbutter, Gelee, Essig und Öl. Lavendel gilt als eines der wirkungsvollsten Heilmittel, bei Verbrennungen und Insektenstichen. Zuverlässig fördert Lavendel die Heilung von Schnittwunden und Bissen, weil es eine starke antibakterielle Wirkung hat. Das Öl tötet Dyphterie- und Typhusbakterien ebenso wie Streptokokken und Pneumokokken.

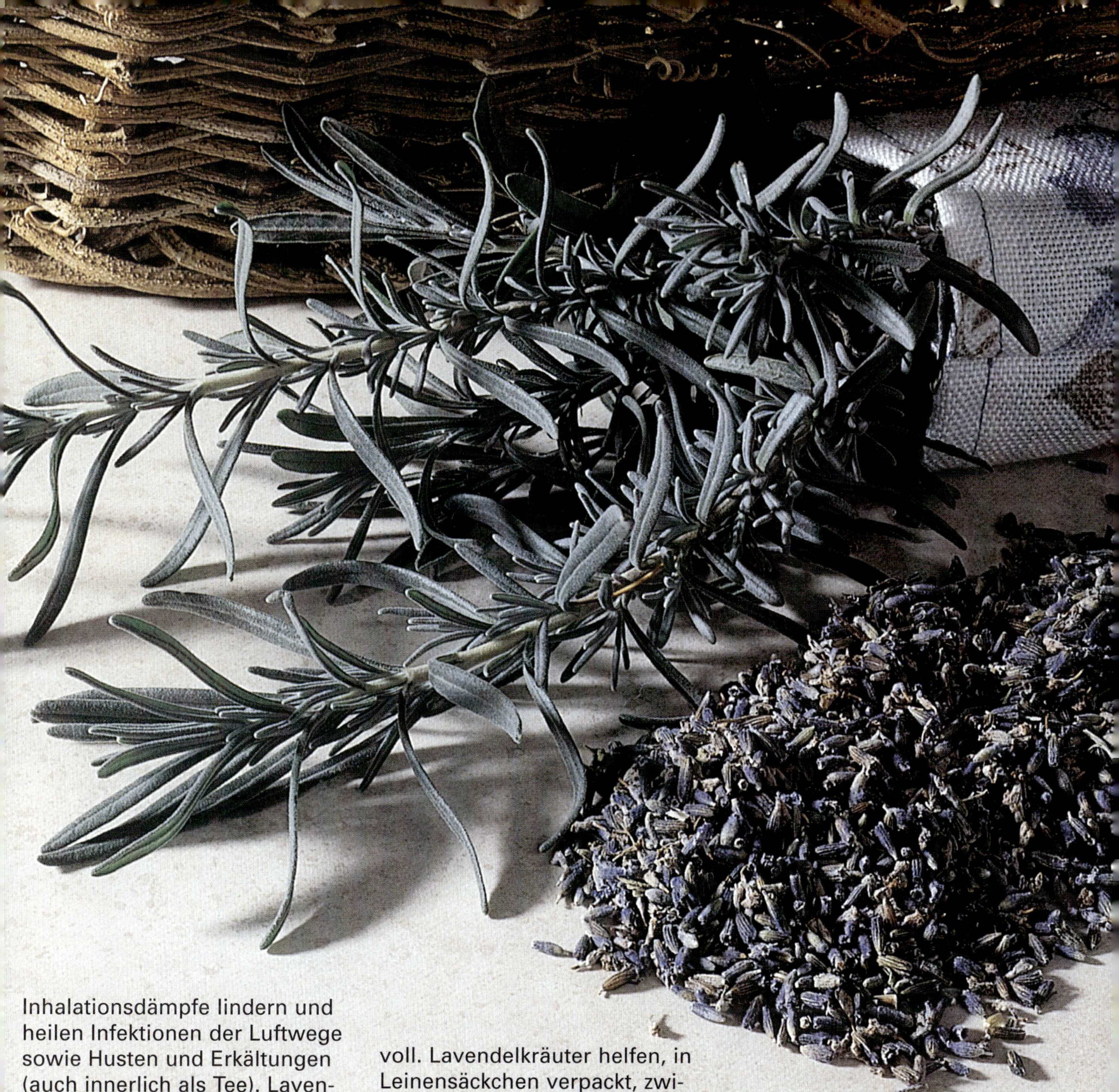

Inhalationsdämpfe lindern und heilen Infektionen der Luftwege sowie Husten und Erkältungen (auch innerlich als Tee). Lavendelöl, als Zusatz dem Massageöl beigegeben, entspannt die Muskeln, lindert rheumatische und neuralgische Schmerzen. Bäder mit Lavendelöl wirken entspannend und belebend. Als Tee beruhigt er bei Ängsten, lindert nervöse Kopfschmerzen, löst Verspannungen und Krämpfe im Verdauungstrakt und wirkt appetitanregend. Lavendel gilt zurecht als vielseitiges Mittel in der Volksmedizin. So gelten beispielsweise Kräuterkissen, angewendet vor dem Einschlafen, als sehr wirkungsvoll. Lavendelkräuter helfen, in Leinensäckchen verpackt, zwischen im Schrank verwahrten Kleidern bei Mottenbefall.

LAVENDELTEE:

1 TL getrocknete Lavendelblüten wird mit einer Tasse Wasser als Aufguß zubereitet und nach Belieben gesüßt. Sebastian Kneipp empfahl 5 Tropfen Lavendelöl 3 mal täglich bei leichten Blähungen, Kopfschmerzen, Appetitlosigkeit oder nervösen Verdauungsbeschwerden.

LAVENDELBAD:

Für ein nervenstärkendes, allgemein anregendes Lavendelbad läßt man 100 g Lavendelblüten in 1 Liter kochendem Wasser 15 Minuten lang ziehen und gibt es nach dem Abseihen zu dem Vollbad.

LEVISTICUM OFFICINALE
LIEBSTÖCKEL

ALLGEMEINES:

Liebstöckel, auch „Maggikraut“ genannt, im Griechischen mit „ligystikos“ bezeichnet (nach der Heimat des Liebstöckels, den Ligurischen Alpen), war auch als Badekraut bekannt. Früher glaubte man, es sei ein Aphrodisiakum. Deshalb war die Pflanze ein Bestandteil in entsprechenden Rezepturen. Nach einem alten Volksglauben soll derjenige, der in der Karfreitagsnacht - von einem besonderen Spruch begleitet - eine Wurzel ausgräbt und sie dann bei sich trägt, Hexen mit Milchkannen auf dem Kopf herumlaufen sehen. Tatsache ist, daß Fleisch und Milch von Kühen, die mit Liebstöckel gefüttert werden, einen schlechten Geschmack annehmen.

BESCHREIBUNG:

Die mehrjährige Pflanze gehört zur Familie der Doldengewächse und wird gut 2 m hoch. Sie hat einen dicken, mit Fasern bedeckten, fleischigen Wurzelstock, der sich weit verzweigt. Dicke, hohle Stengel verästeln sich und bilden am Ende ihrer obersten Verzweigung eine Dolde, 10-20 strahlig einen Durchmesser von bis zu 10 cm erreichend. Die Dolde besteht aus unzähligen kleinen gelbgrünen Blüten, deren Kronenblätter sich rundlich zusammenneigen und ab Juli blühen. Die Blätter sind langgestielt, gefiedert, glänzend und weich. Der obere Teil der Pflanze stirbt im Winter vollständig ab.

VERBREITUNG:

Liebstöckel hat sich vom Mittelmeerraum bis nach Persien ausgebreitet. Heute wächst Liebstöckel im Osten Nordamerikas, in Südwestasien und Europa bis hinauf nach Skandinavien. Er läßt sich leicht vermehren durch die Teilung der rübenartigen Sprossen. Die Blätter können durch Minierfliegen sehr stark geschädigt werden. Liebstöckel gedeiht auf nährstoffreichem und mäßig feuchtem Boden in sonniger Lage und im Halbschatten.

ERNTE:

Die Blätter sind am günstigsten vor der Blüte zu ernten, die Stengel im Frühjahr, wenn sie zart und saftig sind, der Samen später, wenn er reif ist. Die Ernte der Wurzeln lohnt sich erst im 3. Jahr. Liebstöckl wird frisch zu Absuden, Extrakten, Tinkturen und Öl verarbeitet.

VERWENDUNG:

Die Verwendung in der Küche ist vielfach möglich. So ist das Öl wegen seines starken, aromatischen Geschmacks beliebt. Alle Teile können wie Sellerie gekocht oder wie Engelwurz kandiert werden. Liebstöckel eignet sich als Beigabe zu Salaten, Eintopfgerichten, Suppen, Soßen, zu Lamm- und Hammelbraten, zu pikanten Gerichten und als Backgewürz. Die Samenkörner werden für Brot oder Käsegebäck verwendet. Außerdem eignet sich die Pflanze gut für vegetarische Gerichte. Mancherorts findet Liebstöckel Verwendung als Einmachgewürz für saures Gemüse oder Gurken. Sämtliche Pflanzenteile sind wertvoll, und sowohl in frischem Zustand wie auch getrocknet, gänzlich zerrieben oder gemahlen zu verwerten. Ein altes Bauernmittel, der Liebstöckel-Herztrunk, beruhigt den Magen und fördert die Verdauung.

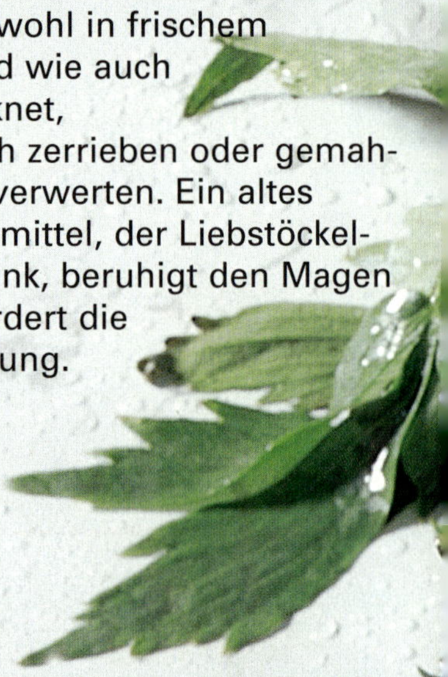

Liebstöckel-Tee wirkt schweißtreibend, schleimlösend und hilft gegen viele Krankheitserreger. Liebstöckel behebt Verdauungsstörungen, Koliken, Blähungen, regt den Appetit an und wird bei Halsschmerzen und Geschwüren, ja sogar bei Melancholie als Heilmittel angewendet. Bei Hildegard von Bingen ist zu lesen: „Und wenn einem Menschen die Drüse am Hals schmerzt, so daß seine Halsadern anschwellen, dann nehme er Liebstöckel und etwas mehr Gundelrebe, und er koche das gleichzeitig im Wasser. Nachdem das Wasser abgegossen wurde, lege er das warm um den Hals, weil seine Halsadern übermäßig gedehnt sind, und er wird geheilt werden“. Heute wird das Öl aus dem Liebstöckel unter anderem auch zur Herstellung von Parfüm verwendet.

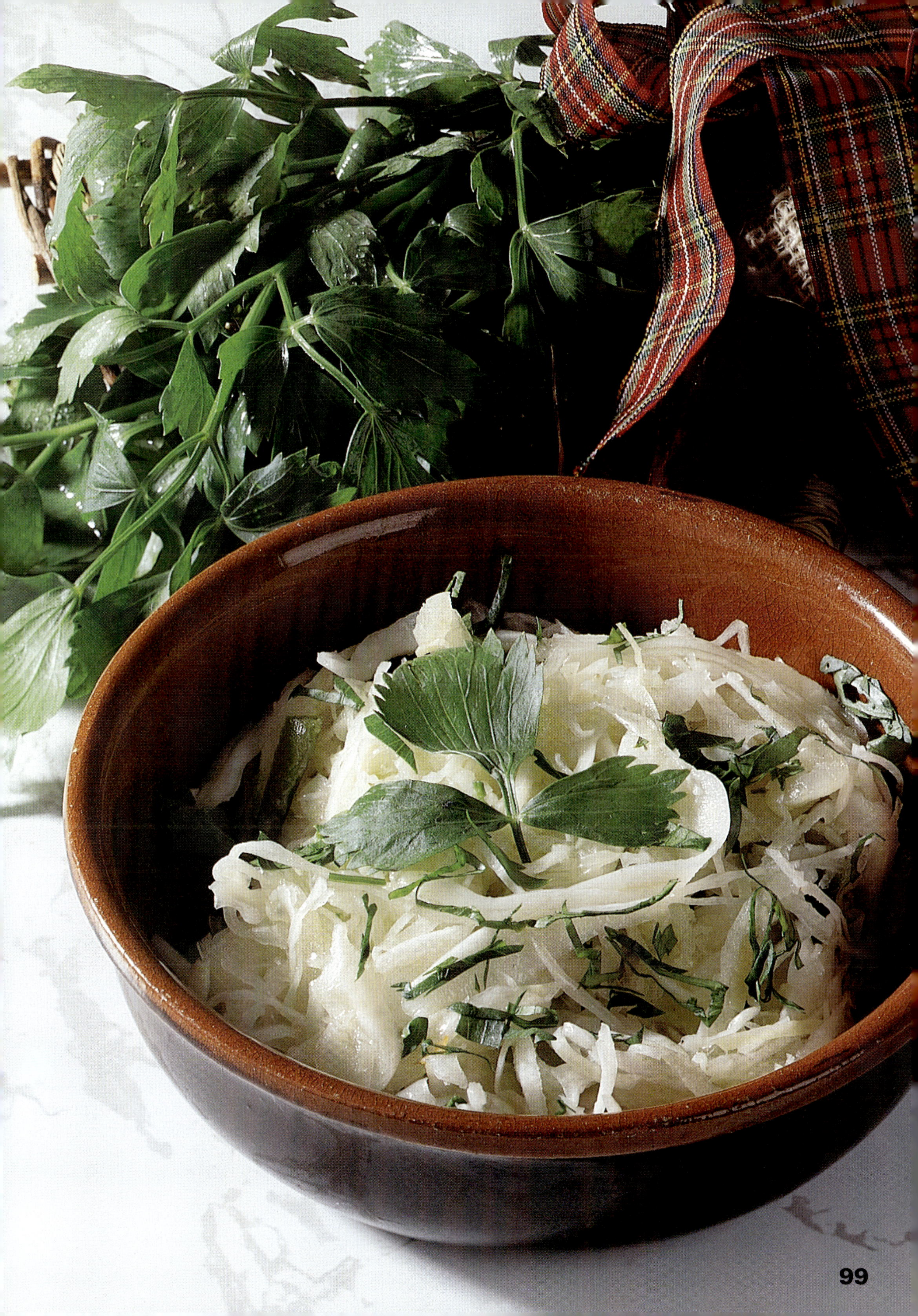

MALUS DOMESTICA
APFEL

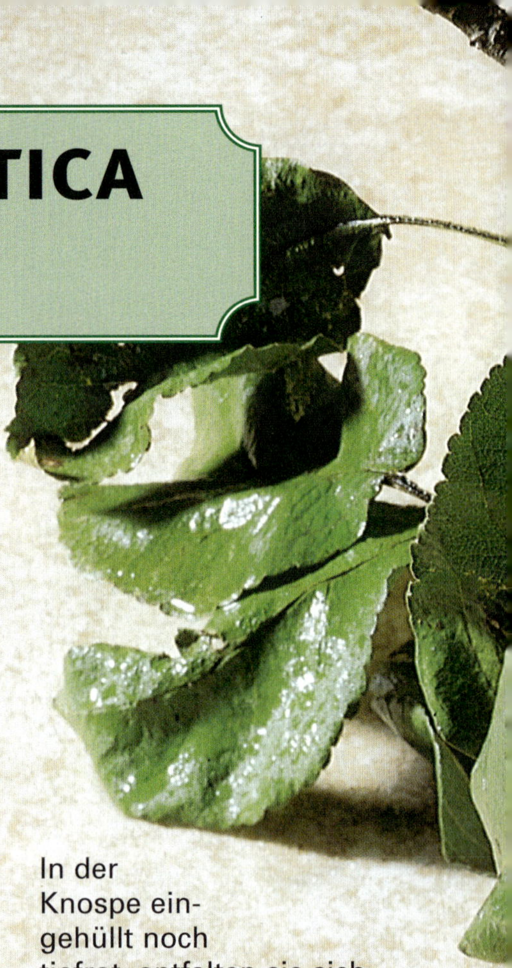

ALLGEMEINES:

Unser Apfelbaum gehört zur Familie der Rosengewächse. Malus communis und Malus pumila kann man als wichtigste Stammformen nennen, auf denen die europäischen und amerikanischen Züchtungen basieren. Mitunter, in wildwachsenden Apfelwäldern, kann man wie in Turkistan und im Kaukasus noch die ursprünglichen Formen vorfinden. Die Früchte sind klein, oft unansehnlich, sauer und ungenießbar. Nur wenige haben einen Anflug von Süße und sind zum Verzehr geeignet. Im griechischen Mythos spielt der Apfel eine Rolle: Die Hesperiden und der Drache bewachten den Baum mit den goldenen Äpfeln. Herakles gelang es, auf abenteuerliche Weise, diese zu stehlen. In alten Kulturen ist er das Symbol der Fruchtbarkeit (der rote Liebesapfel). Er spielte in der Minne und bei Hochzeiten eine besondere Rolle, nicht minder als Baumbehang (z. B. am Weihnachtsbaum). Der Legende nach sollen bestimmte Äpfel in der Christnacht blühen und zugleich Früchte tragen. In der christlichen Kunst ist er das Symbol des Sündenfalls, des tiefen Falles der Menschheit, zugleich aber auch das Zeichen der Herrschaft und der Macht: In Marienbildnissen, seit dem 11. Jahrhundert, hält das Jesuskind einen Apfel in der Hand. Er ist das Sinnbild des Weltalls. Zum Zepter gekrönter Häupter gehörte z. B. auch der „Reichsapfel“ (mit dem Kreuz geziert).
Durch Eingriffe sind die kleinen sauren Wildarten mit dem Ziel veredelt worden, große, süßere Früchte und höhere Erträge zu erhalten, die aber möglichst ebenso hartnäckig dem ungünstigen Klima (Hitze, Frost, Trockenheit, Nässe u. a.) trotzen wie die Urtypen.
Es gibt allerdings nur wenige Arten, deren Sorten zur Veredelung geeignet sind und den heutigen hohen Ansprüchen genügen.
Nicht nur sein hoher Nährwert, sondern vor allem seine Heilkräfte seit altersher bekannt.

BESCHREIBUNG:

Der Apfelbaum ist ein sommergrüner, sparrig- weitverästelter Baum. Die Äste stehen aufrecht und breiten sich auch seitlich stark aus, so daß eine abgerundete Krone entsteht (an ihrer Form kann man schon von weitem erkennen, ob es ein Apfel- oder Birnbaum ist). Der Apfelbaum ist, je nach Veredelung, niedrig oder hochstämmig, dementsprechend ist der Stamm schlank oder urwüchsig- kräftig mit einer glatten oder rauhen Rinde. Die Blätter, langgestielt, breit bis elliptisch – je nach Art – sind zum Ende hin zugespitzt, zum Stiel hin abgerundet oder keilförmig, gezahnt und andeutungsweise gelappt. Die Seitennerven laufen, an der Unterseite gut zu erkennen, zum Blattrand hin aus. Die Blüten, fünfzählig, stehen am Ende der Fruchttriebe zahlreich in einfacher Doldenform.
In der Knospe eingehüllt noch tiefrot, entfalten sie sich zu am Rand tiefrosa und innen fast reinweißen Gebilden. Die Frucht gehört zum Kernobst, sie ist eine Scheinfrucht, am Stielansatz tief einwärts gebuchtet. Je nach Sorte sind die „Backen“ von rötlicher Farbe. Das Kerngehäuse besteht aus fünf Kammern, in denen die Kerne eingebettet liegen, anfangs weißlich, zur Reife sich dunkelbraun färbend.

VERBREITUNG:

Der Apfelbaum ist ein Flachwurzler, liebt nährstoffreichen Boden und feuchte, bewegte Luft. Man sieht ihn weitverbreitet als Obstbaum wie auch als Zierbaum. In Japan ist er neben der Kirsche einer der beliebtesten Zierbäume. Gepflegte Kulturen breiten sich vielerorts wegen des hohen wirtschaftlichen Nutzens aus.

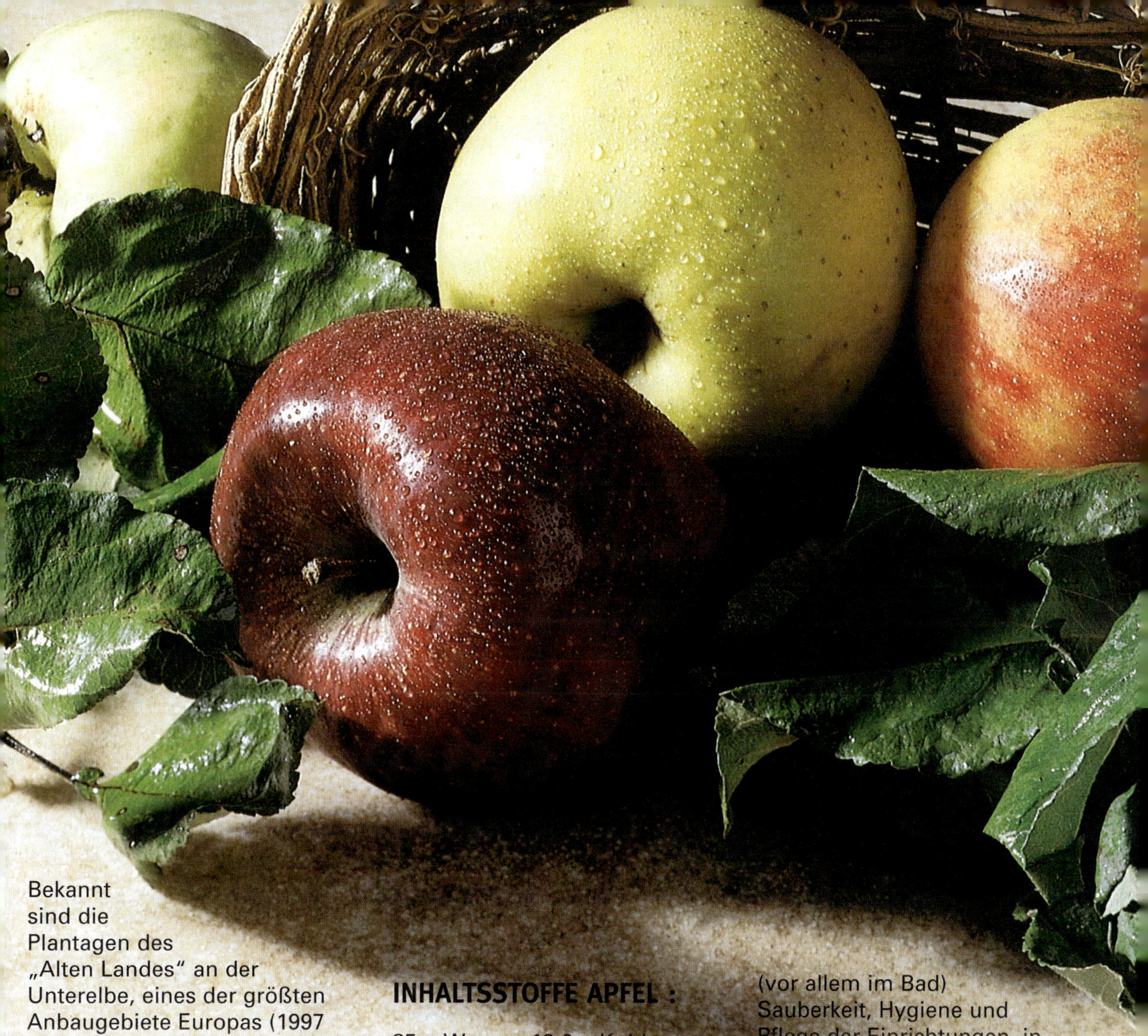

Bekannt sind die Plantagen des „Alten Landes“ an der Unterelbe, eines der größten Anbaugebiete Europas (1997 wurden in der Bundesrepublik 0,8 Millionen Tonnen Tafeläpfel geerntet). Züchtung und gärtnerische Eingriffe lassen – als elitäre Exemplare – nur relativ wenige Früchte zur Reife kommen. Größe und Qualität dieser Äpfel sind unübertroffen.
Kaum ein Gartenbesitzer oder „Schrebergärtner“ verzichtet auf „seinen“ (natürlich den besten!) Apfelbaum. Bei der Ernte haben „alle Hände voll zu tun“, um sie fachgerecht einzubringen.

INHALTSSTOFFE APFEL:

85 g Wasser, 12,6 g Kohlenhydrate, 1,0 g Rohfaser, 0,4 g Fett, 0,3 g Protein, 137 mg Kalium, 12 mg Vitamin C, 8 mg Kalzium.

VERWENDUNG:

Die Verwendungsmöglichkeiten in der Küche (Mus, Saft, Most, Wein u. v. a.) sind unwahrscheinlich zahlreich und vielseitig. Das breiteste Spektrum in der Verwendung ist wohl dem Apfelessig zuzuschreiben. Er umfaßt im Küchenbereich das Würzen, die Reinlichkeit und Desinfektion der Geräte und Aufbewahrungsorte, im Wohnbereich (vor allem im Bad) Sauberkeit, Hygiene und Pflege der Einrichtungen, in der Schönheitspflege alle erdenkbaren Anwendungen, und in der Gesunderhaltung (und auch im Kranksein) ist er ein Universalheilmittel.

Nichtsdestoweniger ist der Apfel als bloße Frucht eine kalorienarme, wasserbindende (füllende) Kost, im Stück oder geschabt, bei Apfeldiät, Apfelkost und Apfelkuren.
Nach dem „Petsch-Verfahren“ kann der Apfelwein ohne Ausnahme bei allen Krankheiten verwendet werden.
„Iß jeden Tag einen Apfel, und du bleibst gesund!“, ist nicht nur dahergeredet.

Malva sylvestris
Malve

ALLGEMEINES:

Die Malve erhielt im Hebräischen die Bezeichnung „Mullah"-Salat, im Altenglischen „malwe", das soviel wie „zart" oder „weich" bedeutet. Sie ist auch unter dem Namen „Käsepappel" bekannt (wahrscheinlich, weil die scheibenförmigen, vorne flachen Früchte an kleine Käse erinnern). Seit der Antike schätzt man die Malve als Heilpflanze. Im 16. Jahrhundert hatte sie den Ruf eines Allheilmittels (Omnimorbia). Sie ist beheimatet in Südeuropa und Teilen Asiens.
Der Stengel galt früher als heilsam für Eingeweide und Blase. Die Blätter (als Umschläge) helfen angeblich bei Tränenfisteln, Vernarbungen, Insektenstichen, Schorf, Brandwunden, Entzündungen. Sitzbäder lindern Gebärmutterleiden, und die gekochten Wurzeln sollten vor tödlichen Giften schützen. Nach neueren Erkenntnissen werden sie auch heute noch für verschiedene Gebrechen angewendet.

BESCHREIBUNG:

Der runde, verästelte Stengel wächst aufrecht bis zu 1 Meter hoch, die nierenförmigen Blätter, handförmig gelappt und am Rande gezahnt, sind saftig grün und, wie der Stengel, mit einem weichen Filz überzogen. In den Blattwinkeln stehen auf kurzen Stielen die Blüten mit fünf rosavioletten Kronblättern, die etwa doppelt so lang sind wie der fünfspaltige Kelch. Sie enthalten zahlreiche, zu einer Röhre verwachsene Staubgefäße und einen oberständigen, scheibenförmigen, kreisrunden Fruchtknoten. Dieser wird aus 10-13 zusammengewachsenen Fruchtblättern gebildet und trägt in der gleichen Anzahl vorerst noch unentwickelte Griffel, die am Ende der Blütezeit aus der Staubbeutelröhre hervortreten. Die Blütezeit der unterschiedlichen Malvengewächse erstreckt sich von Juni bis September.

VERBREITUNG:

Malvengewächse sind in den Tropen mit vielen unterschiedlichen Arten vertreten. Es gibt sie als Büsche, Sträucher und sogar Bäume mit häufig außergewöhnlich hübschen Blüten. Zu den bekanntesten Malven gehört der Hibiscus. Die winterharte Zierpflanze ist in ganz Europa und dem angrenzenden Asien anzutreffen. Die Malve liebt gut entwässerten Boden, Sonne und Halbschatten. Mit ihren dünnen Pfahlwurzeln dringt sie tief in den Boden ein und kann deshalb auf Schuttplätzen, an Wegrändern und selbst an Mauern gut gedeihen. Man findet sie selbst noch in 1.500 Metern Höhe weltweit in den subtropischen und gemäßigten Zonen beider Hemisphären. Im Garten ist es empfehlenswert, sie an sonnigen oder halbschattigen Plätzen am Rande eines Gehölzes zusammen mit Eibisch, Wasserdost und Alant zu pflanzen. Die Vermehrung erfolgt durch Aussaat im Frühjahr oder Herbst, durch Stecklinge und durch Teilung in der Ruhezeit.

ERNTE:

Die Ernte der Blätter und Blüten erfolgt im Sommer, die noch grünen Früchte (Samenkapseln) sollten frisch verwendet, können aber auch getrocknet werden. Die jungen Blätter für den Tee erntet man von April bis Juni, die Blüten von Juni bis September.

INHALTSSTOFFE:

In der Malve sind Schleim- und Gerbstoffe, Mineralien, Flavonoide (sie wirken entwässernd, kreislaufanregend und krampflösend) und der Farbstoff Malvidin enthalten.

VERWENDUNG:

In der Küche können aus jungen Blättern und Trieben rohe Salate zubereitet werden. Gekocht ergeben sie ein schmackhaftes Gemüse. Eine ungewöhnliche aber pikante Salatbeigabe sind die unreifen Samenkapseln. In der Medizin werden Kompressen, Aufgüsse, Dampfbäder und Extrakte verwendet. Malven wirken schleimhautschützend, reizmildernd, entzündungshemmend und, äußerlich angewendet, hauterweichend. Ihre Wirkstoffe werden gegen Bronchitis, Ekzeme, Hautentzündungen, Kehlkopf- und Stimmband-, Magen- und

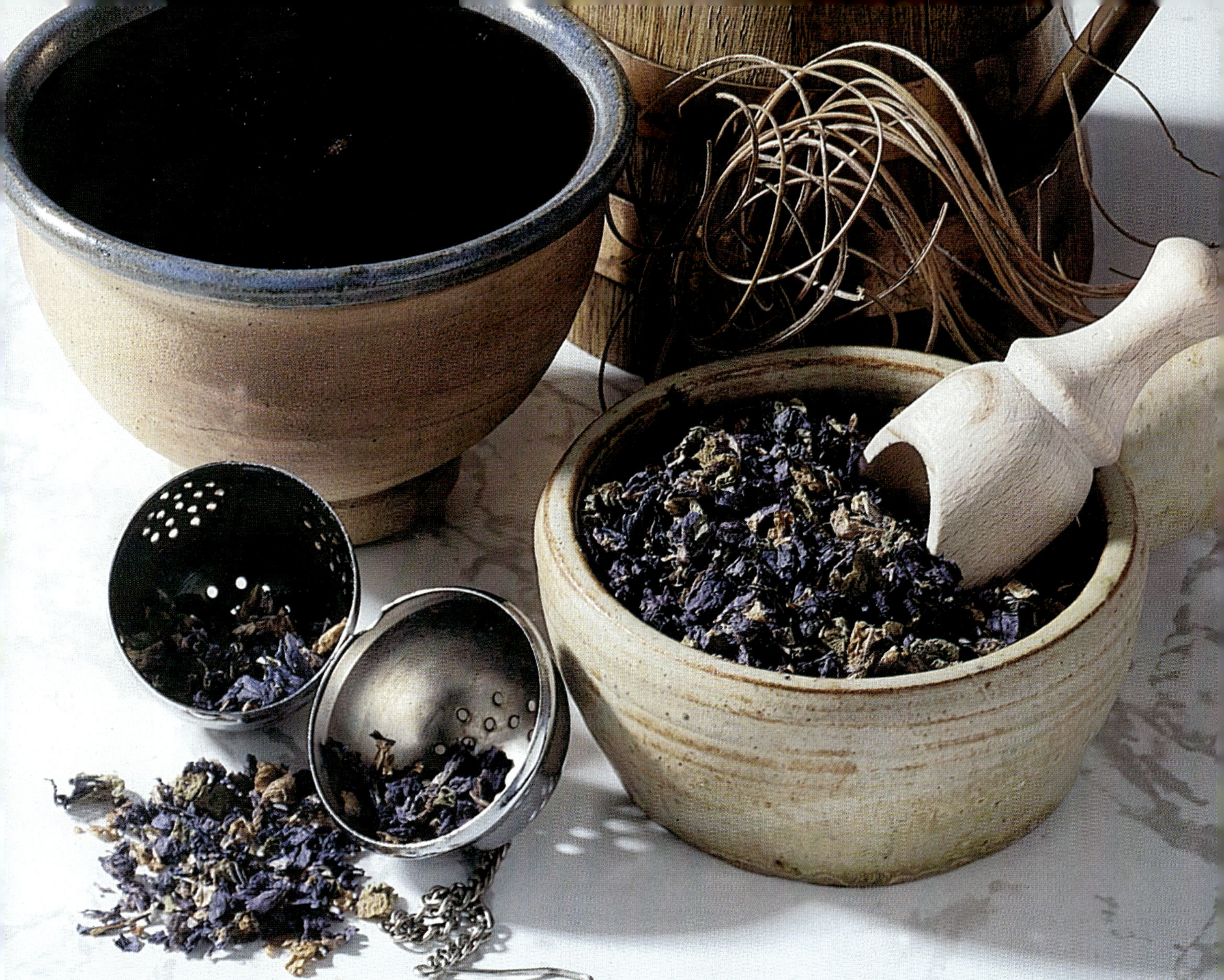

Darmschleimhautentzündungen sowie Entzündungen des Mund- und Rachenraumes eingesetzt. Der Pflanzensaft einiger Malvengewächse wird zu Hautpflegemitteln verarbeitet.

TEEMISCHUNGEN:

Bei Rachenkatarrh, Heiserkeit und Erkältungen: 40 g Malve und je 30 g Spitzwegerich und Eibisch.
Zum Abklingen des Hustens und Hustenreizes: 60 g Malve und 40 g Königskerzenblüten.
40 g Malve und je 30 g Kamillenblüten und Pfefferminze bei Durchfall und Krämpfen.
Bei Brustentzündungen helfen warme Kompressen aus Malventee. Die Wirkung wird verstärkt, wenn man dem Sud 5 Tropfen Echinacin und 5 Tropfen Arnikatinktur hinzufügt.

MAGEN-DARM-BESCHWERDEN:

25 g Malvenblüten in 1/2 Liter Weißwein 10 Tage lang angesetzt und anschließend filtriert, lassen die Heilkräfte der Malve voll zur Wirkung kommen.
2 Eßlöffel pro Tag bringen den erhofften Erfolg.

MALVENBLÜTEN-MARMELADE

125 g Malvenblüten, 1/2 l Wasser, 1/4 l trockenen Weißwein, 1 Zimtstange, 1 Vanilleschote, einige Nelken, 1 kg Gelierzucker, 70 ml Zitronensaft

Die Malvenblüten mit dem Wasser, dem Wein, der Zimtstange, der Vanilleschote und den Nelken in einen Topf geben und einmal aufkochen lassen. Bei mäßiger Hitze 10 Minuten ziehen lassen, beiseite stellen, erkalten lassen und durch ein sauberes Küchentuch passieren. Den Gelierzucker und den Zitronensaft mit dem Malvenblütensaft vermischen und unter ständigem Rühren fünf Minuten sprudelnd kochen lassen. Das Gelee abschäumen und noch heiß in saubere Einmachgläser füllen.

MARRUBIUM VULGARE
GEMEINER ANDORN

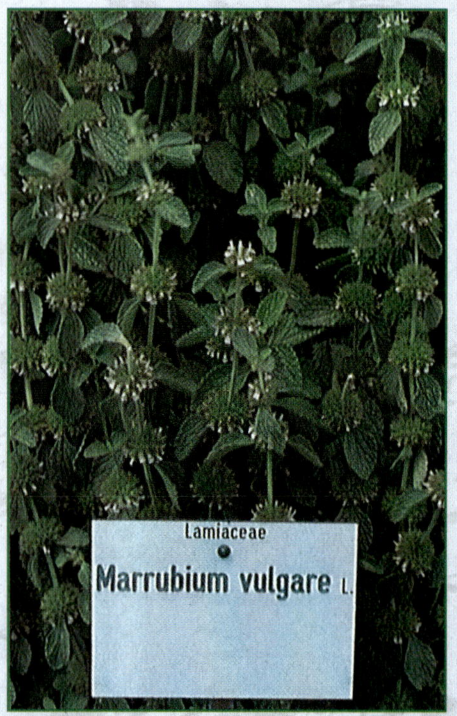

ALLGEMEINES:

Marrubium kann seinen Ursprung in der alten italienischen Stadt „Maria urbs“ haben, wie auch von dem lateinischen Wort „Marrubius“ (bitter) herrühren.
Bereits dem Römer Plinius war er unter diesem Namen als Heilkraut bekannt.
Bei uns wird er auch, „Weißer Dorant“, „Helfkraut“ und „Weiße Leuchte“ genannt.
Im alten Ägypten war er ein beliebtes Mittel gegen Husten. Im Altertum sollte er die Schwindsucht heilen.
In der Volksmedizin wird er als zuverlässiges Leber- und Verdauungsmittel geschätzt. Er ist beim jüdischen Passahfest einer der bitteren Kräuter und wird auch andererorts an Festtagen benutzt.
Im 9. Jahrhundert kultivierte ihn Walahfrid Strabo im Klostergarten auf der Bodensee-Insel Reichenau.

BESCHREIBUNG:

Andorn ist eine mehrjährige und aromatische Staude. Oberirdische Teile treiben jedes Jahr im Frühjahr neu. Die Stengel sind astig und vierkantig, stehen aufrecht und werden bis zu 60 cm lang. Sie sind ebenso dicht behaart, wollig und weißfilzig wie die Blätter. Diese bilden ein ansehnliches attraktives Blattwerk und sind rundlich bis eiförmig, am Rande stark gezahnt, auf der Oberfläche gleichsam verschrumpft und mit weißer Wolle überzogen. Sie stehen sich, in vielen Etagen übereinander, gegenüber.
In den Blattachsen entwickeln sich mit zahlreichen Blüten ansehnliche Quirle, die Einzelblüte ist klein, flaumig und von weißlicher Farbe.
Die Kelche, welche die Blüten tragen, haben 10 Borsten und zur Fruchtzeit hakenförmige Zähne.

VERBREITUNG:

In ganz Eurasien und Nordamerika verbreitet er sich wegen seiner Beliebtheit als Heilpflanze. In der freien Natur bevorzugt er Wegränder, entwässerte und neutrale Böden. Im stickstoffreichen Gartenbeet wird er in Gemeinschaft mit Beifuß, Wermut, Oregano und Wegwarte kultiviert und gedeiht besonders auf freien Plätzen mit guter Düngung.

ERNTE:

Während der Blütezeit wird die ganze Pflanze geerntet. Wenn die nicht benötigten Teile nach der Blüte zurückgeschnitten werden, entwickeln sich frische Blätter für eine zweite Ernte.
Die Vermehrung erfolgt durch Samen oder vegetativ durch Stecklinge. Die Saat keimt langsam und unzuverlässig.

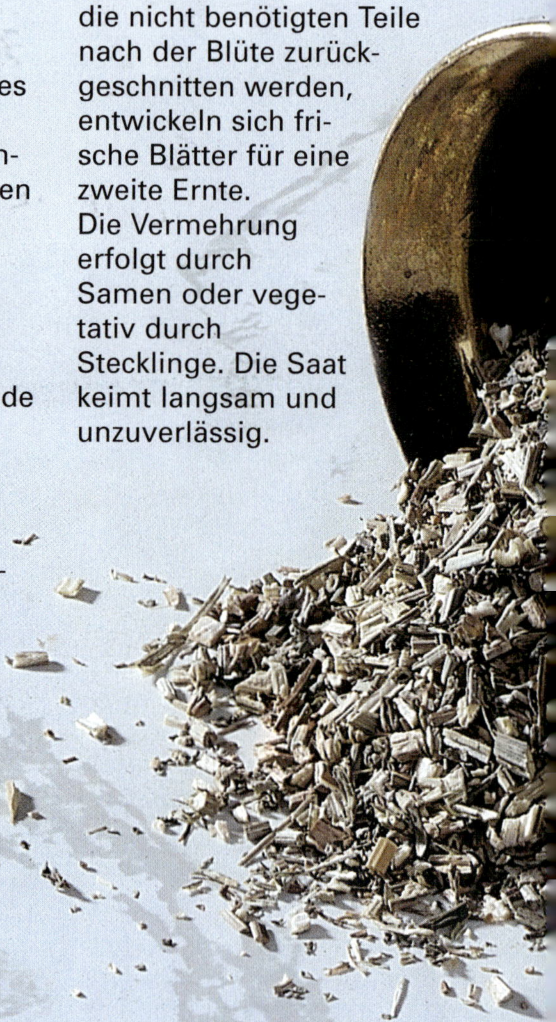

BESTANDTEILE:

Neben ätherisch-öligen Bestandteilen und Gebstoffen enthält Andorn bittere bis scharfe Inhaltsstoffe, z. B. Marubiin, Betonicin und Chozin (wichtig für die medizinische Anwendung).

VERWENDUNG:

Im frischen Zustand entwickelt Andorn einen starken eigentümlichen, balsamischen Geruch, der durch Trocknen angenehmer und schwächer wird. Teile werden frisch oder trocken zu Hustenmischungstees, Pastillen und Flüssigkeits-Extrakten, Puder oder Sirup verarbeitet. Der Bitterstoff hat auswurflösende

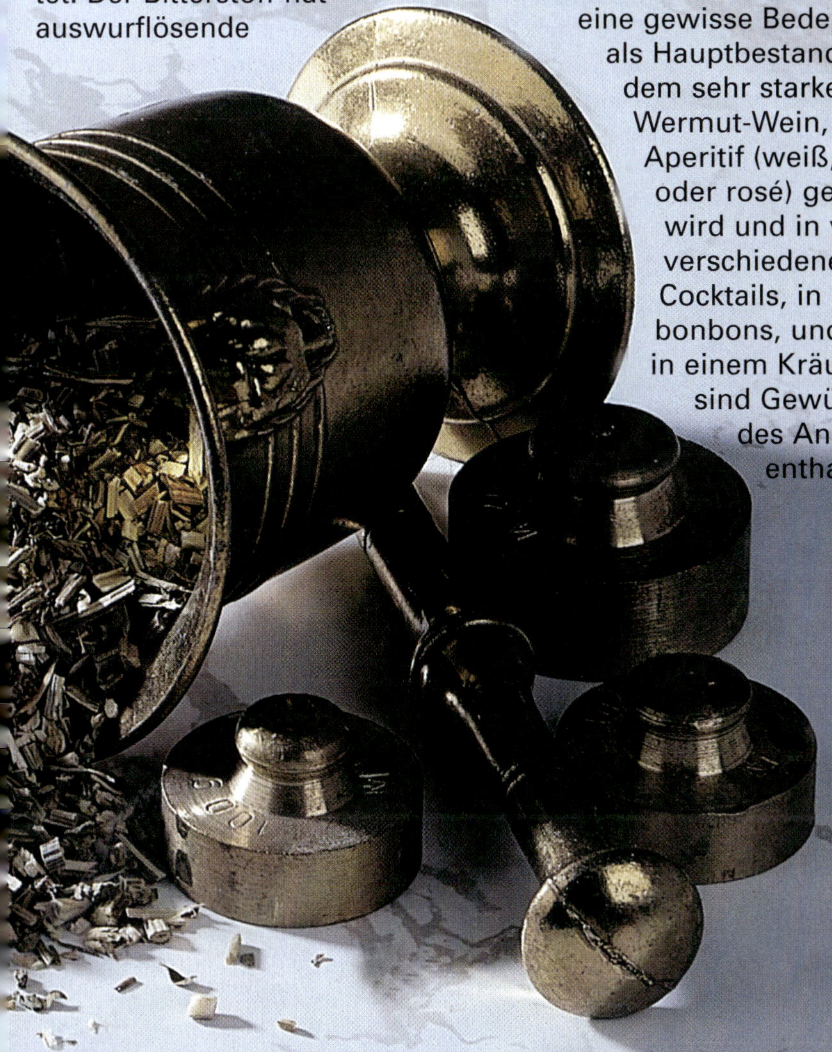

Eigenschaften und wird deshalb bei der Erkrankung der Atemwege angewendet. Das ätherische Öl zeigt die gleiche Wirkung und erweitert zudem die Arterien und beruhigt das Herz. Andorn wirkt auf den gesamten Körper. Kleine Dosen von Marrubiin können Herzrhythmusstörungen beseitigen, eine Überdosis bewirkt das Gegenteil. Heißer Tee wirkt schweißtreibend, kalter Tee ist ein Magenbitter, der belebt. Bei seinem Abbau im Körper regt Marrubicum die Gallen- und Speichelproduktion an, das wußte man schon vor langer Zeit, weil Andorn in der Volksmedizin als zuverlässiges Verdauungs- und Lebermittel geschätzt wird. Bei Malaria-Erkrankung wirkt Andorn fiebersenkend. Im außermedizinischen Bereich hat Andorn eine gewisse Bedeutung als Hauptbestandteil in dem sehr starken Wermut-Wein, der als Aperitif (weiß, rot oder rosé) gereicht wird und in vielen verschiedenen Cocktails, in Hustenbonbons, und auch in einem Kräuterbier sind Gewürzstoffe des Andorns enthalten.

ANDORN-FITNESS-TRUNK

2 Bananen, Saft von 1 Zitrone, 3/8 l Karottensaft, 1/8 l Orangensaft, 2-3 EL Honig, 5 EL Instant-Haferflocken, 2 EL pürierte Andornblätter

Die Bananen schälen, in Scheiben schneiden und mit Zitronensaft beträufeln. Die Bananen mit dem Karottensaft im Mixer oder mit dem Pürierstab pürieren. Den Orangensaft, den Honig, die Haferflocken und das Andornpüree dazugeben, das Ganze kräftig durchmixen. Den Vollkorn-Fitness-Trunk in dekorative Gläser füllen, ausgarnieren und servieren.

ANDORNBUTTERMILCH

500 Karotten, 1/2 Bund Kerbel, 1/2 Bund Petersilie, einige Andornblätter, 1/2 l Buttermilch, 1-2 EL Honig, Salz, Pfeffer aus der Mühle, 1 Prise Muskat, 1 Prise Cayennepfeffer

Die Karotten dünn schälen und entsaften. Den Kerbel, die Petersilie und die Andornblätter verlesen, waschen, gut abtropfen lassen, von den Stielen pflücken und zu den Karotten geben. Die Buttermilch angießen und das Ganze kräftig im Mixer oder mit dem Pürierstab pürieren. Den Honig dazugeben, kräftig untermixen, mit Salz, Pfeffer, Muskat und Cayennepfeffer abschmecken. Den Drink vollständig erkalten lassen, in dekorative Longdrinkgläser füllen, ausgarnieren, verzieren und sofort servieren.

MULTIVITAMIN

1/2 l Multivitaminsaft, 4 EL Haferflocken, 2-3 EL Weizenkleie, einige Andornblätter, Saft von einer Zitrone, Saft von einer Orange, 2-3 EL Honig, 1 TL Vanillinzucker

Den Vitaminsaft mit den restlichen Zutaten mixen. Den Drink im Kühlschrank erkalten lassen und anschließend in vier Gläser füllen. Den Drink ausgarnieren, verzieren und servieren.

Matricaria recutita
Kamille

ALLGEMEINES:

Die Kamille, aus dem Griechischen „Chamaimelon", niedriger Apfel abgeleitet, trägt viele andere Namen, u.a. Mutterkraut, Hermelin, Hermel, Druidenkraut. Das zeigt, daß sie eine der populärsten Heilpflanzen ist. Sie wird schon seit dem griechischen Altertum als Heilmittel gegen die verschiedensten Krankheiten angewendet. Auch die Germanen heilten mit Tränken und Umschlägen von der Kamille. Mitte des 19. Jhd. wird sie so beschrieben: „Um des Leibes Weh zu stillen, schuf der Herrgott die Kamillen". Heute ist sie wegen der gelinden, aber fast allumfassenden Wirkung nicht mehr wegzudenken, ein Vorrat sollte in jeder Hausapotheke sein.

BESCHREIBUNG:

Die Kamille wuchert mit ihren faserigen, dünnen, spindelförmigen Wurzeln oft in Matten verbreitet. Die echte Kamille duftet stark aromatisch und hat einen hohlen Blütenboden, die unechte hat keines von beiden. Die Stengel, etwas eckig, verzweigen sich nach oben hin doldenartig. Die feingliedrigen Blätter sind mehrfach gefiedert, geschlitzt, mit dünnen, langzipfeligen Abschnitten und stehen borstenförmig in schmalen Abteilungen übereinander. Von Juli bis September bilden sich langstielige einzelne Blüten mit hohem, gelbem Blütenboden und strahlenförmig nach außen abstehenden weißen Blütenblättern den Gänseblümchen und - in kleinerer Form - den Margariten ähnelnd. Die Blütezeit ist von Mai - Juli. Die Früchte, ca. 2 cm lang, besitzen keinen Haarkranz und fallen deshalb meist in geringer Entfernung von der Mutterpflanze auf die Erde, einige werden vom Wind fortgetragen.

VERBREITUNG:

Die winterharte Pflanze liebt leichte, entwässerte Böden und möglichst volle Sonne. In feuchten Wintern verkümmert sie, erholt sich aber normalerweise wieder. Sie wächst auf Getreidefeldern, Äckern, Schuttplätzen, auf Bahnschotter und an Wegrändern. Ihre Heimat sind ganz Europa und Vorderasien. Nachdem sie unabsichtlich aus Europa mit Getreidesamen, verschleppt worden war, hat sie sich auch in Australien stark verbreitet.

ERNTE:

Die Ernte der Blüten erfolgt im Sommer, bei besonders „Heilkundigen" wie eh und je am 24.6., dem Johannistag. Sie werden luftig getrocknet oder frisch weiterverarbeitet zu Ölen, für Aufgüsse, Flüssigkeitsextrakte oder zu Bestandteilen in Salben und Cremes.

INHALTSSTOFFE:

Die Kamille enthält wertvolle ätherische Öle, Anteile an Kalzium und Bitterstoffe, Harze und Salze. Die stärkste Heilwirkung erbringt das ätherische Öl. Es wirkt fiebersenkend, schmerzstillend, entzündungshemmend, verdauungsanregend, wundheilend und tötet sogar Bakterien ab. Wunden, Haut- und Augenentzüngungen können äußerlich mit Tee und Tinkturen behandelt werden. Das ätherische dunkelblaue Öl (Chamazulen) lindert in der Kombination mit den anderen Bestandteilen (Schwefel, Kalzium und Bitterstoffen) Entzündungen des Magen-Darm-Traktes. 2 Wochen lang täglich 3-4 Tassen Tee fördern die Verdauung und lindern Schmerzen. Den Tee nicht in größeren Mengen und über längere Zeiträume trinken! Die Flavonoide beheben Blähungen und Krämpfe, bei letzteren ist wegen der besseren Wirksamkeit Tinktur zu empfehlen. Mit einem warmen Kamillen-Sud können Flechten und gereizte Kopfhaut behandelt werden. Weitere Anwendungen: bei Grippe und Husten helfen Dampfbäder mit Kamilleblüten: 2 Tassen Kamilleblätter mit 2 Liter heißem Wasser überbrühen, den Dampf inhalieren (Vorsicht bei Herz-Kreislauf-Erkrankungen!) bei Halsschmerzen: mit einer Flüssigkeit aus 1 Teil Tinktur und 3 Teilen Wasser gurgeln, bei Entzündungen, Unruhe und Schlaflosigkeit sorgt ein Vollbad rasch für Abhilfe, wenn dem Badewasser 1 Liter Tee beigegeben wird, das beruhigt und entspannt (nur abends vor dem Schlafengehen anwenden). Bei Augenbeschwerden, Lidrandentzündungen, Augenschmerzen (auch durch Überanstrengung) behandelt man mit Kompressen, indem man zwei Wattebäuschchen mit lauwarmem Kamillensud tränkt, auflegt und ein paar Minuten wirken läßt (Schwebeteilchen müssen ausgeseiht worden sein, sie reizen die Bindehaut!).

TEEMISCHUNGEN:

30 g Kamille, 30 g Kümmel, 20 g Anis, 20 g Pfefferminze gegen Bauchschmerzen.

30 g Kamille, 40 g Salbei, 30 g Schafgarbe gegen Blasenentzündungen (in großen Mengen täglich bis zur Heilung einnehmen).

Grundsätzlich bei der Zubereitung von Tee: Beim Aufgießen darf das Wasser nicht mehr kochen, und der Teebehälter muss sofort abgedeckt werden, sonst verflüchtigen sich die Substanzen des heilkräftigen ätherischen Öls – 5 Minuten ziehen lassen.

KAMILLENÖL

4-5 EL Olivenöl, 1 Knoblauchzehe, Salz, 1 Handvoll getrocknete oder frische Kamilleblüten, 1 l kaltgepresstes Olivenöl

Das Olivenöl in einer Pfanne erhitzen und die mit Salz zerriebene Knoblauchzehe darin anschwitzen. Die Kamilleblüten ins Knoblauchfett geben und kurz anschwitzen. Das Ganze vom Feuer nehmen, erkalten lassen und mit dem kaltgepressten Olivenöl auffüllen. Das Kamilleöl in ein Einmachglas füllen und mindestens 14 Tage an einem warmen Ort stehenlassen. Anschließend das Kamilleöl abseihen. In entsprechende Flaschen füllen, verschließen und zum weiteren Verzehr bereitstellen.

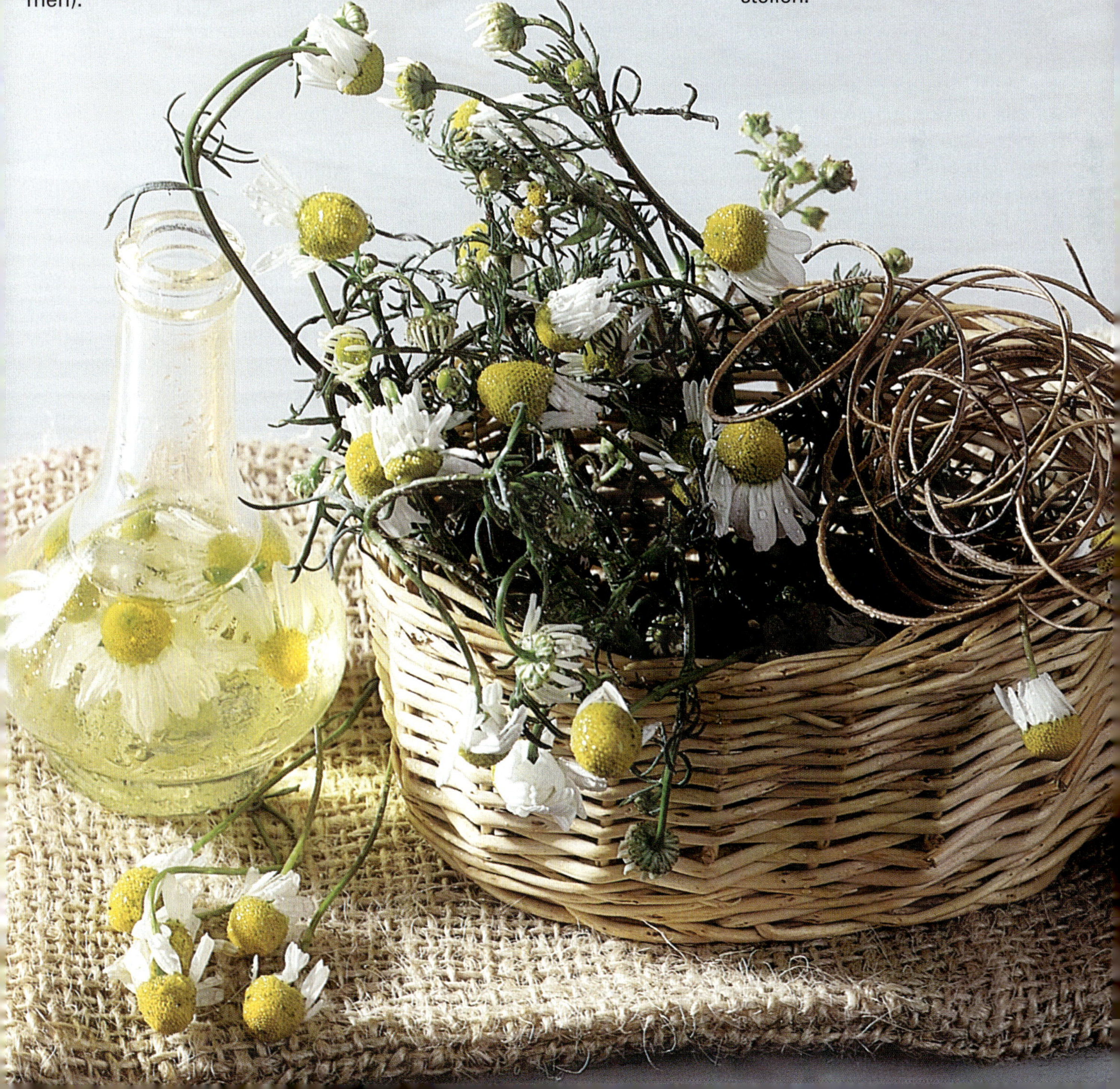

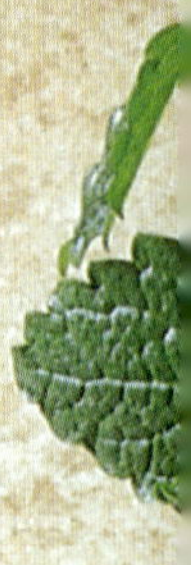

Melissa officinalis
Melisse

ALLGEMEINES:

Der Name wurde aus dem Griechischen „Melissa" (Honigbiene) abgeleitet. Melisse wurde in Altgriechenland auch „Labiatac" genannt, ein Name, der allerdings für mehrere aromatische Kräuter gilt. Ihre Heimat ist der mittlere und östliche Mittelmeerraum. Ursprünglich wurde die Melisse von Imkern geschätzt als Honigspender für Bienen und das schon vor über 2.000 Jahren! Der bedeutende persische Arzt und Philosoph Avicenna lebte von 980-1037. Sein berühmtes Lehrbuch „canon medicina" bildet die wissenschaftliche Grundlage für die abendländische Heilkunst des 12. Jahrhunderts und sie blieb es ein halbes Jahrtausend lang für die medizinischen Fakultäten Europas. Avicenna schrieb, er könne diese Pflanze sehr empfehlen, weil sie „das Herz fröhlich" mache. Arabische Kaufleute führten die Melisse in Spanien ein, und Mönche machten sie in Mitteleuropa heimisch. Karl der Große befahl ihren Anbau in Deutschland und so wurde sie, zunächst in Klostergärten später in Bauerngärten, kultiviert.
Paracelsus (1493-1541) nannte sie das „Elexier des Lebens" und John Evelin (1620-1706) „unübertroffen für das Gehirn, das Gedächtnis, die Schwermut mit Macht vertreibend". Sie sei ein wahrhafter „Herztrost", wie sie der Volksmund nannte.

BESCHREIBUNG:

Die Melisse hat ein dünnes aber kräftiges Wurzelwerk, das sich stark und zäh ausbreitet. Die aus ihr sprießenden Stengel (gespreizt und paarartig verzweigt) sind vierkantig und leicht behaart. Die Blätter, kurz gestielt, stehen kreuzgegenständig. Sie sind weich, herzförmig, kraus und ebenfalls schwach behaart, ähnlich der Brennessel. Aus den Blattachsen wachsen unscheinbare blaßgelbe Blütenbüschel. Die Kelche sind glockenförmig, die Zähne der Kelchunterlippe sind grannenartig verlängert. Die Melisse blüht von Juni bis August. Die Aussaat, die Teilung oder Triebstecklinge, im Frühjahr und Herbst sorgen für ihren Fortbestand.

VERBREITUNG:

Sie liebt fruchtbare, humose, lockere Böden sowie Halbschatten und gedeiht gut an windgeschützten Hängen. Melisse wird heute in vielen kühleren Ländern angebaut und ist in Mitteleuropa nicht ganz frosthart. Im Garten auf Kräuterbeeten, hält sie gute Nachbarschaft mit Minze, Oregano und Weinkraut.

ERNTE:

Die Pflanzen sollten nach der Blüte zurückgeschnitten werden, damit sich neue Blätter bilden können. Die Ernte erfolgt vor Beginn der Blüte zwischen Mai und Juni, denn dann sind die Wertstoffe am ergiebigsten. Die Teile werden frisch weiterverarbeitet (frisches Laub zu Öl) oder getrocknet. Aus der Pflanze können Aufgüsse, Flüssigkeitsextrakte, Tinkturen und Salben hergestellt werden.

INHALTSSTOFFE:

Die Inhaltstoffe sind ätherische Öle, Gerb- und Bitterstoffe sowie Flavonoide und Rosmarin-Säure. Die ätherischen Öle und Harze erzeugen den anregenden Duft.

ANWENDUNG:

Frische Blätter eignen sich als Beigabe zu Sommergetränken (auch Kräuterbier), zu Obstsalaten, als Marmeladen und in Milchpuddings, für Salatdressings, für Suppen, Saucen, Wild- und Fischgerichte, Pilze und Weichkäse. Sie gelten auch als Ersatz für geriebene Zitronenschale. Das feine Zitronenaroma verflüchtigt sich jedoch sehr schnell, darum sollten die Blätter erst den fertigen Speisen zugegeben werden. Selbst getrocknet hält sich das Aroma nur begrenzt, auch wenn die Melisse in einem luftdicht ver-

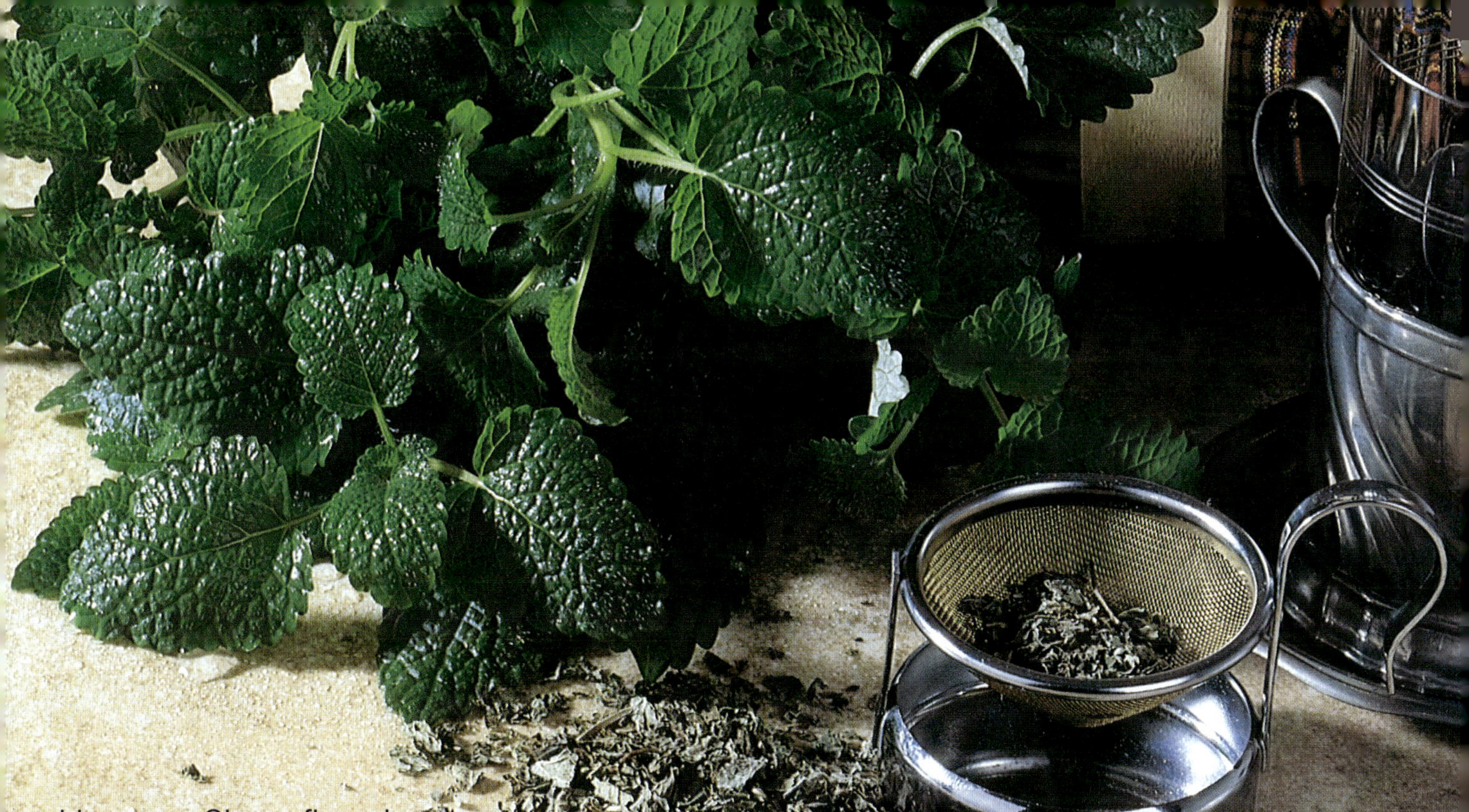

schlossenen Glas aufbewahrt bleibt. Bei nervös bedingten Einschlafstörungen wirkt sie ebenso beruhigend wie bei funktionellen Magen-Darm-Beschwerden. Öle, Harze und ihr starker Duft wirken stärkend und belebend für das Herz und das Gehirn. Die Öle sind wirksam gegen Viren und Bakterien, weil der in ihnen befindliche Kohlenwasserstoff den Krankheitskeimen Sauerstoff entzieht und sie schwächt bzw. absterben läßt. Das kühlende Kraut wirkt fiebersenkend, verdauungsfördernd und krampflösend. Es entspannt die peripheren Blutgefäße und wirkt hemmend auf die Aktivität der Schilddrüse. Äußerlich angewendet wirkt es heilend bei Herpes, bei Wunden und Insektenstichen. „Melissa", 5-6 Tropfen Melissenöl dem warmen Badewasser beigegeben, sollen Depressionen und negative Gedanken günstig beeinflussen.

Drei Weltbrühmtheiten dürfen nicht unerwähnt bleiben: die Liköre „Benedictine" und „Chartreuse" und das 1611 von den barfüßigen Karmelitermönchen erstellte geheime Wundermittel, der „Melissengeist".

CHAMPIGNON-MELISSEN-SUPPE

30 g Butter oder Margarine, 30 g Mehl, 1/2 l Gemüsebrühe, 400 g frische Champignons, Saft von 1 Zitrone, 2-3 EL Butter oder Margarine, Salz, Pfeffer, 1 Prise Muskat, 1 Becher Sahne, 4 Eigelb, 1 Handvoll Melisse, 2 Tassen geröstete Weißbrotwürfel, Melisse zum Garnieren

Die Butter oder Margarine erhitzen, das Mehl mit dem Schneebesen einrühren und mit der kalte Gemüsebrühe ablöschen, unter ständigem rühren zum kochen bringen, 10-15 Minuten auskochen lassen. und durch ein Sieb passieren. Die Pilze in Scheiben schneiden, mit Zitronensaft beträufeln und in Butter oder Margarine glasig schwitzen, mit der Cremesuppe auffüllen und einmal aufkochen lassen. Die Suppe mit Salz, Pfeffer und Muskat abschmecken. Die Sahne mit dem Eigelb verschlagen, die Suppe damit legieren. Die gehackte Melisse unter die Suppe ziehen und anrichten. Mit den Weißbrotwürfeln bestreuen, mit Melisseblättchen ausgarnieren und servieren.

MENTHA X PIPERITA
PFEFFERMINZE

ALLGEMEINES:

Die heute bekannteste Kräuterart ist eine alte Kulturpflanze, bei den griechischen Ärzten unter dem Namen „Mintha" bekannt. Plinius (der Ältere), 23 bis 79 n. Chr. schrieb in seiner Naturgeschichte „Naturalis historia", einem 37bändigen Werk, das als erstes überhaupt alle Erscheinungen der Natur in einer Enzyklopädie darstellte: „Schon der Duft der Gartenminze belebt und erfrischt den Geist; ebenso steigert der Geschmack den Appetit auf Fleisch, weshalb sie in scharfen Saucen so verbreitet ist, die zu Fleischgerichten serviert werden. ... Sie ist einzigartig, um die Atemwege zu schützen und zu stärken. In Wasser und Wein mit Honig genommen, reinigt sie Rachen und Atemwege von hartnäckigem Belag. Der Minzesaft ist höchst wirksam für eine reine Luftröhre und klare Stimme, bevor sie angestrengt werden soll zum Singen, auf der Bühne oder an der Theke." Pfefferminze, auch „Edelminze" genannt, ist nur eine von sehr vielen Minzsorten. Bei uns ist sie bereits seit dem 17. Jahrhundert bekannt. Heute existiert sie nicht mehr als „reine" Art, denn im 18. Jahrhundert entstand in England die uns bekannteste Art. Pfefferminze galt früher als Aphrodisiakum und Empfängsnisverhütungsmittel. Wahrscheinlich wurde sie gegen Ohrensausen, Brechreiz, Cholera, Würmer und Blutauswurf eingesetzt. Umschläge halfen bei Abzessen. Sie galt in der Vollmedizin als Mittel bei Erkrankungen des Magens und der Galle.

BESCHREIBUNG:

Die Pfefferminze ist eine kriechende mehrjährige Pflanze. Aus einem flachen Wurzelstock, der unter- und oberirdische Ausläufer bildet, vierkantige, oft rötlich überlaufene, bis zu 80 cm hohe Stengel sprießen läßt, die sich im oberen Teil stark verästeln und verzweigte Sprossen bilden. Die Blätter stehen gegenständig, sind kurz gestielt, glatt, länglich und laufen lanzettlich zugespitzt aus. Ihre Ränder sind scharf gezahnt. Sie sind ober- und unterseitig grün und erreichen eine Länge bis zu 8 cm. Die Stengel tragen an ihren Spitzen eine Blütenkrone. Die Blüten stehen in gedrängten Quirlen. Die Wirbel der 16-20 hellrötlich-violetten Lippenblüten bilden an ihren Spitzen eine längliche Ähre. Jede Blüte ist eingebettet in 4 Staubblätter, die aus der Krone auseinanderlaufend herausragen. Die Blütenblätter sind fast eirund, tief eingeschnitten und am Ende gekräuselt.

VERBREITUNG:

Die ausdauernde Pflanze, vereinzelt weltweit zu finden, wächst häufiger in den Ländern West- und Nordeuropas, in den übrigen europäischen Teilen ist ihre Vegetation geringer. Die gemäßigten Zonen Eurasiens und Afrikas bieten ihr auch einen Lebensraum. Sie bevorzugt frischen, nährstoffreichen Boden, nasse Wiesen und auch Moore und Teichränder. In den Kräutergärten lässt sie sich neben Petersilie, Wasserdost und anderen Minzen anbauen. Besonders in sonnigen Lagen oder im Halbschatten entfalten sich ihre Wirkstoffe. Eine Züchtung besonderer Art ist die „Mentha x piperita var. citrata", die einen angenehmen, lavendelartigen Duft entwickelt. Die Aussaat erfolgt ab März. Mehrjährige Pflanzen lassen sich vegetativ durch Wurzelteilung in der Wachstumsperiode vermehren. Ablegerwurzeln werden in Wasser gelegt, bis sich neue Wurzelfasern bilden, dann wird der Wurzelschnittling in die Erde gepflanzt.

ERNTE:

Geerntet wird das blühende Kraut. Getrocknet läßt es sich lange aufbewahren.

INHALTSSTOFFE:

Im ätherischen Öl ist hauptsächlich Menthol enthalten. Weitere Stoffe sind u.a. Flavonoide und Azulen.

VERWENDUNG:

Pfefferminze, die Wohlgeschmack und Heilwirkungen in sich vereint, sollte man nicht mit anderen Gewürzen kombinieren. Sie eignet sich sowohl für süße als auch für pikante Speisen. Die frischen Blätter geben Obstsalaten, Mixgeträn-

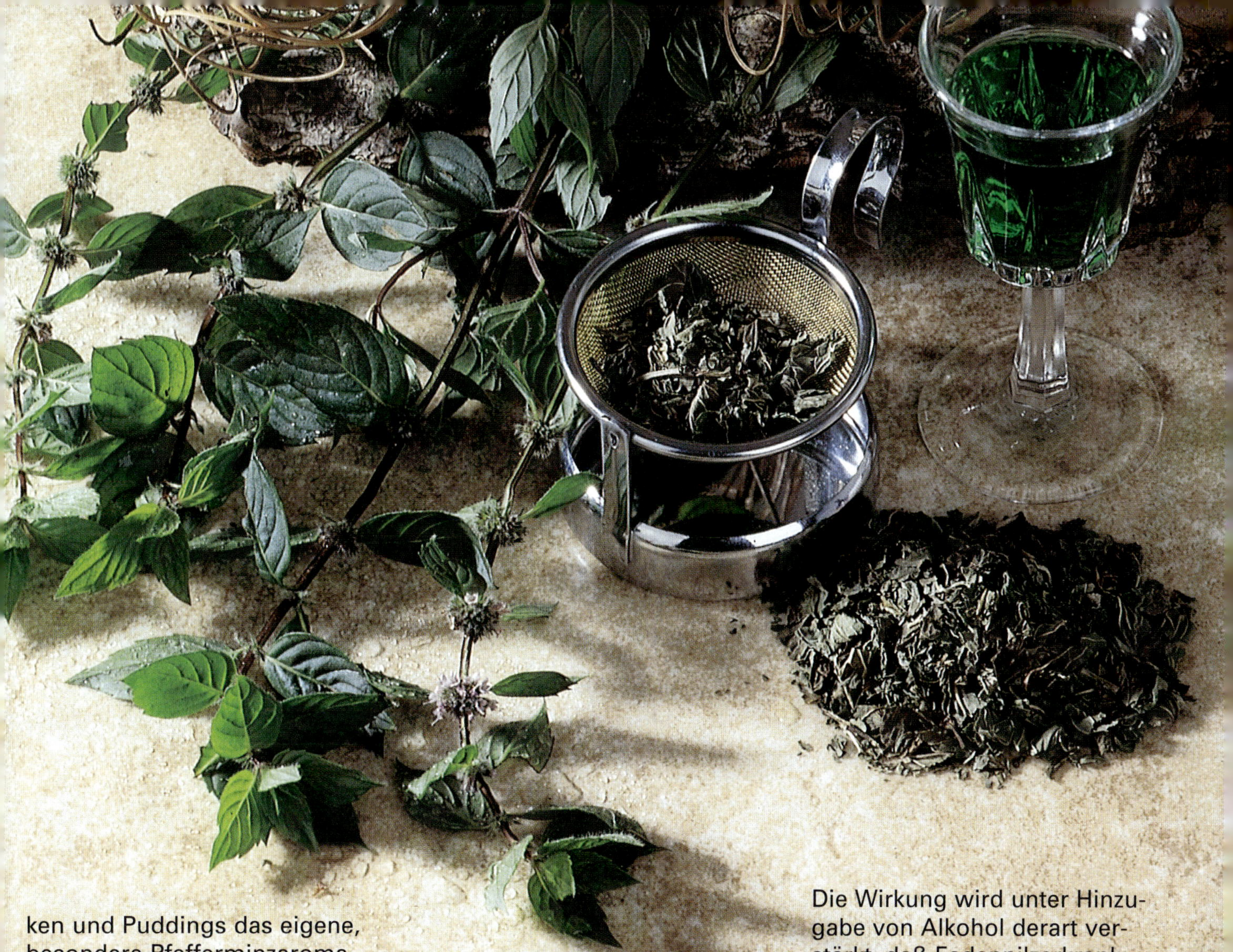

ken und Puddings das eigene, besondere Pfefferminzaroma. Das durch Dampfdestillation aus der blühenden Pflanze gewonnene Pfefferminzöl ist eine beliebte Beigabe zu Getränken, Konfekt und Eis und wird oft für Glasuren verwendet. Feingehackte Pfefferminzblätter mit Zucker und Apfel- oder Malzessig ergeben eine delikate, einfach herzustellende Minzsauce. In England wird sie traditionell zu Lammbraten gereicht. Eine weitere englische Spezialität, Pfefferminzgelee, ist dort ein kommerzielles Produkt. Es besteht aus Pfefferminzblättern und Apfelgelee, mit einer Lebensmittelfarbe grün eingefärbt. Ein weiteres Erzeugnis darf nicht unerwähnt bleiben, der beliebte „Frühstückstee". Er ist eine Mischung aus je 30 g Hagebuttenpulver und getrockneten Hibiskusblüten, je 15 g getrockneter Zitronenmelisse, getrockneter Pfefferminze und 7 g getrockneter Spierstaudenblüten. Die Mischung wird in einer licht- und luftundurchlässigen Dose aufbewahrt. Die Zubereitung des Tees, kurz vor dem Verzehr, erfolgt auf die übliche Weise. Im medizinischen Bereich wird Pfefferminzöl oder Menthol in schmerzlindernden Salben, Massageölen und Einreibemitteln verarbeitet. Es kühlt und betäubt, wenn es auf die Haut aufgetragen wird, und erhöht so die Durchblutung. Es eignet sich auch gut für die Heilung von Wunden und bringt Linderung und Entspannung bei Muskel- und Nervenschmerzen. Öl und Menthol wirken antibakteriell und beseitigen Parasiten.

Die Wirkung wird unter Hinzugabe von Alkohol derart verstärkt, daß Fadenpilzerkrankungen geheilt werden können. Das Öl hilft bei krampfartigen Beschwerden im Magen-Darm-Trakt und im Bereich der Gallenblase und der Gallenwege. Inhalieren von Menthol oder Pfefferminzöl beseitigt Katarrhe der oberen Atemwege und der Bronchien. Das Öl sollte nicht über einen längeren Zeitraum und nicht bei Säuglingen angewendet werden. Allseits bekannt ist Pfefferminztee, wer hat ihn nicht schon bei verstimmtem Magen, bei Schwindelgefühlen, Kopfschmerzen und Erkältungen getrunken!
In fast allen Hygieneartikeln zur Mundpflege, in Gesichtsmasken, Fußpflegemitteln, Shampoos und Haarpflegemitteln ist Pfefferminzöl ebenso enthalten wie in Bonbons, Likören und Süßwaren.

Rezepte *Pfefferminze*

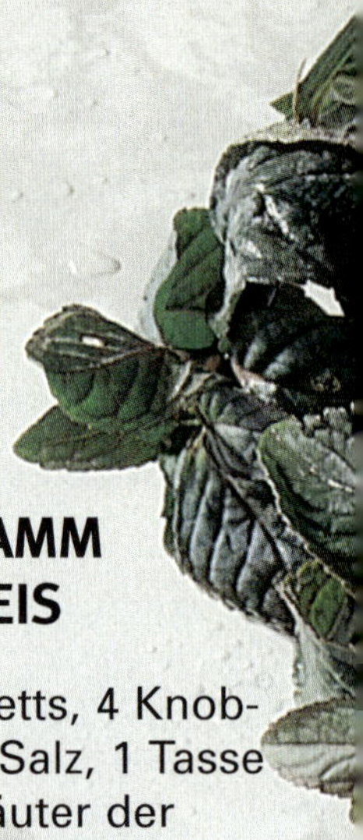

Pfefferminzfrappé

Pro Person: 3-4 Eiswürfel, 4 cl Pfefferminzlikör, Pfefferminzblättchen zum Garnieren

Die Eiswürfel zerstoßen und in einen Sektkelch füllen. Den Pfefferminzlikör darübergießen, mit Pfefferminzblättchen ausgarnieren und das Ganze mit einem Trinkhalm servieren.

Englische Minzsauce

1/8 l Wasser, 1 gestr. EL Zucker, 4 EL gehackte Pfefferminzblättchen, 1/8 l Weinessig, Salz

Das Wasser mit dem Zucker so lange kochen lassen, bis sich der Zucker vollständig aufgelöst hat. Anschließend den Topf vom Herd nehmen, 3 EL der gehackten Pfefferminze und den Weinessig einrühren und das Ganze 5 Minuten kochen. Durch ein Sieb passieren, die restliche Pfefferminze dazugeben, nach Geschmack mit Salz abschmecken und die Sauce sofort servieren. Minzsauce paßt zu gebratener Hammelkeule, gekochtem Hammel- oder Rindfleisch und zu gekochtem oder gebratenem Fisch.

Mufflonkeule mit Minzgelee

1/4 l weißen Traubensaft, 4 cl Orangenlikör, 1 EL geriebene Orangenschale, 1 EL geriebene Zitronenschale, 250 g Gelierzucker, 1/2 Bund Pfefferminze 4 Scheiben Mufflonkeule, Salz, Pfeffer, 1 EL gerebelte Pfefferminze, 2 Knoblauchzehen, 1 TL Salz, 1-2 EL Butter oder Margarine, 1/2 l Weißwein

Für das Minzgelee den Traubensaft, den Orangenlikör, die Orangen- und die Zitronenschale in einen Topf geben und einmal aufkochen lassen. Vom Herd nehmen und erkalten lassen. Den Gelierzucker einrühren, erhitzen, unter ständigem Rühren 3-4 Minuten sprudelnd kochen lassen und abschäumen. Die Pfefferminze verlesen, waschen, gut abtropfen lassen und feinhacken. Unter das Gelee ziehen, in saubere Einmachgläser füllen, verschließen und vollständig erkalten lassen. Die Mufflonscheiben mit Salz und Pfeffer kräftig würzen und mit gerebelter Petersilie einreiben. Die Knoblauchzehen schälen und mit Salz zu einer Paste zerreiben. Die Butter oder Margarine in einem Bräter erhitzen, die Knoblauchpaste darin glasig schwitzen, die Mufflonscheiben einlegen und rundherum Farbe nehmen lassen. Mit Weißwein ablöschen und das Ganze im auf 180-200 °C vorgeheizten Backofen 70-80 Minuten schmoren lassen. Anschließend herausnehmen, mit Minzgelee bestreichen, unter dem Grill kurz überbacken, anrichten, ausgarnieren und servieren.

Pfefferminzlamm auf Rosinenreis

12-16 Lammkoteletts, 4 Knoblauchzehen, 1 TL Salz, 1 Tasse Olivenöl, 1 EL Kräuter der Provence, 2 EL gerebelte Pfefferminze, 2-3 EL Butterschmalz, 1 Zwiebel, 2 Karotten, 100 g eingeweichte Rosinen, 50 g Pinienkerne, 800 g bißfest gegarten Reis, Salz, Pfeffer aus der Mühle, 1/2 l gebundene Lammsauce

Die Lammkoteletts waschen, trockentupfen und in eine Schüssel geben. Die Knoblauchzehen schälen, mit Salz zu einer Paste zerreiben, mit dem Olivenöl, den Kräutern der Provence und der Pfefferminze verrühren und über die Lammkoteletts verteilen. Die Lammkoteletts zugedeckt im Kühlschrank mindestens 12 Stunden marinieren. Für die Zubereitung das Butterschmalz erhitzen und die gehackte Zwiebel darin glasig schwitzen. Die Karotten in feine Streifen schneiden, zu der Zwiebel geben und unter ständigem Rühren braten. Die eingeweichten Rosinen sowie die Pinienkerne dazugeben und kurz anschwitzen. Den Reis untermischen und gut durchschwenken. Mit Salz und Pfeffer aus der Mühle kräftig würzen. Die Lammkoteletts auf dem Grill oder in der Pfanne je nach Geschmack medium oder durch braten, den Reis anrichten, die Lammkoteletts darauf verteilen, mit der heißen Lammsauce überziehen, ausgarnieren und sofort servieren.

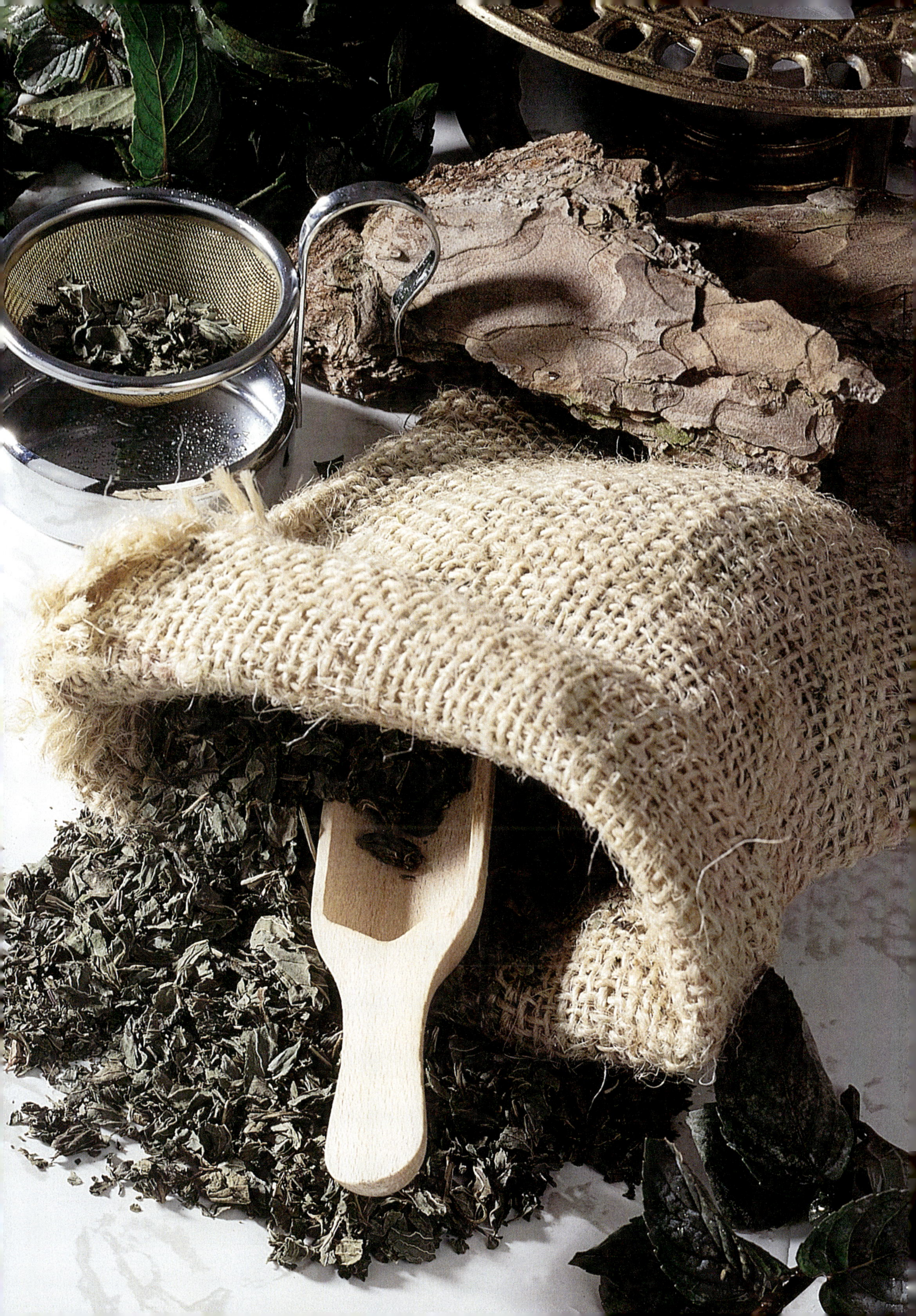

NASTURTIUM OFFICINALE
BRUNNENKRESSE

ALLGEMEINES:

Der lateinische Name wird von „nasus“ (Nase) und „tortium“ (Qual) abgeleitet und nimmt Bezug auf den Geruch oder den rettichartigen Geschmack der Brunnenkresse, die auch Wassersenf genannt wird. Die Gattung Nasturtium, zur Familie der Kreuzblütler gehörig und zwei Arten umfassend, gilt seit jeher als heilwirksam. Hippokrates verschrieb Brunnenkresse bereits als belebendes, auswurflösendes Mittel. Brunnenkresse ist leicht mit dem bitteren Schaumkraut zu verwechseln. Der einzige sichtbare Unterschied ist, daß letzteres rote (statt gelbe) Staubblätter trägt.

BESCHREIBUNG:

Brunnenkresse ist eine winterharte, bis 50 cm hohe und 90 cm lange kriechende, ausdauernde Wasserpflanze, mehrjährig mit schwimmenden Stengeln, die sich bewurzeln und Ableger bilden. Die reich bewurzelte Grundachse bringt verzweigte, anfangs kriechende, später aufsteigende Stengel hervor. Besonders aus den Achseln der unteren abgefallenen Blätter wurzeln sie sehr stark. Schwimmend bilden sie nach unten immer wieder neue Wurzeln aus. Die Blätter, gestielt, ziemlich dick - jüngere sind rundlich oder herzförmig - sind unpaarig gefiedert. Die winzig- kleinen weißen Blüten haben gelbe Staubbeutel. Von lockerblütigen Trugdolden getragen, bilden sie ab Mai Trauben, aus denen sich bald schmale, dicke, kurze, etwas gekrümmte Schoten von hellbrauner Farbe entwickeln. Sie stehen auf langen Stielen.

VERBREITUNG:

Als Heimat der Brunnenkresse gilt die gemäßigte nördliche Zone. Als ausdauernde Sumpf- und Uferpflanze wächst sie an und in Bächen, Teichen, Wiesengräben und Sümpfen und liebt reines, frisches und vor allem möglichst gleichmäßig erwärmtes Wasser von Quellen, Quellbächen und Flüssen.

ERNTE:

In der Vegetationszeit, vornehmlich von Februar bis April, werden die ganze Pflanze ohne Wurzel oder nur die frischen Blätter gesammelt. Eine gründliche Reinigung der Blätter ist unbedingt notwendig, da unsere Gewässer nicht immer ganz sauber, sondern oft mit Schadstoffen belastet sind und um parasitäre Infektionen zu vermeiden.

INHALTSSTOFFE:

Vitamine A, C, D, und E, ätherische Öle, Senfölglycosid, Kalzium, Jod sowie Bitterstoffe, die den scharfen, bitteren Geschmack verursachen.

VERWENDUNG:

Salat aus frischer Brunnenkresse ist sehr schmackhaft, fördert die Reinigung des Blutes, ist anregend und wirkt allgemeinen Schwächezuständen entgegen. Die Blätter, mit Meersalz vermischt, ergeben zerrieben einen Brei, der als Umschlag bei Gicht und Arthritis hilft. Blätter der Brunnnenkresse, zerquetscht und über Nacht aufgelegt, fördern die Heilung von Masern, Hautausschlägen und Insektenstichen, Roh im Munde zerkaut, kräftigen sie das Zahnfleisch. Brunnenkressetee stärkt, wie kaum ein anderer, die Verdauung, entwässert den Körper und befreit ihn von giftigen Abfallprodukten.

BRUNNENKRESSESÜPPCHEN MIT REHSCHINKEN

500 g Kartoffeln, 1 Bund Frühlingszwiebeln, 50 g Butter, 1 Glas lieblichen Weißwein, 1/2 l Gemüsebrühe, Salz, Pfeffer, 1 Prise Muskatpulver, 1 Becher Sahne, 2 Eigelb, 50 g Brunnenkresse, 100 g geräucherten Rehschinken

Die Kartoffeln schälen und in feine Würfel schneiden. Die Frühlingszwiebeln putzen, waschen, gut abtropfen lassen und in Stücke schneiden. Die Butter in einem Topf erhitzen und das Gemüse darin kurz anschwitzen. Mit dem Weißwein ablöschen und mit der Gemüsebrühe auffüllen. Bei mäßiger Hitze 15 Minuten köcheln lassen.

Anschließend das Ganze im Mixer oder mit dem Pürierstab pürieren, auf den Herd stellen und erneut erhitzen. Die Suppe mit Salz, Pfeffer und Muskatpulver würzen. Die Sahne steif schlagen, das Eigelb darunter rühren und die Sahne-Eigelb-Mischung in die heiße Suppe rühren. Vom Feuer nehmen und nicht mehr kochen lassen. Die feingeschnittene Brunnenkresse mit dem in Streifen geschnittenen Rehschinken in die Suppe geben, erhitzen, anrichten und servieren.

ZWIEBELSUPPE MIT BRUNNENKRESSE

1-2 EL Schweineschmalz, 500 g Zwiebeln, 250 g Lauch, 1 Glas Weißwein, 1/2 l Gemüse- oder Fleischbrühe, 1 Handvoll Brunnenkresse, 1 Becher Crème fraîche, Salz, Pfeffer aus der Mühle, 1 Prise Muskat, 1 Prise Kümmelpulver, 1 Prise Zucker, 4 Scheiben Weißbrot, 200 g geriebenen Butterkäse, 1 Bund Schnittlauch

Das Schweineschmalz in einem Topf erhitzen und die geschälten, in Scheiben geschnittenen Zwiebeln darin glasig schwitzen. Den Lauch putzen, in Ringe schneiden, zu den Zwiebeln geben und kurz mitschwitzen. Mit dem Weißwein ablöschen und mit der Gemüse- oder Fleischbrühe auffüllen. Bei mäßiger Hitze 10-15 Minuten köcheln lassen und die gehackte Brunnenkresse untermischen. Die Crème fraîche angießen, die Suppe mit Salz, Pfeffer, Muskat, Kümmel und Zucker kräftig abschmecken und nochmals fünf Minuten köcheln lassen. Die Zwiebelsuppe in feuerfeste Schalen füllen, mit den Weißbrotscheiben belegen, mit dem Käse bestreuen und unter dem Grill überbacken. Die Zwiebelsuppe anrichten, mit dem frisch geschnittenen Schnittlauch bestreuen, ausgarnieren und sofort servieren.

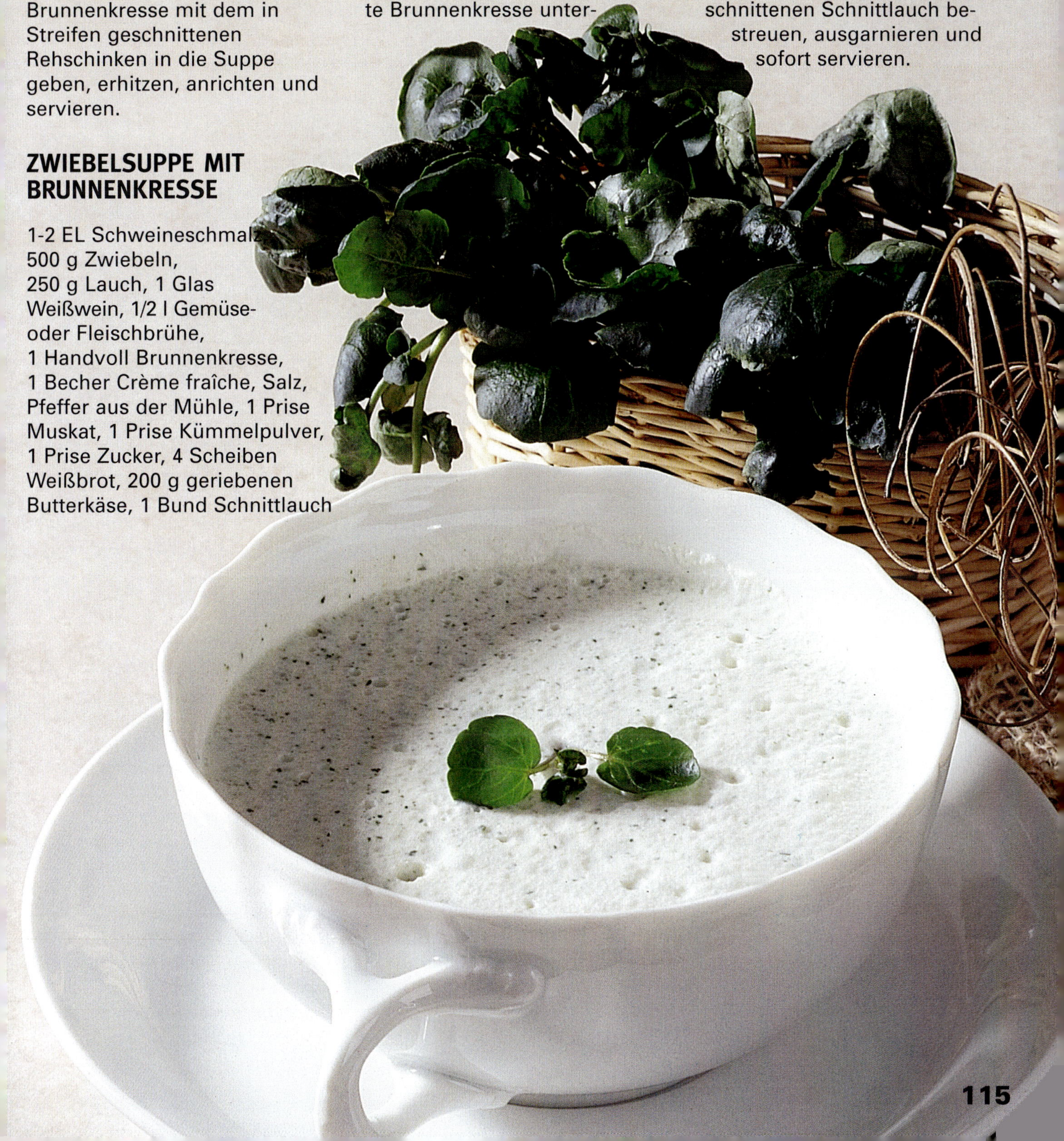

OCIMUM BASILICUM
BASILIKUM

ALLGEMEINES:

Wegen des scharfen Geschmacks mancher Arten wird Basilikum auch „deutscher Pfeffer" genannt. Der botanische Name ist wohl von dem griechischen „basileus", was soviel wie „König der Gewürze" bedeutet, abgeleitet. Die ältesten Nachweise für die Nutzung des einjährigen Krautes stammen aus Indien und Ägypten. In Deutschland ist die Pflanze erst seit dem 12. Jh. als Heil- und Gewürzpflanze bekannt. Sie wurde wahrscheinlich durch die Kreuzritter und die sie begleitenden Mönche über die Alpen gebracht. Den Hindus war das Kraut so heilig, daß die Engländer als Kolonialherren bei Strafprozessen Hindus bei Tulsi (eine indische Unterart des Basilikum) schwören ließen. Indische Frauen benutzten die Pflanze, aus deren Blättern sie einen Tee herstellten, zur Erleichterung bei Geburten und der Nachwehen. Wohl deshalb galt die Pflanze im Mittelalter als Symbol der Fruchtbarkeit. Es gibt Züchtungen in verschiedenen Geschmacksrichtungen und Bastardisierungen, die die genaue Bestimmung der Pflanze erschweren, wenn nicht gar unmöglich machen. Bei uns wird der mediterrane Typ von Ocimum basilicum angebaut, der den typischen, etwas süßlichen nelkenähnlichen Geschmack hat. Osteuropäische und asiatische Züchtungen sind strenger und auf der Zunge beißender im Geschmack.

VERBREITUNG:

Obwohl Basilikum seit Jahrhunderten in Kultur ist, kommt es doch, außer in Südasien, nirgendwo verwildert vor. Das Kraut wünscht einen leichten fruchtbaren Boden. Der Standort sollte möglichst sonnig und warm sein. Es ist nicht winterhart, deshalb ist es ratsam, die Samen schon ab März in Saatschalen im Haus auf der Fensterbank auszusäen, damit es ab Mai, nach den Nachtfrösten ausgepflanzt, noch genügend Zeit zu seiner vollen Entwicklung hat.

BESCHREIBUNG:

Die Pflanze wächst krautig verzweigt um eine Mittelachse, die bis zu 40 cm hoch werden kann. Die gestielten Blätter sind eirund und glatt. In den oberen Achseln der Blätter entwickeln sich ab Juni weiße oder violette Lippenblüten in Trugdolden oder Rispen, je nach Sorte. Es gibt grünes und rotes Basilikum, wobei das Rot der Blätter eher eine dunkelgrün-rote Farbe aufweist. Das Grün tritt stärker hervor, wenn die Pflanze zuwenig Sonne erhält.

VERWENDUNG:

Verwendet werden Blätter und Blüten, entweder frisch oder getrocknet in Salaten und allen Fleischgerichten mit Kräutersoßen. Sie schmecken besonders gut zu Tomaten mit Mozzarella, Pizza mit Tomaten, italienischen Nudelgerichten und der Pesto-Sauce. Das Gewürz harmoniert mit vielen anderen Kräutern in besonderer Weise, z.B. mit Rosmarin, Thymian, Majoran oder Oregano. Man kann frische Blätter auch in Olivenöl konservieren. Es gibt sogar einen Basilikumhonig von heller Farbe, dessen Kräuteraroma in Europa sehr geschätzt wird. Die medizinische Wirkung, als Tee getrunken, ist bei Krämpfen, fiebriger Erkältung, schlechter Verdauung, Migräne und Schlafstörungen erprobt. Äußerlich angewendet, hilft Basilikum bei Akne und Hautinfektionen, sowie bei Schlangenbissen und Insektenstichen.

GRÜNE BOHNEN MIT BASILIKUM

1kg grüne Bohnen, Pfeffer und Salz, 500 g vollreife Tomaten, 3 EL Öl, 1 Büschel Kräuter (Majoran, Thymian, Petersilie, Salbei). Für die Creme:4 Knoblauchzehen, 1 Bund Basilikum, 4 EL Olivenöl, 1 Prise Salz.

Die gewaschenen abgefädelten Bohnen abtropfen lassen, in kochendes Salzwasser schütten und ohne Deckel kochen lassen, so bleiben sie schön grün. Tomaten häuten, die Kerne herausdrücken und das Fruchtfleisch zu Brei stoßen, Zwiebeln schälen und hacken. Zwiebeln in den 3 EL Öl goldbraun werden lassen, Kräuterbüschel und Tomaten dazugeben und kräftig abschmecken. 15 Min. bei geringer Hitze kochen lassen.

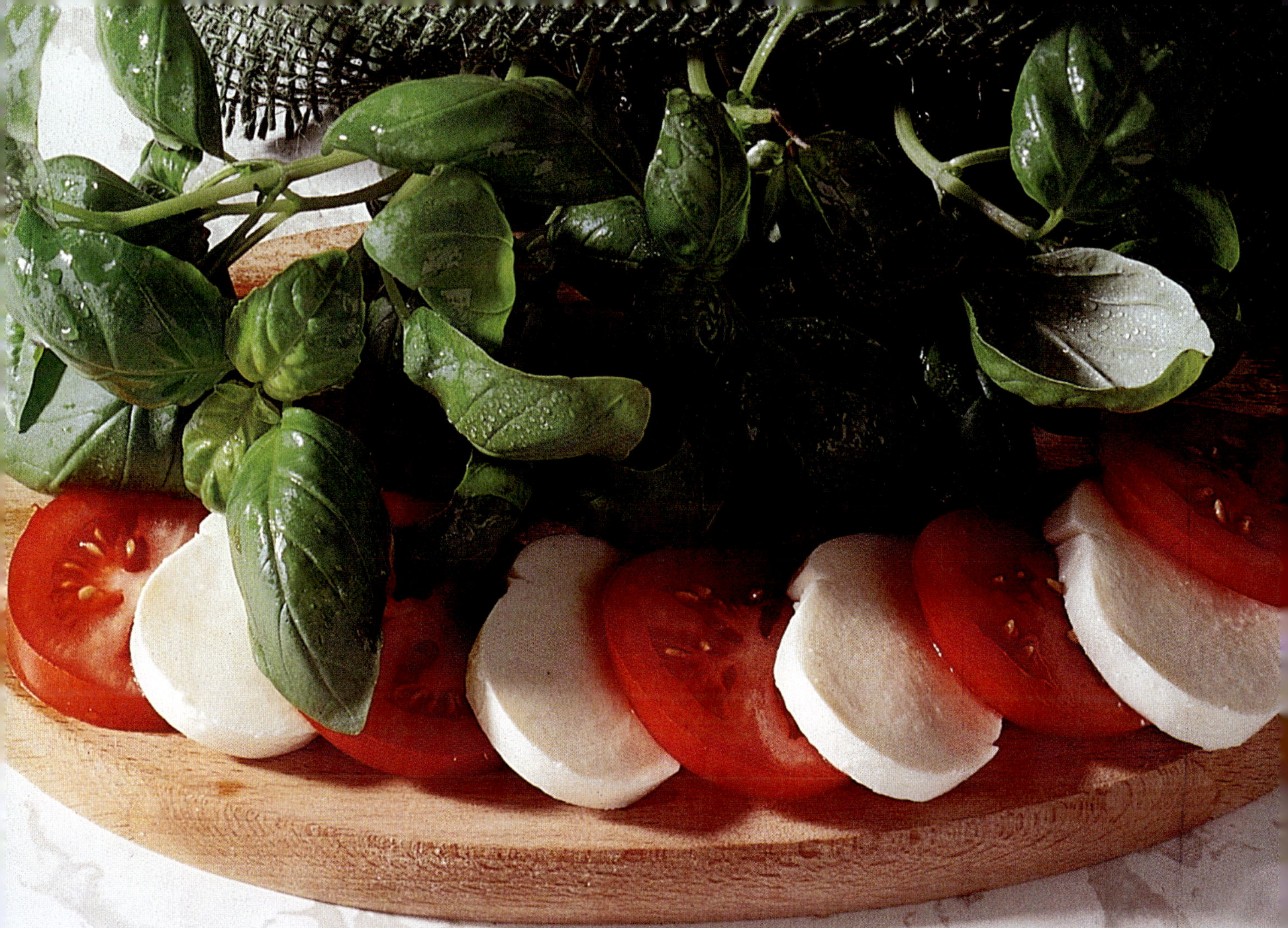

Für die Creme:
Die geschälten Knoblauchzehen mit einer Prise Salz und dem Bund Basilikum in einem Mörser zerstoßen, Öl hinzufügen, bis eine glatte Creme entsteht. Den Tomatenbrei durch ein Sieb streichen, die grünen Bohnen abtropfen lassen und alles bei gelinder Hitze durchrühren. Anrichten, die Creme dazugeben, noch einmal mischen und heiß servieren.

HÄHNCHEN MIT TOMATEN-BASILIKUM-SAUCE

8 Hähnchenschnitzel, Salz, Pfeffer, 2 EL geschrotete Pfefferkörner, 2-3 EL Schmalz, 1 Bund Frühlingszwiebeln, 1 Dose geschälte Tomaten, 1 Bund Basilikum, 1 Bund Oregano, 1 Prise Cayennepfeffer, 1 Prise Zucker

Die Hähnchenschnitzel mit Salz, Pfeffer und geschrotetem Pfeffer kräftig würzen. Das Butterschmalz in einer Pfanne erhitzen und die Hähnchenschnitzel darin braten, herausnehmen und warm stellen. Die Frühlingszwiebeln putzen, in mundgerechte Stücke schneiden, ins verbliebene Bratfett geben und glasig schwitzen. Die Tomaten abtropfen lassen, mit einer Gabel zerdrücken, mit dem Saft zu den Zwiebeln geben und kurz mitschwitzen. Die Kräuter verlesen, waschen, fein hacken und unter die Sauce heben, mit Salz, Pfeffer, Cayennepfeffer und Zucker würzen und die Sauce kurz einreduzieren lassen. Die Hähnchenschnitzel anrichten, mit der Tomatensauce überziehen, ausgarnieren und servieren.

KARTOFFELSALAT MIT BASILIKUM

1 kg Fleischtomaten, 4 Schalotten, 1 Pfefferschote, 800 g gekochte Kartoffeln, 1 Tasse Olivenöl, Salz, Pfeffer, 1 Bund Basilikum, 250 g Mozzarella

Die Tomaten in Würfel schneiden. Die Schalotten fein hacken. Die Pfefferschote in Würfel schneiden. Die Kartoffeln in Scheiben schneiden und in eine Schüssel geben, mit den Tomaten, den Zwiebeln und den Pfefferschotenwürfeln vermischen. Das Olivenöl kräftig mit Salz und Pfeffer würzen und das verlesene, gewaschene und feingeschnittene Basilikum unterheben. Den Mozzarella in Würfel schneiden und mit dem Öl unter die Kartoffeln heben. Den Salat anrichten, ausgarnieren und servieren.

ORIGANUM VULGARE
OREGANO

ALLGEMEINES:

Oregano, wilder Mayoran, wird auch Gemeiner Dost, Echter Dost und Dorant genannt. Sein poetischer Name „Oregano" d.h. „Freude der Berge" ist auf den Duft zurückzuführen. Er ist in den Berggegenden Kretas heimisch und wächst dort wild. Es gibt 36 Arten mehrjähriger Pflanzen und Sträucher. Allein die Bezeichnung „vulgare" umfaßt mehrere Sorten, die in der chemischen Zusammensetzung und im Aussehen verschieden sind: „Origanum vulgare -Aureum, -Album, -Acon Baule, -Gold Tip, -Plyphant, -White Anniversary. Diese Aufzählung vermittelt einen kleinen Einblick in die Vielfalt der Pflanze. Theophrast, Philosoph, Naturforscher und der bedeutendste unmittelbare Schüler von Aristoteles (370-285 v Chr.) schrieb in seiner „Geschichte der Pflanzen", daß Oregano „in der Wirkung herrlich und für viele Zwecke, doch besonders für die niederkommenden Frauen dienlich" sei. In der modernen Kräuterkunde wird die Pflanze nicht mehr erwähnt. Sie ist beheimatet im Süden Europas, dem angrenzenden Asien und in Nordafrika.

BESCHREIBUNG:

Oregano gehört zu den Lippenblütlern, ist einjährig und wird bis zu 50 cm groß. Die Stengel sprießen aus den Wurzeln, stehen aufrecht und sind purpurbraun. Die Blätter stehen gegenständig, sind breit und oval, oft rötlich gefärbt und verdorren in der vollen Sonne. Oregano blüht im Sommer, ab Juli, rosarot in rispenartig verzweigten Büscheln.

VERBREITUNG:

Oregano wächst noch wild in Teilen Europas und Zentralasiens und bildet dort teilweise berauschend schöne Blütenteppiche. Kultiviert gedeiht er an sonnigen steinigen Hängen, auf Kiesel- und Kalkerden und auf Magerwiesen. Die Pflanze fordert gut entwässerte, trockene, neutrale bis alkalische Böden, trockene Wiesen und sonnige Säume und verbreitet sich so bis in mittlere Gebirgslagen. Wird ein Naturgarten angelegt, so muß er dem Steppenrasen und Steingarten sehr ähneln, dann kann Oregano gemeinsam mit Katzenminze, Steinsamen und Feuerlilie angepflanzt werden. Auf Kräuterbeeten gedeiht er neben Bohnenkraut, Thymian und Melisse. Er verträgt keine frische Düngung, keine winterliche Feuchtigkeit und nur wenig Luftbewegung. Heute hat sich Oregano auch schon in den östlichen Teilen der USA eingebürgert. Die wilde Majoranpflanze entfaltet in den sonnigen heißen Mittelmeerländern auf trockenen Böden ein viel intensiveres Aroma als in den kühleren nördlichen Breiten. Die Vermehrung erfolgt durch Aussaat oder Teilung (im Frühjahr und Herbst) oder durch Stecklinge nichtblühender Triebe im Frühsommer.

ERNTE:

Die Ernte der Blätter ist während der Wachstumsperiode am ergiebigsten. Aus den frischen Blättern werden Öle destilliert und aus den getrockneten werden Aufgüsse gefertigt. Pflanzentriebe können zu Beginn der Blütezeit geerntet werden.

INHALTSSTOFFE:

Die gesamte Pflanze enthält Gerb- und Bitterstoffe, ätherische Öle, Mineralstoffe, Spurenelemente sowie Vitamine, vor allem Vitamin C und heilkräftige Substanzen, die für die Medizin von Bedeutung sind.

VERWENDUNG:

Das pikante Kraut gibt der neapolitanischen Pizza ihren einzigartig charakteristischen Geschmack und ist auch sonst ein besonders wichtiges Gewürz, es ist schlechthin das Nationalgewürz der italienischen Küche. Dem steht allerdings die griechische wie auch die mexikanische in keiner Weise nach. In Mexiko wird Oregano häufiger getrocknet als frisch verwendet, und zwar bei stark gewürzten Speisen, die vornehmlich mit Chilies, Zwiebeln, Knoblauch und Wein zubereitet werden. Man gibt Oregano zu Tomaten, Käse, Bohnen, Auberginen, Zucchini, Fleisch, Fisch, Muscheln und Füllungen.

Oregano verzaubert herzhafte Fleischeintöpfe, die mit Knoblauch und Rotwein gekocht werden, zu wahren Gaumenfreuden. Da junge Blätter jederzeit geerntet und auch eingefroren werden können, ist Oregano im Haushalt immer griffbereit. In der Medizin behauptet Oregano seinen Platz: das scharf aromatische Kraut wirkt antiseptisch, krampflösend, schweißtreibend, es fördert die Verdauung, wirkt heilend bei Gebärmuttererkrankungen und ist schleimlösend. Blätter und blühende Spitzen ergeben einen heilkräftigen Tee, nicht zu verwechseln mit dem käuflich zu erwerbenden „Oregano-Tee“ der nicht nur aus Oregano besteht, sondern eine Mischung von nicht miteinander verwandten Pflanzen ist. Innerlich angewendet hilft er bei Erkältungen, Grippe, fiebrigem Kränkeln, Blähungen, Magenverstimmungen und schmerzhaften Menstruationen. Äußerlich bei Bronchitis, Asthma, Arthritis und Muskelschmerzen (Schwangere sollten diesen Tee nicht trinken). Öl aus der Oreganopflanze spielt in der Aromatherapie eine ähnliche Rolle wie Tee.

Äußerlich angewendet hilft er Läusebefall zu bekämpfen (Vorsicht: Hautreizungen sind möglich!). In der Wirtschaft spielt das Öl eine große Rolle. Es kann käuflich erworben werden und wird zum Würzen von Lebensmitteln und zur Herstellung von Toilettenartikeln und Herrenparfüms verwendet.

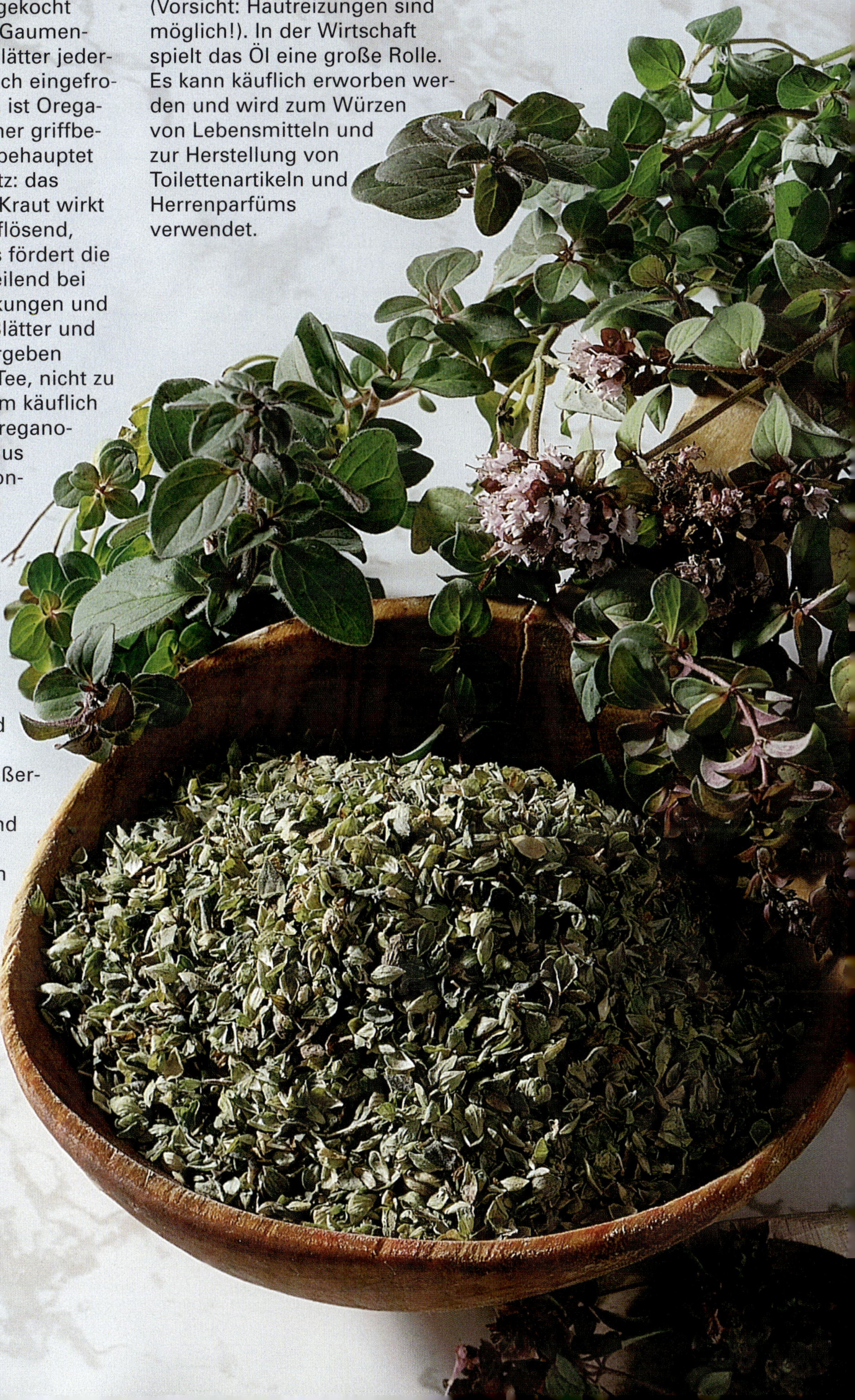

PAPAVER RHOEAS
MOHN

(Papaver rhoeas-Klatschmohn, Feuermohn, Feldmohn, Papaver somniferm-Schlafmohn)

ALLGEMEINES:

Mohn ist im mittleren Osten beheimatet. Es existieren etwa 50 verschiedene Arten. Kein anderes Kraut hat die Welt so verändert wie der Mohn. Von Beginn an war er ein unersetzliches Mittel zur Schmerzbekämpfung, kein anderes kommt ihm gleich. Die Sumerer haben im 4. Jahrtausend vor Chr. auf Tontafeln seinen Gebrauch beschrieben, die alten Griechen kannten ihn ebenfalls. Bei unerträglichen Schmerzen ist das aus ihm gewonnene Morphium das wirkungsvollste und am häufigsten angewendete Medikament, es macht leider auch süchtig. Der Anbau ist für die pharmazeutische Industrie weltweit von großer Wichtigkeit. Der Mohnanbau wird in vielen Ländern staatlich überwacht, denn der Mißbrauch der aus ihm gewonnenen Drogen Opium zerstört nach und nach die Gesundheit und das Leben des Süchtigen. So bleibt ein Quäntchen des teuflischen Hexenglaubens erhalten, daß ein Wolfsmensch durch eine Salbe, gemixt aus Tollkirsche, Eisenhut, Hanf und Opium, entsteht.

BESCHREIBUNG:

Mohn, wildwachsend auf Getreidefeldern und gezogen in Gärten und auf Feldern, blüht Ende Mai bis Juli mit 6-8 cm großen, prächtigen Blüten, die an langen Stielen aus den Achseln der langgezogenen, tiefspaltigen Blätter entspringen. Die Pflanze, die eine lange Pfahlwurzel besitzt, wird bis zu einem Meter hoch und ist an Stengeln und Blättern behaart. Die von dem zweiblättrigen Kelch eingeschlossene, eiförmige Knospe ist ziemlich schwer und überhängend. Vor dem Aufblühen richtet sich die Knospe auf und sobald sie sich öffnet, fallen die beiden borstenhaarigen Kelchblätter ab. Die in der Knospe unregelmäßig zerknitterten vier Blütenblätter glätten sich nun und breiten sich gleichmäßig aus. Die prächtigen Farben, je nach Art rot, blau oder weiß, heben sich durch einen großen, schwarzen Fleck am Ende eines jeden Kronenblattes besonders ab. Um den oberständigen, kegelförmigen Fruchtknoten mit wildförmiger acht- bis zwölfstrahliger Narbe, steht ein dichter Kranz schwärzlich-blauroter Staubfäden.

VERBREITUNG:

Mohn ist eine winterharte Pflanze. Er benötigt entwässerte Böden und viel Sonne. In Griechenland wurde er zuerst angebaut und verbreitete sich bis nach Italien, Ägypten und Arabien, dann weiter nach Osten bis nach Persien, Indien und China. Der „Klatschmohn", mehrjährig, entwickelte sich in Europa und in den gemäßigten Zonen Asiens zu einem Saatunkraut. Zur Aussaat befähigte Samen entwickeln sich nur durch Fremdbestäubung, der Mohn ist also steril. Mohnpflanzen lassen sich selten erfolgreich umpflanzen, denn sie reagieren sehr empfindlich auf Störungen.

ERNTE:

Die Blütenblätter werden geerntet, wenn sich die Blüten geöffnet haben, sie werden getrocknet. Aus den Samen der reifen Kapseln werden u.a. Aufgüsse hergestellt oder es wird Öl herausgepreßt. Aus den grünen Kapseln - sie werden geerntet, wenn die Blütenblätter abfallen - werden Milchsäfte und Alkaloide extrahiert. Wichtig: Alle Teile, außer den Samen, sind giftig. Bei der Mohnernte muß darauf geachtet werden, daß die Samenkapseln völlig reif sind. Unreife Samen haben die gleiche Wirkung wie Opium.

VERWENDUNG:

Im Mohn sind 25 Alkaloide enthalten, von denen Morphium und Kodein die wichtigsten sind. Aus der Pflanze kann Opium gewonnen werden. Die Samen enthalten kein süchtig machendes Alkaloid. Die Alkaloide sind nach jahrelanger Lagerung noch wirksam.

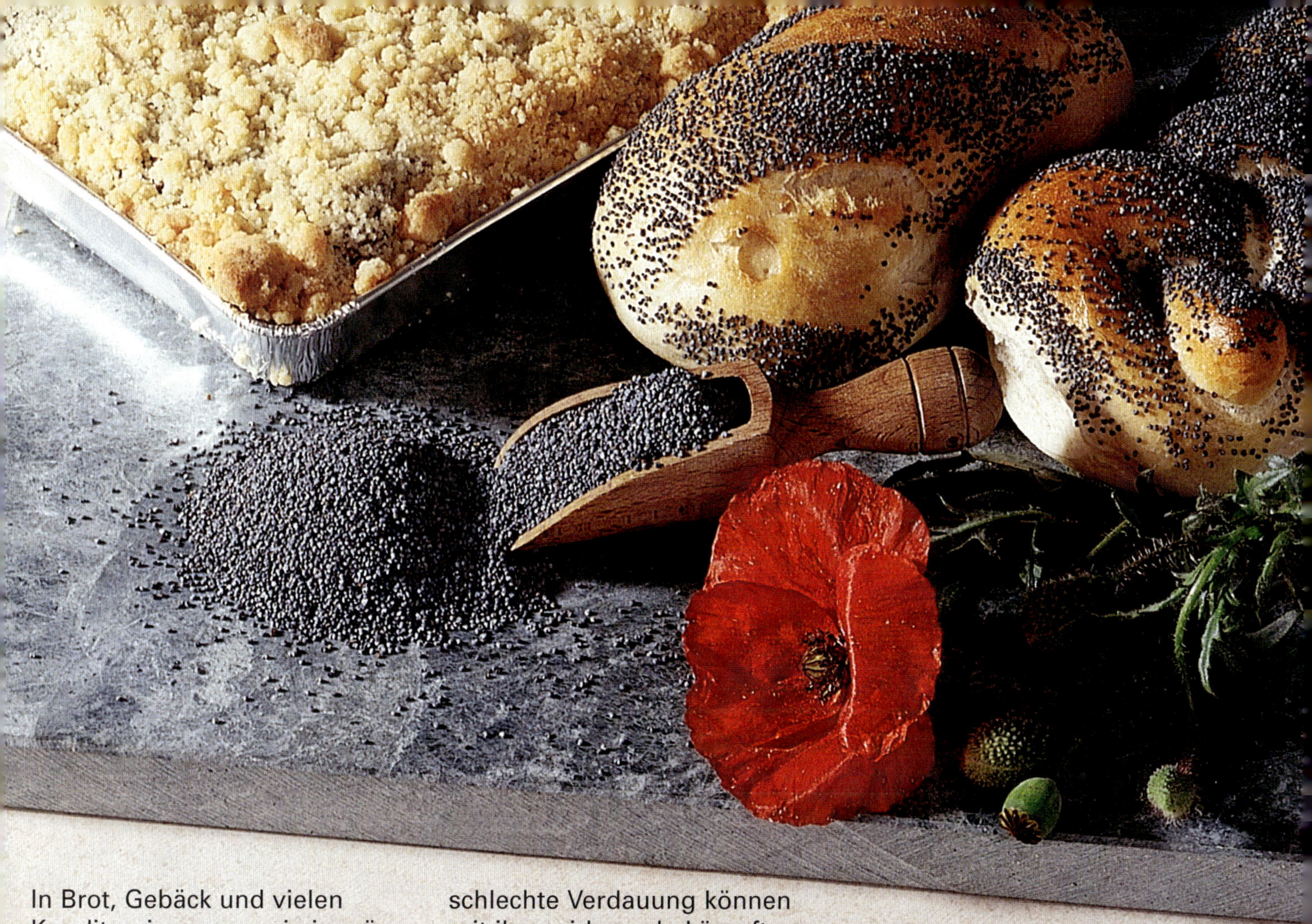

In Brot, Gebäck und vielen Konditoreiwaren sowie in würzigen Fleischgerichten und zum Garnieren werden die Samen ganz oder gemahlen, roh oder gebrüht verwendet. In Salatsoßen gibt das kaltgepreßte, nach Mandeln schmeckende Öl, dem Gericht eine besondere Note. Die Samen enthalten bis zu 55% Öl. Getrocknete Samen können geröstet, ganz oder zerkleinert verspeist werden. In der jüdischen Küche wird Mohn beim Backen u.a. von „Hamentaschen" besonders geschätzt. Eine Spezialität besonderer Art ist das Schlesische „Himmelreich". Das ist ein Auflauf von Teigwaren und Mohn, Schicht um Schicht aufeinandergelegt. Mohn ist ein beruhigendes, narkotisierendes Kraut, das Krämpfe löst, Schmerzen lindert, Durchfall und Husten bekämpft und die Schweißbildung verstärkt. Schlaflosigkeit, geringere Schmerzen, nervöse Verdauungsstörungen und schlechte Verdauung können mit ihm wirksam bekämpft werden. Für die innere Anwendung ist es ratsam, die entsprechenden Arzneien käuflich zu erwerben. Diese Mittel helfen bei Schock, Apathie, Alkoholvergiftung und Atembeschwerden. In der Wirtschaft verwendet man die rotblühenden Blütenblätter zum Färben von Arzneimitteln und Weinen. Die Blüte ist duftlos. Der wichtigste Sektor aber ist die Herstellung von Arzneien.

MOHNKUCHEN

250 g Margarine, 5 Eier, 250 g Zucker, 250 g ungemahlener Mohn, 250 g Mehl, 1 Päckchen Vanillinzucker, 1/2 Päckchen Backpulver, 2-3 EL Aprikosenmarmelade, 1 Päckchen Marzipanrohmasse, Puderzucker, 1-2 EL Nußnougatcreme, 2-3 Würfel Kokosfett

Aus Margarine, Eiern Zucker, Mohn, Mehl, Vanillinzucker und Backpulver einen Teig rühren. Eine Springform mit Backtrennpapier auslegen, den Teig einfüllen und im auf 180 °C vorgeheizten Backofen 50-60 Minuten backen, herausnehmen und noch heiß mit der Aprikosenmarmelade bestreichen. Die Marzipanrohmasse auf Puderzucker dünn ausrollen und auf den Kuchen legen, so daß er bedeckt ist. Die Ränder abschneiden. Die Nußnougatcreme mit dem Kokosfett schmelzen und den Kuchen damit überziehen.

Petroselinum crispum
Petersilie

ALLGEMEINES:

Im Volksmund auch „Bittersilge" genannt, ist Petersilie seit mehr als 2.000 Jahren bekannt. Sie wurde früher mehr für sakrale Zwecke als in der Küche verwendet. Sie trug man auch bei Festen als Kränze auf den Häuptern. Man kaute auch zwischendurch frische Blätter, um üblen Knoblauchgeruch zu überdecken, denn das war seit altersher ein oft angewandtes Mittel. Die Griechen gaben ihr auch den Namen „Felsteppich", dessen Bedeutung augenfällig ist. Obwohl der berühmte schwedische Botaniker Linne', auch Linnacus genannt (1707 bis 1778) der Meinung war, Petersilie stamme aus Sardinien, halten andere Wissenschaftler die östlichen Mittelmeerländer für ihre Heimat.

BESCHREIBUNG:

Die Pflanze benötigt zwei Jahre bis sie ausgewachsen ist. Im 1. Jahr entwickelt sie glatte, oder je nach Art, krause Blätter, und erst im 2. Jahr wachsen Stengel und Blütenstände, danach geht die Pflanze ein. Die Petersilie hat eine möhrenartige, halbspindelförmige Wurzel. Die Stengel stehen meist zu mehreren und sind nach oben hin verzweigt. Die Blätter sind dreiteilig und am Ende gekräuselt. Die Blüten sind klein, gelb bis grün, winzigen flachen Kuppeln gleich und werden (im 2. Jahr) von gelbgrünen Doppeldolden getragen. Die Früchte sind zweiköpfig.

VERBREITUNG:

Petersilie ist ein so weitverbreitetes Kraut, und so anpassungsfähig an klimatische Bedingungen, daß sie heutzutage fast überall auf der Welt anzutreffen ist. Sie benötigt tiefgründigen, humosen und nährstoffreichen, gut entwässerten, neutralen bis alkalischen Boden in der Sonne oder im Halbschatten. Die Aussaat erfolgt ab April bis zum Sommer und Herbst direkt in das Beet. Der Samen braucht 3-6 Wochen zum Keimen, diese Zeit kann allerdings durch wärmendes Vorkeimen verkürzt werden.

ERNTE:

Die Ernte der Blätter erfolgt vor der Blüte. Sie werden frisch, tiefgefroren, oder getrocknet verwendet. Die Wurzeln sind im Herbst des ersten Jahres ergiebig (für Absude, Flüssigkeitsextrakte u.a.), das Öl destilliert man aus Blättern und Samen.

ANWENDUNG:

Petersilie hat einen „vornehmen" Geschmack, hohen Nährwert und wird besonders als „Bouquet garni" verwendet. Die Blätter eignen sich hervorragend zum Garnieren, zum Würzen von Soßen, Füllungen, pikanten Speisen und zu Fisch. Besonders beliebt ist sie gemischt mit Tomaten und Zwiebeln. Glatte Petersilie schmeckt kräftiger als krause. Eine Überdosis kann zu Nieren-Leberschädigungen, Nervenentzündungen und Magen-Darm-Blutungen führen. Allerdings wirken die Stoffe nach der Entbindung anregend für die Bildung der Muttermilch. Petersilie entwässert Wasseransammlungen im Gewebe, hilft bei Nierensteinen, wirkt krampflösend, entzündungshemmend und verdauungsanregend. Petersilie wird ebenfalls angewendet bei Oedemen, Koliken, Anaemie, Arthritis, Rheuma und Appetitlosigkeit. Da Petersilie bei vielen Frauenleiden hilft, nennt man es im Volksmund ein „weibliches Hausmittel". Eingeweichte Blätter und Samen werden zur Haarspülung verwendet. Umschläge reinigen die Haut von Flecken und Ausschlägen. Homöopathen verschreiben Extrakte aus der Petersilie bei Blasenreizung und Harndrang. Hildegard von Bingen schreibt: –"Wer aber im Herzen oder in der Milz oder in der Seite Schmerzen hat, der koche Petersilie in Wein und füge etwas Weinessig und genug Honig bei, dann seihe er es durch ein Tuch, und so trinke er oft, und es heilt ihn ..."

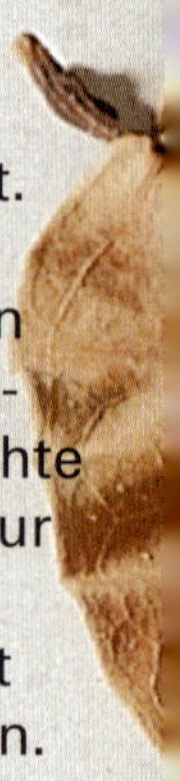

Und hier ist ihr Rezept:

PETERSILIEN-HONIG-WEIN:

7-10 Petersilienstengel mit Kraut, 1-2 El Weinessig, 50-150 g Honig, 1 Liter Wein

In dem Wein-Essig-Gemisch muß die Petersilie 5 Minuten lang kochen, danach wird der Honig hinzugefügt, nun läßt man alles erneut 5-7 Minuten

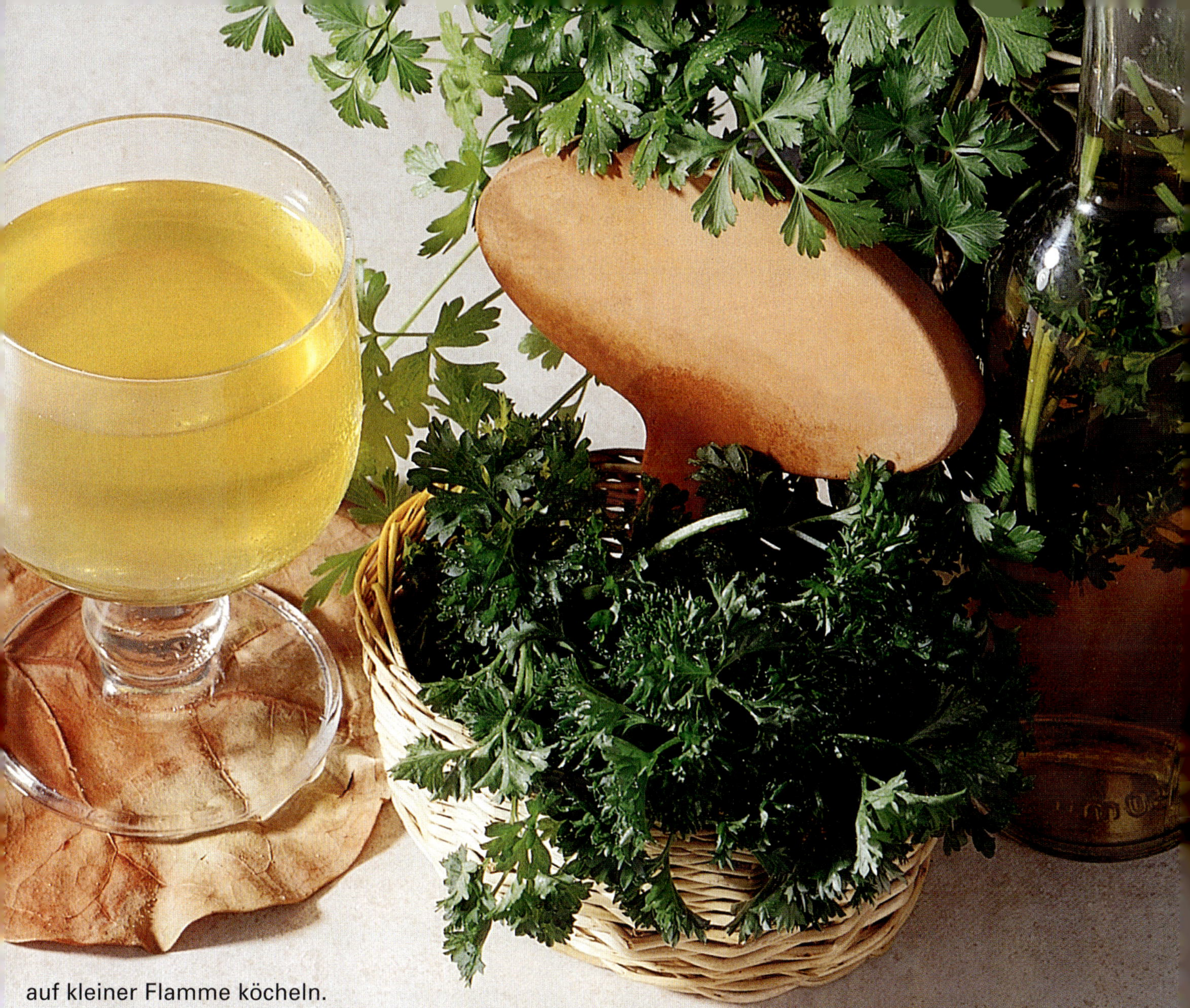

auf kleiner Flamme köcheln. Der fertige „Herzwein" wird durch ein Tuch geseiht und heiß abgefüllt. Man sollte 1-3 Likörgläser Wein 2-3 mal täglich trinken. (Anzuwenden bei Depression, Melancholie, Einschlafschwierigkeiten, Milz- und Herzschmerzen und zur unterstützenden Behandlung nach einem Herzinfarkt.

PETERSILIENKARTOFFELN

1 kg Kartoffeln, 1/2 TL Salz, 1/4-3/8 l Wasser, 1-2 EL Butter, 1-2 EL Petersilie

Die Kartoffeln unter fließendem Wasser gründlich abbürsten, schälen, in einen Topf geben, salzen und das Wasser dazugeben, mit der Butter und den Kräutern verfeinern. Die Kartoffeln in 20-25 Minuten garkochen, abgießen und kurz ausdampfen lassen.

PETERSILIEN-JOHANNISBEER-MARMELADE

750 g Johannisbeeren, 1 Tasse Zitronensaft, 2 EL geriebene Zitronenschale, 2 EL geriebene Orangenschale, 1 Tasse Johannisbeerlikör, 2 Bund Petersilie, 1 kg Gelierzucker

Die Johannisbeeren verlesen, waschen, gut abtropfen lassen und mit einer Gabel zerdrücken. In einen Topf geben, mit dem Zitronensaft, der Zitronenschale und der Orangenschale sowie dem Johannisbeerlikör und der verlesenen, gewaschenen und feingehackten Petersilie vermischen. Den Gelierzucker unterheben, das Ganze erhitzen und unter ständigem Rühren 4-5 Minuten sprudelnd kochen lassen. Abschäumen, in heiß ausgespülte Marmeladengläser füllen, verschließen und erkalten lassen.

PICEA ABIES
FICHTE

ALLGEMEINES:

Der lateinische Name der Fichte ist mit dem griechischen „peuke" verwandt, einer Bezeichnung der Nadelholzgattung der Kieferngewächse. „Fichte" leitet sich von dem altdeutschen „fiohta" ab (wegen ihres feuchten Standraumes). Sie wird auch ,zur Abgrenzung für die Bezeichnung Weißtanne, Rottanne genannt. „Tanne" fußt in dem altindischen „dhanvara". Die Unterscheidungsmerkmale zwischen Fichte und Tanne, sie werden oft verwechselt, liegen in der Verschiedenheit der Wurzel, des Wuchses, der Nadeln und ihrer Anordnung sowie der Stellung der Zapfen.

Hier im Vergleich die Merkmale der Tanne in Klammern (...):

- Flache Wurzeln (Pfahlwurzel)
- Fichtennadeln haben beim Abreißen eine Fahne (Tannen einen Teller) am Grund.
- Die derben spitzig-vierkantigen Nadeln stehen einzeln (wie bei der Fichte, jedoch breiter, mit einem Einschnitt an der Spitze.
- Die Nadeln umschließen den Ast in Spiralen, die Zapfen, groß und hängend, fallen nach einem Jahr im Ganzen ab.
- (die Nadeln stehen gescheitelt am Zweig, die Zapfen stehen aber aufrecht, nach einem Jahr fallen die Schuppen einzeln ab, und die Basis der Schuppen, die sogenannte Spindel, bleibt fest an den Zweigen übrig).

Wahrscheinlich ist Finnland ihre ursprüngliche Heimat. Als nach der Eiszeit die Landschaften Europas wieder von der Fichte in Besitz genommen wurde, war England bereits vom eurpäischen Festland abgetrennt, sodaß hier die Fichte fehlte. Sie wurde in England erst 1780 in größerem Umfang auf ausgedehnten Ödflächen angepflanzt.

BESCHREIBUNG:

Die Fichte erkennt man an ihrem schönen ebenmäßigen, ausgeprägt pyramidenförmigen Wuchs. Durch die auf dem Boden ausgebreiteten unteren Äste verjüngt sich ihre Gestalt gleichmäßig nach oben bis zu einer Höhe von 50 Metern und mehr. Sie kann 500-600 Jahre alt werden, fällt aber oft dem Windbruch zum Opfer, da ihre tellerförmige, flachstreichende Bewurzelung den Baum nicht fest im Erdreich verwurzeln kann und nur felsiger Untergrund, in dem sie sich in den Felsspalten festklammert, annähernd Halt geben kann. Die Fichte ist ein stattlicher und sehr hübscher Baum, wenn sie im Mai ihre lebhaft farbigen Blüten hervorbringt. Die etwa 2 cm großen, eiförmigen, männlichen Blütenstände sind anfangs erdbeerrot, nach der Bestäubung gelb und über die gesamte Krone verteilt. Die weiblichen, karminroten, aufrechtstehenden Blütenzapfen, auf den Spitzen der vorjährigen Zweige, bleiben meist auf den Wipfel beschränkt. Die Fichte blüht etwa alle drei bis fünf Jahre, im Hochgebirge oft nur in längeren Intervallen. Nach der Bestäubung drehen sich die weiblichen Blütenzapfen abwärts und reifen im selben Jahr zu 10-16 cm langen und 3-4 cm dicken Fruchtzapfen heran, mit ziegelartig übereinandergelegten, vorerst noch dicht geschlossenen Deckschuppen.

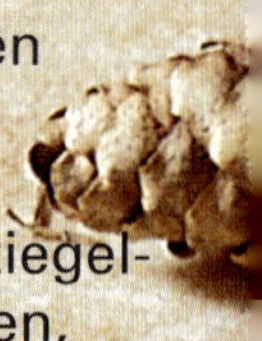

Erst im kommenden Frühjahr klaffen die Zapfenschuppen auseinander und schicken die 1/2 cm großen Samen, die lose in einer löffelartigen Vertiefung des langen, dünnen Samenflügels sitzen, auf die Reise. Die Samen bleiben drei bis vier Jahre keimfähig. Die entleerten Zapfen fallen dann im Laufe des Frühjahres als Ganzes herab. Man kann sich leicht merken: Zapfen unter dem Baum (es ist eine Fichte), herumliegende Zapfenschuppen (es ist eine Tanne).

VERBREITUNG:

Fichten lieben felsigen Untergrund. Da ihre Wurzeln nicht in die Tiefe gehen, verlangt die Fichte ständig frischen Boden sowie regen- und nebelreiches Klima. Dicke Moospolster bieten ihr ein willkommenes Wasserreservoir. Sie gedeiht am besten an den Nord- und Westhängen unserer Mittelgebirge bis in Höhen von 1200 Metern, in den Bayrischen Alpen liegt die Wachstumsgrenze noch um 500 m höher. Ihr Vorkommen erstreckt sich vom nördlichen Polarkreis in Norwegen, bis zu den Gebirgen des Mittelmeeres, von den Pyrenäen bis zum Ural.

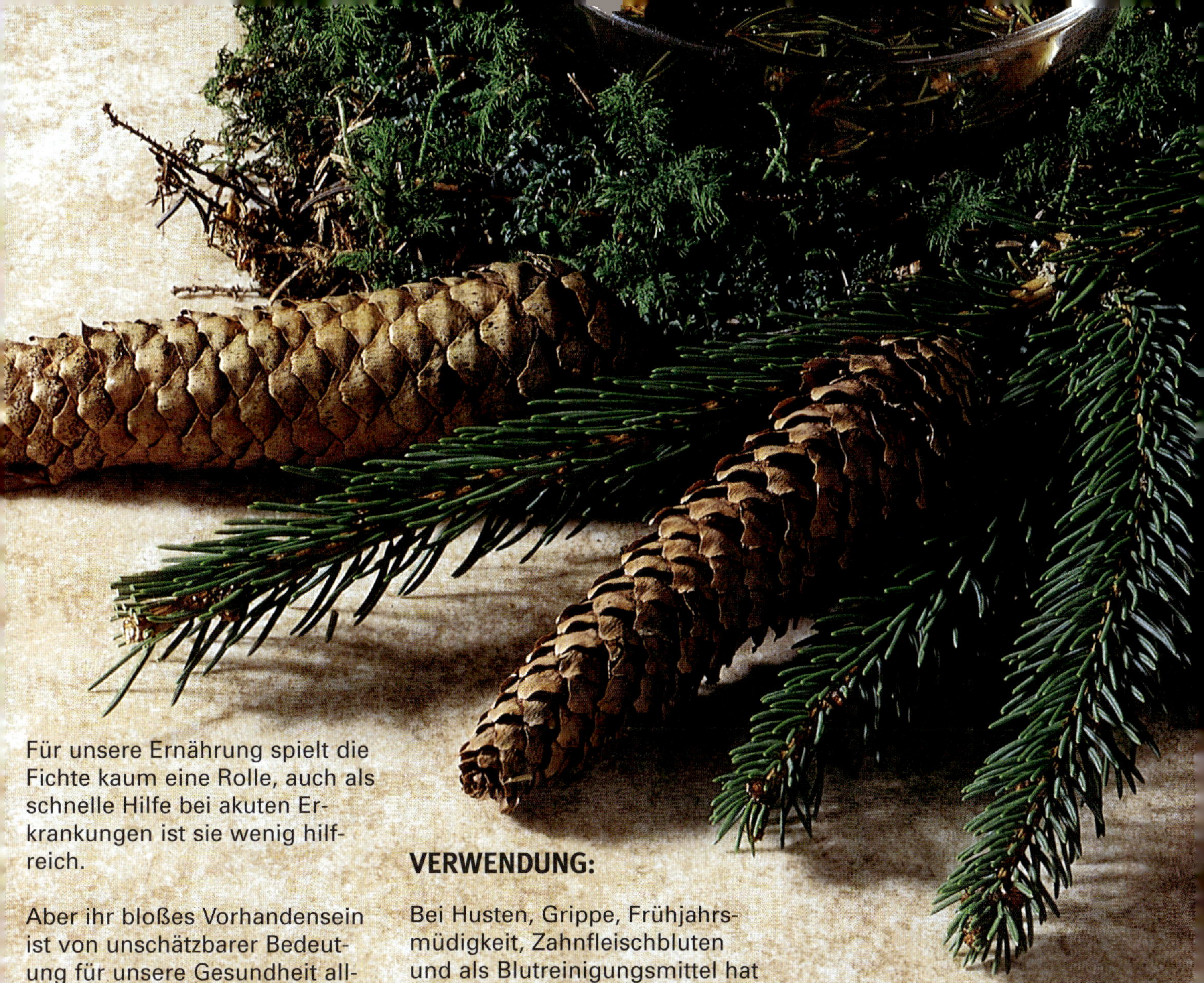

Für unsere Ernährung spielt die Fichte kaum eine Rolle, auch als schnelle Hilfe bei akuten Erkrankungen ist sie wenig hilfreich.

Aber ihr bloßes Vorhandensein ist von unschätzbarer Bedeutung für unsere Gesundheit allgemein, für die Umwelt und das Klima. Ohne ausgedehnte Fichtenwälder gäbe es bei uns keine Luftkurorte im Schwarzwald, im Voralpengebiet und in den deutschen Mittelgebirgen. Nirgends ist die Luft reiner, frischer und würziger (außer in Seebädern) und damit gesundheitsbringender als in großflächigen Fichtenwaldbeständen. Daß Heilkuren in Wannenbädern aus Extrakten der Fichtennadeln das Gesunden fördern, steht außer Frage.

INHALTSSTOFFE:

Gesammelt werden die jungen Knospen und Triebe . Sie enthalten reichlich Vitamin C, ätherisches Öl und reines Harz.

VERWENDUNG:

Bei Husten, Grippe, Frühjahrsmüdigkeit, Zahnfleischbluten und als Blutreinigungsmittel hat sich ein entsprechenderTee bewährt. Aus den Maiwipfeln der Fichten läßt sich ein wohlschmeckener Sirup bereiten. Schließlich sind Extrakte als Duftnote in Parfums, Seifen und anderen Kosmetikartikeln, sowie im Petroleum (für den Hausgebrauch) beliebt. Das Holz wird sowohl im Baugewerbe, in der Möbel- sowie in der Papierindustrie benötigt und die Fichte ist seit jeher der beliebteste Weihnachtsbaum in Deutschland.

FICHTENNADELTEE:

1-2 TL frische Knospen oder Triebe mit heißem Wasser überbrühen, ziehen lassen und mit Honig süßen.

FICHTENSPROSSEN-HONIG:

200 g frische Fichtensprossen in 1 l Wasser 10 Minuten durchkochen, abseihen, den Saft (ca. 1 Liter) mit 1 kg Zucker sprudelnd bis zur Sirupdicke einkochen (ca. 15 Minuten) und heiß in Gläser füllen. Fichtensprossen-Honig kann man das ganze Jahr hindurch bereiten, wenn man den gewonnenen Saft einfriert und nach Bedarf verwendet.

Pimpinella anisum
Anis

ALLGEMEINES:

Der lateinische Name leitet sich von „piper“ (Pfeffer) ab. Im Volksmund heißt er auch Bibernele Brotsamen, Süßer Kümmel oder Runder Fenchel. Die ursprüngliche Heimat der Pflanze ist wahrscheinlich Kleinasien, und obwohl sie bereits sehr früh kultiviert wurde - schon die alten Ägypter, Römer und Griechen der Antike kannten das Kraut - findet man es bei uns nur selten verwildert vor. Anis galt als Aphrodisiakum, und Rauch des Anissamens sollte Kopfschmerzen lindern.

BESCHREIBUNG:

Das frischgrüne Doldengewächs ist einjährig und wird bis zu 80 cm hoch. Die grundständigen Blätter sind gelappt und gezähnt, die Stengelblätter fein gefiedert weich. Im Juli erscheinen endständig weißblühende, angenehm duftende und nektarreiche Doppeldolden. Die miteinander verbundenen haarigen Samenkörner brauchen viel Wärme, um auszureifen. Die kleinen, graubraunen Früchte haben einen süßlichen, lakritzähnlichen Geschmack.

VERBREITUNG:

Anis liebt gutgedüngten, kalkhaltigen leichten Boden. Der Standort sollte sonnig warm und geschützt sein. Das Kraut wächst im gesamten Mittelmeerraum, wo es auch gewerblich angebaut wird. Es gedeiht aber auch in unserem Klima.

ERNTE:

Im Sommer werden die Blättchen und im Herbst, etwa im September, die reifen Samen geerntet.

INHALTSSTOFFE:

Aus den Früchten gewinnt man ein angenehm süßlich-aromatisch riechendes Öl, das zu 90% aus Anethol besteht. Bis auf das Fehlen von Fenchon hat Anisöl die gleiche Zusammensetzung wie das Fenchelöl.

VERWENDUNG:

Das grüne Kraut wird in der chinesischen und indischen Küche zu manchen Salatrezepten verwendet. Die Samen enthalten ätherische Öle, Glycoside sowie fettes Öl und werden, ganz oder zerdrückt, Gebäck und Süßspeisen zugesetzt.
Mit Anis gewürztes Gebäck und Brot ist leichter verdaulich, weshalb es unverständlich ist, daß Großmutters Brotrezepte aus der Mode gekommen sind.
Medizinisch wird wohldosierter Anistee bei Husten und gegen Blähungen verabreicht. In der Volksmedizin wird der Tee auch gegen Ohrenschmerzen, Wassersucht und Tierbisse angewendet. Verschiedene Hustenbonbons enthalten Anisöl (Hauptbestandteil Anethol), und eine Kopfwäsche mit Anistee vertreibt wirksam Läuse und anderes Ungeziefer.
In der Herstellung alkoholischer Getränke wie Ouzo, Pernod oder Pastis, spielt Anissamen eine große Rolle. In der Tiermedizin setzt man Anissamen gegen Koliken und Blähungen ein. Daneben werden in Apotheken verschiedene Fertigmedikamente mit Anisanteil angeboten.

ANISPLÄTZCHEN

3 Eier, 165 g Zucker, 170 g Weizenmehl, 1 Msp. Backpulver, 5 g Anis, abgeriebene Schale von 1/2 Zitrone

Die Eier mit dem Zucker schaumig schlagen, bis eine dicke Masse entsteht. Das Mehl mit dem Backpulver, dem Anis und der Zitronenschale vermischen und unterheben. Ein Backblech gut ausfetten und den Teig in kleinen Häufchen im Abstand von mindestens 3-4 cm daraufsetzen. Sie laufen auseinander, wenn sie warm werden. Das Blech einige Stunden (am besten über Nacht) offen stehen lassen, damit die Plätzchen eine Haut bekommen. Die Anisplätzchen im auf 175-200 °C vorgeheizten Backofen 10-12 Minuten hellgelb backen, herausnehmen und auf einem Kuchengitter erkalten lassen.

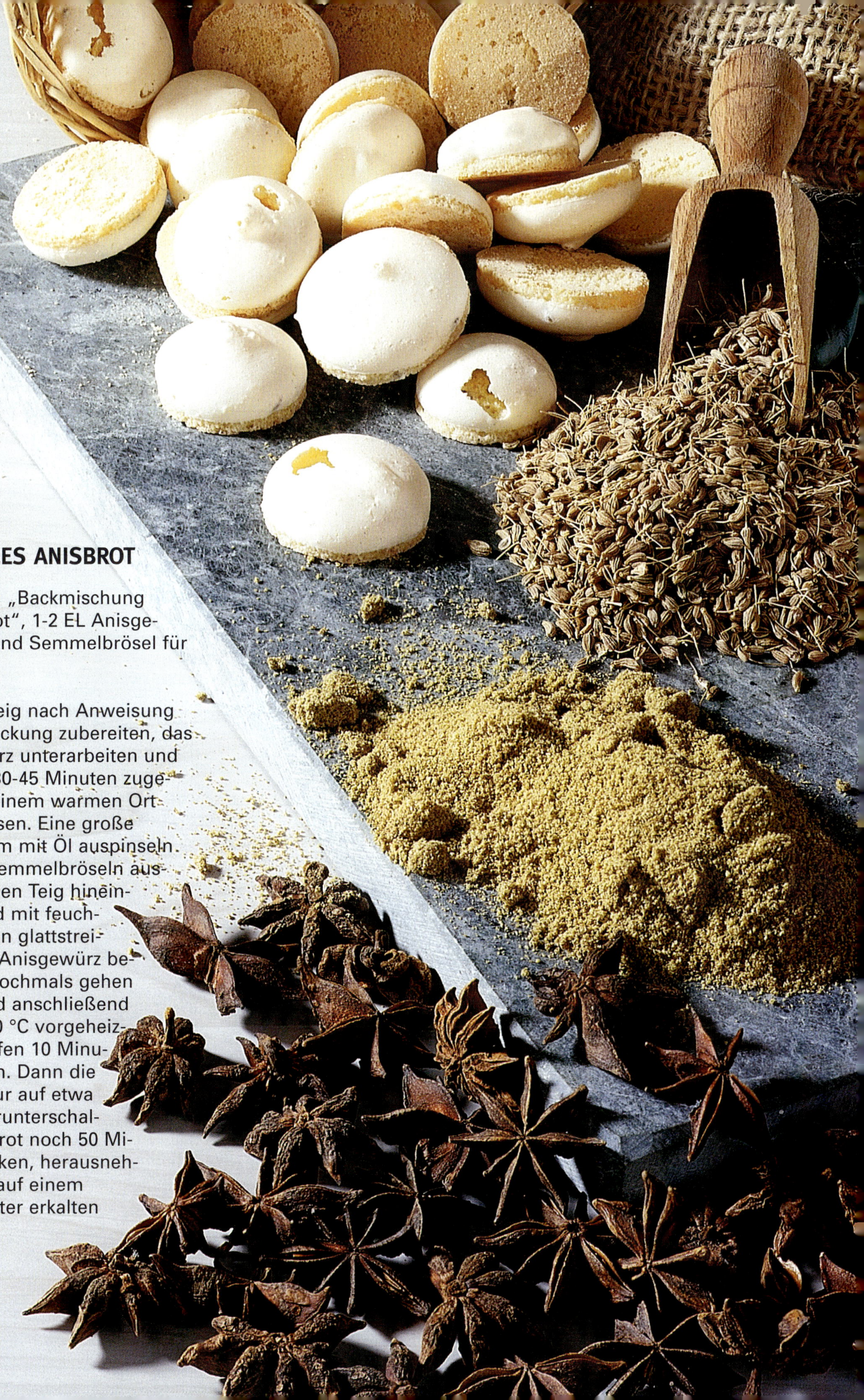

SCHNELLES ANISBROT

1 Packung „Backmischung Weizenbrot", 1-2 EL Anisgewürz, Öl und Semmelbrösel für die Form

Den Brotteig nach Anweisung auf der Packung zubereiten, das Anisgewürz unterarbeiten und den Teig 30-45 Minuten zugedeckt an einem warmen Ort gehen lassen. Eine große Kastenform mit Öl auspinseln und mit Semmelbröseln ausstreuen. Den Teig hineingeben und mit feuchten Händen glattstreichen. Mit Anisgewürz bestreuen, nochmals gehen lassen und anschließend im auf 250 °C vorgeheizten Backofen 10 Minuten backen. Dann die Temperatur auf etwa 200 °C herunterschalten, das Brot noch 50 Minuten backen, herausnehmen und auf einem Kuchengitter erkalten lassen.

Prunus
Kirsche

ALLGEMEINES:

Im Griechischen findet man für Kirsche den Namen „kerosia", im Althochdeutschen die Bezeichnung „kirsa". Die Vogelkirsche, „Prunus avium" gilt als Stammform der Süßkirsche, ihre Samen wurden zur Grundlage aller weiteren Sortenbildungen bei der Züchtung der Süßkirsche. Seit vorgeschichtlicher Zeit ist die Süßkirsche in beinahe ganz Europa anzutreffen.
Schon im 4. Jh. v. Chr. kannte man in Kleinasien veredelte Arten der Süßkirsche. Einige davon brachten die Römer nach Germanien. Bei Ausgrabungsarbeiten auf der Saalburg, dem ehemaligen römischen Kastell am Obergermanischen Limes, nordwestlich von Homburg v. d. H. gelegen, fand man in einem Schachtbrunnen Kerne der Süßkirsche. Die Sauerkirsche (Prunus cerasus) wird in Schriften der Antike nicht erwähnt, sie kam vermutlich erst später zu den Griechen und Römern.

BESCHREIBUNG:

Die Süßkirsche wächst zu einem großen Baum. Seine Rinde ist in den ersten Jahren glatt, ledrig, dunkelsilbrig-aschgrau, sie löst sich im Alter als „Ringelborke" querwinkelig ab. Zwei bis drei runde, rötliche Drüsen befinden sich an jedem Blattstiel, ihm entsprießen mitunter kleinere, lanzettliche Nebenblättchen. Die Blätter, nur anfangs leicht behaart, haben elliptische oder verkehrt-ovale Formen, sind weich, länglich-oval-zugespitzt, ungleich gezähnt und am Rande drüsig, oberseits runzelig. Im April-Mai erscheinen die weißen langstieligen Blüten zu zweit oder zu viert, doldenförmig zusammengefaßt, die Blätter sind dann schon weit entwickelt. Die Frucht ist kahl, kugelig und süß, artenbedingt gefleckt, gelblich oder schwarz. Weitere unterschiedliche Merkmale sind:
Die Herzkirsche mit herzförmig-kugeliger Frucht und weichem Fleisch, die Knorpelkirsche von gleicher Form, aber hartem Fleisch, die Sauerkirsche (P. cerasus) mit niedrigem Wuchs, lederartig glänzenden, kahlen Blättern, meist drüsenlosen Blattstielen und einer angenehm aromatischen, säuerlichen Frucht. Die Unterschiede bestehen im Wesentlichen in der Farbe, der Art der Fruchtschale, des Fruchtfleisches und des Saftes.

VERBREITUNG:

Abgesehen von einigen speziellen Anbaugebieten, z. B. in Norditalien, hat sie sich nur in gelockerter Ansiedelung ausgebreitet. Bemerkenswert ist ihr Fortbestehen trotz starker Gefährdung durch Schädlinge: Frostspanner und deren Raupen, Blattläuse und Kirschblattwespen fallen über die Blätter und unreifen Früchte her, die Blüten leiden unter den Raupen der Kirschblütenmotte, des Fruchtstechers und des Rüsselkäfers, der sogar die Früchte ansticht und seine Eier hineinlegt, der gesamte Baum muß sich gegen Viren, Bakterien und Pilze wehren, teils verliert er dabei und stirbt ab.

VERWENDUNG:

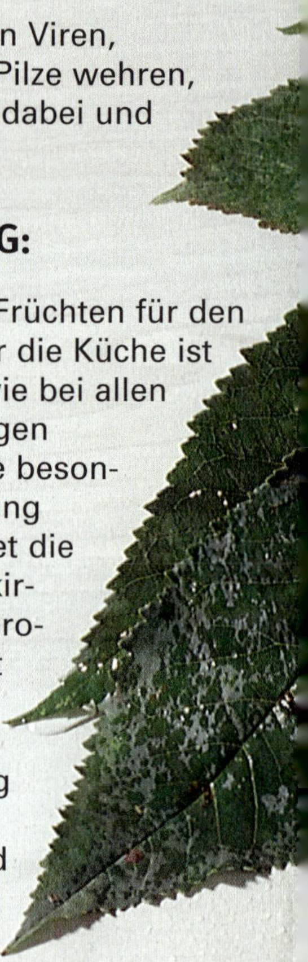

Der Bedarf an Früchten für den Verzehr und für die Küche ist ebenso groß wie bei allen anderen gängigen Obstarten. Eine besondere Verwendung allerdings findet die späte Traubenkirsche Prunus serotina. Sie besitzt Wirkstoffe, die in der Medizin wichtig sind. Nicht nur ihre Blätter und Steine sind giftig, vor allem die Blausäure in der Pflanze kann tödlich sein. Aber wie so oft, kann ein Gift richtig dosiert, heilkräftig wirken. So ist die Rinde der schwarzen Kirsche, richtig zubereitet und dosiert ein hervorragendes Mittel gegen Husten, wobei die Blausäure rasch über die Lunge und die Atemwege ausgeschieden wird und dabei die Atmung beschleunigt und die Nerven, die den Hustenreiz verursachen, beruhigt. Die Behandlungen, auch bei Verdauungsschwierigkeiten, sollten nur vom Arzt durchgeführt werden. Das Holz, gelbrötlich, kurzfaserig, hart, fest und schwer, findet Verwendung für Furniere bei kleinen, wertvollen Möbeln und Drechsler-Erzeugnissen.

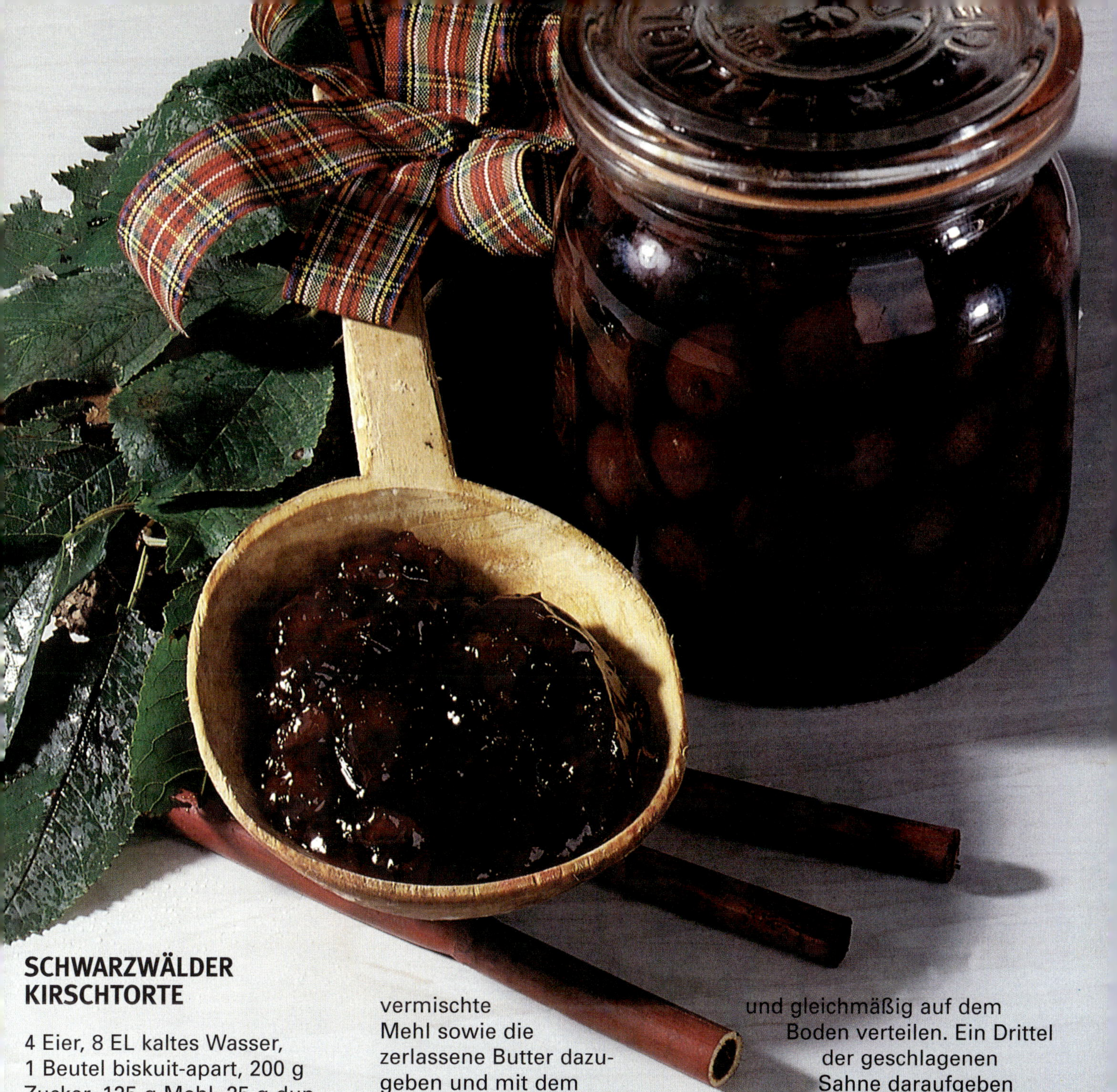

SCHWARZWÄLDER KIRSCHTORTE

4 Eier, 8 EL kaltes Wasser, 1 Beutel biskuit-apart, 200 g Zucker, 125 g Mehl, 25 g dunkles Kakaopulver, 75 g Speisestärke, 1 leicht geh. TL Backpulver, 50 g flüssige Butter, 1 Gläschen Kirschwasser, 1 EL san-apart, 3/4 l Schlagsahne, 6 leicht geh. TL san-apart, 750 g entsteinte Sauerkirschen, 50 g geraspelte Schokolade

Die Eier mit dem Wasser, dem biskuit-apart und dem Zucker in eine hohe Rührschüssel füllen. Mit dem Handrührgerät auf höchster Stufe 5 Minuten luftig aufschlagen, das mit Kakao, Speisestärke und Backpulver vermischte Mehl sowie die zerlassene Butter dazugeben und mit dem Handrührgerät auf kleinster Stufe unterrühren. Die Masse in eine ausgefettete Springform füllen, glattstreichen und im auf 200 °C vorgeheizten Backofen 30-35 Minuten backen. Den Boden auf ein Kuchengitter stürzen, vollständig erkalten lassen und nach dem Erkalten zweimal durchschneiden. Die Böden mit Kirschwasser beträufeln und den unteren Boden mit 1 EL san-apart bestreuen. Die Schlagsahne mit 6 leicht geh. TL san-apart steif schlagen. Die Kirschen gut abtropfen lassen und gleichmäßig auf dem Boden verteilen. Ein Drittel der geschlagenen Sahne daraufgeben und glattstreichen. Den mittleren Boden daraufsetzen und mit der restlichen Schlagsahne einstreichen. Den Deckelboden oben auflegen, mit der übrigen Sahne gleichmäßig und dünn bestreichen, mit geraspelter Schokolade bestreuen und Sahnerosetten aufspritzen. Jeweils eine Sauerkirsche in die Rosetten drücken, die Schwarzwälder Kirschtorte vollständig ausgarnieren und zum Verzehr bereitstellen.

PRUNUS SPINOSA
SCHWARZDORN

ALLGEMEINES:

Schwarzdorn und Schlehen sind identisch und gehören zu den Rosengewächsen. Schon im Mittelalter wurde aus den Früchten ein Wein („slehentranc“) und Banntwein („slehen-wazzer“) hergestellt.

BESCHREIBUNG:

Die sehr sperrigen, bis zu zwei Meter hohen Büsche sind auch im Winter an den rechtwinklig abstehenden kleineren Seitenzweigen, die in einem spitzen Dornenden, leicht zu erkennen. Als Dornenhecke gepflanzt ist der Schlehdorn ein undurchdringliches Hindernis, aber auch gleichzeitig eine sichere Zufluchtsstätte für vieler Feldtiere, vor allem Vögel. Die Rinde des Busches ist rußig-matt und schwarzbraun. Die Schlehe ist ein ausgeprägter Frühblüher: lange, bevor die übrigen Flurgehölze zu sprießen beginnen, entfalten sich ihre Blüten und hüllen die noch farblose Feldflur in einen weißen Schleier. Die fünfzähligen Blüten, 1-1,5 cm breit, sind im wahrsten Sinne des Wortes „blütenweiß“. An den knorrigen Ästen stehen kurze Nebenzweige, an denen sich die Blätter entwickeln. Sie sind kurz gestielt, bündelig, elliptisch bis oval. Sie erscheinen erst am Ende der leider nur sehr kurzen Blütezeit. Die Fruchtknoten sitzen am Boden des becherförmigen Blütengebildes. Erst im Spätherbst kommen die anfangs bläulichgrünen, später blau-schwarzen und mit einer mehligen Schicht überzogenen Beeren (Steinfrüchte) zur Reife. Sie bleiben auch den Winter über am Geäst hängen.

VERBREITUNG:

Der Schwarzdorn ist heimisch in den Ebenen bis hinauf in Gebirgslagen von 1500 Metern. Am häufigsten anzutreffen ist er in Feldgehölzen und Flurhekken, am Saum von Gebüschen und Wäldern, an Wegrändern, am Rande von Weinbergen und in trockenen Flußauen.
Er ist sehr anspruchslos und gedeiht auf mageren Böden, sowie auf trockenen Kalksteinböden in sonniger Lage.

VERWENDUNG:

Da das Fruchtfleisch wegen seiner Gerbstoffe sehr herb und sauer schmeckt, müssen erst die strengen Fröste über das Land gezogen sein, um es genießbar zu machen. Dann aber finden sich die Konsumenten zahlreich ein, und nicht nur die Singvögel verzehren die Beeren gern.

ERNTE:

Nach den ersten Nachtfrösten ist die Erntezeit für die eifrigen Sammler gekommen. Wer nicht die Zeit abwarten will, kann die Früchte auch im Gefrierfach lagern, dort verlieren sie ebenfalls in einer „Nachreife“ ihren herb-säuerlichen Geschmack.

ANWENDUNG:

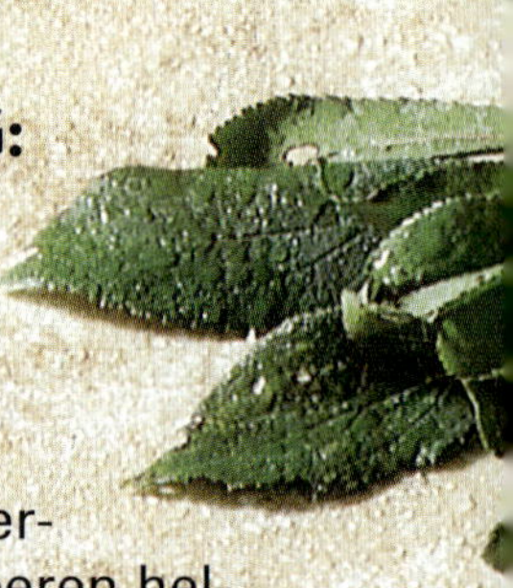

Aus den Früchten werden Liköre, Diätsäfte und Fruchtweine hergestellt. Die Beeren helfen gegen Blasenleiden, bei Hautausschlägen, sowie bei Verstopfung und fördern auch den Appetit. In den Blüten des Schwarzdornbusches sind für die Pharmazie wichtige Wirkstoffe enthalten. Das Holz ist ein beliebtes Material für die Drechsler, und das Geäst findet man oft in den Salinenwänden.

SCHLEHENSCHNAPS

300 g Schlehen, 1 TL Nelken, 1 TL Sternanis, 1 EL geriebene Zitronenschale, 1 EL geriebene Orangenschale, 1 TL Wacholderbeeren, 1 l Obstschnaps

Die Schlehen putzen, waschen, auf ein Backblech legen und im auf 150 °C vorgeheizten Backofen antrocknen lassen. Die Früchte herausnehmen und im Mörser grob zerstoßen, die Kerne sollen dabei aufspringen. Die Früchte in ein Einmachglas füllen, mit Nelken, Sternanis, der Zitronen- und Orangenschale sowie den Wacholderbeeren bestreuen. Mit dem Obstschnaps auffüllen und verschließen. An einem warmen, dunklen Ort 1-2 Monate ziehen lassen. Öfter den Schnaps durchschütteln, passieren und in Flaschen füllen.

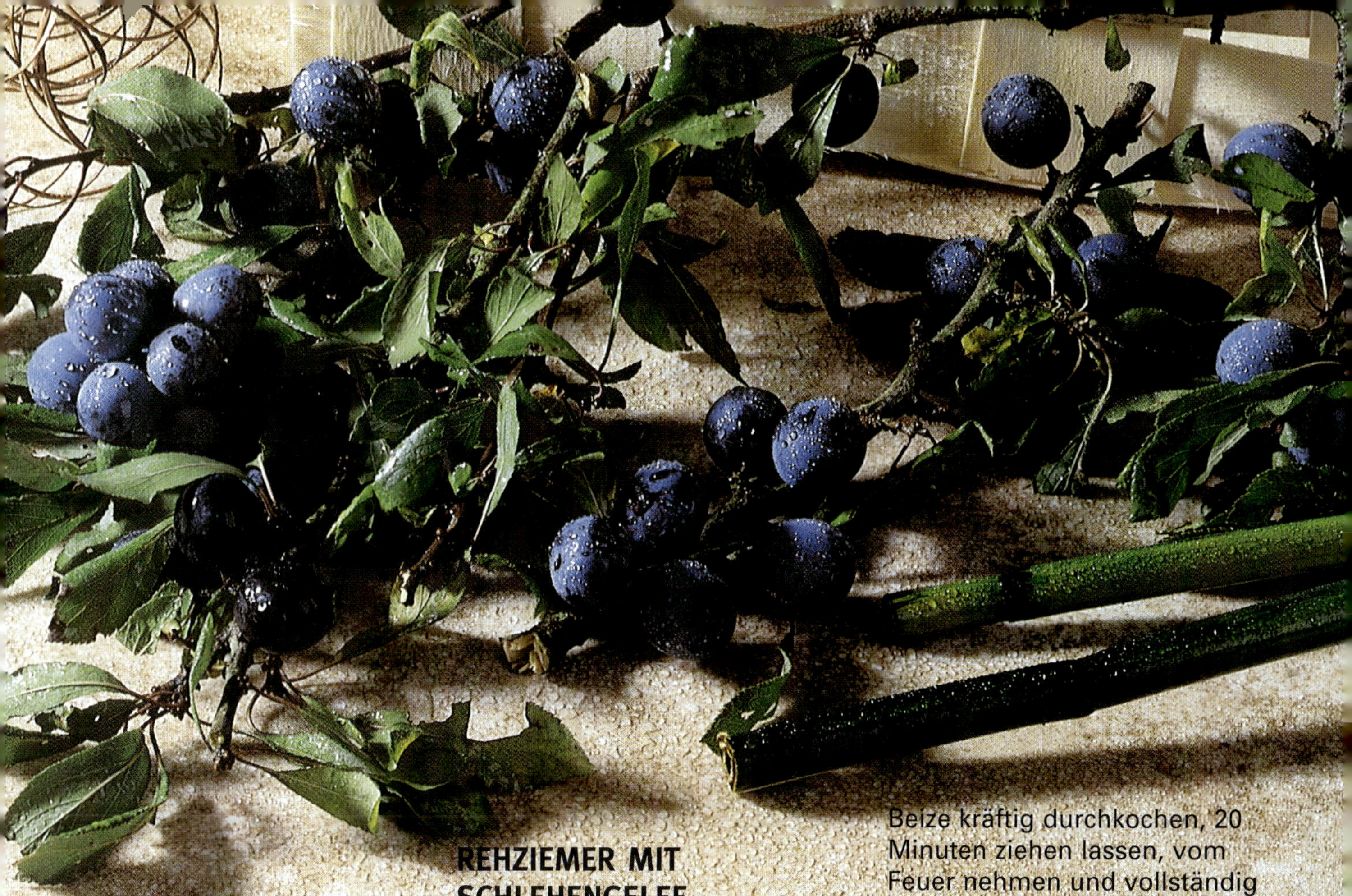

SCHLEHENLIKÖR

300 g Schlehen, 1 Tasse Kirschsaft, 1 Vanilleschote, 2 Zimtstangen, einige Nelken, je 1 EL geriebene Zitronen- und Orangenschale, 3/4 l Obstschnaps, 150 g Kandiszucker

Die Schlehen waschen, mit einer Küchennadel mehrmals einstechen und in ein Einmachglas füllen. Den Kirschsaft in einem Topf erhitzen, die Vanilleschote aufschneiden und mit den Zimtstangen, den Nelken, der Zitronen- und Orangenschale zum Kirschsaft geben und 5 Minuten ziehen lassen, erkalten lassen. Mit dem Obstschnaps auffüllen. Den Kandiszucker dazugeben, verschließen und 1-2 Monate ziehen lassen. Den Likör öfter durchschütteln. Durch ein Sieb passieren und in Likörflaschen abfüllen.

REHZIEMER MIT SCHLEHENGELEE

1 1/2-2 l leichten Johannisbeerwein, 1 TL Wacholderbeeren, 1 TL schwarze Pfefferkörner, 1 Sellerie, 1 Lauch, 1 Karotte, 1 1/2 TL Ingwer, 2 Lorbeerblätter, 2 Peperoni, 1 Msp. Knoblauchpulver, Salz, Pfeffer, 1 Rehziemer, 100 g fetten Speck (in dünne Scheiben geschnitten), 50 g Butter oder Margarine, 40 g Mehl, 1/2 l Rotwein, 1/2 l Gemüse- oder Wildbrühe, je 1 TL Sambal Oelek, Sojasauce und Worcestersauce, einige Tropfen Tabasco, 1/2 Glas Schlehengelee, 3 EL Zucker, 1 TL Liebstöckel, 1 TL Thymian, 1 Becher Sahne

Den Johannisbeerwein in einen Topf geben, die Wacholderbeeren und die Pfefferkörner im Mörser grob zerstoßen, mit dem feingewürfelten Gemüse, dem Ingwer, den Lorbeerblättern, den Peperoni und dem Knoblauch zu dem Wein geben, einmal aufkochen lassen und mit Salz und Pfeffer würzen. Die Beize kräftig durchkochen, 20 Minuten ziehen lassen, vom Feuer nehmen und vollständig erkalten lassen. Den Rehziemer waschen, in einer Schüssel mit der Beize vollständig bedecken und mindestens 20 Stunden einlegen. Dabei öfter wenden. Für die Zubereitung das Fleisch aus der Beize nehmen, gut abtropfen lassen und mit fetten Speckscheiben belegen. Mit Küchengarn festbinden, in einen Bratbeutel legen und im auf 180-200 °C vorgeheizten Backofen 70 Minuten garen. Für die Sauce die Butter erhitzen, das Mehl einrühren, mit dem Rotwein ablöschen und mit der Gemüse- oder Wildbrühe auffüllen. Mit Sambal Oelek, Sojasauce, Worcestersauce und Tabasco würzen, mit Schlehengelee, Zucker, Liebstöckel, Thymian, Salz und Pfeffer kräftig abschmecken, einreduzieren lassen, mit der Sahne verfeinern und nach Geschmack binden. Den Rehziemer anrichten, mit der Sauce überziehen, mit Semmelknödeln oder Nudeln, Preiselbeeren und Birnen servieren.

Pyrus communis
Birne

ALLGEMEINES:

Bereits in der Jungsteinzeit war sie als wildwachsende Frucht ein bekanntes Nahrungsmittel. Über Kleinasien gelangten in sehr früher Zeit verbesserte Arten nach Griechenland. Im 2. Jahrtausend v. Chr. wuchs sie schon verbreitet im heutigen italienischen Raum. In die Gebiete nördlich der Alpen gelangte sie in der Zeit der römischen Kaiser. Die Birne wurde im Mittelalter als „Marienpflanze" verehrt. Nach Hinrichtungen zeigte ein grünender Birnenzweig an, daß der Verurteilte in Wirklichkeit unschuldig war. Birnenzweigen sollte die Kraft innewohnen, Hexen zu vetreiben.

BESCHREIBUNG:

Der heutige kultivierte Birnbaum ist an seinem hohen, weniger breiten Wuchs zu erkennen, seine Krone überragt die meisten anderen Obstgewächse, er wird über 20 m hoch. Es gibt etwa 1500 Sorten in der Kultur. Die Stämme haben keine Dornen mehr. Ihre Rinde ist in den frühen Jahren des Wachsens glatt geworden und wird erst im Alter rissig und borkig. Die langgestielten Blätter, ihr Blattstiel ist mitunter so lang wie das Blatt breit ist, sind oval-rundlich bis breitelliptisch. In den vorderen zwei Dritteln sind sie am Rande gesägt, breit-keilförmig und auch abgerundet am Grund und zugespitzt auslaufend am Ende. Die Oberseite glänzt leicht dunkelgrün, unterseits leicht bläulich grün. Auf beiden Seiten ganz leicht behaart sind sie nur am Anfang nach ihrer Entfaltung. Am Ende der behaarten, fruchttragenden Triebe stehen zu mehreren vereint die Blüten in aufrechten Dolden, oft mehrere nebeneinander. Blüten und Blätter treiben zur gleichen Zeit. Die fünf Griffel, bis zum Grunde freistehend (im Gegensatz zur Apfelblüte), werden von fünf rundlichen Blütenblättern mit überlaufenden Kronblättern eingerahmt, die reinweiß, mitunter leicht rötlich aus einem filzig behaarten Kelch herauswachsen. Die Frucht ist kegel- bis flaschenförmig, im Innern mit einem fünfteiligen Kerngehäuse und darin heranreifenden Kernen versehen.

VERBREITUNG:

Er ist in Europa weit verbreitet. In der freien Natur wächst der Birnbaum in den Ebenen ebenso wie in höheren Gebirgslagen vereinzelt, nie in größeren Beständen. Mischwälder, Hecken, sonnige Hänge und Auengehölze sind Standorte, an denen man vereinzelte Exemplare antreffen kann. In Gärten wird er wegen des Wohlgeschmackes der Früchte für den „Hausgebrauch" gehalten. Nur im Erwerbsobstbau wird er großflächig gezogen und seine hohen Erträge und ansehnliche wohlschmeckende Früchte bringen kommerziellen Gewinn. Wichtig dabei ist, daß sie lagerfähig sind, und noch nach einer gewissen Nachreife volles Aroma und angenehmen Geschmack freigeben.

VERWENDUNG:

Birnen roh verzehrt, sind schon ein Genuß für sich, aber für die Zeit, in der es keine Früchte gibt, findet sich eine breite Palette der Anwendungsmöglichkeiten. Am besten munden in Gläser eingeweckte halbe Birnenteile, wie man sie auch in Dosen kaufen kann. Aus den Früchten gewonnener Saft, Sirup, Wein, Branntwein und Essig sind sehr gefragt und bekömmlich.

ENTENBRUST MIT ROTWEINBIRNEN

4 Entenbrustfilets, Salz, Pfeffer, 1 EL Oregano, 1 EL Basilikum, 1 TL Rosmarin, 2 Knoblauchzehen, 1 TL Salz, 1 Tasse Olivenöl, 2 EL Butter oder Margarine, 1 Bund Frühlingszwiebeln, 4 Birnen, Saft von 2 Zitronen, 1-2 Tassen Rotwein, 2 TL Birnengelee, 1 Handvoll Kräuter

Die Entenbrustfilets mit Salz und Pfeffer würzen und in eine Schüssel legen. Den Oregano, das Basilikum, den Rosmarin sowie die geschälten und mit Salz zerriebenen Knoblauchzehen mit dem Olivenöl verrühren, die Entenbrust damit einstreichen und über Nacht im Kühlschrank marinieren. Für die Zubereitung die Entenbrustfilets in einem Bräter anbraten und im auf 180-200 °C vorgeheizten Backofen 15-20 Minuten braten, herausnehmen und warmstellen. Die Butter oder Margarine ins Bratfett geben und erhitzen, die kleingeschnittenen Frühlingszwiebeln dazugeben und glasig schwitzen. Die Birnen schälen, entkernen, klein schneiden, mit Zitronensaft beträufeln, zu den Zwiebeln geben und kurz dünsten. Den Rotwein und das Birnengelee dazugeben und kurz verkochen, mit Salz und Pfeffer würzen. Die Entenbrustfilets anrichten, mit den Rotweinbirnen überziehen, mit gehackten Kräutern bestreuen und servieren.

SCHNELLER BIRNEN-REISAUFLAUF

4 Eigelb, 600 g fertig gegarten Milchreis, 4 Eiweiß, 1 Prise Salz, 4 Birnen, einige Tropfen Zitronensaft, 1 EL Birnendicksaft, Butter oder Margarine für die Form, 4 EL Preiselbeergelee, 1 Tasse Mandelsplitter, Butterflöckchen zum Belegen

Das Eigelb schaumig schlagen, den Milchreis dazugeben und das mit Salz steif geschlagene Eiweiß unterheben. Die Birnen schälen, halbieren, das Kerngehäuse herausschneiden und die Birnenhälften mit Zitronensaft beträufeln, mit dem Birnendicksaft süßen. Eine Auflaufform ausfetten, die Birnenhälften einsetzen und das Preiselbeergelee darauf verteilen. Den Milchreis über die Birnen geben, die Mandelsplitter darüberstreuen und die Butterflöckchen darauf setzen. Den Auflauf im auf 180-200 °C vorgeheizten Backofen 40-45 Minuten backen, herausnehmen und servieren.

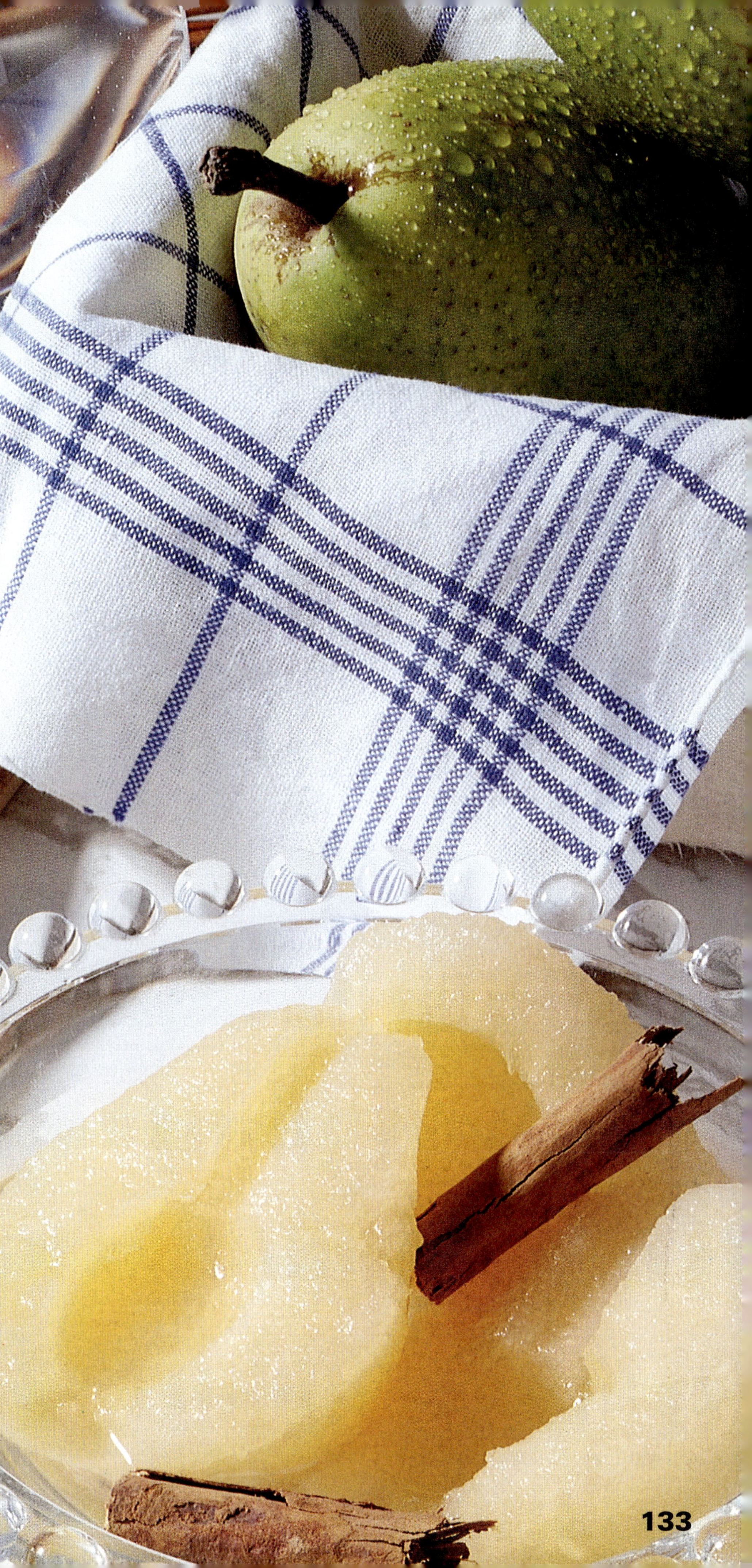

QUERCUS ROBUR
EICHE

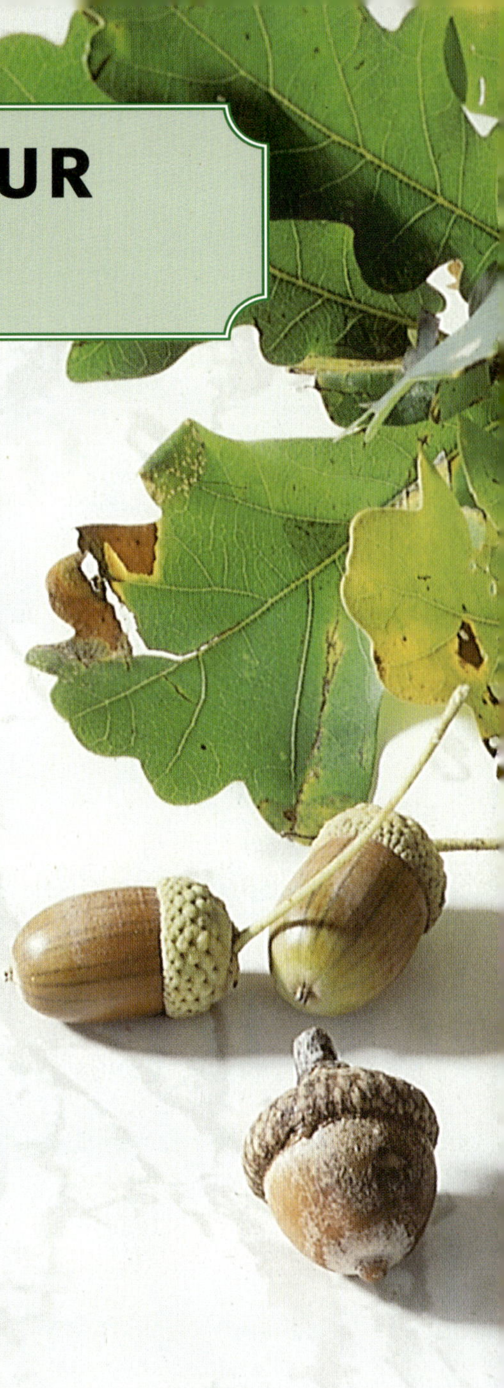

ALLGEMEINES:

Unsere einheimischen Eichen, die Stiel- oder Sommereiche und die Trauben- oder Wintereiche werden zur Familie der Fagaceaen (Buchengewächse) gezählt. Zu ihr gehören, außer den Eichen, die Rotbuche sowie etwa 200 Arten, die in Europa, Asien und Zentralamerika vorkommen. Die Eiche war, wie die Esche, bei den germanischen Kulturen ein heiliger Baum. Sie war dem Donnergott geweiht.

BESCHREIBUNG:

Die Stieleiche ist eine Lichtholzart, die offenen Stand und tiefgründigen Boden liebt. Sie kann sehr alt werden, etwa 800 Jahre, vereinzelt auch noch älter. Dabei ist ihr Höhenwachstum mit etwa 120 Jahren in einer Höhe von 20-30 m abgeschlossen. Das Dickenwachstum hält aber während der ganzen Lebensdauer des Baumes an. Der knorrige Stamm wächst langsam, erst im 30. Jahr breitet sich die Krone aus und gleichzeitig schrägbreit das Wurzelgeflecht um die tiefgreifende Pfahlwurzel. Der Stamm ist in der Jugend glänzend, graugrün, erst ab dem 10. Jahr entwickelt sich durch unregelmäßige Längsrisse die dunkelbraune, rissige Borke. Die Blätter sitzen an den Triebenden oft in Büscheln an kurzen Stielen, und ihre ovale Form wird durch mehr oder weniger tiefe Einbuchtungen an den Rändern bestimmt. Die weiblichen Blüten treiben zugleich mit dem Laub Ende April-Mai aus. An den kugeligen Gebilden erkennt man schon die Näpfchen, in denen später die Früchte sitzen. Die männlichen Blüten sind fadenförmige, grüngelbe Kätzchen, die, da sie hoch oben in der Krone gebildet werden, kaum bemerkt werden. Die Eichen werden vom Wind bestäubt. Die Früchte sitzen an bis zu 8 cm langen Stielen, daher der Name Stieleiche. Sie sind ziemlich groß und haben grünbraune Längsstreifen. Ende Oktober ist die Eichel reif und fällt ab.

VERBREITUNG:

Die Sommereiche bildet mit anderen Bäumen gerne Auwälder, da ihr tiefe und feuchte Böden zusagen. Auch entspricht der lockere Verbund ihrem Lichtbedürfnis. Sie wächst im Norden etwa bis Drontheim, östlich bis zum Ural und südlich bis Sizilien. Im Westen reicht ihr Verbreitungsgebiet bis an den Atlantik. Im Gebirge kann sie bis zu 1.000 m aufsteigen. Die Traubeneiche dagegen kann im Gebirge noch etwa 300 m höher geeignete Wachstumsbedingungen antreffen, mag keine nassen „Füße" und meidet daher auch Auwälder. Östlich kommt sie nur bis zur Krim vor, und auch nördlich reicht ihr Verbreitungsgebiet nur bis Oslo. Sie ist nicht ganz so lichthungrig wie ihre Schwester, mit der sie, ihrer nahen Verwandtschaft wegen, auch Bastarde bilden kann. Ihre Früchte sind kleiner und ohne Streifen. Dafür sitzen sie kurzgestielt in Trauben an den Zweigen. Die Lebenserwartung ist geringer, obwohl auch sie mehrere hundert Jahre alt werden kann.

INHALTSSTOFFE:

Beide Bäume bilden in der Rinde der jungen Stämme und den Blättern Gerbstoffe aus, die wohl auch der Abwehr von Fraßfeinden dienen. Die Borke der alten Bäume enthält nur noch wenig Gerbsäure.

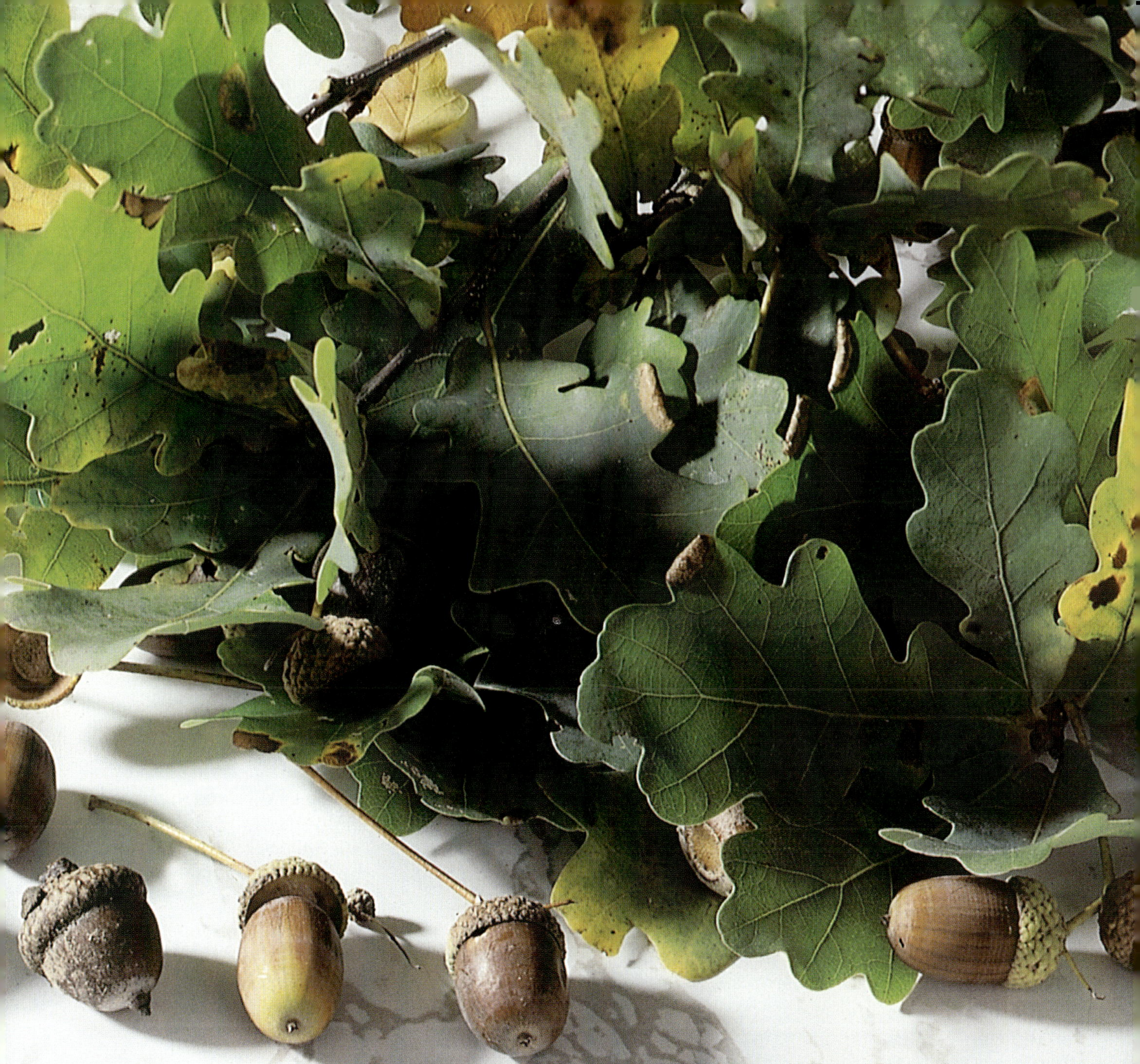

ERNTE:

Gesammelt werden die „Eicheln". Junge, etwa 20 Jahre alte Bäume, werden geschlagen und geschält, um die Rinde mit den begehrten Säuren zu gewinnen. Die Bäume treiben dann aus der Wurzel erneut aus und werden nach Jahren wieder geerntet.

VERWENDUNG:

In der Volksmedizin werden Tees aus gemahlenen Eicheln gegen Durchfall und äußerlich als Gurgelmittel gebraucht. Auch bei Bindehautentzündung und nässenden Hautausschlägen wird Eicheltee oder ein Sud aus Eichelrinde eingesetzt. Eichenrinde wurde auch zum Haarefärben angewendet. Die Eichel ist auch geröstet als Kaffeersatz gesammelt worden, und gemahlene Eicheln werden heute noch mancherorts in Norwegen dem Brotmehl zugesetzt. Eicheln sind ein hervorragendes Schweinemastfutter. Früher trieb man die Schweine einfach in den Wald und zum Winter schlachtreif wieder nach Hause. Das Holz der Eiche in Bauernmöbeln und als Balken in Bauernhäusern und Kirchen überdauert Jahrhunderte und wird es auch weiter tun. Orgelbauer benutzten Jahrhunderte lang ausschließlich, abgelagertes, trockenes Eichenholz für den Bau von Orgelpfeifen und werden dabei oft beim Abriß alter Bauten fündig. Es ist heute so kostbar (und unbezahlbar!), daß man es vornehmlich als Furnierholz verwendet.

ROSA CANINA
HUNDSROSE

ALLGEMEINES:

Die Hundsrose ist auch unter dem Namen Hetschepetsch bekannt. Bei der Kultur der Rosen unterscheidet man zwischen morgen- und abendländischen Rosen. Aus der letzteren Stammform entstanden die hier heimischen Arten: Fuchsrose, Essigrose, Hundsrose und andere Wildarten. Durch Einkreuzungen, auch oft spontan, entstanden die Gartenrosen. Die Kultivierung reicht tausende von Jahren zurück. Der Duft der Blüten und der extrahierten aromatischen Öle waren schon in der Antike u. a. als Kosmetika nicht wegzudenken. Die Früchte, besser gesagt „die Scheinfrüchte" - die Hagebutte also - kennt man seither als Nahrungsmittel und weiß auch um die Heilkräfte der Pflanze. Ein Extrakt aus der Wurzelrinde galt als Mittel, wenn man von einem tollwütigen Hund gebissen worden war, Blätter, in Wein getränkt, halfen bei der Schmerzbekämpfung. Den Saft, aus Rosenblättern gepreßt, fast eingetrocknet, verwendete man bei Augenkrankheiten. Hagebuttentee wurde bei Sodbrennen getrunken und der Extrakt aus den Kernen bei Nieren- und Blasenleiden, bei Steinbildungen, Gicht und Ischias eingenommen. Heute ist die Frucht sehr geschätzt wegen ihres hohen Nährstoff- und Vitamingehaltes, und mit ihr bietet die gesamte Pflanze der heimischen Kleintierwelt viel Nahrung und einen sicheren Lebensraum.

BESCHREIBUNG:

Sie wächst bis zu einem 2 Meter hohen Strauch, der aus dem Stock und den Seitenwurzeln in großer Zahl schlanke Ausschläge treibt, dicht mit sichelförmigen, spitzen Stacheln (nicht Dornen!) besetzt. Diese geben den rankenden Zweigen und Trieben einen Halt. Anfangs wachsen die noch grünen Triebe aufrecht in die Höhe, ohne jede Verzweigung und neigen sich dann bogenförmig nach außen. Im nächsten Frühjahr, die Zweige sind holzig geworden, treiben sie aus der Mitte des Bogens neben zahlreichen Blütentrieben neue lange Ruten aus, die sich ebenfalls nach außen wenden, bis das Ganze schließlich im Laufe der Jahre eine dichte, undurchdringliche Hecke bildet. Die wechselständig stehenden Blätter sind gefiedert, meist aus zwei oder drei Paar spitzförmigen, scharf gesägten Fliederblättern zusammengesetzt, mit einem etwas größeren Endblatt an der Spitze. Sie sind oberseits kräftig dunkelgrün, matt - unterseits leicht bläulich, kahl oder fein seidig behaart. Am Grunde des Blattstiels sind zwei kleine, lanzettliche Nebenblätter mit dem Stiel verwachsen. Die im Juni sich öffnenden, fast weißen oder rosaroten Blüten, die einzeln oder zu mehreren am Ende der Kurztriebe stehen, besitzen einen krugförmigen Blütenboden mit fünf zurückgeschlagenen grünen Kelchblättern und fünf ziemlich großen, in den Lücken der Kelchblätter stehenden, vorn ausgerandeten Kronblättern. Zahlreiche weißgelbe Staubgefäße und Stempel vervollständigen die Blüte. Nach der Befruchtung schwillt der krugförmige Blütenboden an und reift im Herbst zur Scheinfrucht, der leuchtend roten Hagebutte, die zahlreiche kleine Nüßchen mit seidenweichen Härchen, die bei Berührung kräftigen Juckreiz verursachen können, heran.

VERBREITUNG:

Die Hundsrose wächst in Europa, Nordwestafrika, Zentralasien und Nordamerika als Wildpflanze. Bei uns finden wir sie an Weg- und Waldrändern, auf Magerweiden, in Feldgehölzen und als Heckenzeile. Sie ist die am häufigsten anzutreffende Wildrose Mitteleuropas, die allerdings im hohen Norden nicht zu finden ist.

ERNTE:

Die Blätter werden frisch geerntet, anschließend evtl. getrocknet, die Früchte, vollreif, ab August. Die Vermehrung erfolgt durch Triebe und Wurzelstecklinge im Einzelfall - in der Mehrzahl aber durch Verbreitung der Samen: Vor allem Drosseln fressen die Hagebutten gern, können aber nur das Fruchtfleisch verdauen, nicht die Samenkerne, diese scheiden sie wieder aus; dadurch gelangen sie verstreut in die nähere und weitere Umgebung.

INHALTSSTOFFE:

Die Vitamine A und C, Fruchtsäuren, Gelierstoffe, Gerbstoffe und Provitamine sind sowohl im Kraut wie auch in den Früchten und im Fruchtfleisch enthalten.

VERWENDUNG:

Aus den Hagebutten läßt sich wohlschmeckendes Kompott und köstliche Marmelade bereiten, nachdem man das Fruchtfleisch vom Innern befreit hat. Auch zur Wein- und Likörbereitung werden die Früchte gern verwendet. Aus dem Extrakt der Blätter kann man Sirup gewinnen, aus dem Mark des Stammes Süßspeisen. In der Medizin werden Tee, Absude, Sirup und Kräuterbrei angewendet. Tee aus der Frucht hilft bei Erkältungen, kleinen Infektionen, Gastritis, aus dem Samen wirkt er entwässernd, aus den Blättern leicht abführend. Eine Auflage aus Kräuterbrei fördert das Heilen von Wunden.

Erst im 2. Weltkrieg erkannte man, daß die Hundsrose ein hervorragender Vitaminspender ist. Fruchtextrakte wurden in Vitamin-C-Tabletten eingebracht. Der Sirup wurde ein Bestandteil von Hustensaft und gab vielen Arzneien einen angenehmen Geschmack. Das stieß bei der Wirtschaft auf großes Interesse, ebenso wie die Herstellung von Öl aus den Kernen der Hagebutte.

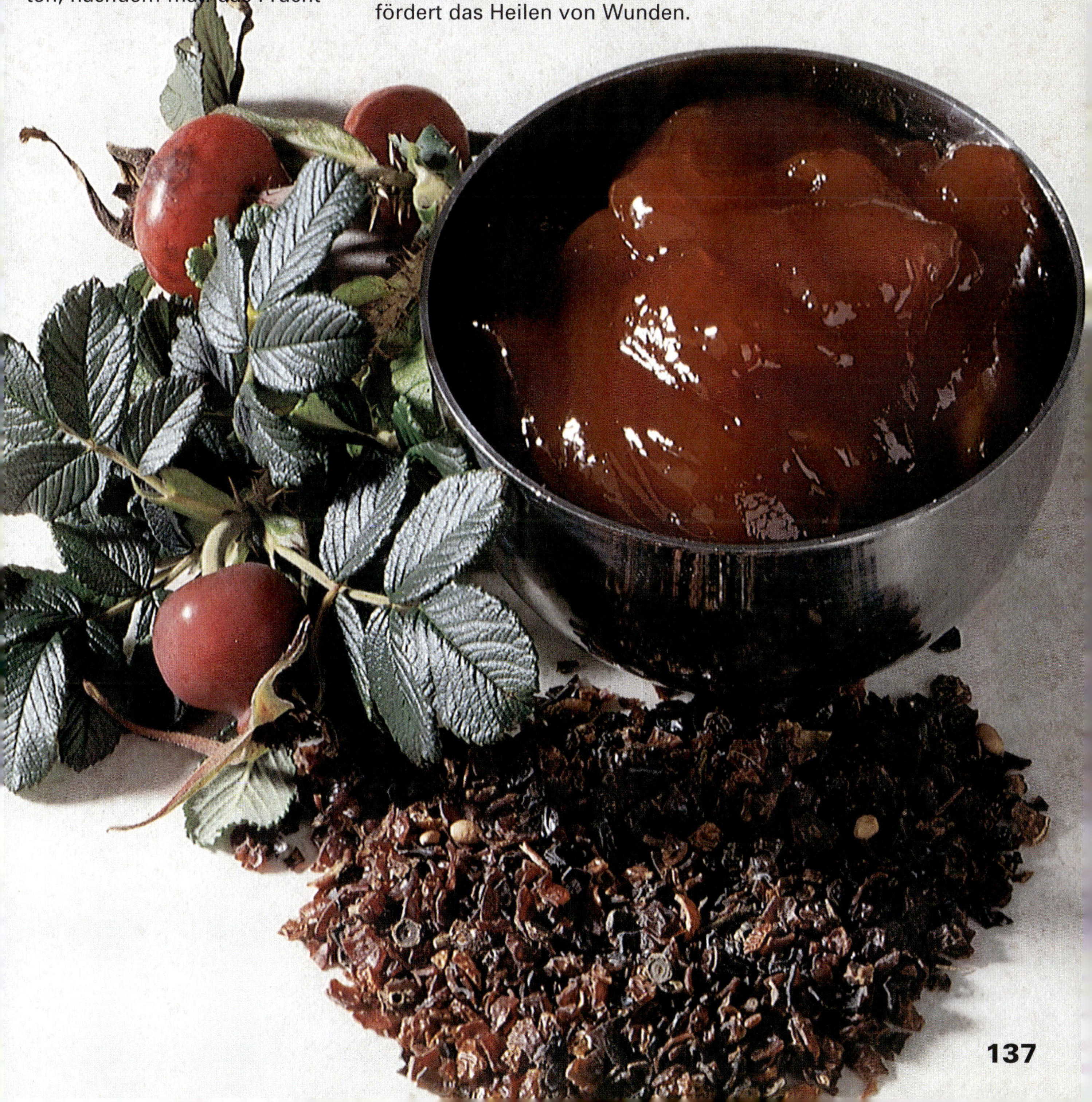

REZEPTE
HUNDSROSE

HAGEBUTTENKOTELETTS

8-12 Rehkoteletts, 1 TL geschrotete Wacholderbeeren, 1 TL geschrotete Pfefferkörner, 1-2 EL Butterschmalz, 4 cl Weinbrand, Salz, Pfeffer, 1-2 EL Butter oder Margarine, 2 Schalotten, 1 Schuß Rotwein, 3/8 l gebundene Wildsauce, 1 Tasse Crème fraîche, 2-3 EL Hagebuttenmark, einige Tropfen Rotweinessig, einige Tropfen Zitronensaft, 1 Kiwi zum Garnieren

Die küchenfertigen Rehkoteletts mit den Wacholderbeeren und den Pfefferkörnern einreiben und im erhitzten Butterschmalz je nach Geschmack medium oder durchbraten. Etwas Weinbrand in einer Kelle erwärmen, anzünden und die Koteletts damit flambieren. Mit Salz und Pfeffer würzen, aus der Pfanne nehmen und warmstellen. Etwas Butter oder Margarine ins verbliebene Bratfett geben und die feingewürfelten Schalotten darin glasig schwitzen. Mit einem Schuß Rotwein ablöschen und mit der Wildsauce auffüllen. Die Crème fraîche und das Hagebuttenmark unterrühren, bei starker Hitze kurz einreduzieren lassen und mit Rotweinessig, Salz, Pfeffer und Zitronensaft abschmecken. Die Sauce auf vorgewärmten Tellern anrichten. Die Rehkoteletts einsetzen. Je eine Portion Bratkartoffeln dazugeben. Mit Kiwischeiben ausgarnieren und servieren.

HAGEBUTTENMARMELADE MIT ZIMT

1,5 kg küchenfertige, geputzte Hagebutten, 1/2 l Orangensaft, einige Nelken, 2-3 Zimtstangen, 2 Vanilleschoten

Die Hagebutten auf ein Blech legen und in der Gefriertruhe oder im Gefrierfach 1-2 Tage frosten. Für die Zubereitung herausnehmen, auftauen lassen und mit dem Messer kleinschneiden. Die Früchte und den Orangensaft mit den Nelken, den Zimtstangen und den aufgeschnittenen Vanilleschoten dazugeben. Bei mäßiger Hitze 15-20 Minuten köcheln lassen und anschließend durch ein feines Sieb passieren. Die Fruchtmasse in einen Topf geben und je nach Art des Geliermittels (kalorienreduziertes Agar-Agar) weiter bearbeiten.

HAGEBUTTENMUS MIT JOHANNISBEERGELEE

500 g küchenfertige, geputzte Hagebutten, 1/4 l Orangensaft, 200 g Johannisbeergelee, 100 g Honig, Saft von 1 Zitrone, 1 Päckchen Vanillearoma

Die Hagebutten halbieren und in einen Topf geben. Mit dem Orangensaft auffüllen und über Nacht zugedeckt weichen lassen. Am nächsten Tag die Hagebutten bei mäßiger Hitze weichkochen. Anschließend durch ein Sieb streichen und erneut in einen Topf geben. Das Johannisbeergelee und den Honig mit dem Zitronensaft und dem Vanillearoma unter das Hagebuttenmark rühren, nochmals erhitzen und in heiß ausgespülte Einmachgläser füllen. Verschließen und zum Verzehr bereitstellen.

GEFÜLLTE HAGEBUTTENÄPFEL

4 mittelgroße Äpfel, Saft von 1 Zitrone, 100 g Hagebuttenmark, 4 EL Rumrosinen, 2-3 EL Crème fraîche, 1 Glas Weißwein, 1/2 Tasse Marsala, etwas Weinbrand, Zucker nach Geschmack, 2 EL Butter oder Margarine, 2 EL Pistazienkerne, 2 EL Pinienkerne

Die Äpfel schälen und mit einem Ausstecher das Kerngehäuse herauslösen. Die Äpfel mit Zitronensaft beträufeln und bereitstellen. Das Hagebuttenmark mit den Rumrosinen und der Crème fraîche vermischen und in die Äpfel füllen. Den Weißwein mit dem Marsala in eine Auflaufform geben. Mit Weinbrand aromatisieren und mit Zucker süßen. Die Äpfel in den Sud stellen, mit Butter- oder Margarineflöckchen belegen, im auf 180-200 °C vorgeheizten Backofen 15-20 Minuten backen, anrichten, mit der Sauce überziehen, mit Pistazien- und Pinienkernen bestreut servieren.

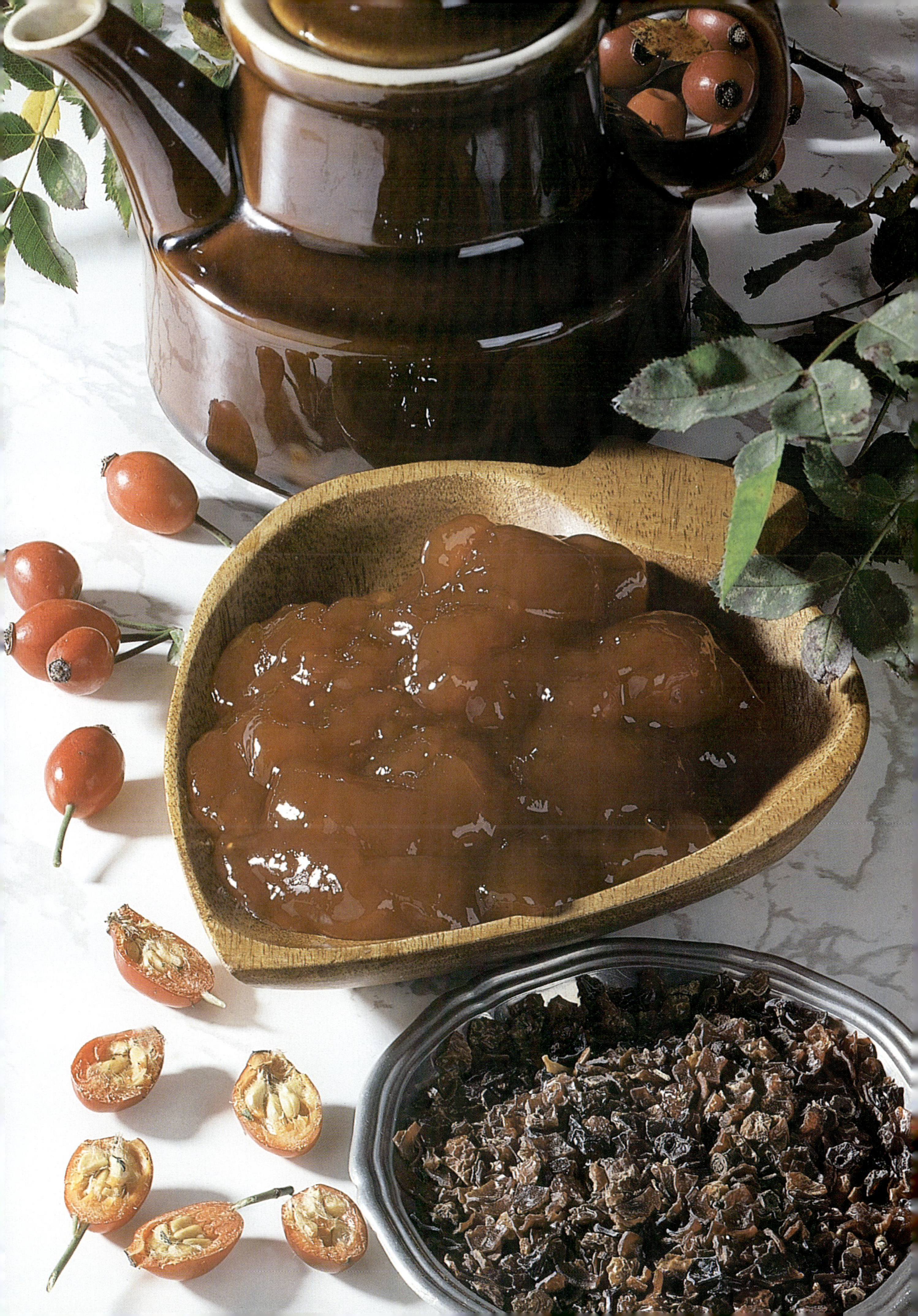

Rosmarinus officinalis
Rosmarin

ALLGEMEINES:

„Ros maris“ bedeutet „Meertau“, nimmt Bezug auf ihr häufigstes Vorhandensein in den mediterranen „Macchien“, den immergrünen Buschwäldern. Ihm ist, wie kaum einer anderen Pflanze, im Altertum Verehrung entgegengebracht worden. In der Antike war er der Venus geweiht, und die Römer schmückten mit ihm ihre Hausaltäre. Schon im alten Ägypten, vor ca. 4000 Jahren, wurden Kräutergärten meist in der Nähe von Tempeln angelegt. So waren für religiöse Feiern und Kulthandlungen Vorräte nahegelegen vorhanden. Rosmarin galt auch als Symbol: die Braut bekränzte sich mit Rosmarin als Zeichen der Treue. Trauernde legten auf den Sarg Zweige von Rosmarin und schmückten auch die Gräber damit, zum Zeichen des treuen Gedenkens und der Erinnerung an den Verstorbenen. An den Rosmarin knüpfte sich auch mancher Aberglaube, so sollte er Menschen glücklich und fröhlich machen, vor schlechten Träumen bewahren und ewige Jugend verleihen. Alte Weisheiten und das Wissen um die heilenden Kräfte bei einer therapeutischen Behandlung haben sich in der modernen Medizin bestätigt. Königin Isabella von Ungarn, im Alter von 72 Jahren von Gicht und Rheuma geplagt, behauptete, daß sie ihre Kraft und Schönheit durch das „ungarische Wasser“, Rosmarinspitzen in Alkohol konserviert, zurückerhalten habe (daraufhin soll ihr der König von Polen einen Heiratsantrag gemacht haben). Ein damals sehr bekannter Pfarrer predigte 1607 von der Kanzel: „Laßt Rosmarin, diese Blume der Menschen, ein Zeichen sein eurer Weisheit, Liebe und Treue, die nicht nur in den Händen getragen wird, sondern in euren Herzen und Köpfen“.

BESCHREIBUNG:

Die Anzahl der Rosmarina ist groß, Experten meinen „R officinalis“ sei die einzige Art, alle anderen nur Variationen. Rosmarin ist ein immergrüner, sehr dicht verzweigter Strauch. Auf einer verholzten Wurzel stehen die holzigen Äste mit schuppiger oder borkenartiger Rinde. Aus ihnen wachsen im Frühjahr hellgrüne, flaumig - behaarte Triebe. Sie sind sehr zahlreich, tragen lineare Blätter, stehen kreuzgegenständig wie Quirle, sind derb, ledern und am Rande eingerollt. Sie runden sich zur Spitze hin, sind oberseits dunkelgrün und mattglänzend oder leicht runzelig, auf der Unterseite filzig-weiß mit vielen Sternhaaren versehen. Aus den Blattachseln entwickeln sich viele Kurztriebe, an denen die hellblauen, manchmal auch violettblauen Blüten, in Wirbeln eine Art Krone bilden. Immer nur wenige Blüten sind in Trauben zusammengeschlossen und bedecken das obere Drittel der Zweige. Beim Zerreiben duften alle Teile der Pflanze angenehm und aromatisch.

VERBREITUNG:

Rosmarin wächst wild in verschwenderischer Fülle fast überall in den felsigen Küstengebieten der Mittelmeerländer. In den Vereinigten Staaten wird er kommerziell angebaut. In England gedeiht er, nur wenig duftend, lediglich im Süden. Wie viele andere Würzpflanzen aus einem warmen, trockenen Klima verpflanzt, verliert der kälteempfindliche Rosmarin, je weiter man ihn nach Norden hin antrifft, sein feines Aroma. Um dieses entfalten zu können, benötigt er viel Licht und Wärme. Gut wasserdurchlässige, kalkig-neutrale Böden, sonnige trockene Hänge, Waldsäume und lichte Gebüsche sind ideale Orte. Im Garten, windgeschützt und voller Sonne, ist er ein guter Nachbar für Salbei, Thymian und Bohnenkraut. Töpfe und Kübel sind geeignet zum Überwintern in Gewächshäusern oder an anderen frostsicheren Stellen. Wenn die Pflanze nach der Blüte zurück-

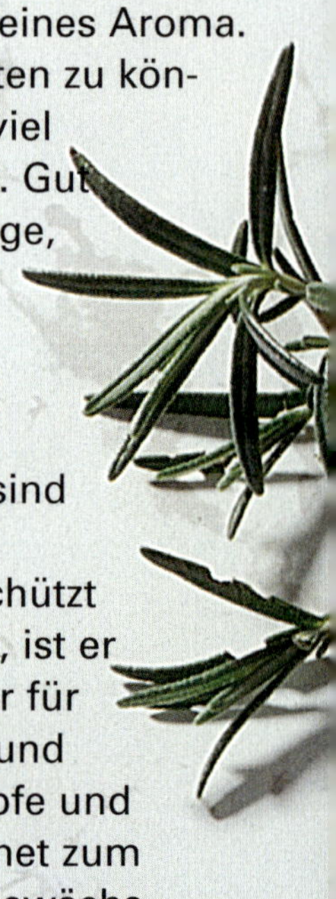

geschnitten wird, regt das zum buschigen Wuchs an. In kalten, feuchten Wintern faulen von unten her die Wurzeln ab, und obwohl man trotzdem bis zum späten Frühjahr oberhalb des Bodens noch Grün sehen kann, ist die Pflanze meist verloren. Sie erholt sich nur selten. Es ist wichtig, im Frühjahr „tote" Triebe zu entfernen. Die Aussaat erfolgt im Frühjahr, Stecklinge werden im Sommer eingepflanzt. Sie können auch noch erfolgreich wurzeln, wenn die Pflanze schon abstirbt.

ERNTE:

Geerntet werden Blätter und Blütenspitzen von Frühjahr bis Sommer. Destillate erbringen Öle und Extrakte. Vielfach findet das Geerntete aber auch getrocknet Verwendung.

INHALTSSTOFFE:

Rosmarin enthält viel Kampferöle, Flavonoide, Phenol- und Karnosinsäure (hauptsächlich für medizinische Zwecke), Bitterstoffe und Harze.

VERWENDUNG:

Vorsichtig dosiert, paßt Rosmarin nicht nur sehr gut zu gegrilltem Lamm und Fisch, sondern auch zu Muscheln, Kalbfleisch, Geflügel- und Kaninchengerichten. Suppen und Eintöpfe erhalten einen besonderen Geschmack durch Beigabe von geraspelten oder ganzen Zweigen (letztere werden vor dem Servieren herausgenommen). Rosmarin in Pulverform behält besonders gut seine Eigenschaften und wird in geringer Menge in Biskuit und Marmelade verwendet. Frische Zweige, in Olivenöl oder Wein konserviert, würzen besonders gut Soßen und Dressings. Rosmarin-Honig ist im Mittelmeerraum so beliebt wie das „Pulver der Provence". Rosmarin sollte man sparsam verwenden, in großen Mengen kann es schädlich sein. Rosmarin fördert die Verdauung und Leberfunktionen. Rosmarin-Wein kann die Verdauungsfunktionen stabilisieren. Bei Kreislaufbeschwerden, schlechter Durchblutung und schwachen Blutgefäßen helfen die Wirkstoffe, sie beruhigen auch das Herz, stärken die Nerven, lindern Kopf- und Erkältungsschmerzen. Sie wirken antiseptisch und entzündungshemmend, fördern Haarwuchs und vermindern Haarausfall, straffen die Kopfhaut und beseitigen üblen Mundgeruch. Die vielseitigen Anwendungsmöglichkeiten sind beachtlich, sie sollten jeweils nur wenige Tage dauern und sind nicht bei Schwangerschaft geeignet. Der Hauptanteil der weltweiten Rosmarinernte wird zur Destillation ätherischen Öls benötigt, das zur Herstellung von Shampoo, Seifen, Parfums und „Kölnisch Wasser" gebraucht wird.

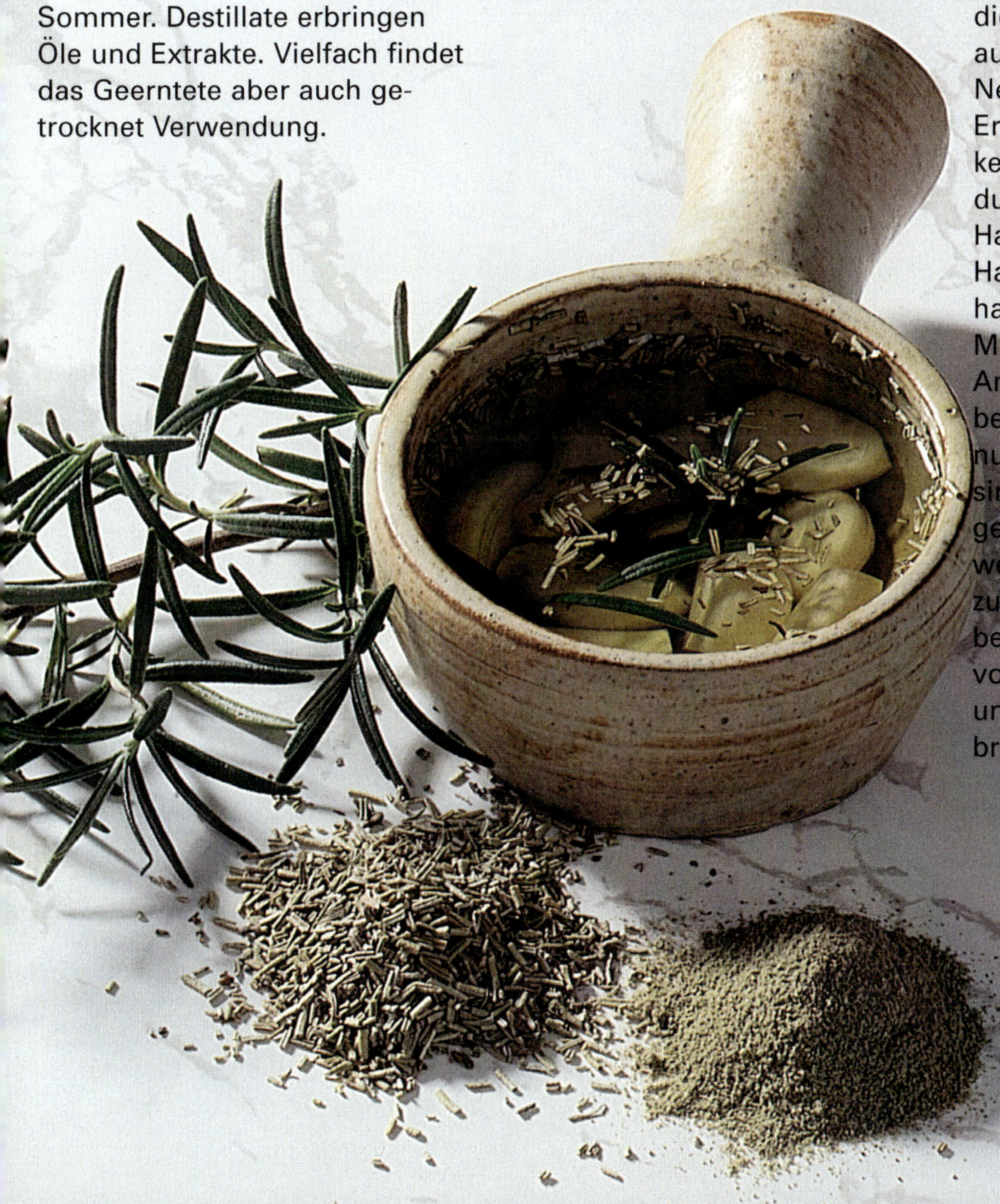

Rubus fruticosus
Brombeere

ALLGEMEINES:

Die Brombeere gehört zu den Rosengewächsen. Durch Ausgrabungen weiß man, daß die Brombeere seit altersher zum Speiseplan gehört. Sie wird vom griechischen Dramatiker Aischylos (525-456 v. Chr.) und dem ein Jahr später lebenden griechischen Arzt Hippokrates erwähnt. Die offenbar in lebhafter Entwicklung befindliche Kleinart Rubus fructicosus gliedert sich allein in Europa in mehrere hundert Sorten, deren genaue Unterscheidung nur den Spezialisten gelingt.

BESCHREIBUNG:

Der Strauch ist sommergrün, verliert sein Laub im Herbst aber nicht immer völlig. Aus einem kräftigen Wurzelstock, der unterirdische Ausläufer in alle Richtungen treibt, wachsen lange kantige, bis 3 m bogig-überhängende Zweige, die bei Wildformen stark stachelig bewehrt sind. Bekommen die Zweigspitzen Bodenkontakt, treiben sie Wurzeln und wandern auch oberirdisch weiter: Die Blätter sind kräftig langgestielt und meist fünfzählig gefiedert. Die Unterseite ist heller. Die einzelnen Fiederblätter sind gestielt, breit ellyptisch, vorne zugespitzt und am Rande grob gezähnt. Stiel, sowie auch die Mittelrippe der Blätter sind bestachelt. Die Blüten ähneln kleinen Wildrosenblüten und sind weiß oder zart rosa. Sie erscheinen endständig in Rispen an den vorjährigen Zweigen im Juni - August. Man bezeichnet die Brombeere als Sammelsteinfrucht, da jede Beere aus vielen kleinen Steinfrüchten zusammengesetzt ist. Reif glänzen die Früchte blauschwarz und sind saftig und süß.

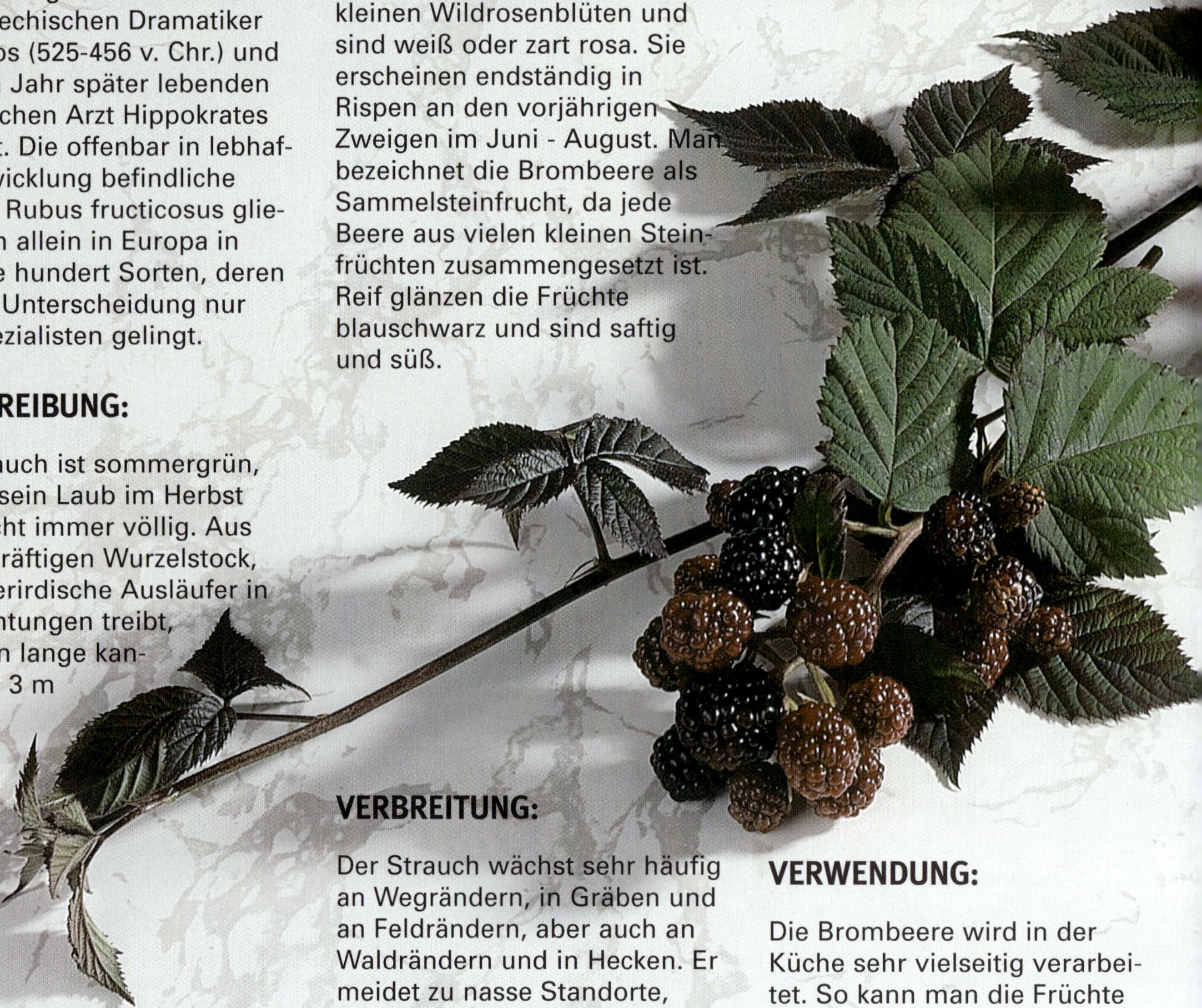

VERBREITUNG:

Der Strauch wächst sehr häufig an Wegrändern, in Gräben und an Feldrändern, aber auch an Waldrändern und in Hecken. Er meidet zu nasse Standorte, nimmt aber sonst mit fast allen Böden vorlieb.

ERNTE:

Die Blätter werden im Frühjahr geerntet, Wurzel oder Wurzelrinde im Herbst, die Früchte etwa ab August.

INHALTSSTOFFE:

Ihr hoher Vitamin-C-Gehalt wird am besten in rohem Zustand genutzt. Ihre Inhaltsstoffe sind Gerbstoffe (Gallatannine), organische Säuren und Flavonoide.

VERWENDUNG:

Die Brombeere wird in der Küche sehr vielseitig verarbeitet. So kann man die Früchte gezuckert zu Kaltschalen (mit Milch) und Obstsalaten verwenden. Gekocht ergeben sie Gelees oder Marmeladen und Kompott. Auch mit anderen Früchten zusammen, wie z.B. Birnen, schmecken sie sehr gut. Ihr Saft wird auch zu Eiscremes oder in der Medizin zu Husten-

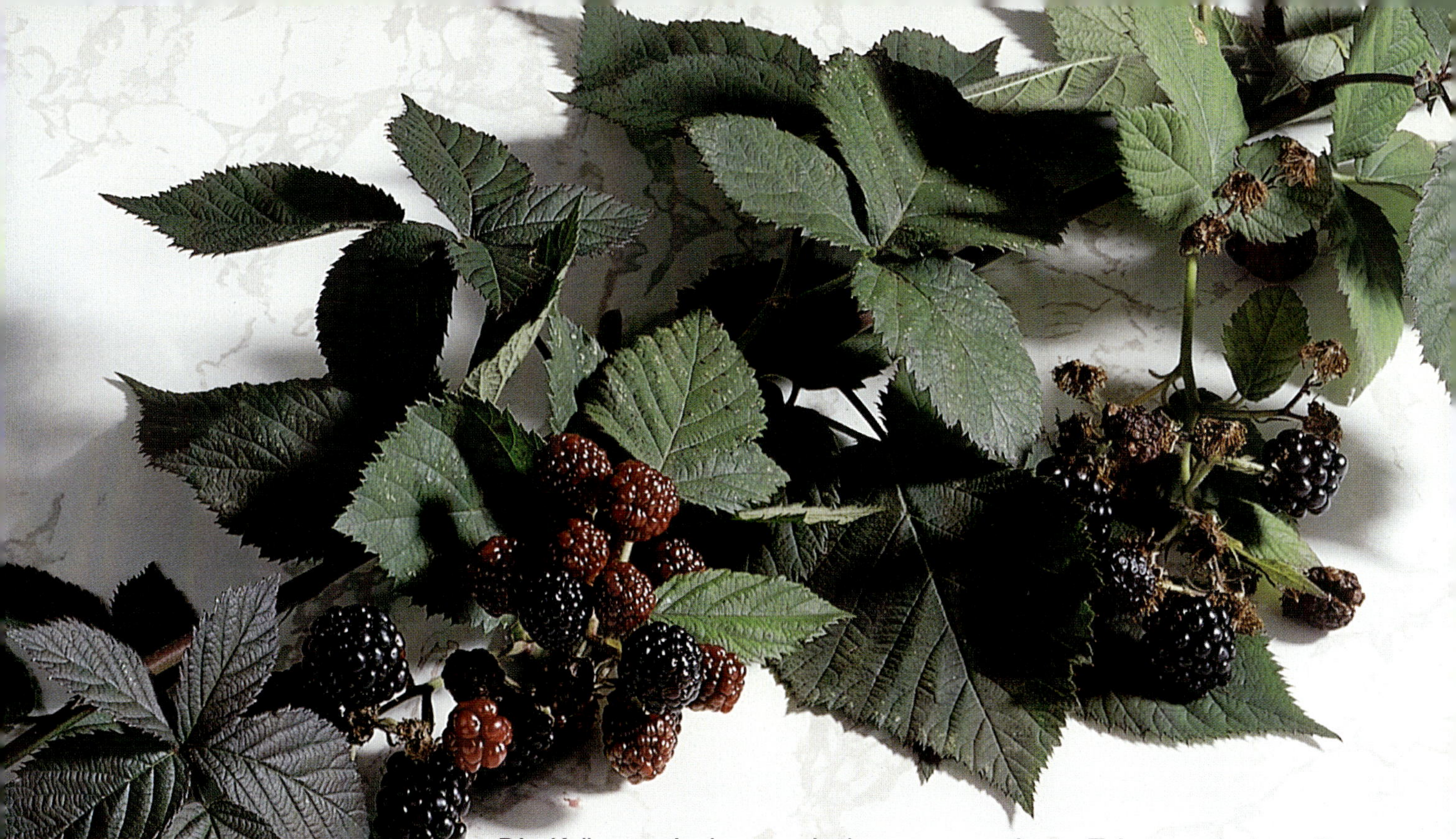

saft verarbeitet. Die Wirkung von Brombeerblättern ist bei leichten Entzündungen der Mund- und Rachenschleimhaut besonders gut. Weiter kann man sie bei Husten, Verschleimung, Mucoviscidose (eine erst in neuerer Zeit näher untersuchte seltene Pilzerkrankung), Bronchitis, Rippenfellentzündung und Katarrh und Durchfall einsetzen.

Aus Hildegard v. Bingens Rezeptbüchlein stammt folgendes Hausmittel für die ganze Familie:

BROMBEERLIKÖR:

30 g Bertramwurzel, 25 g Brombeerblätter, 20 g Ysopkraut, 15 g Origanum, 150 g Honig, 2 l Wein.

Die Kräutermischung mit dem Honig ca. 5 Minuten in Wein kochen, abseihen und heiß in Flaschen füllen. Davon nach jeder kleinen Mahlzeit 1-2 Eßlöffel, nach jeder großen Mahlzeit 1-2 Likörgläser einnehmen.

BROMBEERSTREIFEN

250 g Mehl, 1 TL Backpulver, 75 g Zucker, 1 Prise Salz, 1 EL Vanillinzucker, 1 EL geriebene Zitronenschale, 2 Eigelb, 1-2 EL saure Sahne, 125 g Butter, 1 Glas Brombeermarmelade, 4 cl Brombeerlikör, 500 g Brombeeren, 50 g gehackte Mandeln, 50 g Haselnußkrokant, 3-4 EL Zucker, 500 g Speisequark, Saft von 1 Zitrone, 1 EL geriebene Zitronenschale, 8 Blatt weiße Gelatine, 1 Tasse Kirschsaft, 1 1/2 Becher Schlagsahne, 2 Päckchen Sahnesteif, 2 EL Vanillinzucker, Zucker

Das Mehl mit dem Backpulver, dem Zucker, dem Salz, dem Vanillinzucker, der Zitronenschale, dem Eigelb, der sauren Sahne und den Butterflöckchen vermischen. Mit bemehlten Händen von außen nach innen zu einem Teig verarbeiten. Den Teig in ein Küchentuch wickeln und im Kühlschrank eine Stunde ruhen lassen. Anschließend auf einer Arbeitsfläche ausrollen und ein Backblech damit auslegen. Den Teig einstechen und im auf 180-200 °C vorgeheizten Backofen 25-35 Minuten abbacken. Die Marmelade mit dem Brombeerlikör glattrühren und den erkalteten Teig damit bestreichen. Einige schöne Brombeeren zurücklegen, die restlichen mit den Mandeln und dem Haselnußkrokant vermischen, mit Zucker bestreuen und 15 Minuten ziehen lassen. Den Quark mit dem Zitronensaft und der -schale glattrühren. Die im Wasser aufgeweichte und im erhitzten Kirschsaft aufgelöste Gelatine unter den Quark ziehen. Die Früchte und die mit dem Sahnesteif steifgeschlagene Sahne unter den Quark heben. Mit Vanillinzucker und Zucker süßen. Die Masse auf den Teig streichen und erkalten lassen. Den Kuchen in Streifen schneiden, mit Brombeeren ausgarnieren und servieren.

Rubus idaeus
Himbeere

ALLGEMEINES:

Die Himbeere gehört zu den bei uns bekanntesten Wildbeeren. Ausgrabungen belegen, daß Himbeeren - wie auch Brombeeren - seit altersher zum Speiseplan der Menschen gehören. Hippokrates (um 460 - 375 v. Chr.), der griechische Dramatiker Aischylos (um 525 - 456 v. Chr.) und der römische Dichter Properz (um 50 - 16 v. Chr.) erwähnen sie bereits. Die Griechen verwendeten sie als Mittel gegen Gicht, die Römer bei wundem Mund und entzündetem Darm. Die Pflanze kam erst durch europäische Siedler in die USA und wurde dort weniger geachtet als die schon heimische Art der schwarzen Himbeere. Später kreuzte man beide Arten, und es entstanden Früchte in schwarz-roter oder purpurner Farbe.
Durch ihre unterseitig weißfilzigen behaarten Blätter und der schwarz-roten Bestachelung ist sie auch in nichtblühendem Zustand sehr leicht von der Brombeerpflanze zu unterscheiden.

BESCHREIBUNG:

Die Himbeerpflanze ist ein sommergrüner Wildstrauch mit Ausläufern. Er kann bis zu 1,5 m hoch werden. Die Äste, einjährig, rutenförmig aufrechtstehend und danach bogig überhängend, können eine Länge bis zu 1,50 m erreichen. Die Zweige sind rund, bereift und nur im unteren Teil mit schwarz-roten Stacheln besetzt. Die Blätter, meist dreizählig gefiedert und gestielt, sind als Endfieder am größten und an ihrer Oberseite kahl, während die Unterseite auffällig weißfilzig behaart, scharf gesägt und am Grunde abgerundet erscheint. Die Blüten stehen in weißen, lockeren, aufrechten oder abstehenden Trauben, die Kelchblätter sieht man nach der Blüte stark zurückgebogen.

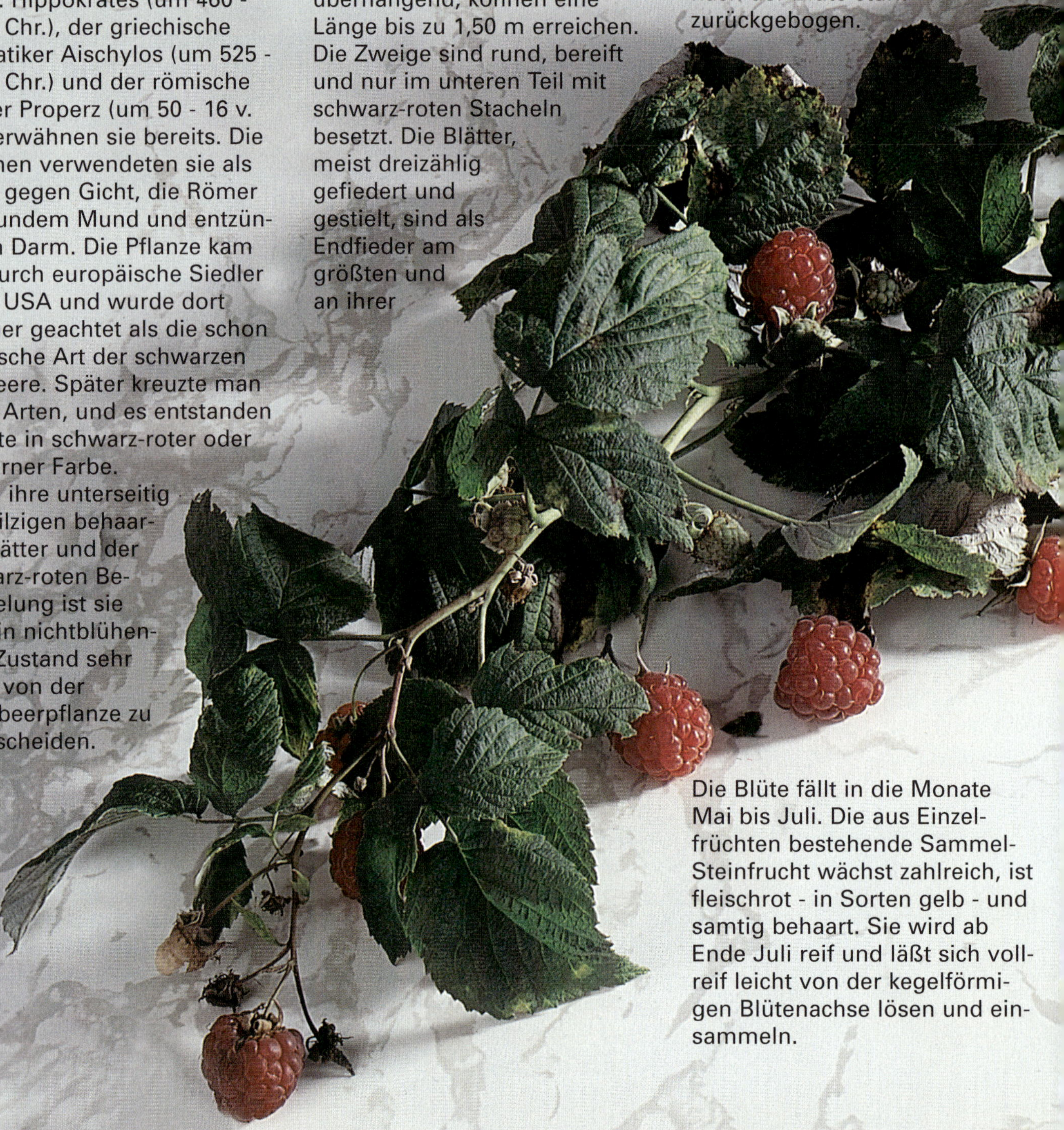

Die Blüte fällt in die Monate Mai bis Juli. Die aus Einzelfrüchten bestehende Sammel-Steinfrucht wächst zahlreich, ist fleischrot - in Sorten gelb - und samtig behaart. Sie wird ab Ende Juli reif und läßt sich vollreif leicht von der kegelförmigen Blütenachse lösen und einsammeln.

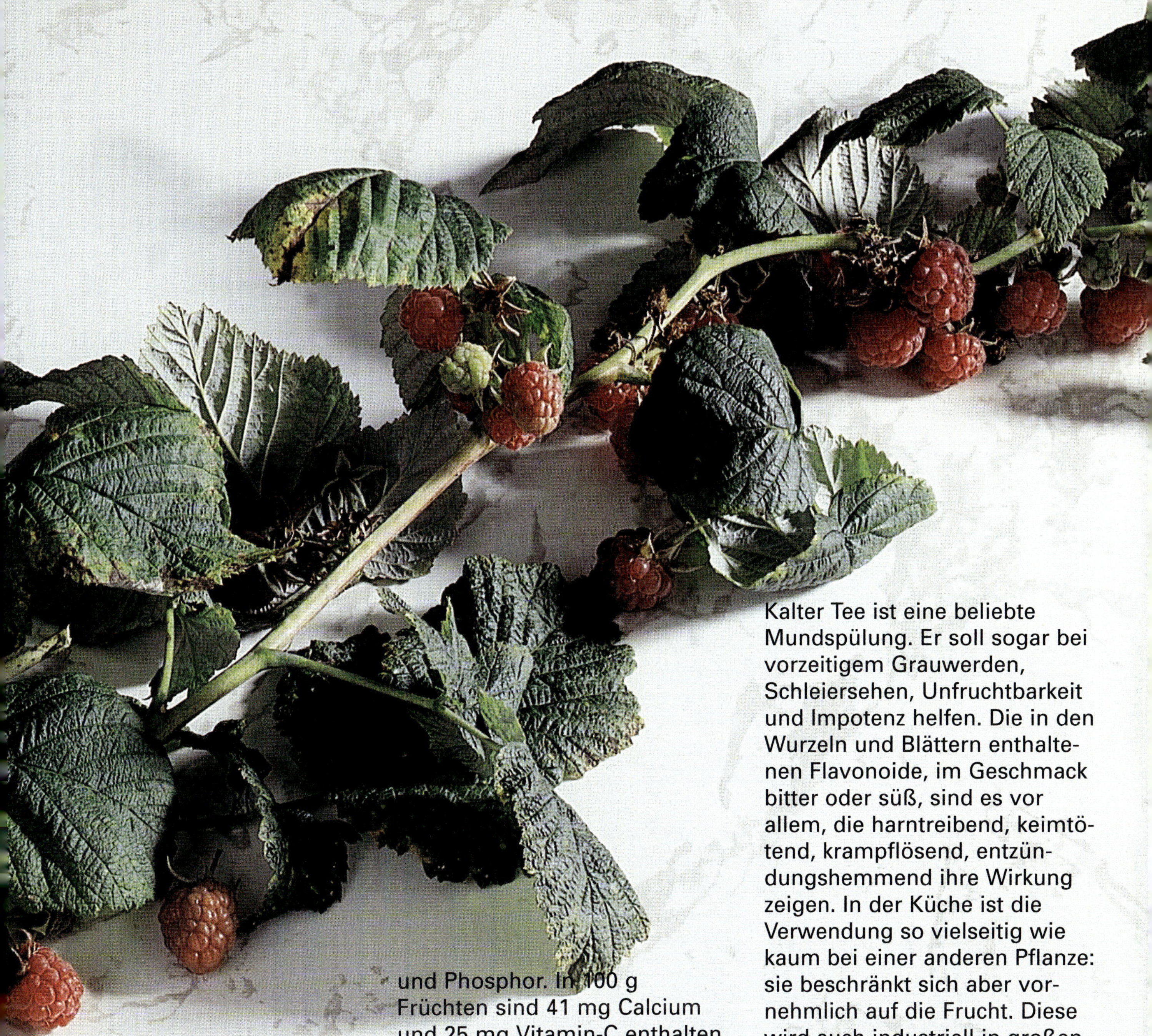

VERBREITUNG:

Die Himbeere bevorzugt offene sonnige Standorte. Sie wächst in ganz Europa, Ost- und Vorderasien auf Waldschlägen, in lichten Wäldern, an Böschungen und Ufern und auch im Felsschutt von den Ebenen bis in höhere Gebirgslagen.

INHALTSSTOFFE:

Die Früchte sind nährstoffreich, sie enthalten Zucker, Zitronen- und Apfelsäure, Vitamine A, B, C und E, Pektin (Geliermittel), ätherisches Öl, Eisen, Calcium und Phosphor. In 100 g Früchten sind 41 mg Calcium und 25 mg Vitamin-C enthalten.

VERWENDUNG:

Die Früchte helfen bei Anämie und werden in China zur Stärkung der Nieren und bei Blasenschwäche angewendet. Sie verbessern in vielen Arzneimitteln den Geschmack, u.a. in Tinkturen, Tabletten und Hustenbonbons. Tee, aus Blättern gewonnen, verhilft bei den Geburtsvorbereitungen zu leichten Wehen ohne Muskelkrämpfe und fördert die Bildung von Muttermilch. Er wird oft in den letzten drei Monaten der Schwangerschaft getrunken.

Kalter Tee ist eine beliebte Mundspülung. Er soll sogar bei vorzeitigem Grauwerden, Schleiersehen, Unfruchtbarkeit und Impotenz helfen. Die in den Wurzeln und Blättern enthaltenen Flavonoide, im Geschmack bitter oder süß, sind es vor allem, die harntreibend, keimtötend, krampflösend, entzündungshemmend ihre Wirkung zeigen. In der Küche ist die Verwendung so vielseitig wie kaum bei einer anderen Pflanze: sie beschränkt sich aber vornehmlich auf die Frucht. Diese wird auch industriell in großen fruchtverarbeitenden Fabriken zum Verzehr nutzbar gemacht: In Marmeladen (oft mit anderen Früchten gemischt), in Gelees, in Säften, in Kompott, Konfitüren und - in Frankreich: Als Likör, dem berühmten „Framboise".
Auch unbearbeitet, als Naturfrucht, sind Himbeeren als köstliches Dessert heiß begehrt (des Geschmacks und vor allem des hohen Vitamingehalts wegen!). Nicht zu entbehren sind Himbeerfrüchte in geschmacksspezifischen Backwaren, vor allem in Torten u. a.

RUMEX RUGOSUS
SAUERAMPFER

ALLGEMEINES:

Die Bezeichnung Sauerampfer bedeutet streng genommen, „Sauer-sauer". Die bei uns am häufigsten anzutreffende Art ist eine von etwa 200 ein-, zwei- oder mehrjährigen verschiedenen Sorten. Sauerampfer ist in Europa sowie in Asien beheimatet. Seit dem Altertum kennt man ihn als Gartenpflanze. Er war unter dem heutigen Namen schon den römischen Ärzten bekannt. Das bekundet auch Plinius: römische Soldaten wurden durch die Wirkstoffe der Pflanze von Skorbut befreit, berichtet er. Im 19. Jahrhundert bewährte er sich in Amerika als mild wirkendes Abführmittel, das wird heute noch bei den modernen medizinischen Verfahren anerkannt.

BESCHREIBUNG:

Sauerampfer gehört zu den Knöterichgewächsen, ist einjährig und wird bis zu 60 cm hoch. Es gibt bei uns zwei Arten von Sauerampfer, die als Kräuter genutzt werden: Sauerampfer und Schildampfer. Sauerampfer hat dicke, lange, pfeilförmige Blätter, Schildampfer runde und viel kleinere, allerdings mit einem besseren Geschmack. Beiden gemeinsam ist die fleischige, weitreichende, rübenartige Wurzel, die bis zu 1 Meter tief in das Erdreich eindringt und es lockert. Ab Mai sprießen unscheinbare rotbraune Blüten hervor und bilden schließlich schlanke, lockere Ähren. Die Blüten sind zweihäusig, die männlichen stehen auf einer anderen Pflanze, getrennt von den weiblichen. Aus der Blüte entwickeln sich kleine, harte Früchte.

VERBREITUNG:

Der Sauerampfer ist in den nördlichen Breiten Europas, Asiens und in Amerika anzutreffen. Er wächst wild auf sauren Wiesen (zeigt bei übermäßigem Auftreten Kalkmangel an), an Rainen, entlang der Flüsse und Bäche und an Gehölzsäumen. Er bevorzugt sandigen Boden. Auf dem Kräuterbeet paßt er gut zu Pfefferminze und Petersilie. Von vielen Gartenbesitzern wird er als Unkraut betrachtet und entfernt. Seine Vermehrung erfolgt durch die zahlreichen Samen, aber auch vegetativ aus Wurzelknospen. Die Blätter werden vor der Blüte geerntet.

INHALTSSTOFFE:

Die Säure der Ampferarten ist in erster Linie auf den hohen Gehalt organischer Säuren zurückzuführen, besonders auf die Oxalsäure. Außerdem besitzt er Gerbstoffe, Bitterstoffe, Flavonoide und Thynon (ein starkes Antiseptikum) sowie Vitamin C.

VERWENDUNG:

Aus den jungen Blättern des Sauerampfers kann ein wohlschmeckender Salat zubereitet werden. Die Blätter roh, gedünstet oder wie Spinat gekocht, eignen sich als Gemüse oder für Suppen, Soßen, Eierspeisen und Kuchen. Der feinsaure Geschmack kann durch Vermengen mit Spinat oder Mangold gemildert werden. Rübchen und Sauerampferblätter passen gut zu leichten Fleischgerichten, wie etwa Lammbraten. Ausgezeichnet schmeckt auch das

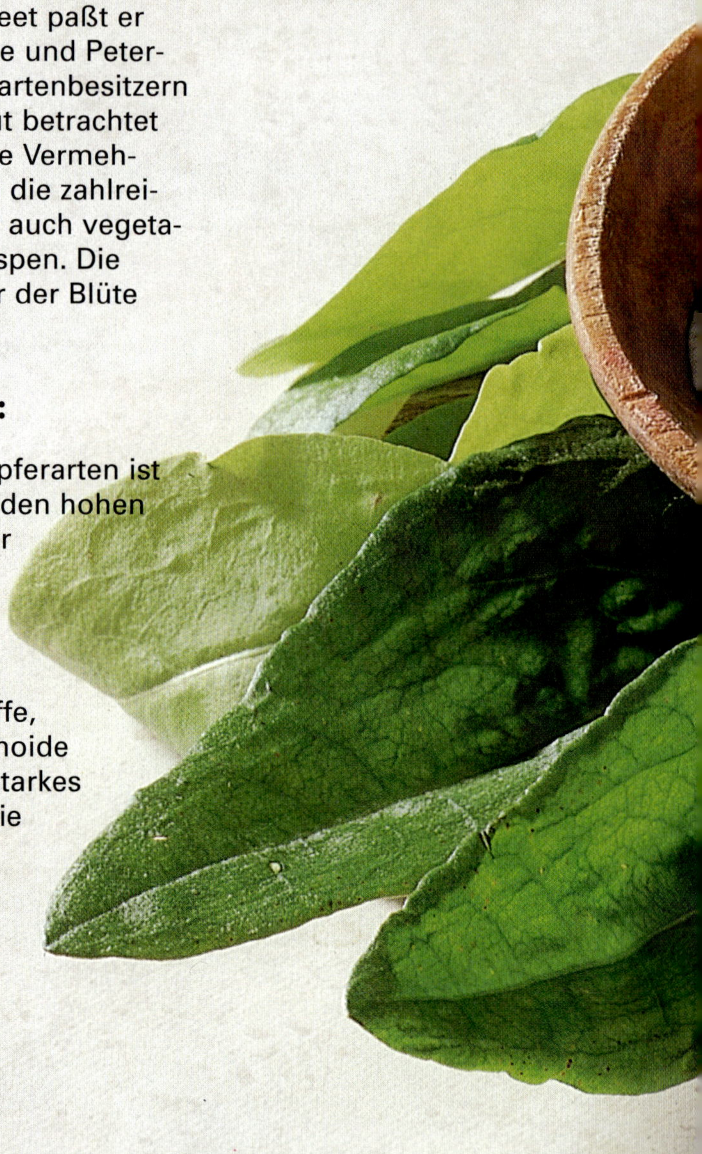

durch Dünsten feingehackter Blätter zubereitete Sauerampferpüree. Sauerampfer ist ein Bestandteil der „Frankfurter grünen Soße“, man nimmt ihn auch zu Füllungen und Kräuteraufgüssen. Mit anderen Kräutern gemischt ergeben sich pikante Erzeugnisse, z. B. eine Mayonnaise. Mit Sauerampfer gewürzte Speisen sollten nicht von Arthritis- und Nierenkranken verzehrt werden. Sauerampfer ähnelt in seinen Wirkungen dem Rhabarber, der zur gleichen Familie gehört. Die scharfen Kristalle der Oxalsäure greifen den Zahnschmelz an und erhöhen die Anfälligkeit für Karies. Oxalsäure, in größeren Mengen verabreicht, wirkt schädlich bei Personen, die zu Nieren- oder Harnblasensteinen neigen und bei Rheumatikern. Die Anwendung von Präparaten mit oder aus Sauerampfer ist in der medizinischen Therapie kaum noch üblich. Lediglich in der Homöopathie wird die Sauerampfer-Therapie gegen Beschwerden im Magen-Darm-Trakt praktiziert. Im außermedizinischen Bereich finden seine Wirkstoffe noch Verwendung beim Entfernen von Rost, Schimmel, Tintenflecken auf Leinen und Holz, beim Putzen von Silber und Flechtwerk.

KRÄUTERMAYONNAISE MIT THUNFISCH:

1 Eigelb, 1/2 TL gemahlene Senfkörner, etwas weißen Pfeffer, 125 ml Sonnenblumenöl, den Saft von 1 Zitrone, 4 Sauerampferblätter, 2 EL Schnittlauchröllchen, 2 EL gehackten Kerbel, 2 hartgekochte, gepellte Eier, 200 g Thunfisch (Dose) und 4 Kapern im Mixer kräftig durchschlagen. Die Sauce in Schälchen füllen und servieren.

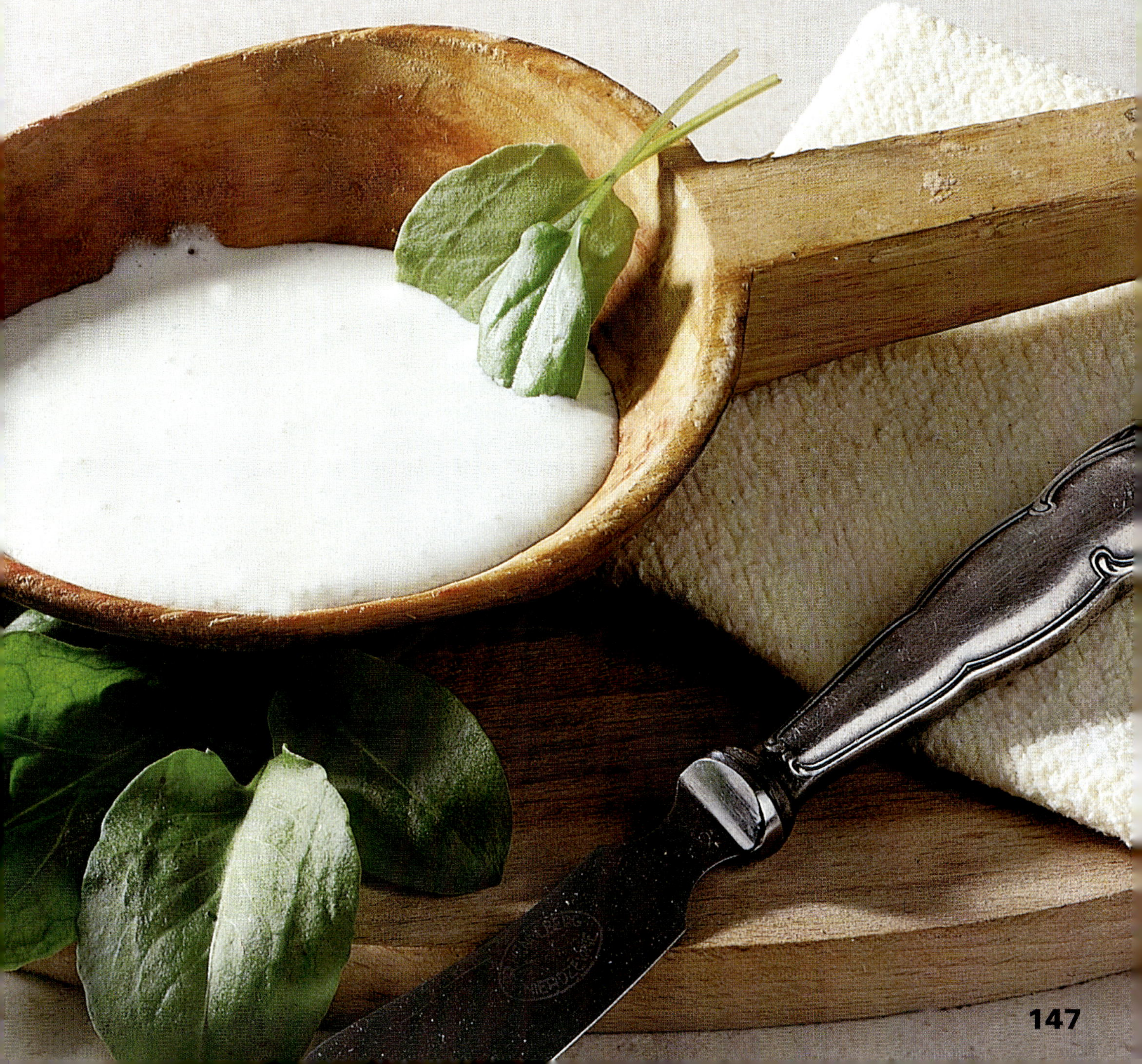

SALVIA OFFICINALIS
SALBEI

ALLGEMEINES:

Salbei ist auch unter den Namen „Königssalbei" und „Muskatellerkraut" bekannt. Die lateinischen Bezeichnungen „Salvus" (Gesund), „salvare" (retten, heilen), „salvatrix" (Ehre dem Erlöser), nehmen Bezug auf seine außerordentlichen Heilwirkungen. Schon im Mittelalter sah man in ihm den Garanten für ein langes Leben. Eine Legende besagt: Als Maria mit dem Jesuskind auf der Flucht war, bat sie alle Pflanzen um Schutz. Nur der Salbei gewährte ihn ihr. Hinter seinen Zweigen verbarg sie sich vor den Häschern des Herodes und wurde gerettet. Als Dank dafür segnete sie die Pflanze: „Von nun an bis in alle Ewigkeit wirst Du eine Lieblingsblume der Menschen sein. Ich gebe Dir die Kraft, die Menschen zu heilen von jeder Krankheit, errette sie vom Tod, wie Du es auch an mir getan hast". Die Chinesen, die mit den Holländern eifrig Handel betrieben, tauschten ihren berühmten Tee in dreifacher Menge gegen einen Teil des europäischen Salbeis. Seit Jahrhunderten wurde er hoch geschätzt und galt bei den Römern als der Prototyp der Heil- und Gewürzpflanze. Schon im Mittelalter wurde er in Nordeuropa angebaut, seit dem 17. Jahrhundert auch in Amerika. Früher wurden neben den Blättern auch die Blüten verwendet gegen Gicht, bei Husten, Seitenstechen und Leberschäden; Dampfbäder beseitigten Hautausschläge. „Warum soll der Mensch sterben, wenn Salbei im Garten wächst?" war ein allseits bekannter und ernstgemeinter Spruch im 14. Jahrhundert.

BESCHREIBUNG:

Die tief in den Boden eindringende, oft verholzte Pfahlwurzel wird von einer Rosette großer langgestielter Grundblätter abgeschlossen. Diese sind von länglich-eiförmig zugespitzter Form, mit herzförmigem Boden. Sein vierkantiger, hohler Stengel verzweigt sich vielfach und wird 40-70 cm hoch. Die Blätter sind dicklich, gekräuselt und samtig, blaß grüngrau, sie variieren in der Farbe ebenso wie im Geschmack. Auf ihrer Unterseite zeigen sie ein stark hervortretendes Adernetz. Die Blüten sind seitlich stark zusammengedrückt. Sie bedecken in großer Anzahl den Stengel und üben auf Bienen und Hummeln eine erstaunliche Anziehungskraft aus. Sie bilden violette Kronen. Die Blüten bilden in geringer Zahl Scheinquirle und sind zu einem ährenähnlichem Gesamtblütenstand zusammengefaßt. Ihre Farbe ist in der Regel violett, selten rosa oder weiß, sie blühen von Mai bis Juli. Die Samen sind mandelförmig, dunkelbraun, etwa 2-3 mm lang und säen sich sehr leicht selbst aus. Ursprungsgebiet ist der gesamte Mittelmeerraum, noch heute ist Salbei typisch für diese Region.

VERBREITUNG:

An der jugoslawischen Küste wächst er an steinigen Hängen bis in eine Höhe von 1500 m. In Südfrankreich wird er auf großen Flächen kommerziell angebaut, ebenso in Amerika. Er liebt nährstoffreiche, wasserdurchlässige, kalkhaltige Böden, trockene Wiesen, Brachland und sonnige Hügel. Er steht auch an Wegrändern und an lichten Stellen der unteren Bergwälder, in Süddeutschland ist er häufiger anzutreffen, als im Norden. Besonders geeignet sind wind- und frostgeschützte Stellen, ein warmer und sonniger Gartenplatz neben dem Thymian gefällt der Pflanze sehr. In kalten Wintern friert er zurück, treibt aber nach dem Rückschnitt wieder aus. Grundsätzlich sollte er im Herbst auf zwei Drittel seines Volumens gestutzt werden. Die Vermehrung erfolgt durch Selbstaussaat vom späten Frühjahr bis Sommer. Stecklinge können in der gleichen Zeitspanne ebenfalls gesteckt werden. Spätestens nach 4-7 Jahren sollte die Pflanze ausgewechselt werden, weil sie sonst verholzt.

ERNTE:

Die Blätter werden im Mai und Juni, vor der Blüte, geschnitten. Nach trockenen sonnigen Tagen sind dann in ihnen die ätherischen Öle am stärksten entwickelt. Am günstigsten ist es, sie bei Sonne während der Mittagszeit zu ernten und für die Weiterverarbeitung im Schatten zu trocknen. Die reifen Samen werden vor dem Aufquellen getrocknet, die Wurzeln später zu Absuden, Tinkturen und Pillen verarbeitet.

INHALTSSTOFFE:

Salbei enthält bis zu 2,8% ätherische Öle, dazu Gerbstoffe, Bitterstoffe und Flavonoide.

ANWENDUNG:

Am stärksten wirken Phenolsäuren (antibakteriell) und Thymon (starkes Antiseptikum). Salbei ist ein köstliches Gewürzkraut. Er wird, ähnlich wie Thymian oder Bohnenkraut, in kleinsten Portionen diversen Gerichten und Braten beigegeben. Das Aroma ist so dominierend, daß es subtile Nuancen des Geschmacks in den Gerichten leicht „zerschlägt". Salbei macht Fette leichter verdaulich. Zum Würzen nimmt man entweder die frischen oder getrockneten Blätter, aber auch gemahlener Salbei ist im Handel erhältlich. Das ätherische Öl sowie Gerb- und Bitterstoffe verleihen dem Salbei das charakteristische Aroma. Es verwundert, wie unterschiedlich die Verarbeitungen in einzelnen Ländern gehandhabt werden. In England gehört er traditionell zu Füllsel in Gänse- und Entenbraten, in den USA würzt man mit ihm Schweinefleisch und Würste. In den Niederlanden bereitet man aus Milch und Salbei ein dort beliebtes, heißes Getränk, in der Schweiz schwärmt man für sogenannte „Mäuse", in Teig gehüllte und gebackene Salbeiblätter, aus denen die langen Stiele wie Mäuseschwänze herausragen.

Salbei paßt sehr gut zu anderen intensiven Wurzelpflanzen wie Rosmarin, Thymian oder Lorbeer und wird auch gern bei der Zubereitung von Beizen, Marinaden und für Kräuteröle und Essig verwendet. Im Gegensatz zu vielen anderen Küchenkräutern wird Salbei von Anfang an mitgekocht, nur dann entfaltet er sein volles Aroma. Salbei hilft bei Störungen der Verdauungs- und Leberfunktionen, er wirkt heilend und krampflösend. Übermäßiges nächtliches Schwitzen und starker Speichelfluß (wie z. B. bei der Parkinsonschen Krankheit), reichliche Schweißbildungen (z. B. Tuberkulose), Depressionen, Angstzustände und „aufsteigende Hitze" (während des Klimakteriums) beeinflußt Salbei günstig. Über einen längeren Zeitraum sollten die Mittel, vor allem auch der Tee, nicht eingenommen werden, es besteht Vergiftungsgefahr. Vorsicht ist besonders während der Schwangerschaft geboten. Äußerliche Anwendung findet Salbei bei Infektionen des Mundes, des Zahnfleisches, der Kehle, der Haut, bei Ausfluß und bei Insektenstichen. Hildegard von Bingen gibt einen hilfreichen Rat allgemeiner Art: „... roh und gekocht ist er (Salbei) für einen gut zu essen, den schlechte Säfte plagen, weil er diese unterdrückt. Nimm aber Salbei, pulverisiere ihn und iß dieses Pulver auf Brot, und es vermindert den Überfluß der schlechten Säfte in dir". Salbei hilft bei Völlegefühl und Unwohlsein, nach dem Genuß von verdorbenen oder giftigen Speisen, nach dem Einatmen giftiger Dämpfe (z. B. von Holzschutzmitteln) und bei Umweltgiften. Sein wirtschaftlicher Faktor ist auch nicht zu übersehen: Das Öl dient als Fixativ in Zahnpasten, Parfums und zellaktiven Kosmetika.

SALBEI-TEE:

1 EL getrocknete, feingeschnittene Salbeiblätter mit 1/8 l Wasser übergießen, langsam bis zum Sieden erhitzen, abseihen und mit Honig süßen.

SALBEIWEIN:

10 Gramm getrocknete Salbeiblätter mit 1 l Weißwein übergießen, eine Woche kühlstellen, gelegentlich schütteln und danach filtrieren.

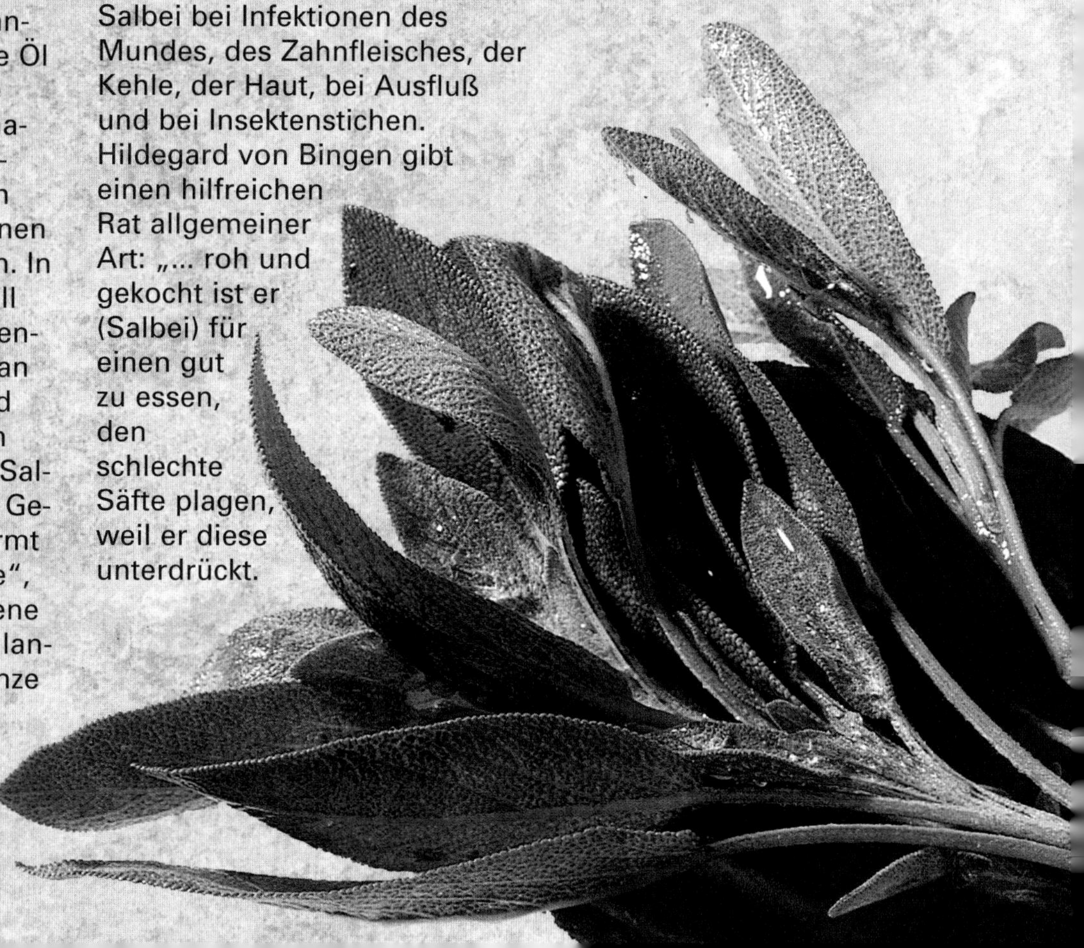

SAMBUCUS NIGRA
HOLUNDER

ALLGEMEINES:

Holunder gehört botanisch zur Familie der Geißblattgewächse. Die Gattung umfaßt 30 Arten, die alle in Europa, Asien und Amerika heimisch sind. Wie Funde in der Braunkohle des Tertiärs beweisen, gehört der europäische schwarze Holunder, botanisch Sambucus nigra, bereits seit etwa 60 Millionen Jahren zur Pflanzenvielfalt unserer Erde. Die genaue Herkunft des Namens Sambucus steht nicht fest. Möglicherweise ist er aus dem griechischen „sampsychon" (Majoran) entlehnt. Gelegentlich wird der Name vom lateinischen „sambuce" abgeleitet, dem Namen für ein altes Musikinstrument, das aus Holunderholz angefertigt wurde. Seine Bedeutung auf dem Gebiet der Medizin wurde bereits von dem berühmten Arzt Hippokrates im 5. Jhd. v. Chr. erkannt. In der Enzyklopädie „Naturalis Historia" des römischen Naturwissenschaftlers Plinius im 1. Jhd. n. Chr. erscheint der Holunder zum ersten Mal unter dem Namen Sambucus. Nach alten Überlieferungen soll man vor einem Holunderstrauch den Hut abnehmen, was den hohen Wert dieser, leider heute schon fast in Vergessenheit geratenen Pflanze charakterisiert. Das deutsche Wort Holunder geht wohl auf das altdeutsche „Holuntar" zurück. Dieser Ausdruck bedeutet" Baum der Holla", wobei der Name Holla auch als Frau Holle aus dem gleichnamigen Märchen bekannt ist. Frau Holle wohnte der Sage nach in einem Holunderstrauch, und wenn die hellen Blütenblätter abfallen, sieht es wahrlich aus, als falle Schnee herab. Der in manchen Gegenden gebräuchliche Name Flieder steht in Zusammenhang mit dem starken Geruch der Blüten. In Schottland wird der Holunder treffend „bore tree" genannt, weil sich das Mark sehr leicht aus den Zweigen herauslösen läßt.

BESCHREIBUNG:

Der schwarze Holunder ist ein bis zu 7 m hoher, dicht belaubter Großstrauch. Seine Borke ist tief gefurcht und korkig. Die gegenständigen Blätter sind meist fünfzählig mit größerem Endblatt und faden- oder knopfförmigen Nebenblättern. Die Einzelblätter sind 10 bis 15 cm lang. Die fest sitzenden Fliederblättchen sind elliptisch zugespitzt, dünn, grob und scharf gesägt, glanzlos, an der Oberseite dunkelgrün, unterseits etwas heller und leicht behaart, und sie riechen unangenehm. Der schwarze Holunder hat aufwärtsgerichtete Trugdolden (Fliederbeeren) mit kleinen gelblich-weißen Blüten, die sich durch starken Geruch und süßlichen Geschmack auszeichnen. Die Blütezeit im Juni/Juli ist deutlich abgesetzt von der Blütezeit anderer Obstgehölze, so daß die Blüte nicht mehr spätfrostgefährdet ist. Schwarzer Holunder ist ein Selbstbefruchter, die Blüten werden nur sehr selten von Insekten besucht. Botanisch handelt es sich bei den Beeren des Holunders um Steinfrüchte. Sie enthalten drei bräunliche, eiförmige, außen gewölbte Samen. Ein wilder Holunderstrauch kann bis über 100 Jahre alt werden.

VERBREITUNG:

Holunder findet man bevorzugt an Flußufern, in Laub- und Auwäldern und an Waldrändern in ganz Europa. Frischer, nährstoffreicher und mittelschwerer Boden wird von Holunderpflanzen bevorzugt. Sie gedeihen aber auch sehr gut auf sandigem Lehmboden, solange sie genug Wasser bekommen.

ERNTE:

Holunderblüten pflückt man, wenn die großen Dolden voll entwickelt sind und ihre grünliche Färbung verloren haben. Die Ernte der Holunderbeeren beginnt, sobald nahezu alle Beeren das Stadium der Vollreife erreicht haben, also blauschwarz sind.

INHALTSSTOFFE:

An Zuckern enthält Holundersaft nur Fructose (Fruchtzucker) und Glucose (Traubenzucker), die beide sehr wertvoll sind. Der vergleichsweise hohe Anteil an Mineralstoffen besteht zum Großteil aus Kalium und Phosphor. Der ebenfalls sehr hohe Gesamtsäuregehalt besteht überwiegend aus Citronensäure, nur zu einem kleinen Teil aus Apfelsäure, und

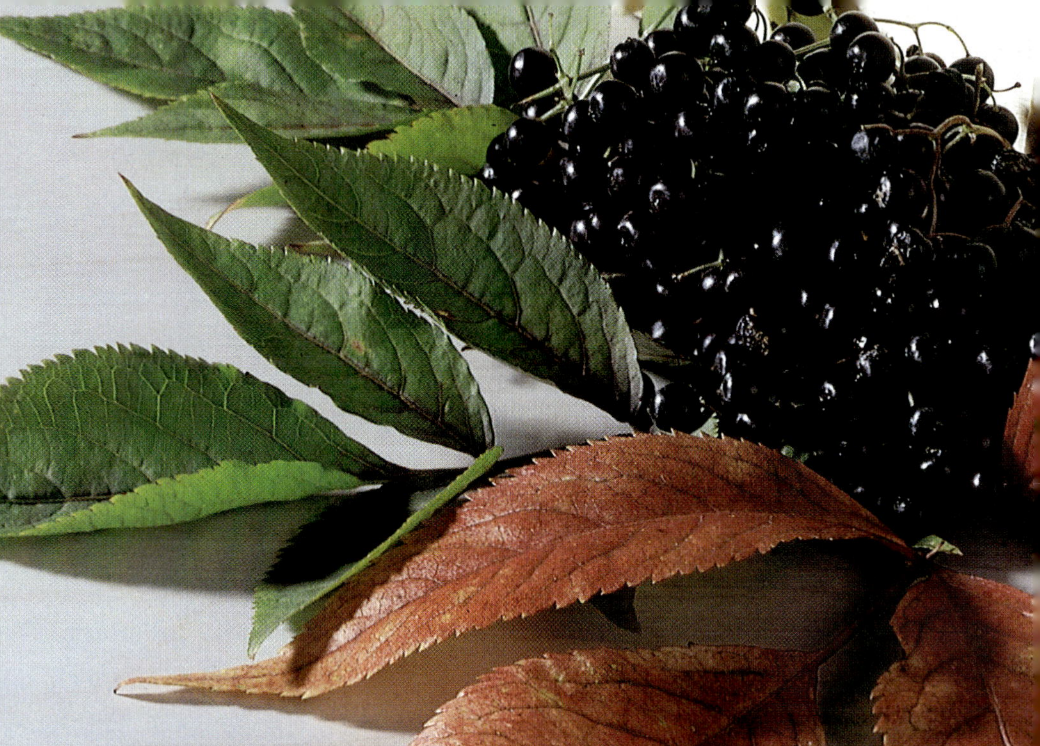

der hohe Vitamin-C-Gehalt von 260 mg/l des Holundersaftes verdient eine besondere Würdigung.

VERWENDUNG:

Hauptsächlich die Beeren, aber auch die Blüten und Blätter des schwarzen Holunders finden Verwendung. Früher wurden praktisch fast alle Teile dieser wertvollen Pflanze genutzt, so z.B. auch das Holz oder die Rinde der Wurzel.

Wenn die großen Dolden von den Bäumen geschnitten worden sind, werden die Blüten abgepflückt. Da sie bereits kurz danach unansehnlich werden, müssen sie rasch bei einer Temperatur von ungefähr 30° C getrocknet werden. Wenn sie sich bei leichtem Reiben von den Stielen lösen, wird das Trocknen beendet. Zur Aufbewahrung der getrockneten Blüten werden geschlossene Behältnisse verwendet, da die Blüten aus Gründen der Qualitätserhaltung vor Licht geschützt werden müssen. Getrocknete Holunderblüten werden in zahlreichen Teemischungen verwendet. Als schweißtreibendes Mittel sollen Holunderblüten aufgrund ihres hohen Gehaltes an ätherischen Ölen bei fiebrigen Erkältungskrankheiten helfen: Etwa zwei TL (3-4 Gramm) voll Holunderblüten werden mit siedendem Wasser (ca. 150 ml) übergossen und nach ungefähr fünf Minuten durch ein Teesieb gegeben. Soweit nicht anders verordnet, werden mehrmals täglich, besonders in der zweiten Tageshälfte, ein bis zwei Tassen frisch bereiteter Teeaufguß so heiß wie möglich getrunken. In der Volksmedizin werden Holunderblüten zur Herstellung eines Gurgelwassers und zur äußeren Behandlung von Schwellungen und Entzündungen verwendet. Auch sind sie Bestandteil von Blutreinigungstees. Holunderblüten können zur Aromatisierung von schwarzem Tee verwendet werden, indem sie einfach dem Tee beigemischt werden. Industriell werden Holunderblüten in Form eines Destillates zur Herstellung von Likören verwendet. Auch Holunderblütensirup ist im Handel erhältlich. Aufgrund seines kräftigen und feinfruchtigen Aromas und Geschmacks eignet er sich zur Herstellung von Erfrischungsgetränken, Speiseeis, Desserts und weinhaltigen Getränken. Die Blüten können auch in Pfannkuchenteig getaucht, im Fettbad ausgebacken, mit Zucker bestreut serviert werden.

Die weitaus größere Bedeutung haben die Früchte des Holunders. Sie werden nicht nur in der Pharmazie sondern auch in der Lebensmittelindustrie verwendet und hauptsächlich zu Reformprodukten verarbeitet.

Neben zahlreichen anderen Produkten gewinnt man Sirup, Gelee, Konfitüre und verschiedene Säfte aus den Beeren. Außerdem wird aus ihnen auch ein Farbstoff gewonnen.Da Holunderbeersaft nahezu frei von Saccharose ist, eignet er sich sehr gut zur Herstellung von Diabetiker-Produkten. Vor dem Pressen der Holunderbeeren müssen die Stiele der Dolden so gut wie möglich entfernt werden. Der gewonnene Saft ist stark getrübt, da Holunderbeeren Stoffe enthalten, die eine Klärung des Saftes erschweren.

REZEPTE
HOLUNDER

HOLUNDERKALTSCHALE:

Zutaten: 1 l Milch, 1 Holunderdolde, 75 g Zucker, 8 Scheiben Zwieback.

Die Milch wird abgekocht. Die frischen Holunderblüten werden gewaschen, von der Dolde abgezupft und in die noch heiße Milch gegeben. Die Milch läßt man bis zum Erkalten ziehen. Dann wird sie durch ein Sieb abgegossen und der Zucker zugegeben. Der zerbröckelte Zwieback wird in einen Teller gegeben und mit der Milch übergossen.

HOLUNDERMARMELADE MIT GRÜNEN PFEFFERKÖRNERN

500 g säuerliche Äpfel, Saft von 4 Zitronen, 500 g Holunderbeeren, 500 g Zucker, 2 EL grüne Pfefferkörner, 1/2 Tasse Calvados, 1 Päckchen Gelierpulver

Die Äpfel schälen, entkernen und in Würfel schneiden oder grob raspeln. Mit dem Zitronensaft in einen Topf geben. Die Holunderbeeren und den Zucker untermischen und miteinander verrühren. Die Pfefferkörner und den Calvados mit dem Gelierpulver untermischen. Das Ganze unter ständigem Rühren zum Kochen bringen und 1-2 Minuten sprudelnd kochen lassen. Abschäumen, den Topf vom Feuer nehmen und 5 Minuten ziehen lassen, dabei mehrmals umrühren. Die Marmelade in Einmachgläser füllen und verschließen.

HOLUNDERLIKÖR

1 kg Holunderbeeren, 1/4 l Orangensaft, 350 g Zucker, 2 Zimtstangen, 2 Vanilleschoten, abgeriebene Schale von 1 Zitrone, abgeriebene Schale von 1/2 Orange, 2 l Weinbrand

Die verlesenen, gewaschenen, gut abgetropften Holunderbeeren in ein Steingutgefäß geben und mit einer Gabel zerdrücken. Den Orangensaft mit dem Zucker, den Zimtstangen und den kleingeschnittenen Vanilleschoten in einem Topf zum Kochen bringen und 2 Minuten sprudelnd kochen lassen. Die geriebenen Schalen dazugeben, das Ganze vom Feuer nehmen und erkalten lassen. Den Weinbrand einrühren und über die Beeren gießen. Das Steingutgefäß verschließen und mindestens 4 Wochen an einem dunklen Ort ziehen lassen. Anschließend durch ein Sieb passieren, in saubere Flaschen abfüllen und fest verschließen.

ENTE MIT HOLUNDERFÜLLUNG

1 küchenfertige Ente, Salz, Pfeffer aus der Mühle, 4 in Milch eingeweichte Brötchen, 1 Zwiebel, 1 Tasse gehackte Mandeln, 50 g eingeweichte Rosinen, 50 g getrocknete Aprikosen, 50 g getrocknete Apfelschnitze, 2 Eier, 2-3 EL Mehl, 1 Prise Muskat, Weißwein zum Ablöschen, 1/2 l Gemüse- oder Geflügelbrühe zum Auffüllen, 6 Aprikosen, 2 Äpfel, 2 Birnen, Saft von 1 Zitrone

Die küchenfertige Ente unter fließendem Wasser waschen, trocken tupfen und innen und außen mit Salz und Pfeffer kräftig würzen. Die Brötchen ausdrücken, mit der geschälten und fein gehackten Zwiebel sowie den Mandeln, den Rosinen, den in feine Würfel geschnittenen Aprikosen und Äpfeln in eine Schüssel geben. Die Eier und das Mehl dazugeben und zu einer Masse verarbeiten, mit Salz, Pfeffer und Muskat abschmecken und die Ente damit füllen. Die Ente mit Klammern zusammenstecken oder zunähen. Die Ente in einen mit etwas Wasser gefüllten Bräter setzen und in dem auf 180-200 °C vorgeheizten Backofen 1 1/2-2 Stunden braten. Während der Garzeit öfter mit etwas Weißwein ablöschen und zum Schluss mit der Gemüse- oder Geflügelbrühe auffüllen. Nach Ende der Garzeit die Ente herausnehmen und warm stellen. Die Sauce entfetten und nochmals aufkochen lassen. Die Früchte putzen, waschen, die Aprikosen halbieren, entkernen und in Schnitze schneiden, die Äpfel und Birnen entkernen und in Schnitze schneiden, die Früchte mit Zitronensaft beträufeln, in die Sauce geben und kurz erhitzen. Die Ente mit Fruchtfüllung anrichten, die Früchte und die Sauce dazugeben, ausgarnieren, mit Ananasrotkraut servieren.

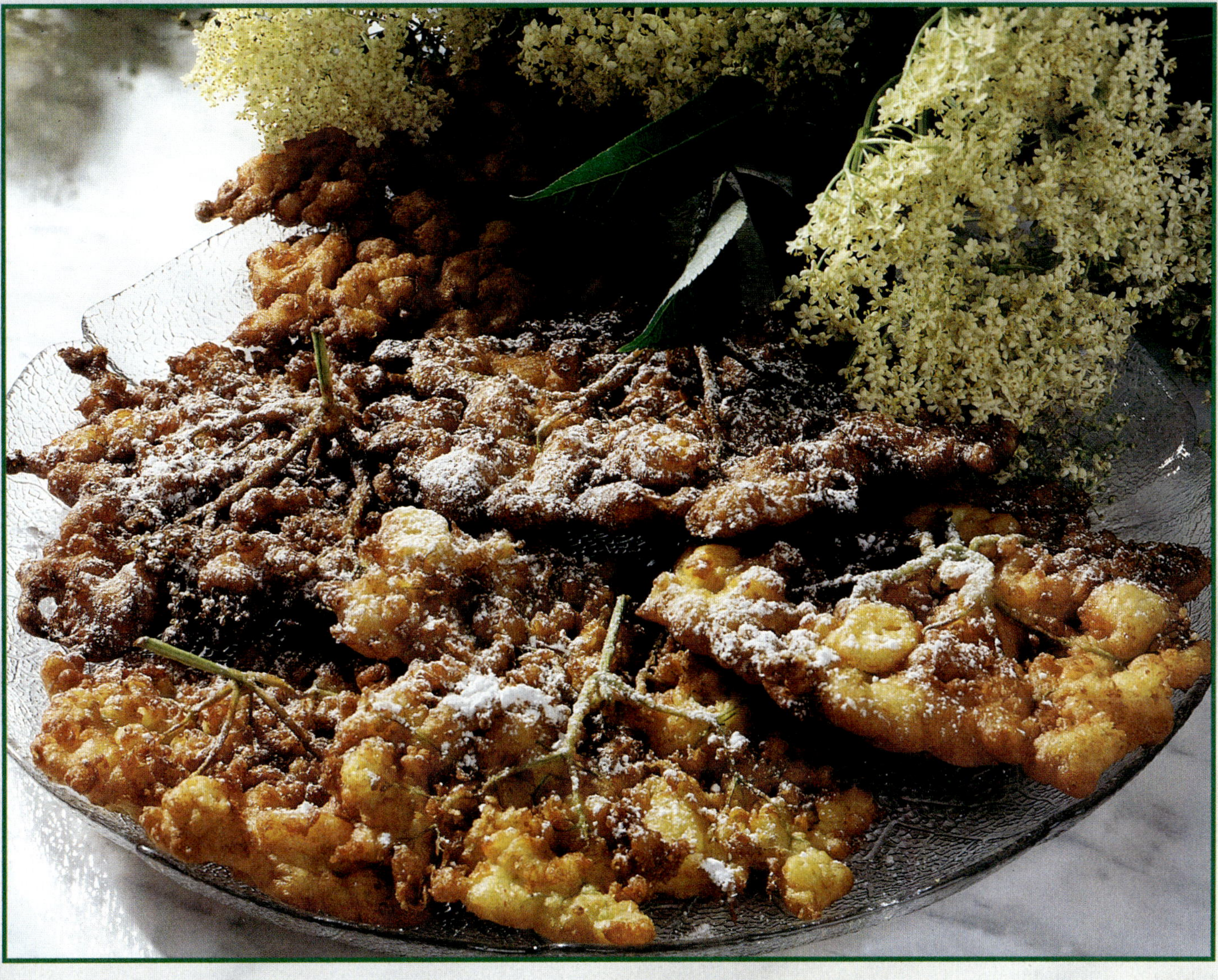

HOLUNDERKÜCHLE

8 mittelgroße Holunderdolden (Blüten), 200 g Mehl, 1/4 l dunkles Bier, 1 EL Öl, 1 Prise Salz, 1-2 EL Zucker, 2 Eigelb, 2 Eiweiß, Fett zum Ausbacken

Die Holunderdolden bereitstellen. Für den Teig Mehl in einer Schüssel mit dem Bier und dem Öl glattrühren, mit Salz und Zucker würzen. Das Eigelb unter den Teig mischen und das sehr steif geschlagene Eiweiß vorsichtig unterheben. Die Holunderdolden in den Teig tauchen und im Fett schwimmend ausbacken. Herausnehmen, mit Puderzucker bestreuen und warm servieren.

FEINER HOLUNDERKETCHUP

1000 g Heidelbeeren, 500 g Holunderbeeren, 1 kg Tomaten, 4 Lorbeerblätter, 4 Nelken, einige Wacholderbeeren, 2 EL Senfkörner, 2 EL schwarze Pfefferkörner, 1/2 l Weinessig, 175 g Zucker, 2-3 EL Curry, 2-3 EL Paprikapulver, 1 Prise Cayennepfeffer

Die Waldbeeren verlesen, waschen und in einen Topf geben. Die Tomaten enthäuten, entkernen, klein schneiden und zu den Früchten geben. Die Lorbeerblätter, die Nelken, die Wacholderbeeren, die Senfkörner, die Pfefferkörner und den Weinessig dazugeben. Den Zucker unterziehen, mit Curry, Paprikapulver und Cayennepfeffer würzen. Zugedeckt bei mittlerer Hitze 1/2 Stunde kochen lassen. Anschließend im Mixer oder mit dem Pürierstab pürieren. Bei starker Hitze und unter ständigem Rühren kräftig einreduzieren lassen. Es soll eine cremige Sauce entstehen. Den feinen Beerenketchup in saubere Flaschen abfüllen, gut verschließen und bereitstellen. Den Ketchup können Sie auch mit Pilzen und anderen Wildfrüchten herstellen. Sie sollten dann aber die entsprechenden Wildkräuter und Gewürze verwenden.

SATUREJA HORTENSIS
BOHNENKRAUT

ALLGEMEINES:

Bohnenkraut, auch als Wurst-, Pfeffer-, Wein-, oder Aalkraut, sowie als Winterbergminze bezeichnet, hat seinen Ursprung im südlichen Frankreich, Italien, im gesamten mediterranen Raum und in Südwestasien. Es war bereits im alten Rom als „satureia“ geschätzt, man bereitete aus ihm eine Essigsoße.

BESCHREIBUNG:

Bohnenkraut ist eine einjährige Sommer- wie auch mehrjährige Winterpflanze, letztere ist robuster und ausdauernder. Sie wird bis zu 40 cm hoch mit einem an der Basis verholzenden, sich dann strauchartig verzweigenden vierkantigen Stiel. Die Blätter stehen gegenständig, sind schmal, linealförmig, dunkelgrün und werden bis zu 3 cm lang. Ab Juli bilden sich in den Achseln der Verästelungen Scheinwirtel, Büschel von kleinen, unscheinbar wirkenden Blüten, weiß bis violettrot. Die runden Samen sind dunkelbraun bis schwarz. Der Duft ist aromatisch, durchdringend, aber trotzdem angenehm, der Geschmack würzig, leicht bitter.

VERBREITUNG:

Bohnenkraut liebt humuslosen, tiefgründigen, gut ablaufenden Boden. Im Garten angepflanzt, steht es in guter Nachbarschaft mit Ysop, Thymian und Lavendel. Es ist sonnenhungrig, und die mehrjährige Pflanze (satureja montana) sollte im Winter eingetopft an warmem Ort gehalten werden. Auf Freiland wird Bohnenkraut hauptsächlich in Süd-, Mittel- sowie Osteuropa angebaut.

ERNTE:

Die Blätter und Blütenspitzen werden während der Blütezeit geerntet und sogleich getrocknet. Von der Winterpflanze verwendet man Blätter und Triebe.

INHALTSSTOFFE:

Bohnenkraut ist reich an ätherischen Ölen mit einem thymian- und mayoranähnlichen Aroma. Weitere Inhaltsstoffe sind Tannine, Harze, Phenole und Schleime. In den Winterpflanzen sind die Anteile höher als im Sommerkraut.

VERWENDUNG:

In der Küche - und das ist sehr wichtig - sollte Bohnenkraut wegen seines intensiven Geschmackes nur recht sparsam verwendet werden. Sein einzigartiges Aroma, mild und würzig, paßt zu vielen Speisen. Fast nicht wegzudenken ist es, der Name deutet es ja bereits an, bei Bohnengerichten, aber auch beim Würzen von Salaten, Pizza, Pilzspeisen, Gemüsen und Hülsenfrüchten schaffen die getrockneten Blätter des Bohnenkrautes ein schmackhaftes Gericht, vor allem verbessert es bei fettem Fleisch die Bekömmlichkeit wesentlich. Beim Einmachen bestimmter Gemüsearten ist Bohnenkraut unentbehrlich, speziell ist es als Gewürzmischung für eingelegte Zwiebeln, Gurken und Tomaten beliebt. Aufgrund seines intensiven Geschmacks sollte man es aber keinesfalls bei feinem, zarten Fleisch und ebensolchen Gemüsesorten verwenden. Für die Verarbeitung von Salamiwurst wird Bohnenkraut als besondere Zutat sehr geschätzt. In der Medizin spricht man dem Bohnenkraut harntreibende und antiseptische Wirkung zu. Es findet in Medikamenten, die - innerlich - bei Verdauungsstörungen, Übelkeit, Kolik, Durchfall, Bronchialleiden und wundem Hals verabreicht werden, Verwendung, es verbessert die Verdauung, erhöht Schweißbildung, wirkt schleimlösend und wird bei Halsschmerzen angewandt (gurgeln). Bei Magenbeschwerden hilft ein Kräuterlikör, aus den Wirkstoffen der Winterpflanze zubereitet.

GRÜNE BOHNEN MIT ARTISCHOCKEN

1-2 EL Olivenöl, 2 Knoblauchzehen, 2 Zwiebeln, 400 g bißfest gegarte grüne Bohnen, 400 g Artischockenböden (Dose), 1 EL Kräuter der Provence, 1 TL Bohnenkraut, abgeriebene Schale von 1/2 Zitrone, 1 Schuß Weißwein, 1/4 l gebundene Tomatensauce, 1 große Dose geschälte Tomaten, Salz, Pfeffer, Cayennepfeffer, 1 Prise Zucker, 1 Handvoll gemischte, gehackte Kräuter (Bohnenkraut, Thymian, Rosmarin)

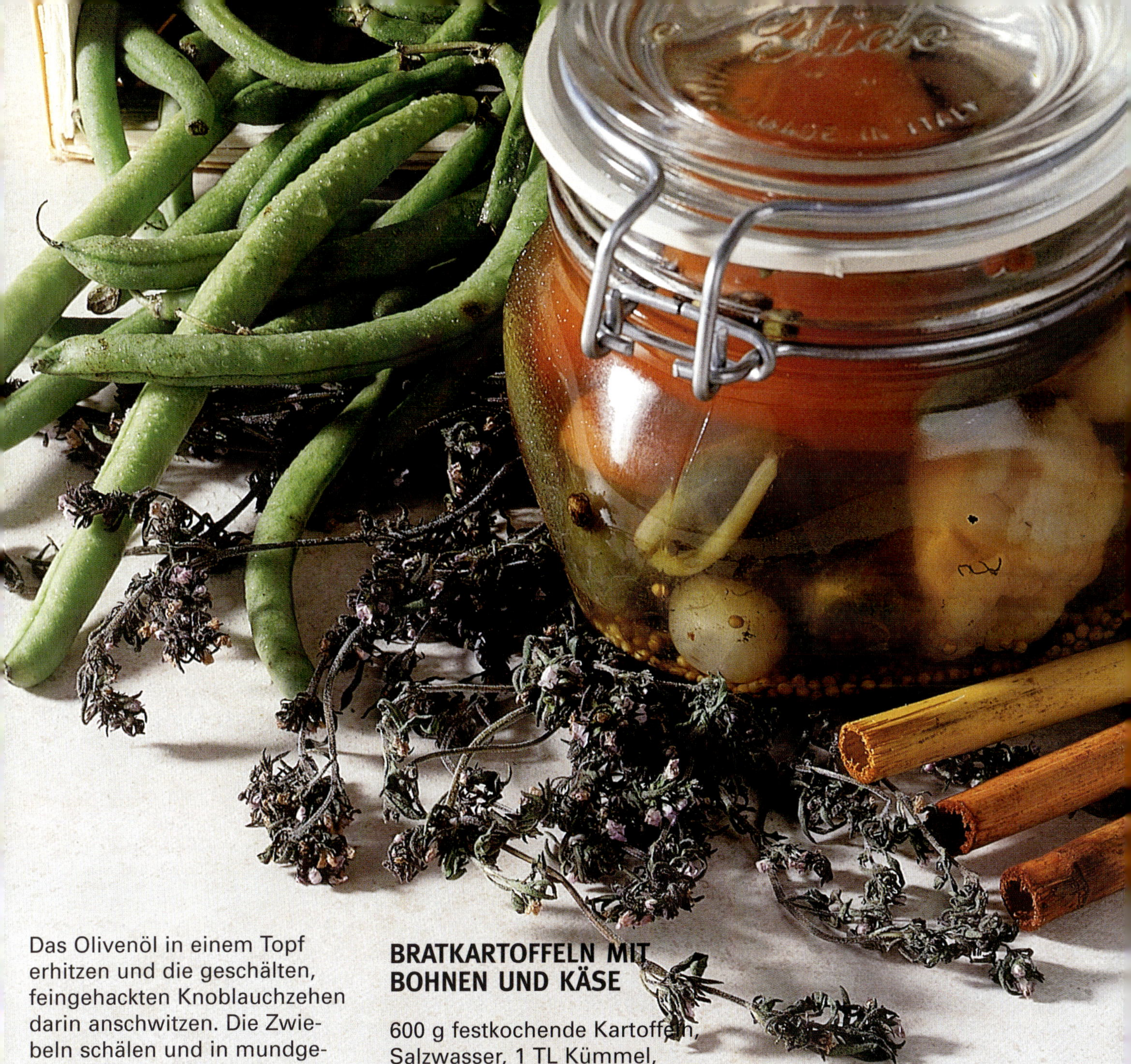

Das Olivenöl in einem Topf erhitzen und die geschälten, feingehackten Knoblauchzehen darin anschwitzen. Die Zwiebeln schälen und in mundgerechte Stücke schneiden, zum Knoblauch geben und kurz mitschwitzen. Die Bohnen und die in Stücke geschnittenen Artischockenböden dazugeben, erhitzen und mit Kräutern der Provence, Bohnenkraut und Zitronenschale bestreuen. Mit Weißwein ablöschen, mit der Tomatensauce auffüllen, die zerdrückten Tomaten unterheben und das Ganze zum Kochen bringen. Mit Salz, Pfeffer, Cayennepfeffer und Zucker abschmecken, anrichten, ausgarnieren und mit den gehackten Kräutern bestreut servieren.

BRATKARTOFFELN MIT BOHNEN UND KÄSE

600 g festkochende Kartoffeln, Salzwasser, 1 TL Kümmel, 500 g grüne Bohnen, 1/4 l Gemüsebrühe, 2-3 EL Butterschmalz, 1 Zwiebel, Salz, Pfeffer aus der Mühle, 1 Prise Cayennepfeffer, 1 TL Kümmel, 200 g Gouda, 1 Bund Petersilie

Die Kartoffeln waschen und im erhitzten Salzwasser mit dem Kümmel in 20 Minuten garen. Herausnehmen, gut abtropfen lassen, pellen und in Würfel schneiden. Die grünen Bohnen putzen und in der Gemüsebrühe bißfest garen. Das Butterschmalz in einer Pfanne erhitzen, die geschälte und feingehackte Zwiebel darin glasig schwitzen und die Kartoffelwürfel dazugeben. Die Kartoffeln unter ständigem Rühren goldbraun braten, die Bohnen untermischen und das Ganze mit Salz, Pfeffer, Cayennepfeffer und Kümmel kräftig würzen. Den Gouda fein reiben, über die Kartoffeln streuen und schmelzen lassen. Die Bratkartoffeln mit Bohnen und Käse dekorativ anrichten, mit der verlesenen, gewaschenen und feingehackten Petersilie bestreuen und servieren.

Rezepte
Bohnenkraut

BOHNENGULASCH

2-3 EL Butterschmalz, 500 g Schweinegulasch, 3-4 Zwiebeln, Salz, Pfeffer, 1 TL Paprikapulver, 1/2 l Fleischbrühe, 1 große Dose grüne Bohnen, 1 TL Bohnenkraut, 1-2 EL dunklen Saucenbinder, 1/2 Becher Schmand, 600 g bißfest gegarte Spiralnudeln, 1 Tasse gemischte, gehackte Kräuter

Das Schmalz in einer Pfanne erhitzen und das Fleisch darin kräftig anbraten. Die Zwiebeln schälen, in halbe Ringe schneiden und zum Fleisch geben, mit Salz, Pfeffer und Paprikapulver würzen. Die Fleischbrühe angießen und 40-45 Minuten gar ziehen lassen. 5 Minuten vor Garende die grünen Bohnen sowie das Bohnenkraut dazugeben und erwärmen. Das Ganze mit Saucenbinder leicht binden und den Schmand dazugeben. Das Bohnengulasch auf den Nudeln anrichten, mit den gehackten Kräutern bestreuen, ausgarnieren und servieren.

BOHNENSALAT MIT KAISERFLEISCH

400 g grüne Bohnen, Salzwasser, Bohnenkraut, 250 g Kaiserfleisch, 2 Äpfel, 1 Kopf grünen Salat, 1 Tasse Apfelsaft, 1 kleinen Apfel, 1 Zwiebel, 1/2 Tasse Weinessig, 1-2 EL mittelscharfen Senf, 1-2 EL Sahnemeerrettich, 1/2 Tasse Olivenöl, Salz, Pfeffer, einige Tropfen Zitronensaft, 1 TL Apfeldicksaft, Kräuterzweige zum Garnieren

Die Bohnen putzen, in mundgerechte Stücke brechen und in Salzwasser mit etwas Bohnenkraut garen. Abgießen, gut abtropfen und erkalten lassen. Das Kaiserfleisch in Streifen schneiden und mit den Bohnen in eine Schüssel geben. Die Äpfel schälen, entkernen und in Würfel schneiden, den grünen Salat putzen und in mundgerechte Stücke zerpflücken. Mit den Äpfeln unter die Bohnen heben. Den Apfelsaft mit dem geriebenen Apfel und der feingehackten Zwiebel in einem Topf aufkochen lassen, den Essig, den Senf und den Meerrettich untermischen und das Ganze im Mixer oder mit dem Pürierstab pürieren. Das Olivenöl tropfenweise unterschlagen, mit Salz, Pfeffer, Bohnenkraut, Zitronensaft und Apfeldicksaft abschmecken und den Salat damit anmachen. Den Bohnensalat dekorativ anrichten, ausgarnieren und servieren.

ROTWEINGULASCH

600 g Lammgulasch, 500 g Zwiebeln, 2-3 EL Butterschmalz 2-3 EL Tomatenmark, 1/2 l Rotwein, 1/2 l Fleischbrühe, 1 EL Bohnenkraut, Salz, Pfeffer aus der Mühle, 1 EL Paprikapulver, 1 Dose geschälte Tomaten, 200 g frische Champignons, Saft von 1 Zitrone, 1 Bund Schnittlauch, 1 Becher Crème fraîche

Das Lammgulasch möglichst klein schneiden, unter fließendem Wasser waschen, trockentupfen und bereitstellen. Die Zwiebeln schälen, in mundgerechte Stücke oder in Scheiben schneiden. Das Butterschmalz in einem Topf erhitzen, das Fleisch dazugeben und unter ständigem Rühren Farbe nehmen lassen. Die Zwiebeln dazugeben und kurz mitbraten. Das Tomatenmark einrühren, kurz rösten und anschließend mit dem Rotwein ablöschen und mit der Fleischbrühe auffüllen. Mit den Kräutern der Provence, Salz, Pfeffer und Paprikapulver abschmecken und bei mäßiger Hitze 70-80 Minuten schmoren lassen. Die Tomaten abtropfen lassen, in Streifen schneiden und unter den Schmortopf geben. Die Champignons putzen, in Scheiben schneiden, mit Zitronensaft beträufeln, ebenfalls unter das Gulasch heben und das Ganze weitere 10 Minuten garen. Nach Ende der Garzeit das Rotweingulasch nochmals abschmecken, anrichten und mit Schnittlauchröllchen bestreuen. Das Rotweingulasch mit je einem Klacks Crème fraîche überziehen, ausgarnieren und servieren.

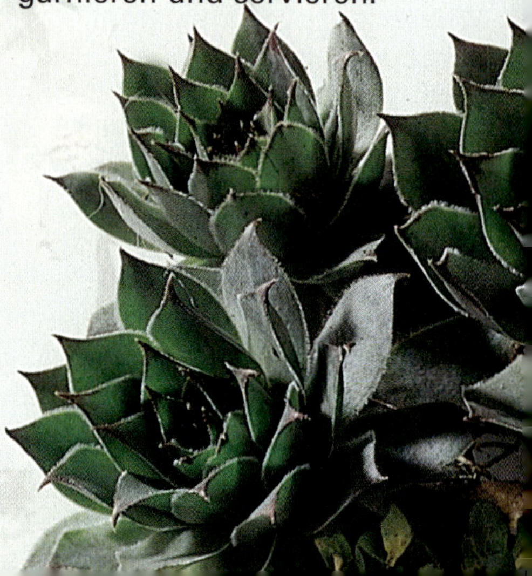

SEMPERVIVUM TECTORUM
HAUSWURZ

ALLGEMEINES:

Der lateinische Name, wörtlich übersetzt, heißt: „immer auf Dächern lebend", und dort wurde er zumindest früher auch gerne gesehen, da der Volksmund behauptet, der Hauslauch oder Dachwurz schütze vor Blitzschlag. Der Hauswurz ist in seiner Erscheinungsform die wirklich sukkulente, d.h. saftvolle, fleischige Pflanze, allerdings mit einem etwas mystischen Hintergrund.

VERBREITUNG:

Die Pflanze gedeiht auf gut entwässerten kieseligen oder steinigen Böden bis in Höhen von 3.000 m und braucht viel Sonne. Man findet sie in den Spalten und Rissen schadhafter Dachabdeckungen und Wänden ebenso wie an Fußwegen, Mauern und Felsen. Für ihr Gedeihen benötigt sie wenig Aufmerksamkeit und kann aufgrund der stark wasserhaltigen Blätter längere Trockenperioden ohne Wasser unbeschadet überstehen. Da der Hauswurz in freier Natur vom Aussterben bedroht ist, steht er in einigen Ländern, wie beispielsweise in der Schweiz, ganzjährig unter Schutz und sollte nur aus speziellem Anbau genutzt werden.

ERNTE:

Die Blütezeit erstreckt sich von Juni bis August. In dieser Zeit werden die Blätter bevorzugt für die Bereitung von Aufgüssen, Tinkturen und Umschlägen gesammelt.

INHALTSSTOFFE:

Hauswurz ist ein sehr säuerlich-salziges Kraut, reich an Tanninen und Pflanzenschleim, Harzen, Gerb- und Bitterstoffen.

VERWENDUNG:

In der Medizin schätzt man die Wirkstoffe des Hauswurzes als harntreibend und kühlend, beruhigend und heilend. Die Substanzen seiner Blätter werden innerlich angewandt bei Gürtelrose, Hautbeschwerden, Hämorrhoiden, helfen aber auch bei Fieberhitze, Entzündungen und Blasenerkrankungen. Eine Überdosis kann allerdings Erbrechen und Durchfall zur Folge haben. Äußerlich angewandt werden Stiche, Bisse, Warzen, Verbrennungen, Sonnenbrand, entzündete oder juckende Haut und ebenso Geschwüre, Wunden allgemein, Hühneraugen und Sommersprossen (damit sie blasser werden) behandelt.

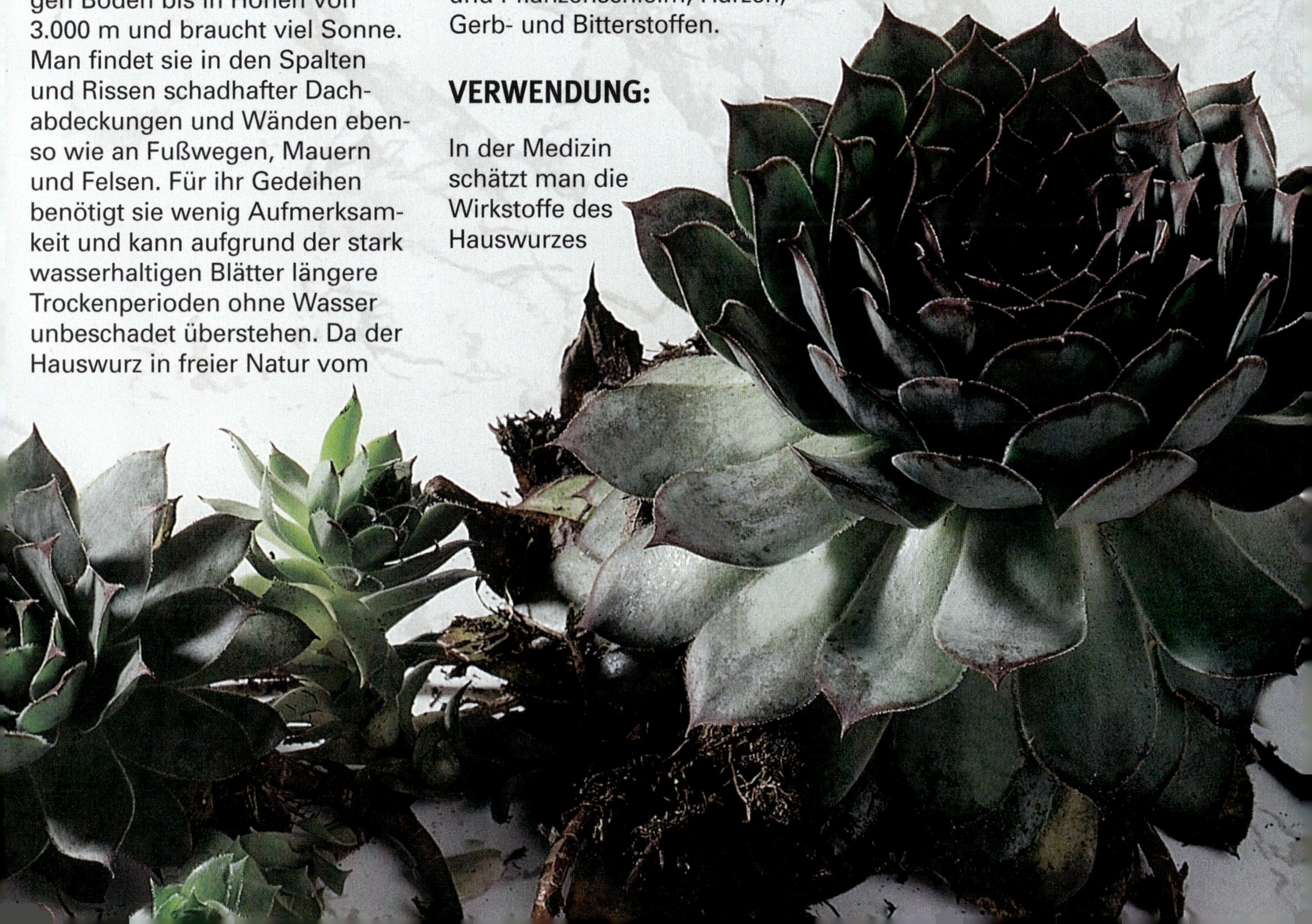

SORBUS AUCUPARIA
VOGELBEERBAUM

ALLGEMEINES:

Die Eberesche ist unter dem volkstümlichen Namen „Vogelbeerbaum" bekannter. „Esche" ist ein alter nordwesteuropäischer Name, man kennt aber weder seine wirkliche Bedeutung, noch seinen Ursprung. Der erste Teil des Namens „Eber", das auf „aber" hinweist, bedeutet soviel wie „falsch", man könnte die Eberesche als „Falsche Esche" bezeichnen. Die ähnliche Gestalt ihrer Blätter mit denen der Esche weist auf diese Namensgebung hin. Sie ist mit der Mehl- und der Elsbeere, entfernter mit dem Weißdorn verwandt.

BESCHREIBUNG:

Der rasch wachsende Baum wird, je nach Bodengüte, 10-16 m hoch, selten wird er älter als 80 Jahre. Allen anderen heimischen Bäumen gegenüber hat die Eberesche das meistverzweigte Wurzelgeflecht. Ihr Stamm ist schlank und stark aufwärtsstrebend. Ein typisches Merkmal sind die auffallend gefiederten Blätter, die Ende April aus den großen, dunkelvioletten, filzig behaarten Knospen hervorsprießen. Sie sind aus 6-9 Paar scharfgesägten Fiederblättern nebst Endblatt zusammengesetzt. Die kleinen weißen, unangenehm riechenden Blüten stehen an den Zweigenden in großen gewölbten, Trugdolden und wirken daher ziemlich auffällig. Den Baum wirklich prachtvoll erscheinen lassen die leuchtend korallenroten Fruchtstände, die nicht nur die Vögel zum „Anbeißen" verlocken. Die beerenartigen, kaum erbsengroßen Früchte mit gelblichrotem Fleisch besitzen drei zarthäutige Fächer mit je zwei zum Teil verkümmerten Samen. An den Früchten zeigen sich, genau wie bei Birnen und Äpfeln, noch die vertrockneten Reste des Kelches am oberen Ende, ein Zeichen dafür, daß der Vogelbeerbaum ein Kernobstgewächs ist. Es gibt in unserer Landschaft wohl kaum einen Baum, der sich mit seinen Früchten so schmückt wie er.

VERBREITUNG:

Die Vogelbeere ist über ganz Europa verbreitet, hauptsächlich in der nördlichen Hälfte. Sie kommt sogar auf Island am Polarkreis vor, im Gebirge wächst sie bis zur Baumgrenze hinauf. In Bezug auf Standort und Klima ist sie so anspruchslos, daß sie auf fast jedem Boden gedeihen kann. Einzig und allein ihr Lichtbedürfnis ist groß. Sie kann, freistehend als Straßen- und Alleebaum auch noch dort gepflanzt werden, wo Obstbäume nicht mehr überleben. Für die Verbreitung sorgen, wie bei vielen anderen Beerensträuchern auch, die Vögel, namentlich Drosseln haben sich die Beeren als „Lieblingsspeise" ausgewählt.

INHALTSSTOFFE:

Obwohl die Vogelbeere weitestgehend bekannt ist, findet sie als Gewürzpflanze kaum Beachtung. Die Beeren enthalten viel Pektin und gelieren daher sehr gut. Sie liefern ein wohlschmeckendes Gelee, das wegen seines eigenen herben Geschmacks hervorragend zu Wildbraten paßt.

VERWENDUNG:

Die pikanten, aromatischen Früchte der Eberesche erinnern nicht nur durch die Farbe stark an Preiselbeeren, sie können aber bei weitem nicht deren Bedeutung und Beliebtheit in der „Küche" erreichen. Die Vogelbeere wird bevorzugt bei der Zubereitung von Likören, Weinen, Kompotten und Sirups verwendet. Das Holz ist wegen seiner besonderen Eigenschaften sehr gefragt: elastisch und trotzdem hart. Es wird bei der Herstellung von Turn- und Sportgeräten (Holme der Barren), bei Ruderblättern, bei Griffen, Schaufelstielen, Axtschäften usw. gern verarbeitet. Neben diesen Eigenschaften sind es der hellrote Splint und das dunklere, bräunliche Kernholz, das Drechsler und Bilderschnitzer motiviert, kunstvolle Gebilde aus ihnen zu schaffen.

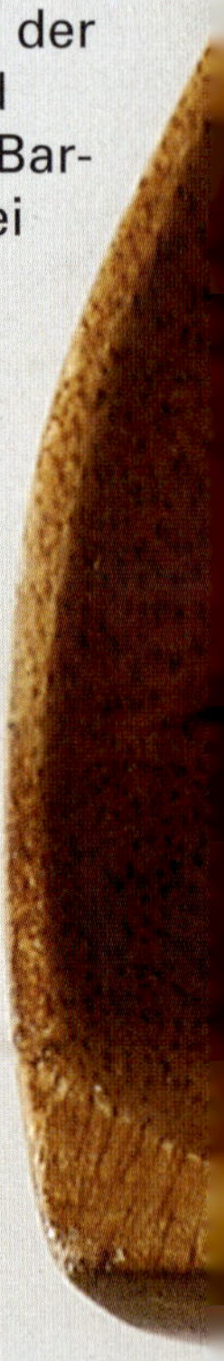

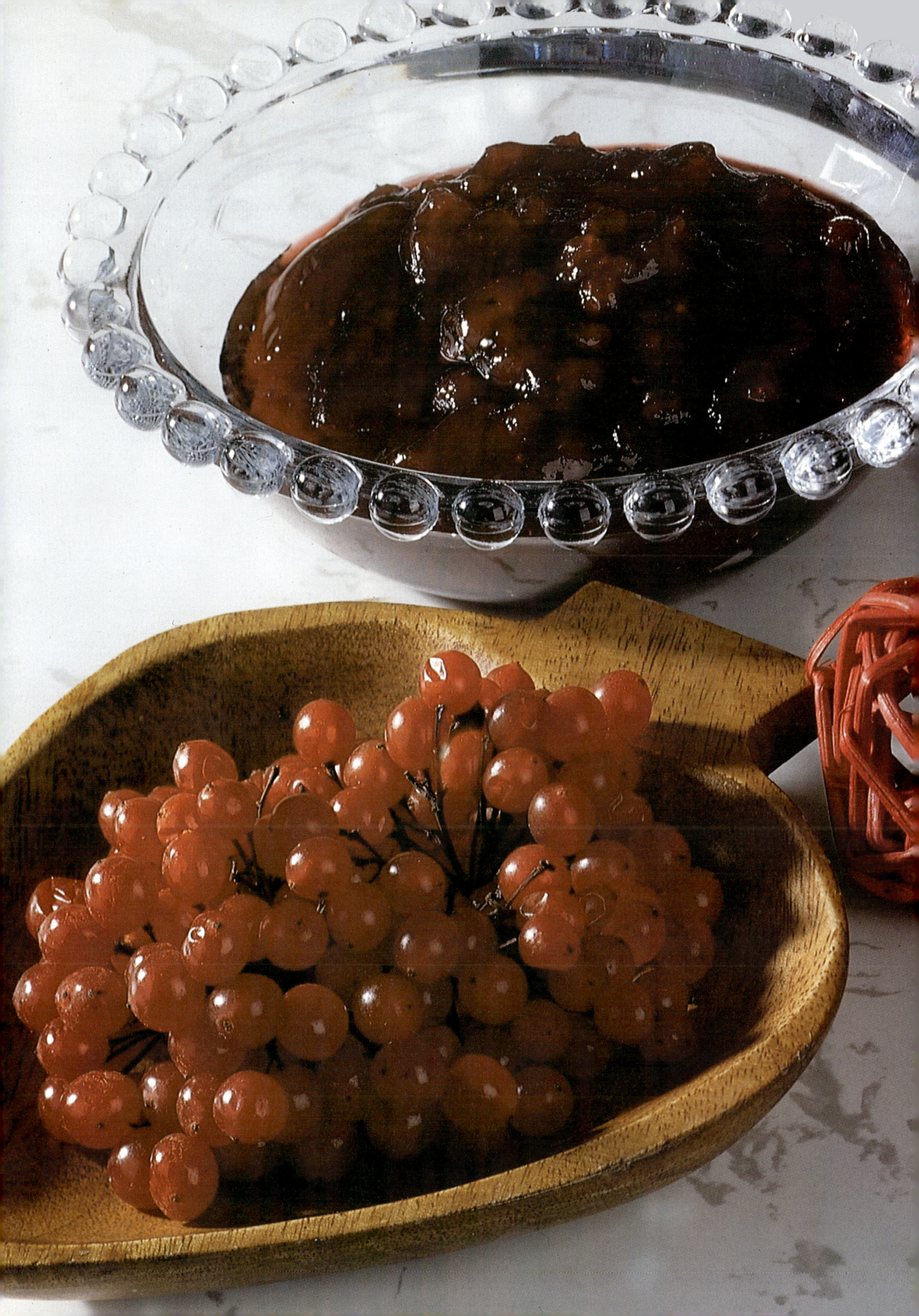

TANACETUM VULGARE
RAINFARN

ALLGEMEINES:

Die Bezeichnung Farn ist irreführend, denn Farne sind blütenlose Pflanzen. Deshalb beschreiben die volkstümlichen Namen Wurmkraut und Drusenkraut treffender das Erscheinungsbild des Rainfarns. Seit dem 9. Jahrhundert ist er als Gewürz für Fischgerichte, Liköre und Wurst bekannt. Im Mittelalter wurde er auf den Fußboden gestreut, um Ungeziefer fernzuhalten. In britischen Osterbräuchen wird er als reinigendes Kraut nach dem Ende der Fastenzeit und als Symbol des bitteren Opferganges des Osterlammes angesehen.

BESCHREIBUNG:

Er ist eine drüsige Pflanze, die zur Familie der Korbblütler zählt. Sein dunkelbrauner, bleistiftdicker Wurzelstock durchzieht den Boden mit weitverzweigten Ausläufern. Jedes Jahr entsprießen aus ihnen mehrere 60-125 cm hohe Stengel, die sich im oberen Teil verzweigen. Sie sind mit doppelt gefiederten Blättern reich besetzt und tragen von Juli bis Oktober endständige, reichblütige Doldentrauben. Diese beherbergen scheibenförmige, dunkelgelbe Blütenkörbchen, die einige hundert kleine, zwittrige Röhrenblüten enthalten. Aus jeder Röhrenblüte entwickelt sich eine kleine fünfkantige Frucht. Sie ist mit einem krönchenartigen Haarkranz ausgestattet und wird nach der Reife vom Wind fortgetragen.

VERBREITUNG:

Rainfarn ist in Europa heimisch, kommt aber auch im Osten Nordamerikas vor. Er liebt gut entwässerten, nährstoffreichen, trockenen bis steinigen Boden in der Sonne und im Halbschatten. Sogar in Gebirgsgegenden besiedelt er die sonnigen Nadelwaldränder in großen Massen, man findet ihn ebenso an Bahndämmen, Straßenrändern und auf Schuttplätzen. Er wird in Gärten in Gesellschaft mit Wegwarte, Geiskraut und Herbstastern angepflanzt, nicht zuletzt, weil er durch seine späte Blüte das Wildstauden- und Kräuterbeet ansehnlich bereichert. Aber einmal im Garten Fuß gefaßt, breitet er sich unter günstigen Bedingungen oft sehr rapide aus und kann so zum Unkraut werden.

Die Vermehrung erfolgt durch Aussaat (in der Natur durch Windflug der Samen) im Frühjahr oder Herbst, durch grundständige Stecklinge im Frühjahr oder durch halbreife Stecklinge im Sommer und durch Wurzelteilung.

ERNTE:

Alle oberirdischen Teile werden am besten zu Beginn des Aufblühens geerntet. Die zahlreichen Blätter können jederzeit, je nach Bedarf, geschnitten und trocken oder frisch für Aufgüsse, Flüssigkeitsextrakte, Pulver oder Tinkturen verwendet werden. Das Öl wird am häufigsten aus der Art „T- vulgare“ gewonnen.

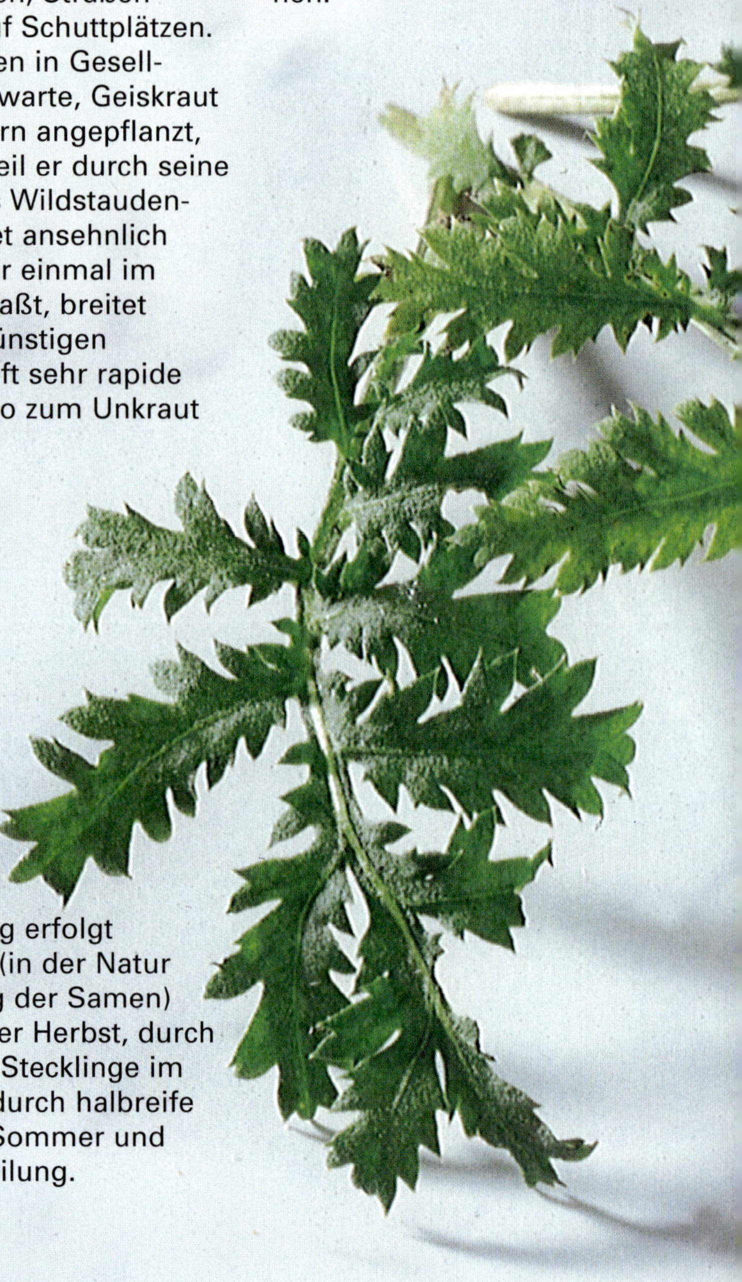

INHALTSSTOFFE:

Rainfarn ist reich an Wirkstoffen, vor allem an ätherischen Ölen. Sie enthalten bis zu 70% Thyon, ein Stoff, der schon bei geringen Mengen das zentrale Nervensystem schädigen kann. Weitere Wirkstoffe sind bittere und Glykoside, Laktone, Terpenoide, Tannine, Harze, Vitamin C, Zitronensäure, Oxalsäure und Gerbstoffe. Das bittere, scharfe, Kraut besitzt ein penetrant anmutendes Aroma. Die Blüten verbreiten einen intensiven, kampferartigen Geruch.

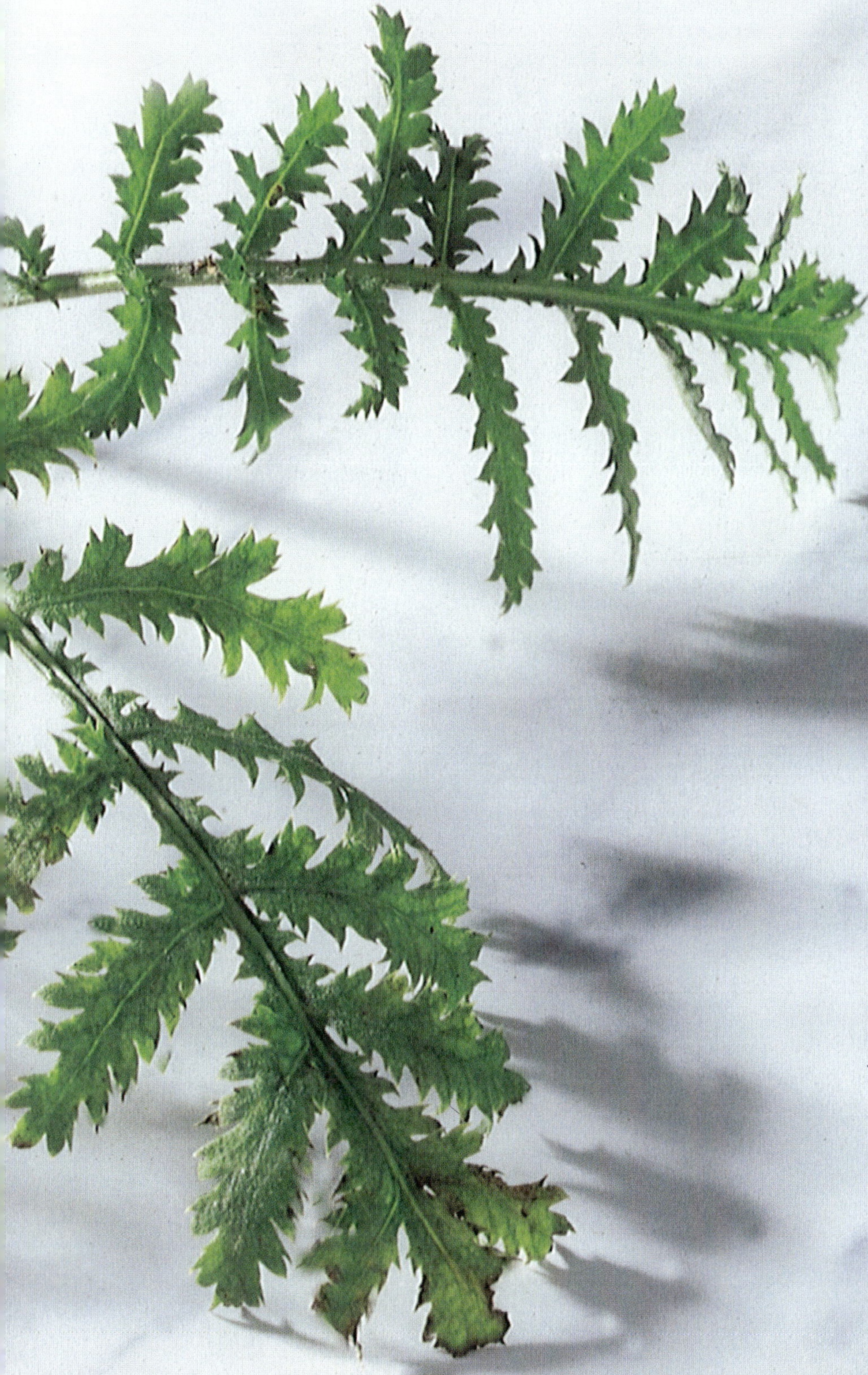

VERWENDUNG:

Rainfarn, zumindest in größeren Mengen genossen, ist giftig. Man findet Rezepte noch in alten Kochbüchern des 16. und 17. Jahrhunderts, weil er, wie es darin heißt – nicht nur die „üblen Stimmungen“ aus dem Leib treibt, sondern auch als Würze für säuerliches Fleisch, Pasteten und für Omeletts dienlich ist. So wurden die Blätter damals einer besonderen Eierspeise zugegeben und auch in Kuchen und Pudding verarbeitet. Es bedarf im medizinischen Bereich der Aufsicht eines erfahrenen Heilkräuterkundigen, sollte man sich zu einer Behandlung mit Rainfarn entschließen. Seine Wirkstoffe sollen von Spul- und Fadenwürmern befreien, Waschungen sollen Krätze beseitigen und schmerzhafte rheumatische Gelenke günstig beeinflussen.
Hildegard von Bingen schreibt:
„Der Rainfarn ist weich und etwas feucht,
...und er ist gut gegen alle überfließenden und ausfließenden Säfte.
... und wer immer den Harn nicht lassen kann, als ob er von einem Stein bedrängt wird, der zerstoße Rainfarn und seihe seinen Saft durch ein Tuch, und er gebe genügend Wein bei, und so trinke er oft, und das Harnverhalten wird gelöst, und er läßt ihn hinaus“.
Sie sagt ausdrücklich, daß das Getränk keine Blasensteine beseitigt und keinen Prostata- Tumor heilt, sondern nur Erleichterung verschafft.

Taraxacum officinale
Löwenzahn

ALLGEMEINES:

Er hat viele volkstümliche Bezeichnungen u. a. Kuhblume (im Frühstadium gerne von Kühen gefressen), Butterblume („bittergelbe" Blüten), Pusteblume (fallschirm-bewehrte Samen). Der Name „Löwenzahn" bezieht sich auf die spitzen „Zähne" der gesägten Blätter. Im Arabischen nennt man ihn „tharakh chakon", was Korbblütler bedeutet. Um das Jahr 659 wird er in einem chinesischen, 1485 in einem deutschen Text erstmalig erwähnt und schon bei Plinius (23-79 n. Chr.) war möglicherweise von ihm die Rede. Arabische Ärzte erkannten im 11. Jh. n. Chr. seine heilkräftigen Wirkungen und im 16. Jahrhundert galt er als anerkanntes Arzneikraut. Er ist in Europa und Teilen Asiens beheimatet. Das Kraut wurde früher für Pflaster und Umschläge benutzt, und ein Destillat aus Löwenzahn brauchte man zur Hautpflege. Eine Wurzel, als Amulett getragen, galt als Abwehrmittel gegen Augenleiden. Bei den Alten Griechen galt Löwenzahn als Medizin gegen Augenkrankheiten. Im Mittelalter schätzte man vor allem seine harntreibende Wirkung.

BESCHREIBUNG:

Er besitzt eine kräftige, fleischige Pfahlwurzel, daumendick, die sich in die Tiefe geradezu hineinbohrt. Daraus wachsen zahlreiche 6-30 cm lange Blätter, die schrotsägenförmige, dreieckige Lappen bilden. Alle Teile der Pflanze sind mit einem weißen, bitteren Milchsaft angefüllt, der sich, wenn er mit der menschlichen Haut in Berührung kommt, schnell bräunlich färbt und schwer zu entfernen ist. Die 5-35 cm langen, hohlen, blattlosen Blütenstengel, die - etwa im Mai - aus der Blattrosette herauswachsen, tragen einen einzigen ansehnlichen Blütenkopf, als „Körbchen" ausgebildet, mit 100-200 goldgelben Zungenblüten. Bei Sonnenschein öffnen sie sich morgens zu einer Scheibe von 3-5 cm Durchmesser, schließen sich am Spätnachmittag wieder, ebenso bei Regenwetter, und bleiben über Nacht geschlossen. Die Pflanze bringt vom Frühjahr bis zum Spätherbst mit Unterbrechungen immer wieder neue Blüten hervor. Die reifen Samen bilden mit ihren „Fallschirmen" einen bezaubernden Strahlenkranz. Im Frühjahr bilden die Gewächse auf Wiesen und Weiden einen weithin leuchtenden, gelben Blütenteppich.

VERBREITUNG:

Löwenzahn ist an manchen Orten so zahlreich vertreten, daß er wie Unkraut unbeliebt geworden ist - zu Unrecht. Er liebt Stickstoff im Boden und mit Löwenzahn übersäte Wiesen deuten darauf hin, daß die Wiese einen hohen Stickstoffgehalt hat.

ERNTE:

Die Ernte ist jahreszeitlich bedingt, denn die Bestandteile und Anteile der Wirkstoffe variieren in den Phasen der Entwicklung: Im Frühjahr ist der Bestandteil auflösender Wirkstoffe am größten, im Herbst der Anteil von Bitterstoffen. Das Ernten der Blätter ist am ergiebigsten vor der Blüte, das der Wurzeln im Frühjahr oder Herbst.

INHALTSSTOFFE:

Die Pflanze ist reich an Carotin und Vitamin- C und enthält außerdem den Bitterstoff Taraxacin, Gerbstoffe, Harz und ätherisches Öl.

VERWENDUNG:

Die zarten Blätter dienen als Gewürzzutat bei Salaten, Frühlingssuppen, Kräutersaucen und auch bei Gegrilltem. Mit pikanter Marinade bereichert, ergeben die jungen Blätter einen würzigen und zugleich vitaminreichen Salat. Besonders ältere Blätter schmecken mitunter aber sehr bitter. Man kann diesen unerwünschten Geschmack durch kurzes Blanchieren abmildern. In Japan wurde die Wurzel ausgestochen und als Kaffee-Ersatz verwendet. In der Medizin sind es vor allem die Bitterstoffe, die auf den Organismus anregend wirken. Der Tee stimuliert die Muskulatur des Magen-Darm-Traktes und die gesamten Drüsentätigkeiten. Durch den erhöhten

Fluß des Speichels, der Galle und des Magensaftes werden die Funktionen aller Verdauungsorgane verbessert. Der Tee senkt den Cholesterinspiegel und den Blutdruck, hilft auch bei rheumatischen Erkrankungen und Arthritis und sollte, um voll wirken zu können, ungesüßt getrunken werden. Die Heilkraft des Löwenzahns beruht auf den kräftigenden Wirkungen der Bitterstoffe und den vor allem in der Wurzel vorhandenen Gerbstoffen, Enzymen, Vitaminen und Mineralien. Diese Kombination ist es, die blutreinigend, harntreibend, stoffwechselanregend, magenstärkend und antirheumatisch wirkt. Der bittere, milchige Saft kann, unverdünnt aufgetragen, Warzen verschwinden lassen. Löwenzahntee beeinflußt den Zuckerstoffwechsel nicht und ist wegen seines hohen Insulingehaltes gut für Diabetiker geeignet (Die Wurzeln hierfür sollten möglichst im Herbst geerntet werden).

Die bekanntesten Teemischungen als Arznei sind:

Bei Gallenbeschwerden:
25 g Löwenzahnwurzeln, ebensoviel Löwenzahnkraut, je 15 g Fenchelsamen und Pfefferminzblätter und je 10 g Schöllkraut und Faulbaumrinde

Zur Förderung der Verdauung:
je 30 g Löwenzahnkraut und wurzeln, je 20 g Brennessel- und Geißenkraut

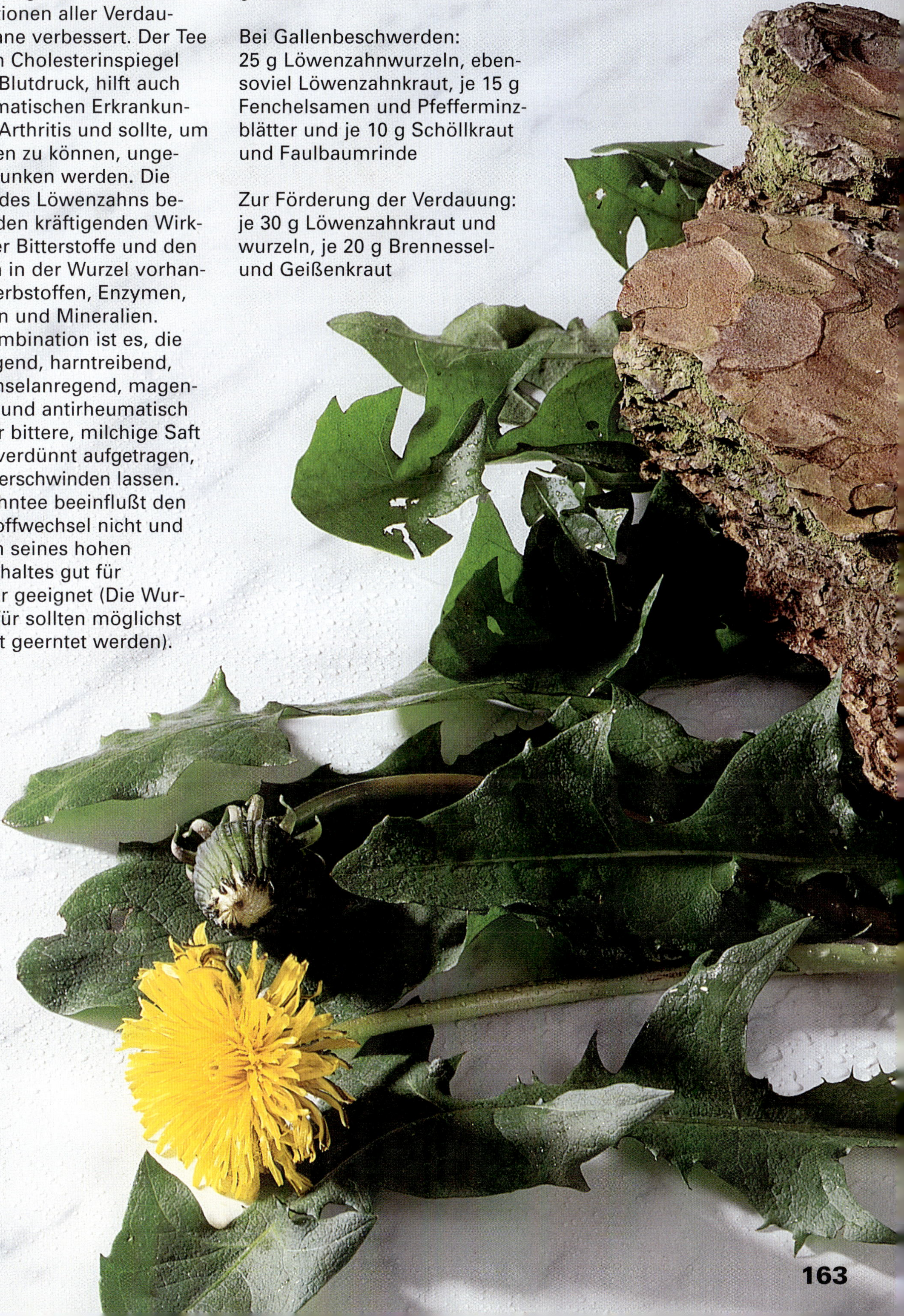

Rezepte Löwenzahn

LÖWENZAHNSALAT MIT ROASTBEEF

200 g junge Löwenzahnblätter
100 g Sojabohnenkeimlinge
100 g Staudensellerie
1 Zwiebel
1/2 Tasse Remoulade
2 EL Sahnemeerrettich
Saft von 1 Orange
Salz
weißen Pfeffer aus der Mühle
200 g rosa gebratenes Roastbeef
1 Kästchen Kresse

1. Die Löwenzahnblätter verlesen, waschen, gut abtropfen lassen und in mundgerechte Stücke zerpflücken.
2. Die Sojabohnenkeimlinge waschen, gut abtropfen lassen, mit dem geputzten und in Streifen geschnittenen Staudensellerie in eine Schüssel geben und vermischen.
3. Die Zwiebel schälen und fein hacken, mit der Remoulade, dem Sahnemeerrettich und dem Orangensaft in eine Schüssel geben und glattrühren.
4. Das Ganze mit Salz und Pfeffer abschmecken und den Salat damit anmachen.
5. Den Salat dekorativ anrichten, das Roastbeef in Streifen schneiden und mit der verlesenen, gewaschenen und kleingeschnittenen Kresse über den Salat streuen.
6. Den Salat ausgarnieren und sofort servieren.

LÖWENZAHNSALAT

400 g Löwenzahnblätter
2 rote Zwiebeln, 4 Tomaten
200 g Schafs- oder Ziegenkäse
200 g kalten Braten
1 Glas gemischte, entsteinte Oliven, 4 Eigelb
2-3 EL mittelscharfen Senf
Saft von 1 Zitrone
1 Tasse Estragonessig
2 Knoblauchzehen, 1 TL Salz
2 Tassen Olivenöl, Salz, Pfeffer
1 Prise Cayennepfeffer
einige Tropfen Worcestersauce
1 Bund Schnittlauch

1. Die Löwenzahnblätter verlesen, waschen, gut abtropfen lassen und je nach Bedarf in mundgerechte Stücke zerpflücken. Die Zwiebeln schälen und in Scheiben schneiden.
2. Die Tomaten enthäuten, entkernen und würfeln. Den Käse und den kalten Braten in Würfel schneiden und die Oliven gut abtropfen lassen.
3. Die Salatzutaten in eine Schüssel geben und alles vorsichtig miteinander vermischen.
4. Das Eigelb mit dem Senf, dem Zitronensaft, dem Estragonessig und den mit Salz zerriebenen Knoblauchzehen in eine Schüssel geben und mit dem Schneebesen verschlagen.
5. Das Olivenöl tropfenweise einrühren. Mit Salz, Pfeffer, Cayennepfeffer und Worcestersauce kräftig abschmecken. Den verlesenen, gewaschenen und fein geschnittenen Schnittlauch untermischen.
6. Den Salat mit dem Dressing anmachen, anrichten, ausgarnieren und servieren.

LÖWENZAHNSALAT MIT RÄUCHERLACHS

200 g junge Löwenzahnblätter
200 g Feldsalat
einige Tropfen Aceto balsamico
einige Tropfen Olivenöl
Salz
weißen Pfeffer aus der Mühle
1 Zwiebel
1 Tasse Mayonnaise
2-3 EL Sahnemeerrettich
Saft von 1 Orange
1 Schuss Sahne
400 g Räucherlachs
1 Kästchen Kresse

1. Die Löwenzahnblätter und den Feldsalat waschen, gut abtropfen lassen und in mundgerechte Stücke zerpflücken, dekorativ anrichten, mit Essig und Öl beträufeln, mit Salz und Pfeffer würzen.
2. Die Zwiebel schälen und fein hacken, mit der Mayonnaise, dem Sahnemeerrettich, der Sahne und dem Orangensaft in eine Schüssel geben und glatt rühren.
3. Das Ganze mit Salz und Pfeffer abschmecken und den Salat damit anmachen. Den Lachs in Streifen schneiden, auf dem Salat dekorativ anrichten und mit der verlesenen, gewaschenen und klein geschnittenen Kresse bestreuen.
4. Den Salat mit dem Dressing beträufeln, ausgarnieren und sofort servieren.

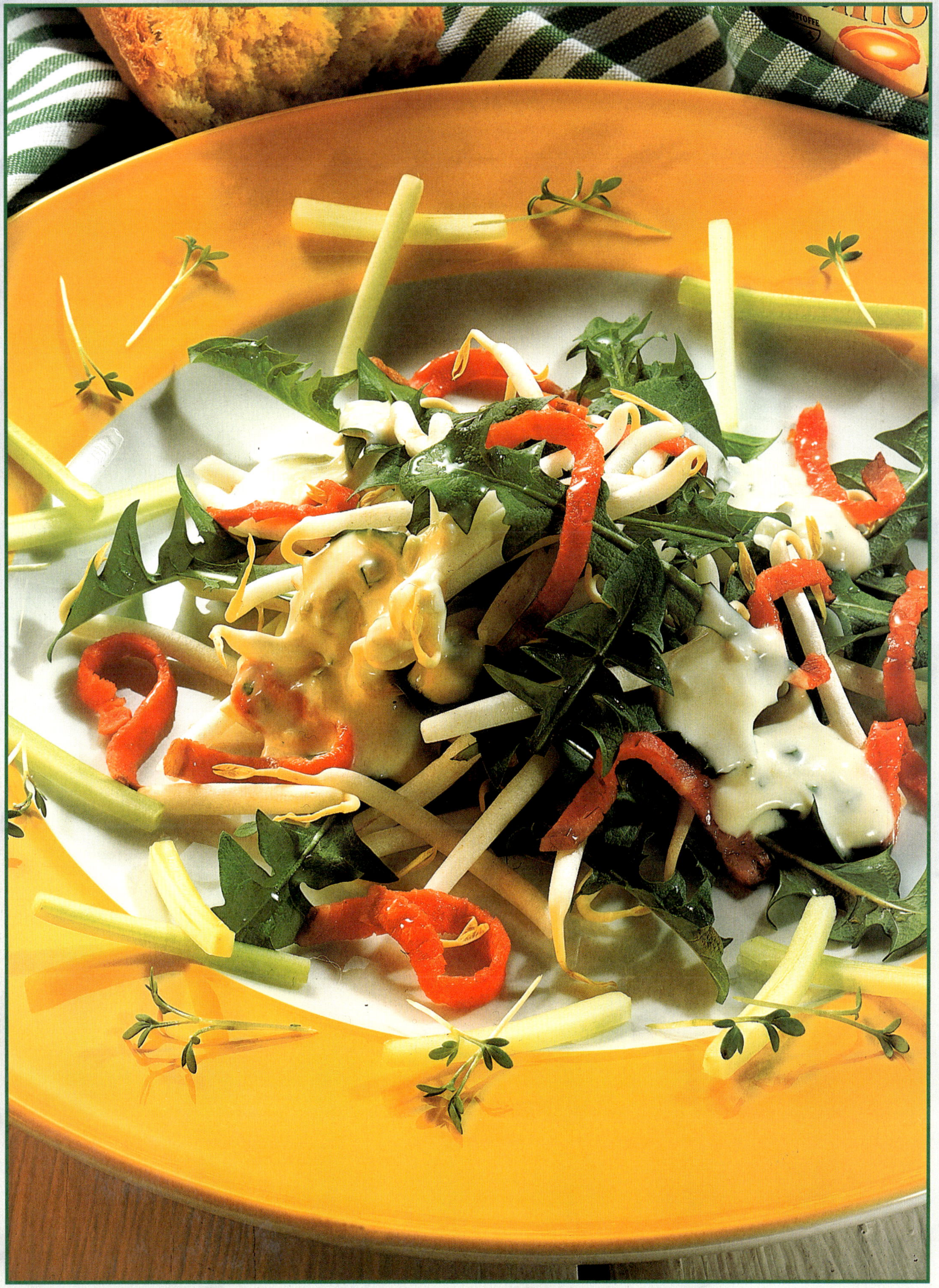

THYMUS VULGARIS
THYMIAN

ALLGEMEINES:

Die botanische Bezeichnung leitet sich aus dem griechischen Namen „thyein“ (duften) ab, der schon von Theophrat verwendet wurde. Der Thymian ist auch als römischer Quandel bekannt. Schon im Altertum wurde Thymian wegen seines Aromas in Gartenkulturen gehalten. Er galt auch als Symbol des Todes, denn man glaubte, daß die Seelen der Verstorbenen in die Blüten der Blumen einziehen würden. Wie Wissenschaftler anhand von Grabfunden festgestellt haben, ist Thymian eine Pflanze, die der Menschheit schon seit Jahrtausenden bekannt ist. Die alten Ägypter nutzten sie als Parfüm und zum Einbalsamieren ihrer Toten.

BESCHREIBUNG:

Der typische wilde Thymian der Mittelmeerländer ist ein immergrüner, stark verästelter, dichtbuschiger Zwergstrauch. Er ist etwa 40 cm hoch, mit holzigen, vierkantigen, behaarten, aufrechtstehenden Ästen und Zweigen. Die winzigen, länglichen Blättchen stehen kreuzständig mit seitlich nach unten umgeschlagenen Blatträndern, auf der Oberseite graugrün und unterseitig dicht mit weißlichen Samthaaren bedeckt. Die kleinen purpurnen Lippenblüten stehen ab Mai in Trauben am Ende der Triebe.

VERBREITUNG:

Thymian wächst an Böschungen, auf magerbödigen Waldrändern, an sonnigen Rainen, sogar auf kleinen Ameisenhaufen in den Wiesen. Er braucht sehr viel Wärme und Sonne, beides findet er besonders auf den steinigen Fluren der Almen. Notgedrungen gibt er sich auch mit Balkonkästen und auf Kräuterböden als Begleitpflanze neben Ysop, Lavendel und Winterbohnenkraut zufrieden. Hier muß man sie allerdings vor Fäulnis schützen, indem das Laub durch eine Lage Kies vor dem Kontakt mit dem Boden ferngehalten wird. Die idealsten Bedingungen findet Thymian jedoch in seiner Heimat, den Macchien des Mittelmeerraumes, hier kann er seine Duft- und Würzstoffe in höchstmöglichem Maße entwickeln und entfalten. Er vermehrt sich durch Samen oder vegetativ, durch Grundstecklinge, halbreife Stecklinge oder durch Teilung im Frühling-Sommer.

ERNTE:

Geerntet wird die ganze Pflanze. Die Blätter und Blütenspitzen erntet man am vorteilhaftesten im Sommer, zu Beginn der Blüte, die Zweige in der Wachstumsperiode zur frischen Verwendung oder zum Trocknen. Wenn man ihn pflegt, d. h. die welken Blätter immer wieder éntfernt und ihn nach der Blüte leicht zurückschneidet, dankt er es mit einem vermehrten Wachstum.

INHALTSSTOFFE:

Die Zusammensetzung der Wirkstoffe ist in jeder Art unterschiedlich, so ist z. B. Thymus vulgaris reich an beruhigenden Mitteln. Die ätherischen Öle enthalten vor allem Thynol, ein hochwirksames Antiseptikum, außerdem sind Alkohole, Tannine, Flavonoide und Sapotine enthalten. Das Thymianöl wirkt zwanzigmal stärker als Karbolsäure (das gebräuchliche Desinfektionsmittel).

ANWENDUNG:

Das scharfe, aber doch angenehme Aroma des Thymians gibt vielen würzigen Gerichten eine eigene Note. Eine Füllung für Schweine- oder Geflügelbraten ist für viele Feinschmecker ohne Thymian nicht perfekt. Das nahezu universelle Gewürz kommt frisch als ganzes Kraut, getrocknet oder in Pulverform in den Handel und kann fast alles verfeinern, was die Küche hergibt: Suppen, Gemüse, Fleisch, Füllsel, Salate, eingelegte Gurken, Oliven, Marinaden oder Kräuterbutter, um nur einige zu nennen. Vor allem ist er aus klassischen französischen Gerichten und als Bestandteil des „Bouquet Garni“ nicht wegzudenken. Thymol und Carvarol machen die blühenden, gerebelten Zweige zu einem gesunden und beliebten Gewürz in Wurst und Likören. Bei den medizinischen Anwendungen sind die beiden Hauptbestandteile des ätherischen Öls von großer Bedeutung: Carvarol, vor allem aber

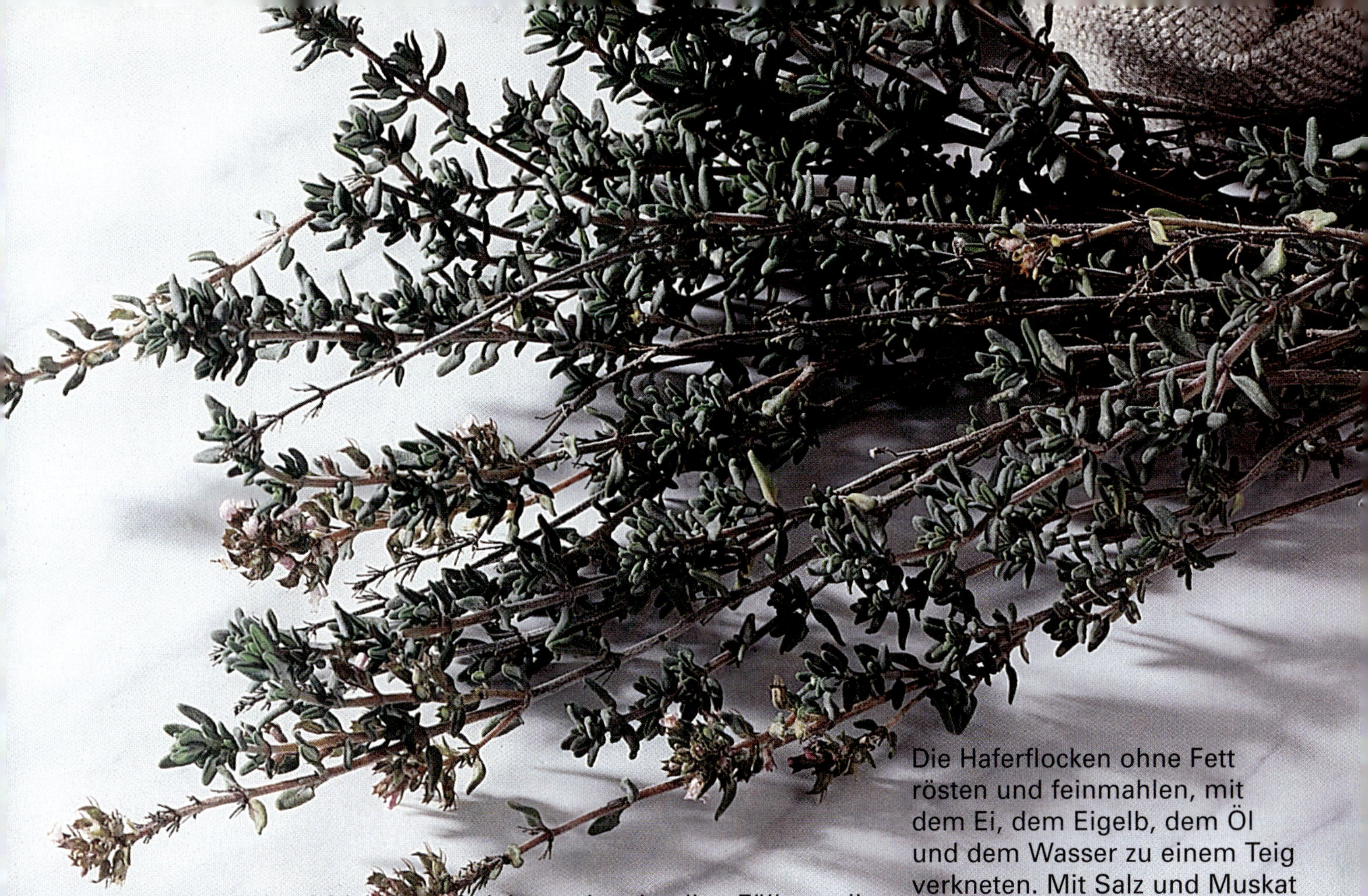

Thymol wirken bakterizid, Hakenwürmer, Spulwürmer (und auch Mückenlarven) werden geschwächt oder abgetötet. Mundspülungen mit Thymian helfen bei Hals- und Zahnfleischerkrankungen. Thymiantee lindert und heilt Erkältungen, er wirkt schweißtreibend. Das ätherische Öl wird zum Teil durch die Lungen vom Körper ausgeschieden und beeinflußt dabei die Bronchien günstig. Durch die auswurflösende Wirkung des Thymians wird der zähe Schleim abgehustet und Keuchhusten heilsam bekämpft. Das die schon zur Tradition gewordenen Anwendungen des Thymians bei Lungenerkrankungen erfolgversprechend sind, wird auch von der heutigen Wissenschaft bestätigt. Thymiantee beruhigt den Verdauungstrakt, lindert Blähungen und wirkt krampflösend auf glatte Muskeln (Darmtrakt). Bei Rheumaschmerzen helfen Thymianbäder. Mit einer Thymiansalbe kann Gürtelrose behandelt werden. In allen Fällen sollten geschulte Kräuterfachkundige konsultiert und ihre Anweisungen strikt befolgt werden, denn die Öle wirken auch toxisch. Das Aroma getrockneter Blätter wird in „Dufttöpfchen", z. B. in Leinensäckchen als Mottenvertreiber verwendet.

MAULTASCHEN MIT THYMIANFÜLLUNG

120 g Haferflocken, 1 Ei, 2 Eigelb, 1 EL Traubenkernöl, 4 EL Wasser, Salz, Muskat, 1 Zwiebel, Butter oder Margarine, 250 g Wildhackfleisch, Salz, Pfeffer, 1 Prise Cayennepfeffer, 2 TL Thymian, einige Tropfen Weinbrand, Eiweiß zum Bestreichen, Gemüsebrühe, 1-2 EL Butter oder Margarine, 1 Zwiebel, 150 g Morcheln, 1 Schuß Weißwein, 1 Becher Sahne

Die Haferflocken ohne Fett rösten und feinmahlen, mit dem Ei, dem Eigelb, dem Öl und dem Wasser zu einem Teig verkneten. Mit Salz und Muskat würzen und zugedeckt 1/2 Stunde ruhen lassen. Die Zwiebel feinhacken und in etwas Fett anbraten. Das Hackfleisch dazugeben und braten, mit Salz, Pfeffer, Cayennepfeffer, Thymian und Weinbrand würzen. Vom Feuer nehmen und bereitstellen. Den Teig ausrollen. Kreise von 10 cm Durchmesser ausstechen, die Ränder mit etwas verschlagenem Eiweiß bestreichen und in die Mitte das Wildhackfleisch legen, zusammenklappen und die Ränder gut andrücken. Die Maultaschen in kochende Gemüsebrühe geben und in 10-12 Minuten garziehen lassen. Die Butter oder Margarine erhitzen, die feingehackte Zwiebel glasig schwitzen, die Morcheln dazugeben und mitschwitzen. Mit dem Wein ablöschen, die Sahne angießen und einreduzieren lassen. Die Sauce abschmecken. Die Maultaschen anrichten, mit der Morchelsauce überziehen, ausgarnieren und servieren.

TILIA PLATYPHYLLOS
SOMMERLINDE

ALLGEMEINES:

Ihr Name entstammt dem nordgermanischen „linda", das soviel wie Binde bedeutet (und wohl auf die Verwendung des Lindenbastes zu Bindearbeiten Bezug nimmt). Die Sage berichtet, daß kein Blitzstrahl die Linde zu treffen wagte, weil sie Wodans Gemahlin Freya geweiht sei. Daher ist verständlich, daß die Germanen unter ihr Schutz suchten und ihr ganzes Leben mit dem hübschen Baum verknüpften. So gab es wohl kaum eine germanische und slawische Ansiedlung, in deren Mitte nicht eine Linde angepflanzt wurde. Unter ihr und in ihrem Schatten spielte sich das öffentliche Leben ab: Tanz und Trauer, Freud und Leid wurden unter ihr gemeinsam getragen, Beratungen in ihrem Schatten entschieden über wichtige Vorhaben. Die Linde erlebte Elend, Seuchen, Kriegsnöte und überlebte alle Schicksalsschläge. Ihr tausendjähriges Alter hatte Bestand, auch wenn es in Wirklichkeit 600 Jahre nicht überschritt. Ihre Ausstrahlung war in das Bewußtsein der Menschen so stark eingeprägt, daß selbst ein Lindenblatt, das den Sagenheld Siegfried verwundbar machte, in die Mythologie einging. Noch in der Romantik wurde sie verklärt: „Am Brunnen vor dem Tore, da steht ein Lindenbaum".

BESCHREIBUNG:

Auf einem kurzen, aber gewaltigen Stamm, der bis zu 15 m Umfang erreichen kann, türmt sich die massige breitausladende Krone stockweise aus starken Ästen aufgebaut. Ihre verhältnismäßig großen herzförmigen Blätter mit einer Länge von 6-10 cm, erscheinen Ende April. Sie sind unterseits blaßgrün und in den Winkeln der Blattnerven mit kurzen weißen Härchen besetzt. Mitte/Ende Juni, nachdem die Linde voll belaubt ist, öffnen sich die ziemlich großen hellgelblichen Blüten, die zu dritt bis zu fünft in Trugdolden aus den Achseln der Blätter hervorspringen und einen betörenden Duft verströmen. Aus den Einzelblüten ragen 30 bis 50 Staubgefäße, am Anfang bündelweise verwachsen, hervor. Um eine Selbstbestäubung zu verhindern, brechen die Narben erst auf, wenn der Pollen zum größten Teil verstäubt ist. Die Hauptbestäubung erfolgt aber durch Bienen und Insekten. Vor Nässe ist der Pollen gut geschützt, denn die Laubblätter über dem Blütenstand bilden ein Dach gegen Regen. Am Tragstiel des Blütenstandes ist ein hautartiges, durchscheinendes Flügelblatt angewachsen. Die Früchte trudeln, nach der Reife sich propellerartig drehend, in weitem Umkreis herab. Es sind kleine Nüsse mit fünf kräftigen Rippen.

VERBREITUNG:

Im Walde findet man Lindenbäume recht selten. Auf Dorf- und Marktplätzen, an Wegkreuzungen, Straßen oder alleeartigen Auffahrten zu Gehöften und Schlössern spenden sie reichlich Schatten. Einige horstartige Bestände sind auf der Nordseite der Sudeten, im Thüringer Wald, im Spessart und im Schwarzwald erhalten. Das natürliche Verbreitungsgebiet der Sommerlinden liegt in der Südhälfte Europas. Die Winterlinde findet man vornehmlich im nordöstlichen Zipfel Ostpreußens und weiter östlich, im nördlichen Zentralrußland, bei ausgedehnten Waldungen.

INHALTSSTOFFE:

Die Blüten enthalten Schleimstoffe, Gerbstoffe, ätherisches Öl (darin u. a. Farsenol, das den typischen Duft hervorbringt), Saponine, Tannine, Mangansalze.

VERWENDUNG:

Lindenblütenhonig wird in der Küche geschätzt, er hat ein besonders liebliches Aroma. Bei Erkrankungen spielt Lindenblütentee eine große Rolle.

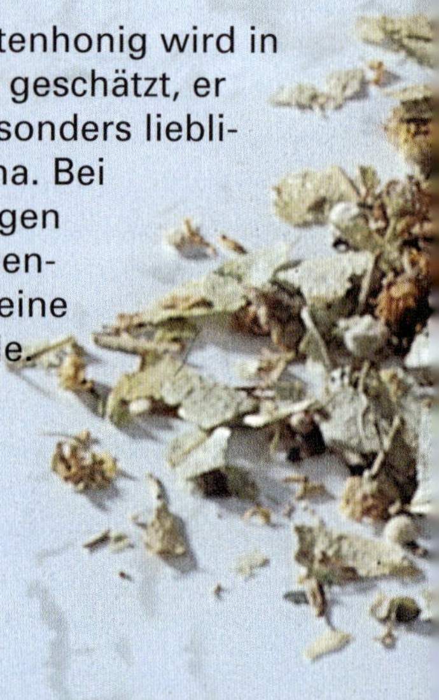

Heiß getrunken ist er ein hervorragendes schweißtreibendes Mittel bei Grippe, Katarrh und allgemeiner Erkältung.
Bei übersensiblen Kindern hilft er besonders gut, weil er das Nervensystem entspannt.
Er behebt Schlaflosigkeit und Kopfschmerzen und soll auch den Blutdruck senken. Tee aus dem Extrakt der inneren Rinde wirkt entwässernd und hilft bei Gicht und Nierensteinen.
Das Mark der inneren Rinde wirkt krampflösend und erweitert bei Herzkranzgefäßerkrankungen die Herzkranzgefäße.
Das Laub ergibt eine gute Streu in Behelfsunterkünften für das weidende Vieh. Holzkohle aus Lindenholz eignet sich gut zum Zeichnen. Das weiche Holz ist ein ideales Material für Schnitzereien, Drechslerarbeiten, Tischplatten und Frühstücksbrettchen.
Geschätzt wird es auch beim Bau von Musikinstrumenten (u. a. beim Orgelbau). Die Rinde liefert Bastmaterial für Gärtnereien und Bastelarbeiten.

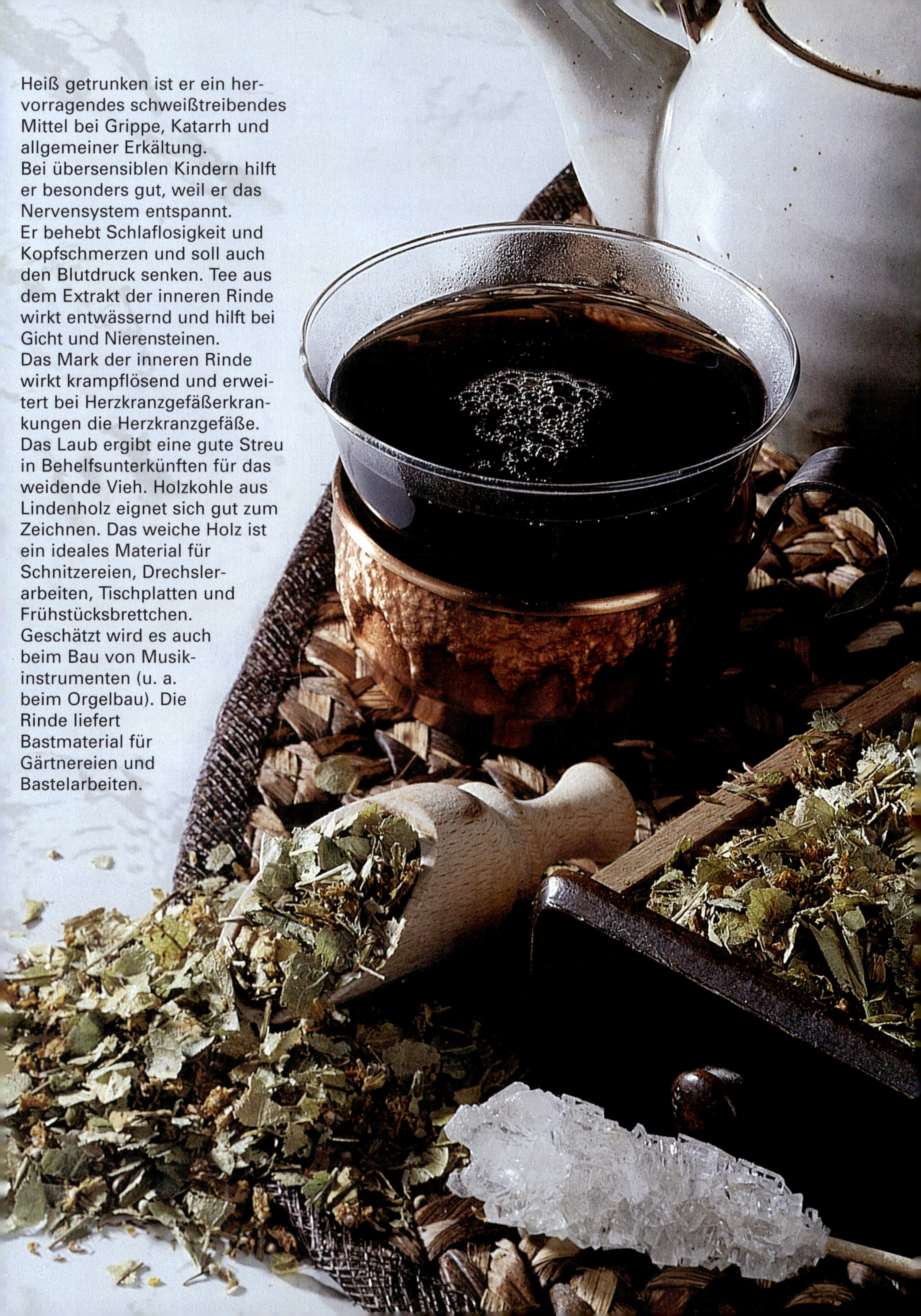

TRITICUM SPELTA
DINKEL

ALLGEMEINES:

Dinkel ist auch unter dem Namen Spelz, Spelt, Vesen und Schwabenkorn bekannt. Letzteres weist auf den schwäbischen Raum hin, wo er heute noch angebaut wird.

BESCHREIBUNG:

Er ist eine Weizenart, bei der die Spelzen fest mit dem Korn verwachsen sind. Die Pflanze wird bis zu 130 cm hoch. Jedes einzelne Korn ist von einem Spelz umhüllt, er kann deshalb in Mühlen nur mit einem speziellen Gerät vom Korn getrennt werden.

VERBREITUNG:

Dinkel liebt mäßig-feuchte, sonnige Orte, ist anspruchslos und kann noch in rauhen Gebirgslagen angebaut werden. Häufig wird er in der Fruchtfolge als letztes im Herbst ausgesät und überwintert, wie anderes Wintergetreide auch. Für die Aussaat sind ungeschälte Samen, d.h. die Körner im Spelz, von Vorteil, weil sie dadurch vor äußeren Einflüssen, chemischen, mechanischen und thermischen Einwirkungen, sowie Befall von Krankheitserregern geschützt sind. Auf das Ausstreuen von Insektiziden kann verzichtet und damit ein ökologischer Anbau gewährleistet werden. Ein Anbau in Balkonkästen ist unrentabel.

ERNTE:

Die Ernte erfolgt im August. Will man jedoch Grünkern gewinnen, muß er unreif geerntet werden.

INHALTSSTOFFE:

Bei Hildegard von Bingen heißt es: „Der Dinkel ist das beste Getreide, er ist warm und fett und kräftig, und er ist milder als alle anderen Getreidesorten ..." In der Hildegard-Küche bildet er das Grundnahrungsmittel und ist durch kein anderes Getreide zu ersetzen, jedoch alle anderen Arten werden durch Dinkel vollwertig ersetzt.

VERWENDUNG:

In der Hildegard-Küche ist er ein Hauptbestandteil der Nahrung in Form von Dinkelschrot, -grieß, -flocken, -feinmehl oder ganzen Körnern. Das Grünkorn des Dinkels gilt als delikat für Suppeneinlagen. Im alemannischen Raum werden aus dem Mehl noch heute die berühmten „Spätzle" hergestellt. Des weiteren Hildegard v. Bingen: „Und wenn einer krank ist, daß er vor Krankheit nicht essen kann, dann nimmt er die ganzen Körner des Dinkel und koche sie in Wasser unter Beigabe von Fett oder Eidotter, so daß man ihn wegen des Geschmacks gern essen kann, und gib das dem Kranken zu essen, und er heilt ihn innerlich wie eine gute, gesunde Salbe". Dinkelsuppe, mit Salz, Bertram oder Muskatnuß gewürzt, so oft wie möglich gegessen, gibt dem Patienten Kraft, in wenigen Tagen tritt eine spürbare Besserung ein. Das Aussehen wird frischer, die Körperkräfte nehmen zu, und der Appetit stellt sich wieder ein. Die Körner brauchen nicht unbedingt mitgegessen zu werden. Dinkel hilft bei Magersucht, Kraftlosigkeit, allgemeiner Schwäche, zehrenden Erkrankungen, es bessert die Befindlichkeit nach Herzinfarkt, Schlaganfall und bei Virusgrippe. Außerdem ist es ein Basismittel bei Diätkuren.

FÜR`S MÜSLI

2-3 EL Dinkelkörner werden in 1/2 l Wasser 30 Minuten lang gekocht. Danach wird Butter oder Eidotter, (je nach Geschmack) untergequirlt und zum Essen schmackhaft zubereitet.

DINKELBROT

500 g Dinkelvollkornmehl, 1 gehäuften TL Salz, 1 Päckchen Trockenhefe, 1/2 l lauwarmes Wasser, Margarine und Grieß für die Form

Das Mehl mit dem Salz und der Trockenhefe vermischen, das Wasser dazugeben und alles zu einem Teig vermischen. Den Teig mit dem Kochlöffel schlagen, bis er Blasen wirft, dann zugedeckt an einem warmen Ort zur doppelten Menge aufgehen lassen. Kurz durchkneten, in eine ausgefettete und mit Grieß ausgestreute Kastenkuchenform füllen, nochmals kurz gehen lassen und dann im auf 230 °C vorgeheizten Backofen 60-65 Minuten backen.

ERDNUßBROT

250 g Butter oder Margarine, 200 g Farinzucker, 5 Eier, 1 EL geriebene Zitronenschale, 1 EL geriebene Orangenschale, 1 EL Vanillinzucker, 1-2 EL Lebkuchengewürz, 250 g Dinkelvollkornmehl, 150 g Weizenvollkornmehl, 125 g in Rum eingeweichte Rosinen, 1 Tasse Sahne, 100 g ungesalzene Erdnüsse, Margarine und Mehl für die Form, 2 Eiweiß, gehackte Erdnüsse

Die Butter oder Margarine mit dem Zucker schaumig schlagen. Die Eier nach und nach kräftig darunter schlagen. Die Zitronenschale, die Orangenschale, den Vanillinzucker und das Lebkuchengewürz einrühren. Das Mehl unter ständigem Rühren unter den Schaum ziehen und zum Schluss die abgetropften Rosinen, die Sahne und die Erdnüsse unterarbeiten. Eine Kastenkuchenform ausfetten, mit Mehl bestäuben, den Teig einfüllen und im auf 180-200 °C vorgeheizten Backofen in 50-60 Minuten abbacken. Das Erdnußbrot aus dem Ofen nehmen, leicht erkalten lassen, aus der Form stürzen, das Eiweiß verschlagen und das Brot damit einstreichen. Mit den gehackten Erdnüssen bestreuen. Das Brot erneut in den auf 180-200 °C vorgeheizten Backofen schieben, weitere 10 Minuten backen, herausnehmen und vollständig erkalten lassen.

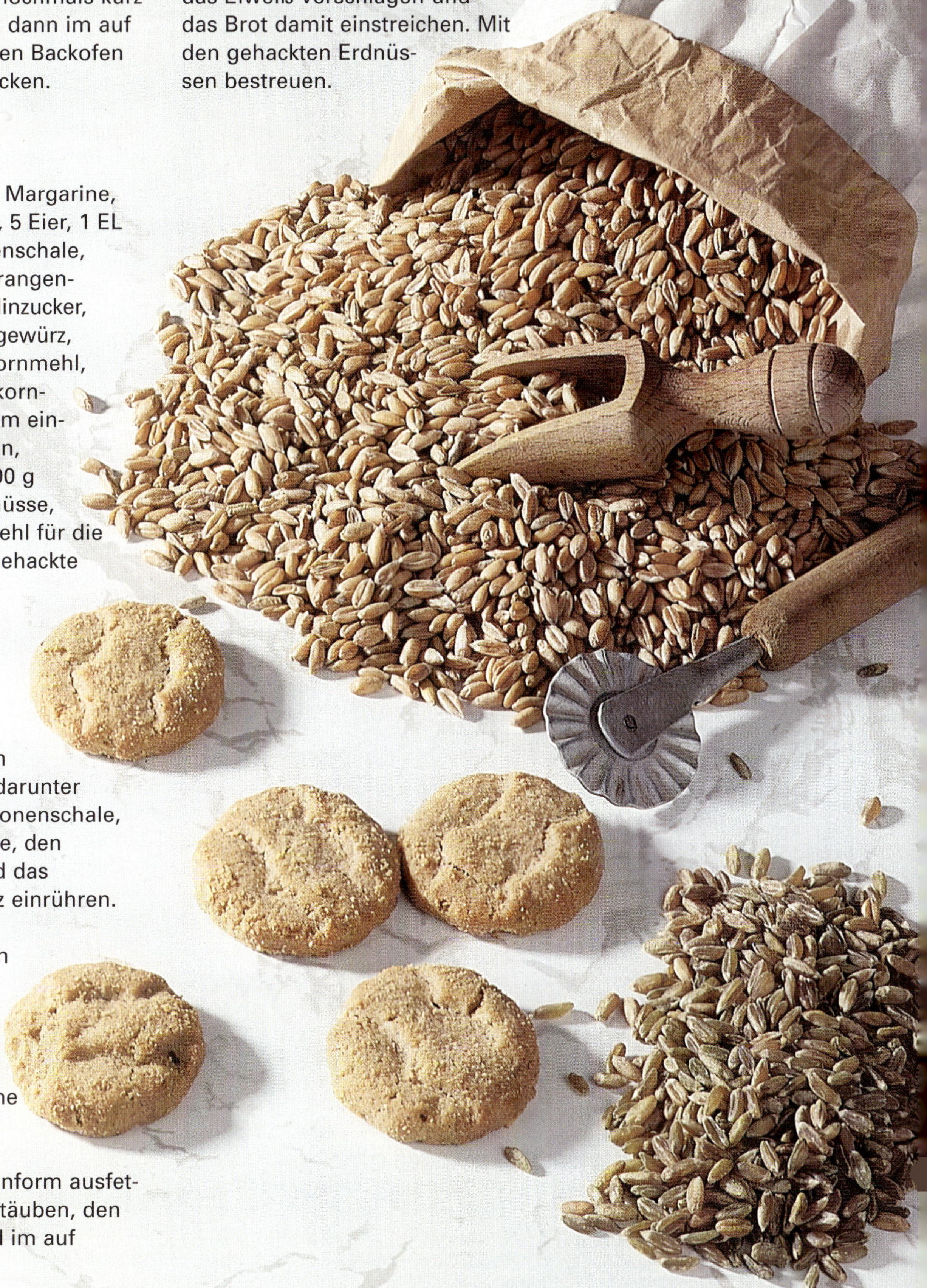

TROPAEOLUM MAJUS
KAPUZINERKRESSE

ALLGEMEINES:

Zur Familie der Kapuzinerkressegewächse gehören 13 verschiedene Arten. Mit der Wasserkresse ist die Kapuzinerkresse allerdings nicht verwandt, auch wenn die Blätter ein kresseähnliches Aroma besitzen. Die aus Südamerika stammende Kapuzinerkresse wird bei uns häufig als Zierpflanze angebaut. Als sie gegen Ende des 16. Jahrhunderts nach Europa kam, fand sie in der Medizin kaum Beachtung, wohingegen die Peruaner ihre Wirksamkeit gegen Wundinfektionen bereits kannten. Die spanischen Eroberer brachten sie nach Europa. Wegen ihres scharfen Geschmacks wurde sie anfangs auch „Indianderkresse" genannt. Heute bildet die Kapuzinerkresse in vielen Vorgärten einen dekorativen Blickfang.

BESCHREIBUNG:

Kapuzinerkresse, auch unter dem Namen Salatblume bekannt, erkennt man an ihren schildförmigen, langgestielten Blättern. Sie sind ungeteilt, schirmförmig rund und schmecken nach Pfeffer. Eigenartigerweise setzt der Stiel unter dem Blatt in der Mitte an. Auffallend sind vor allem die orangefarbenen, rotgestreiften, trichterförmigen Blüten der bis zu drei Meter hohen weitgreifend rankenden Pflanze, die von Juni bis Oktober zu sehen sind. Der Kelch der Blüte trägt einen Sporn, sie besteht aus fünf Blütenblättern, aus denen sich später kugelige Früchte entwickeln.

VERBREITUNG:

Wildwachsend findet man die einjährige, anspruchslose Pflanze bei uns nur recht selten. Sie benötigt viel Wasser, lockeren humushaltigen Boden und Wärme, gedeiht besonders gut an halbschattigen Standorten, gilt als schnell wachsendes Kletterkraut und ist nicht winterhart.

INHALTSSTOFFE:

Als Heilpflanze leistet Kapuzinerkresse, sie enthält viel Schwefel, verdauungsfördernde und entzündungshemmende Hilfe, stärkt die körpereigenen Abwehrkräfte, enthält antibiotische Pflanzeninhaltsstoffe und gilt seit jeher als „Wunderheilmittel". Der Wirkstoff Glycosid, der in Verbindung mit Wasser antibiotische Schwefelverbindungen abspaltet, leistet besonders bei Erkrankungen im Genitalbereich gute Dienste. Die Einnahme schädigt nicht die Darmflora.

VERWENDUNG:

Die frischen Blüten und Blätter können als köstliche Salate verwendet werden und als Rohkostzutat in Quark- und Eierspeisen oder einfach als Brotbelag. Sehr ansehnlich und auch schmackhaft sind sie als Dekoration auf kalten Platten. Die Blütenknospen eignen sich besonders, in Essig und Öl eingelegt, als Ersatz für Kapern. In ihnen enthaltene Senfölglykoside verleihen ihnen einen etwas scharfen Geschmack. Kapuzinerkresse bringt Linderung bei Erkrankungen der Atemwege und hilft bei Mangelerscheinungen der Haut und des Haares. Außerdem soll sie die Bildung roter Blutkörperchen anregen. In der Kosmetik finden Samen, Blüten und Blätter Verwendung, u.a. in der Haarpflege.

KAPUZINERKRESSESUPPE

500 g Kapuzinerkresse, 2-3 EL Olivenöl, 1 Bund Frühlingszwiebeln, 2-3 Knoblauchzehen, 1 TL Salz, 1 l Gemüsebrühe, 1/2 TL Kurkuma, Salz, Pfeffer aus der Mühle, 1 Prise Zucker, 1 Becher Sahne

Die Kapuzinerkresse verlesen, waschen, gut abtropfen lassen und in mundgerechte Stücke schneiden. Das Olivenöl erhitzen und die kleingeschnittenen Frühlingszwiebeln darin anschwitzen. Die Knoblauchzehen schälen, feinhacken, mit Salz zu einer Paste zerreiben, zu den Frühlingszwiebeln geben und kurz mitschwitzen. Die Kapuzinerkresse dazugeben und unter ständigem Rühren 4-5 Minuten braten, mit der Gemüsebrühe auffüllen, zum Kochen bringen und bei mäßiger Hitze 20-25 Minuten köcheln lassen. Die Suppe mit Kurkuma, Salz, Pfeffer und Zucker abschmecken, anrichten, mit der geschlagenen Sahne ausgarnieren und servieren.

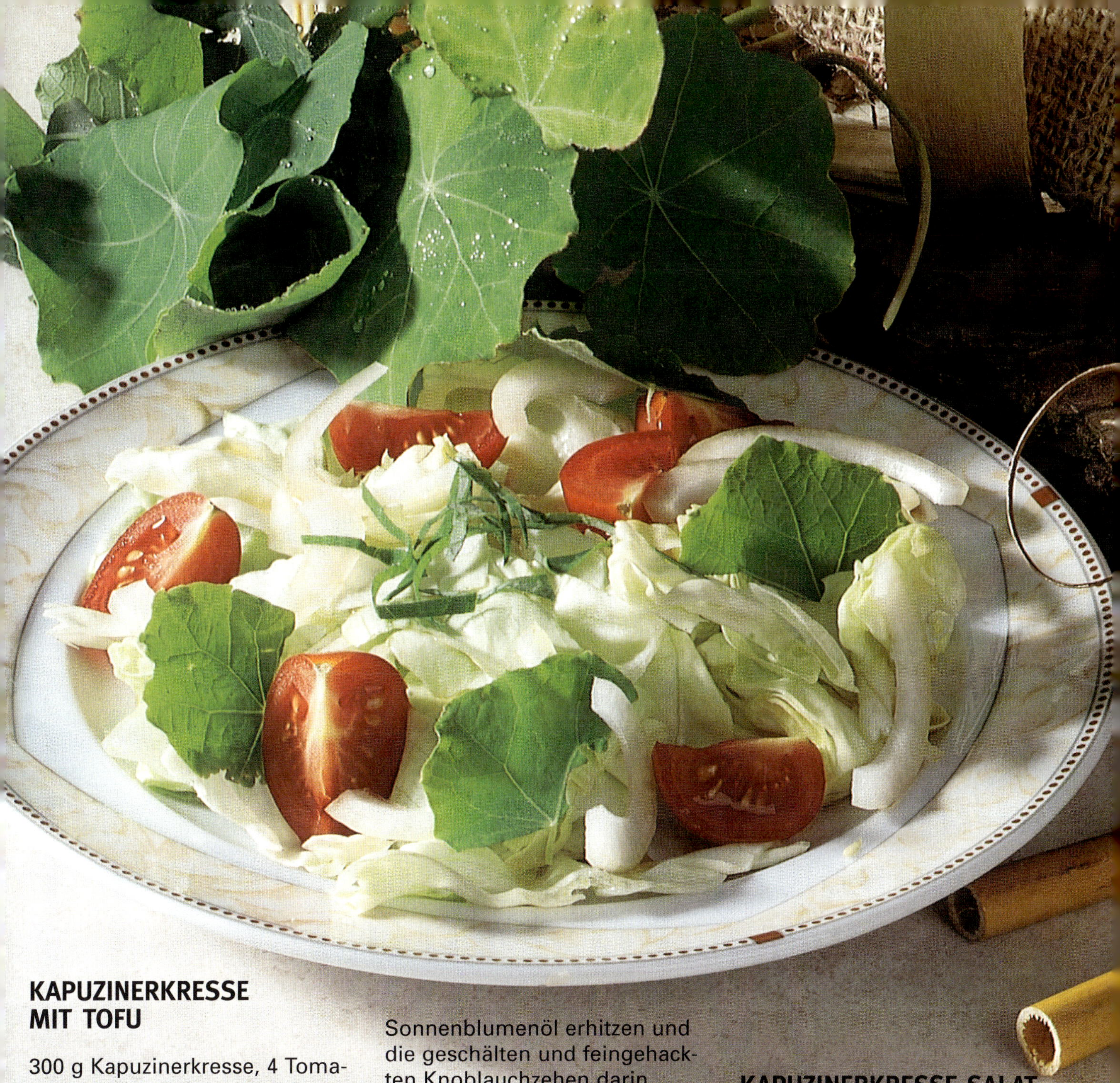

KAPUZINERKRESSE MIT TOFU

300 g Kapuzinerkresse, 4 Tomaten, 1 Tasse Aceto balsamico, 1 Tasse Sonnenblumenöl, Salz, Pfeffer aus der Mühle, 300 g Tofu, 3-4 EL Sonnenblumenöl, 2 Knoblauchzehen, 2 Becher Sahnedickmilch, 1 Bund Schnittlauch

Die Kapuzinerkresse verlesen, waschen, abtropfen lassen. Mit den enthäuteten, entkernten und in Würfel geschnittenen Tomaten vermischen, mit Essig und Öl beträufeln, mit Salz und Pfeffer würzen. Den Tofu in Würfel schneiden. Das Sonnenblumenöl erhitzen und die geschälten und feingehackten Knoblauchzehen darin anschwitzen. Den Tofu ins Knoblauchfett geben und kurz braten. Die Tofuwürfel herausnehmen, auf dem Salat anrichten. Die Sahnedickmilch in das verbliebene Knoblauchfett geben, kurz durchschwenken. Mit Aceto balsamico, Salz und Pfeffer abschmecken. Den feingeschnittenen Schnittlauch untermischen und die warme Dickmilch über den Salat träufeln. Den Eissalat mit dem Tofu ausgarnieren und servieren.

KAPUZINERKRESSE-SALAT

100 g frische Kapuzinerkresseblätter, 200 g Feld- oder Kopfsalat, 3 - 4 Tomaten, 1 Handvoll Kapuzinerblüten zum Dekorieren, 1 Zwiebel, Essig und Öl.

Feldsalat und Kapuzinerkresseblätter verlesen, waschen, gut abtropfen lassen. Tomaten waschen und achteln, Zwiebel kleinhacken, mit Essig und Öl vermischen, alle Salatzutaten mischen, in einer Glasschüssel anrichten und mit den Kapuzinerblüten dekorieren.

TUSSILAGO FARFARA
HUFLATTICH

ALLGEMEINES:

Tussilago (Hustenvertreiber) wird auch Bandlattich, Eselshuf, Pferdefuß und Männerblume genannt. In der Antike war er schon gut bekannt: Umschläge aus Blättern halfen bei Entzündungen aller Art. Tee, aus der Wurzel zubereitet, verwendete man zur Abtreibung toter Embryos. Plinius (23 – 79 n. Chr.) empfahl, über der glühenden Holzkohle von Zypressen die getrockneten Wurzeln und Blätter zu verbrennen und den Rauch zum Zwecke der Heilung der Lunge, „mehr zu schlucken als zu inhalieren" desgleichen konnte auch das Kraut wie Tabak geraucht werden - in China dienten Tee oder Sirup, eingenommen aufgrund des heilsamen Schleimes, dem gleichen Zweck. Der frühen Blütezeit wegen, März bis April, ist er auch eine wichtige Nahrungsquelle für Insekten, Fliegen, einzeln lebende Wildbienen, Zitronenfalter, für den „Kleinen Fuchs" und das Tagpfauenauge.

BESCHREIBUNG:

Der Wurzelstock treibt unterirdische Ausläufer, die 1 Meter lang werden und bis zu 1 m tief in den lehmigen Boden eindringen, sie sind mit schuppigen Niedrigblättern besetzt. Auf 10-25 cm hohen, mit schwarz-rötlichen Schuppenblättern besetzten Blütenstielen, öffnen sich im Sonnenschein die 2 - 2 1/2 cm großen Blütenscheiben. Die in mehreren Reihen angeordneten ca. 300 Strahlenblüten sind weiblich, während die 30-40 Röhrenblüten in der Mitte des Körbchens durch Verkümmerung der weiblichen Befruchtungsorgane rein männlich geworden sind. Von den Röhrenblüten wird reichlich Honig abgeschieden. Die bis zum April erscheinenden Blüten schließen sich nachts und bei schlechtem Wetter. Erst nach der Blütezeit treibt die Pflanze eine Rosette von 4-8 langgestielten Blättern. Sie werden 12-15 cm groß und sind rundlich-eckig-herzförmig ausgebildet, mit grauweiß-flammiger Unterseite. Man kann sie im Spätsommer auf Stoppelfeldern in großer Zahl antreffen. Sie nehmen, breit ausladend, anderen Pflanzen viel Licht weg.

VERBREITUNG:

Huflattich kennzeichnet das Vorhandensein toniger Erde. Er wächst vornehmlich an nackten Böschungen, auf Schutthalden und Brachland, in Kiesgruben und an sickerfeuchten Stellen. Die winterharte Pflanze liebt feuchten, neutralen bis alkalischen Boden. Obwohl sie die wärmende Sonne und den Halbschatten bevorzugt, kann sie beim Überwintern bis zu -29° C Kälte überstehen. Huflattich ist in fast ganz Europa, Nord- und Westasien anzutreffen und wächst in den Alpen noch in Höhen von über 2000 m. Er vermehrt sich durch Aussaat und auch Teilung im Frühjahr bzw. Herbst. Den mit einer Haarkrone versehenen Samen trägt der Wind zu neuen Standorten.

ERNTE:

Es sind die ersten Blüten im Jahr, die von einer Pflanze geerntet werden können. Schon im Mai haben Blätter und Blüten den höchsten Anteil an Wirkstoffen.

INHALTSSTOFFE:

Die Pflanze enthält vor allem Schleimstoffe, Gerbstoffe, Tannine, Alkaloide (die wegen der geringen Dosis nicht giftig wirken), Zink, Kalium, Calcium und Vitamin-C.

VERWENDUNG:

Nicht nur als Heilpflanze, auch in der Küche ist junger, frischer Huflattich willkommen. Wegen des hohen Vitamin-C-Gehaltes werden die rohen Blätter zerkleinert für Frühlingssalate verwendet, als Suppengrün, zur Quarkbereitung und gekocht als Gemüse geschätzt. Sie entfalten einen angenehmen Geschmack. Aus den Blüten wird sogar ein Landwein hergestellt. Huflattich ist eine Heilpflanze, deren Geschichte man durch die Jahrhunderte hindurch zurückverfolgen kann. Am häufigsten ist die Anwendung bei Tee.
1-2 TL auf 1 Tasse mit kochendem Wasser übergießen, ziehen

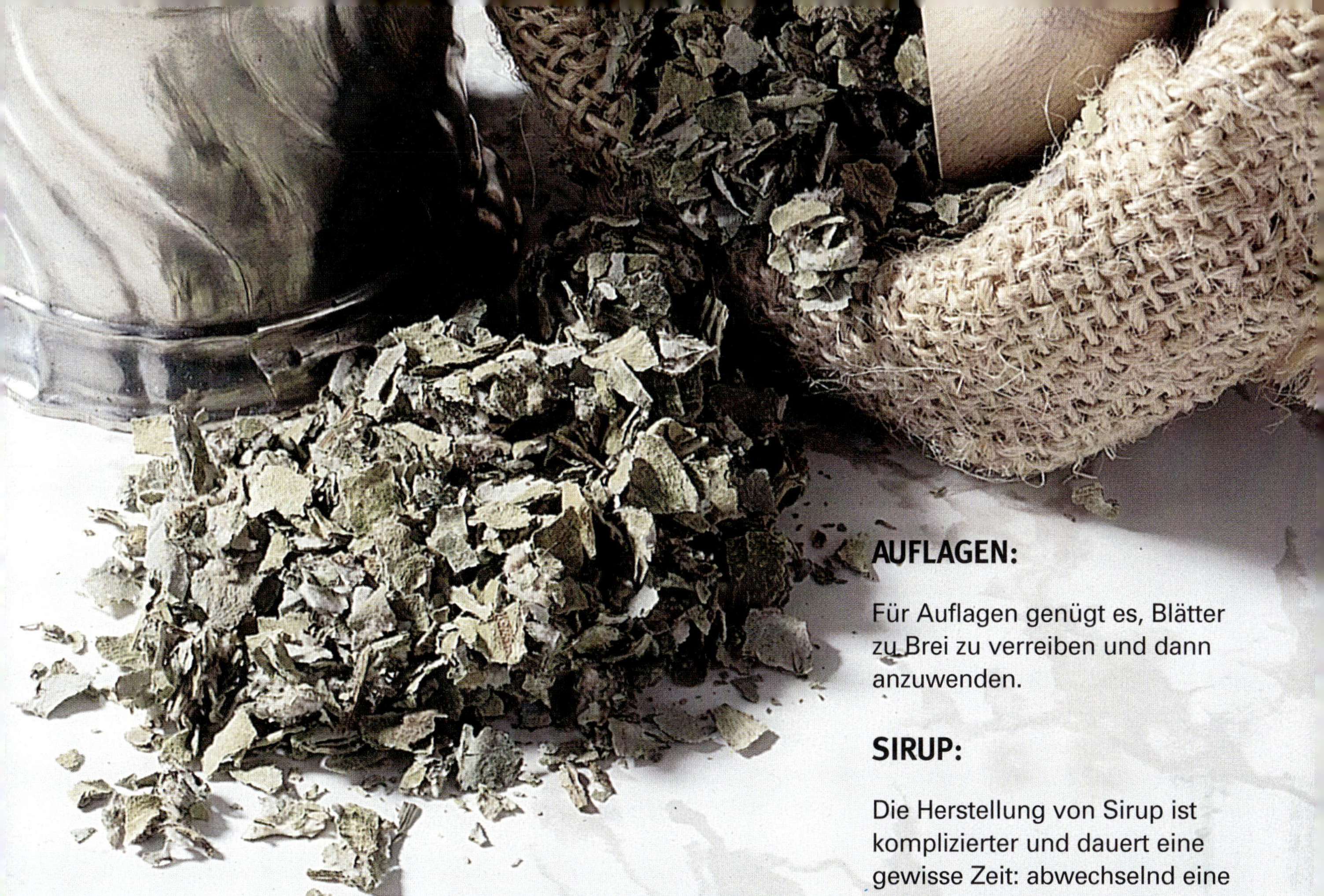

lassen (nur frisch getrocknete Laubblätter verwenden, keine Blütenstände oder Wurzeln), hilft bei Katarrh der Atemwege, Heiserkeit, Husten, Keuchhusten, Asthma, Bronchitis, Entzündung der Mund- und Rachenschleimhaut. Die Wirkung des Tees: reizlindernd, entzündungshemmend. Der hohe Anteil an Schleimen macht die Giftstoffe, in ganz geringen Mengen enthalten, ungefährlich. Breiumschläge aus zerriebenen Blättern helfen bei Geschwüren und Abzessen, auch wegen des Zinkanteils. Frisch gepreßter Saft aus den Blättern, mit warmer Milch oder Fleischbrühe vermengt, hilft bei Asthmaleiden. Frischer Saft, ins Ohr geträufelt, lindert Ohrenschmerzen. Aus zerstoßenen Blättern, vermischt mit frischer Sahne, läßt sich eine salbenartige Masse herstellen, die auf entzündete Stellen gerieben, Venenentzündungen heilsam beeinflußt. Mit einem Absud aus Huflattichblättern läßt sich ein Fußbad gegen geschwollene Füße bereiten.

TEE:

1 gehäufter TL Blüten (zum späteren Zeitpunkt auch Blätter und Blüten im Verhältnis 1 : 1) mit 1/8 l Wasser abbrühen, kurz ziehen lassen und abgießen.

INHALATIONEN:

1 gehäufte EL Blüten und Blätter abbrühen und unter einem Tuch die Dämpfe, am Tage mehrmals wiederholt, einatmen.

FUSSBÄDER:

Mit der gewünschten Menge Wasser wird eine gehäufte Doppelhand Blätter aufgebrüht und kurz zum Ziehen stehengelassen. Das Bad sollte 20 Minuten dauern.

AUFLAGEN:

Für Auflagen genügt es, Blätter zu Brei zu verreiben und dann anzuwenden.

SIRUP:

Die Herstellung von Sirup ist komplizierter und dauert eine gewisse Zeit: abwechselnd eine Schicht Blätter und eine Schicht Rohzucker in ein irdenes Behältnis füllen. Da sich das Gemisch setzt, muß immer wieder nachgefüllt werden, bis es voll ist. Nun wird der Behälter luft- und wasserdicht verschlossen in ein Erdloch gestellt, abgedeckt und zugeschüttet. Die gleichbleibende Wärme bewirkt steten Gärungsprozeß. Nach ca. 8 Wochen gräbt man den Behälter aus und entleert ihn, indem man die Flüssigkeit herauslaufen läßt. Der gewonnene Sirup, 1-2 mal aufgekocht, wird nach dem Auskühlen in kleinen Gläsern mit weiter Öffnung verschlossen aufbewahrt. Dieser Sirup, teelöffelweise genommen, bietet während der Grippezeit verlässlichen Schutz.

Eine weitere, etwas ungewöhnlichere Anwendung ist, getrocknete Blätter als Bestandteil von Kräutertabak dem Pfeifentabak für Heilzwecke beizumischen.

URTICA DIOICA
BRENNESSEL

ALLGEMEINES:

Ihr lateinischer Name kommt von urere = „brennen" und bezieht sich auf ihre stechenden Haare, die bei einigen Arten sogar tödliche Gifte enthalten. Die Brennessel ist seit der Bronzezeit bekannt. Bis ins frühe 20. Jh. wurde die Nessel zur Herstellung von Textilien verwendet. Sie wurde verehrt. Albrecht Dürer (1471 - 1528) z.B. malte einen Engel, der mit einer Brennessel in der Hand zum Himmel emporsteigt. Schwärmer für Naturheilkunde sind der Meinung, wenn die Menschheit wüßte, was die Brennessel alles heilen kann, würde sie nichts anderes, als nur die Brennessel anbauen. Ihr bester Schutz seien die Brennhaare, sonst hätten Insekten und anderes Getier sie längst ausgerottet, meinen andere. Sie ist heilkräftig - wie kaum eine andere Pflanze von der Wurzel, über Blätter bis zur Blüte mit Stempel. Schon in früheren Zeiten erkannte man die zahllosen Wirkungs- und Heilkräfte. Sie galt als wahre Volksmedizin und wurde äußerlich wie auch innerlich angewandt. Das Peitschen mit frischen Blättern brachte Hilfe bei rheumatischen Beschwerden, ja sogar bei paralytisch gelähmten Gliedern. Brennesseltinktur, -salbe und -brei fanden Anwendung bei Nasenbluten, Hundebissen, Geschwüren, Lungen- und Brustfellentzündung. Für die Pflege der Kopfhaut und des Haares - Verhinderung von Schuppenbildung und gegen fettes Haar - gewinnt sie wieder zunehmend an Bedeutung.

VERBREITUNG:

Die große Brennessel (Urtica dioica) wächst in Wäldern, an Wegen und Zäunen, ja sogar auf wüsten Orten. Die kleine Brennessel (Urtica urens) ist häufig in Asien, Nordamerika und in Europa auf unbebauten und bebauten Plätzen und in Gemüsegärten zu finden.

BESCHREIBUNG:

Jedes Frühjahr entsprießt ihrem kriechenden Wurzelstock ein vierkantiger aufrechter Stengel, der bis zu 120 m hoch werden kann. Die Blätter stehen gegenständig, sind herzförmig-oval, grobgesägt und laufen zugespitzt aus. Die zweihäusigen Blüten, klein und grün, bilden hängende, winkelständige Rispen. Die Früchte sind sehr kleine schwarze Nüßchen. Die Brennborsten der Blätter und Stengel brechen leicht ab und sondern dabei einen scharfen Saft ab, der die Haut reizt und sogar zu einem schmerzhaften Hautausschlag führen kann. Die kleine unterscheidet sich von der großen Brennessel nur durch ihren niedrigeren Wuchs, 40-50 cm hoch und dadurch, daß sie einjährig ist. Die große Brennessel ist anspruchslos, wächst auf allen Böden. Lichtverhältnisse haben keine Bedeutung, sie gedeiht aber besonders gut auf feuchten und stickstoffreichen Böden und im Halbschatten. Sie ist eine winterfeste Kulturpflanze. Sie vermehrt sich auch durch Aussaat im Frühjahr. Die wuchernde Ausbreitung kann unter Kontrolle gebracht werden, wenn in der Ruhezeit des Wachstums Wurzeln herausgenommen, die Wurzelstöcke dezimiert werden. Sie dient als Nahrung für die heranwachsenden Raupen vieler Schmetterlinge u.a. Insekten. Der „Rote Admiral" sucht die Brennessel bevorzugt auf. Sie blüht von Juli bis September.

ERNTE:

Eine gute Erntezeit ist April bis Mai wegen ihrer Frische. Günstig zu Beginn der Blütezeit, wenn die Pflanze bis auf den Boden zurückgeschnitten wird, kann eine zweite Ernte möglich werden.

INHALTSSTOFFE:

In der Brennessel sind u.a. Kieselsäure, Acetylcholin, Gerbstoffe, Eisen, Chlorophyll sowie die Vitamine A und C enthalten. In den Nesselhaaren findet man Histamin, Ameisen- und Essigsäure. Im Blatt und dem Kraut sind vor allem Mineralsalze, u.a. Kalzium- und Kaliumsalze sowie Kieselsäure enthalten, in der Wurzel Phytosterine (z.B. Sitosterin) und Cumarine (Scopoletin). Hieraus resultieren die verschiedensten Anwendungsmöglichkeiten für die entsprechenden Heilungen von Erkrankungen.

VERWENDUNG:

Ein besonderer kulinarischer Genuß sind die Blattspitzen von Pflanzen unter 10 cm Höhe, bevor sie die Oxalat-Kristalle entwickeln. Daraus kann köstliches Gemüse zubereitet werden, ebenso Breispeisen und Spinat. Schottische und irische Köche machen schon seit Generationen bis heutigen Tages aus den jungen Frühjahrsblättern Suppen, und das gewiß nicht nur wegen ihrer Genügsamkeit und ihrem ihnen nachgesagten sprichwörtlichen „notorischen Geiz", sondern auch wegen der Bekömmlichkeit und den gesundheitsfördernden Kräften, die uns die Brennessel zu bieten hat. (die brennenden Härchen stören nicht, denn sie werden beim Kochen zerstört, und die Säure unwirksam gemacht).

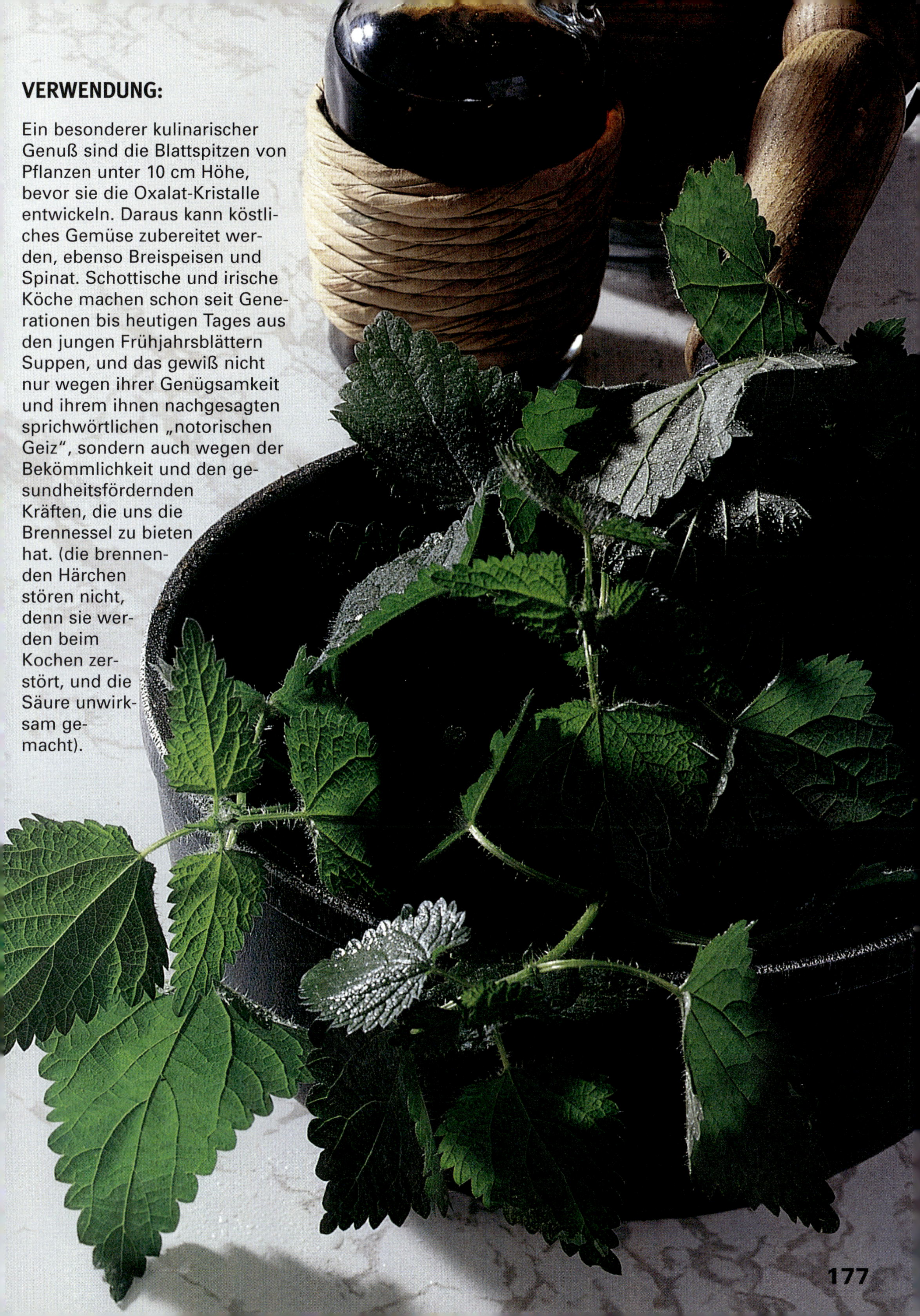

REZEPTE BRENNESSEL

Vorsicht ist geboten bei Verwendung roher, kleingehackter Blätter für Salate und Käsegerichte, anders bei eigener Kleinviehhaltung: hier werden Küken und Gössel (Gänsejunge) mit zerkleinerten rohen jungen Blättern zusätzlich gefüttert. (Vitaminzufuhr). Aus Blatt- und Krautbestandteilen (innerlich angewendet) entwickelt sich bei entzündlichen Erkrankungen der ableitenden Harnwege und bei Nierengries eine vorbeugende Behandlung. Brennesseltee durchspült die Organe. Vorsicht ist geboten bei Ödemen infolge von eingeschränkter Herz- oder Nierentätigkeit! Innerlich wie auch äußerlich angewendet, erbringt der Tee eine unterstützende Behandlung bei rheumatischen Beschwerden. Wurzelsäfte und Tinkturen lindern Prostatabeschwerden. Die eisenhaltigen Bestandteile frischer Brennesseln können im Alter Ermüdungs- und Erschöpfungszustände beheben. Bei Raucherbeinen (Gefäßverengungen) hilft die Brennessel auch in bester Weise. Beinkrämpfe, als Folge von Durchblutungsstörungen, werden durch Fußbäder und Waschungen mit Brennesselwurzel-Bädern behoben. Krämpfe und Migräne können aufgelöst werden. Sinnvoll sind Brennesselkuren im Frühjahr und im Herbst.

TEEAUFGUSS:

1 gehäufter Teelöffel auf 1/8 l warmes Wasser, nicht kochen, sondern nur aufbrühen und kurz ziehen lassen.

TINKTUR:

Im Frühjahr oder Herbst ausgegrabene Wurzeln sorgfältig säubern, zerkleinern und eine Flasche damit voll füllen, dann mit 28-40%igem Kornbranntwein übergießen und etwa 14 Tage lang an warmer Stelle stehen lassen, ergibt eine heilsame Tinktur.

FUSSBÄDER:

Gebürstete Wurzeln (je eine Handvoll) und frische Brennesseln über Nacht in Wasser ansetzen, am nächsten Tag bis zum Kochen erhitzen, ergibt die gewünschte Lösung.

BRENNESSELBAD:

Wasser, so warm wie zu ertragen - darin die Füße eintauchen. Die Brennesseln verbleiben im Wasser. Wieder aufgewärmt, kann man erneut 2-3mal die Anwendung mit der gleichen Flüssigkeit wiederholen.

KOPFWÄSCHE:

In einem 5 l-Topf werden 4-5 gehäufte Doppelhände frische (oder getrocknete) Brennesseln, mit kaltem Wasser aufgesetzt, auf kleiner Flamme langsam bis zum Kochen erhitzt, danach 5 Min. ziehen lassen. Verwendet man die Wurzeln, reicht 1 gehäufte Handvoll, die man in kaltem Wasser über Nacht vorher einweichen läßt, am nächsten Tag - wie schon erwähnt - erhitzt, jedoch 10 Minuten ziehen läßt.

FÄRBEN:

Beim Färben kann man zwei Tönungen erreichen:

1. grüngelb: 1.000g Brennesseln auf 500 g Wolle (Vorbeize 120 g Alaun 1/2 Std.). 1-2 Std lind kochen, waschen spülen.

2. moosgrün: 1.000 g Brennesseln auf 500 g Wolle (Vorbeize 50 g Kupfersalz, 1 Std.) - s.o. aber nur 1 Std. kochen.

Wenn nicht synthetisch erzeugt, dienen Brennesseln heute noch als Chlorophyll-Lieferant. Industriell extrahiert, findet es, als Farbstoff „E 41" gekennzeichnet, Verwendung in Lebensmitteln, Medikamenten und Zahnpasten.

BRENNESSELSÜPPCHEN

1-2 EL Olivenöl, 1 Schalotte, 4 große Kartoffeln, 1 Schuß Weißwein, 3/8 l Gemüsebrühe, Salz, Pfeffer, 1 Prise Cayennepfeffer, 1 Handvoll Brennnesselblätter, 4 EL saure Sahne

Das Öl erhitzen und die feingehackte Schalotte glasig schwitzen. Die Kartoffeln schälen, in Würfel schneiden und mitschwitzen. Mit Weißwein ablöschen, mit der Brühe auffüllen und bei mäßiger Hitze 10 Minuten leicht köcheln lassen. Die Suppe mit Salz, Pfeffer und Cayennepfeffer abschmecken. Die verlesenen, gewaschenen und kleingeschnittenen Brennnesselblätter mit etwas Suppe im Mixer oder mit dem Pürierstab pürieren, in die Suppe geben, die saure Sahne einrühren, nochmals erhitzen, nachschmecken und servieren.

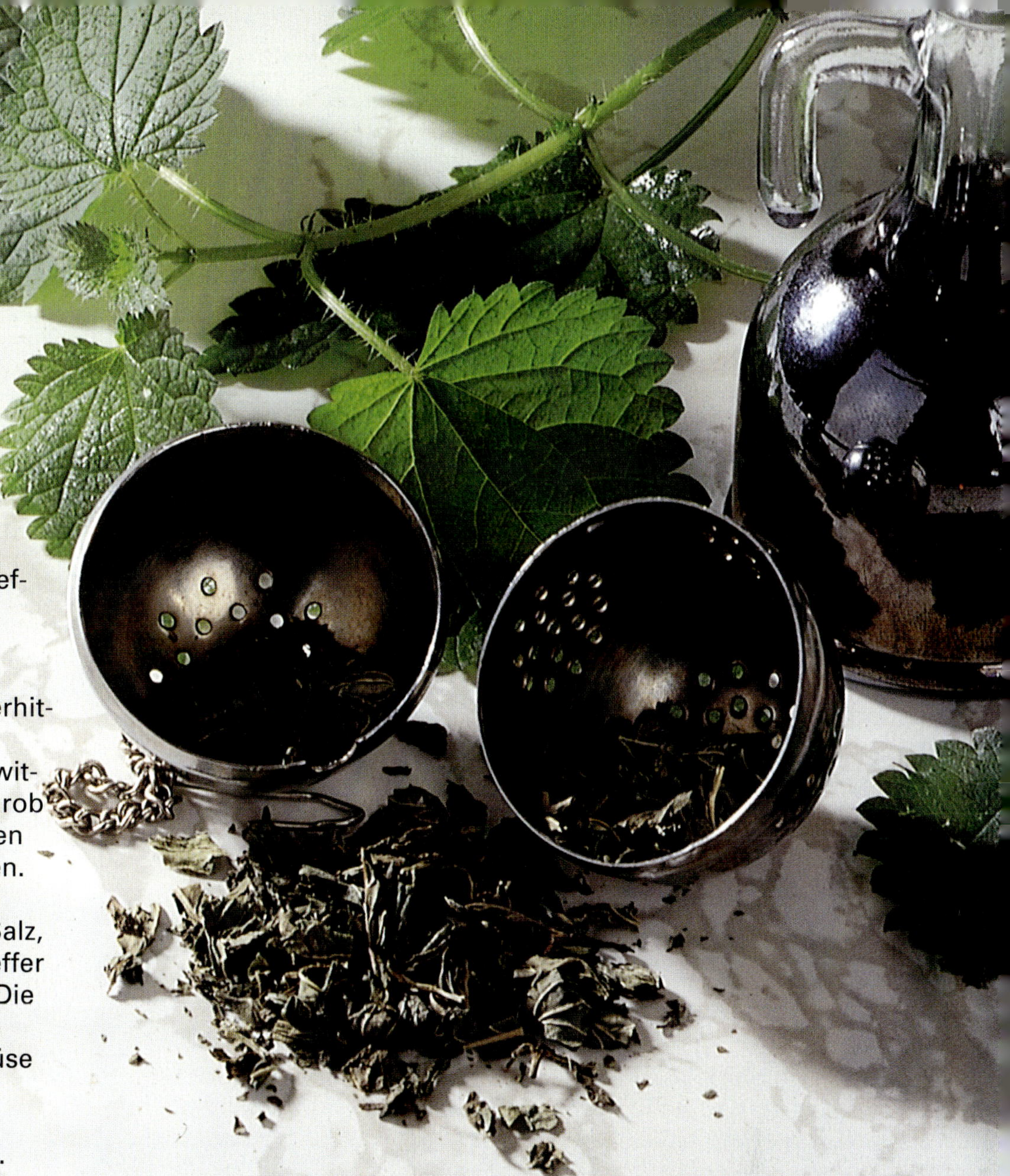

BRENNESSELGEMÜSE

2 EL Butter oder Margarine, 4 Schalotten, 200 g frische, junge Brennesselblätter, 1 Schuß Weißwein, Salz, Pfeffer, Muskat, Cayennepfeffer, Zucker, 1/2 Bund Petersilie

Die Butter oder Margarine erhitzen und die feingehackten Schalotten darin glasig schwitzen. Die Brennesselblätter grob schneiden. Zu den Schalotten geben und kurz mitschwitzen. Mit einem Schuß Weißwein ablöschen. Das Ganze mit Salz, Pfeffer, Muskat, Cayennepfeffer und Zucker kräftig würzen. Die gehackte Petersilie untermischen. Das Brennesselgemüse anrichten und mit Wildmedaillons und Kartoffelkroketten servieren.

BRENNESSELMILCH

4 EL zarte Brennesselblätter, 1/2 l Milch, Honig zum Süßen

Die Brennesselblätter verlesen, waschen, gut abtropfen lassen und ganz fein hacken. Mit kochender Milch überbrühen, durch ein Sieb passieren und mit Honig abschmecken.

Oder die Milch zum Kochen bringen, mit den feingehackten Brennesselblättern im Mixer kräftig durchschlagen, mit Honig süßen und servieren.

Die Brennesselmilch morgens auf nüchternen Magen warm zu sich nehmen.

GESCHNETZELTES MIT BRENNESSELSAUCE

600 g Schweinefilet, 1-2 EL Schmalz, 4 Zwiebeln, 2-3 säuerliche Äpfel, Saft von 1 Zitrone, 1 Handvoll Brennesselblätter, 1/2 l gebundene Bratensauce, 1 Becher Sahne, 1-2 EL Dijon-Senf, Salz, Pfeffer aus der Mühle

Das Fleisch in Streifen schneiden. Das Butterschmalz erhitzen und das Fleisch braten, herausnehmen und bereitstellen. Die Zwiebeln schälen, in feine Streifen schneiden, ins verbliebene Bratfett geben und unter ständigem Rühren braten. Die Äpfel waschen, entkernen und in Würfel oder Scheibchen schneiden und mit Zitronensaft beträufeln. Zu den Zwiebeln geben und kurz mitbraten. Die Brennesselblätter verlesen, waschen, gut abtropfen lassen, kleinschneiden oder hacken, unter das Gemüse heben, mit der Bratensauce auffüllen und einmal aufkochen lassen. Die Sahne dazugeben und das Ganze unter ständigem Rühren erhitzen. Das Fleisch zum Gemüse geben, erhitzen, aber nicht kochen lassen, mit Senf, Salz und Pfeffer abschmecken. Das Geschnetzelte mit Brennnesselsauce anrichten, ausgarnieren und sofort servieren.

Vaccinium myrtillus
Heidelbeere

ALLGEMEINES:

Die Heidelbeere wird auch Blaubeere, Bickbeere oder Schwarzbeere genannt. Der botanische Name ist wahrscheinlich aus dem griechischen „Vakinthos" = Sumpfbeere abgeleitet.

BESCHREIBUNG:

Die Heidelbeere ist ein sommergrüner Kleinstrauch mit kriechendem Wurzelstock, der sich unterirdisch weit verzweigt und große, dichte Bestände bildet. Die Zweige sind grün und kantig, im Alter teilweise verholzt, sie werden bis zu 50 cm hoch. Die nur 2-3 cm großen ellyptischen Blätter wachsen wechselständig an den grünen Zweigen und sind fein gezähnt. Die Blüten bilden sich einzeln in den Blattachseln von April bis Juni. Sie sind weiß bis rosa, klein und krugförmig. Die Früchte sind Beeren mit dunklem Saft und Fleisch und von dunkelblauer, bereifter Farbe.

ERNTE:

Die Beeren werden von Juli bis September gepflückt und getrocknet.

VERWENDUNG:

Sie ergeben einen blutzuckersenkenden Tee. Längerer Gebrauch kann zu Anämie führen, getrocknete Beeren sind ein wirksames Mittel gegen Durchfall und Darmschleimhautentzündung, sowie Ödeme. Die getrocknete und zerriebene Wurzel soll, auf schlecht heilende Wunden gestreut, heilend wirken. In manchen Gegenden wird aus Heidelbeeren ein Likör und Heidelbeerwein zum Hausgebrauch hergestellt.

INHALTSSTOFFE:

Die medizinische Wirkung beruht auf den Inhaltsstoffen Gerbsäure, Anthocyane, Flavonoide, Kaffeesäure, Chlorogensäure und Quercetin.

REZEPTE:

HEIDELBEERTEE:

1 TL Heidelbeerblätter in 1/8 l Wasser aufkochen und 10 Minuten ziehen lassen oder
2 Handvoll Heidelbeerblätter in 2 l Wasser solange kochen, bis das ganze auf 1 l Flüssigkeit eingekocht ist. Den Tee abseihen und tagsüber trinken.

VOLKSMITTEL GEGEN DURCHFALL:

Heidelbeeren mit Rotwein und Zucker zu einem Brei kochen – statt Rotwein kann auch Milch verwendet werden - und essen.

HEIDELBEER-WEIN:

3 Handvoll getrocknete Heidelbeeren in eine 1 Literflasche geben, diese dann mit Kornbranntwein auffüllen und fest verkorken. Je länger die Flüssigkeit aufbewahrt wird, desto besser wird der Likör.

HEIDELBEER-TINKTUR:

Die gleiche Herstellungsweise wie bei Heidelbeer-Wein, aber - anstatt Kornbranntwein - reinen Alkohol verwenden. 12 Tropfen Tinktur in 6 EL warmem Wasser einnehmen, gut gegen Brechdurchfall.

ABSUD VON HEIDELBEEREN:

Mit dem Absud gurgeln - gegen Mundfäule und übelriechenden Atem.

HEIDELBEER-MILCHSCHALE:

Erfrischungsgetränk mit Zucker und Vanillinzucker gesüßt. Bei Kindern sehr beliebt und gesund.

FÄRBEN:

Das Kraut am besten sammeln, wenn die Blätter voll entwickelt sind (Frühjahr). Das gesamte Kraut und die Früchte eignen sich zum Färben. Das Kraut kann frisch aber auch getrocknet verwendet werden, die Beere vollreif, frisch oder tiefgefroren. Zur Herstellung des Suds sind die reifen Beeren 1 Stunde zu kochen, abzuseihen und anschließend in einem Mulltuch fest auszupressen.

REZEPT MIT BLAUBEERKRAUT:

Für den Sud: sehr fein gehacktes Kraut 24 Std. einweichen, dann 2-3 Std. kochen und nach dem Auskühlen abseihen.

Goldgelbe Farbe:
1.000 g Blaubeerkraut für 500 g Wolle. Nach der Vorbeize: 65 g Alaun - 1 Stunde Dauer, färben, indem man Sud und Wolle 1 Stunde sanft kochen läßt anschließend spülen.

Moosgrüne Farbe:
„Zutaten" wie für goldgelbe Farbe, aber Färben: 1-2 Stunden sanft kochen, die Wolle anschließend herausnehmen, dem Sud 15 g gelöstes Eisensalz zugeben, gut umrühren und auf 40° abkühlen lassen, die Wolle erneut einlegen und 1/2 Stunde - wie vorher schon - weiterfärben, anschließend waschen und spülen.

Braune Farbe:
250 g Blaubeerkraut für 500 g Wolle, zur Vorbeize: 75 g Alaun, 1 Stunde beizen, 2 Tage feucht lagern, Färben: 1-2 Stunde sanft kochen, anschließend spülen

Dunkelbraune Farbe:
(wie braun)
Färbung: nach 1 Stunde sanftem Kochen die Wolle herausnehmen, dem Bad 10 g gelöstes Kupfersalz beigeben, auf 40° abkühlen lassen - Wolle erneut einlegen (weiter wie braun).

Blaugrau:
(ist waschecht nicht lichtfest!)
1.000 g Blaubeeren, 500 g Wolle, 1 Tasse Apfelessig.
Keine Vorbeize!
Färben: Den Apfelessig dem Farbsud beigeben, 1 Std. sanft kochend färben. Die Wolle im Farbbade auskühlen lassen, anschließend spülen. Dieses Rezept eignet sich besonders gut für Seidenstoffe, beim Färben aber unter dem Kochpunkt bleiben!

Rötlichblaugrau:
waschbar - nicht lichtecht! (wie blaugrau) aber zusätzlich Vorbeize: 80 g Alaun, 40 g Weinsteinrahm. Dauer: 1 Stunde. Färben: 1 Stunde sanft kochen, die Wolle nun herausnehmen und dem Sud Apfelessig zugeben. Wolle wieder einlegen und 1/2 Stunde - wie gehabt - weiterfärben, über Nacht alles im Farbbad auskühlen lassen - spülen. Dieses Rezept eignet sich ebenfalls gut für Seidenstoffe.

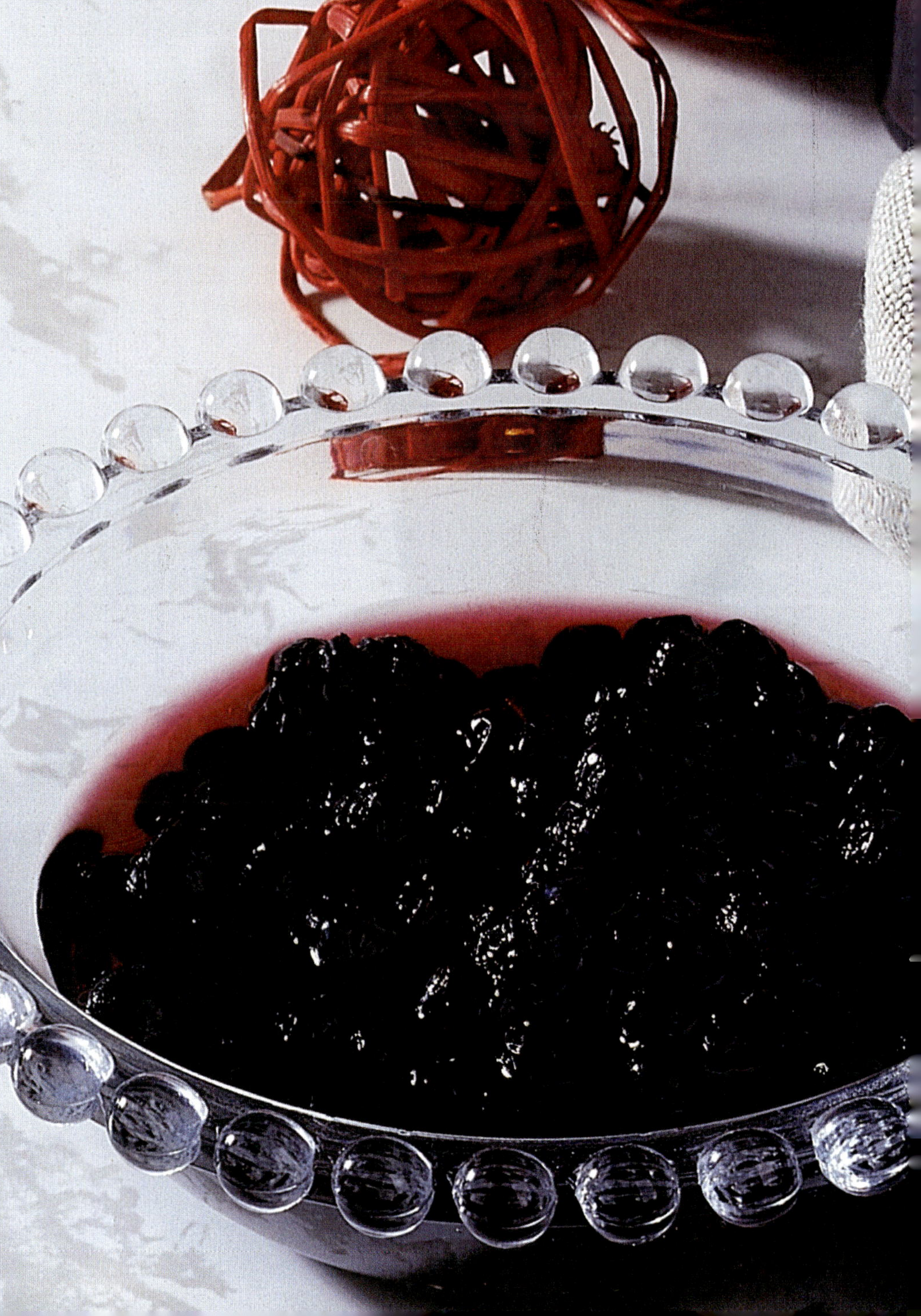

REZEPTE HEIDELBEERE

RITTER DER KOKOSNUSS

8 dünne Scheiben Toastbrot
5–6 EL Nußnougatcreme
1 Ei
1/8 l Vollmilch
1 Prise Salz
1 Päckchen Vanillinzucker
100 g Kokosraspel
Butter zum Ausbacken
Außerdem:
4 EL Aprikosenkonfitüre
4 EL Aprikosensaft
200 g frische Heidelbeeren

1. Die Toastscheiben diagonal über Kreuz halbieren, so daß je 4 kleine Ecken entstehen.
2. Die Hälfte der Ecken mit Nußnougatcreme bestreichen und mit den restlichen Toastecken belegen. Leicht andrücken.
3. Das Ei mit der Vollmilch, dem Salz und dem Vanillinzucker in eine Schüssel geben und verschlagen.
4. Die Toastecken durch die Eimilch ziehen und mit den Kokosraspeln panieren.
5. Die Butter in einer Pfanne erhitzen und die Toastscheiben darin auf beiden Seiten goldgelb ausbacken.
6. Die Aprikosenkonfitüre mit dem Aprikosensaft in einen Topf geben und unter ständigem Rühren erhitzen. Die gewaschenen Heidelbeeren dazugeben und einmal kurz durchschwenken.
7. Die Toastbrotscheiben dekorativ anrichten, mit den Heidelbeeren überziehen, ausgarnieren und sofort servieren.

HEIDELBEERTORTE

1 Paket Backmischung „Frischkäsetorte"
Für den Boden:
50 g Butter
Für die Creme:
2 Becher Sahne
1/8 l warmes Wasser
200 g Doppelrahmfrischkäse
Außerdem:
250 g frische Heidelbeeren
1 kleines Glas Heidelbeergelee
2 EL gehackte Pistazien

1. Die Tortenform nach Packungsanweisung bereitstellen.
2. Für den Boden die Butter in einem Topf erhitzen, vom Herd nehmen und die Mischung für den Boden dazugeben. Gut vermischen, in die Form einfüllen, mit einem Eßlöffel festdrücken und in den Kühlschrank stellen.
3. Die Sahne steifschlagen. Das Cremepulver für den Belag mit dem Wasser verrühren, den Frischkäse dazugeben, gut unterrühren und die Sahne unterheben.
4. Die Hälfte der Creme auf den Tortenboden streichen, die Hälfte der Heidelbeeren darauf verteilen und die restliche Creme darüberstreichen. Die Torte mindestens 3 Stunden kühlstellen.
5. Vor dem Servieren die Torte aus der Form lösen, mit Heidelbeeren belegen, das Heidelbeerengelee glattrühren, in die Mitte geben und das Ganze mit gehackten Pistazien bestreuen.

HEIDELBEER-FRISCHKÄSE-TORTE

Für 1 Torte:

Für den Boden:
200 g Löffelbiskuits
100 g Butter
Für den Belag:
1/2 l Sahne
1 Päckchen san-apart
500 g frische Heidelbeeren
800 g Doppelrahmfrischkäse
200 g Zucker
geschlagene, gesüßte Sahne und gehackte Pistazien zum Garnieren

1. Die Löffelbiskuits fein zerbröseln und mit der weichen Butter vermischen. Den Boden einer kleinen Springform (22–24 cm Ø) damit auslegen, festdrücken und für 10 Minuten in die Tiefkühltruhe stellen.
2. Die Sahne mit 4 TL san-apart steifschlagen. Die Heidelbeeren pürieren, mit dem Frischkäse, dem Zucker, dem restlichen san-apart verrühren und die Sahne unterheben.
3. Die Heidelbeermasse auf dem Boden verteilen, glattstreichen und im Kühlschrank vollständig erkalten lassen.
4. Die Torte herausnehmen, aus der Form lösen und mit Sahnetupfern und gehackten Pistazien verzieren.

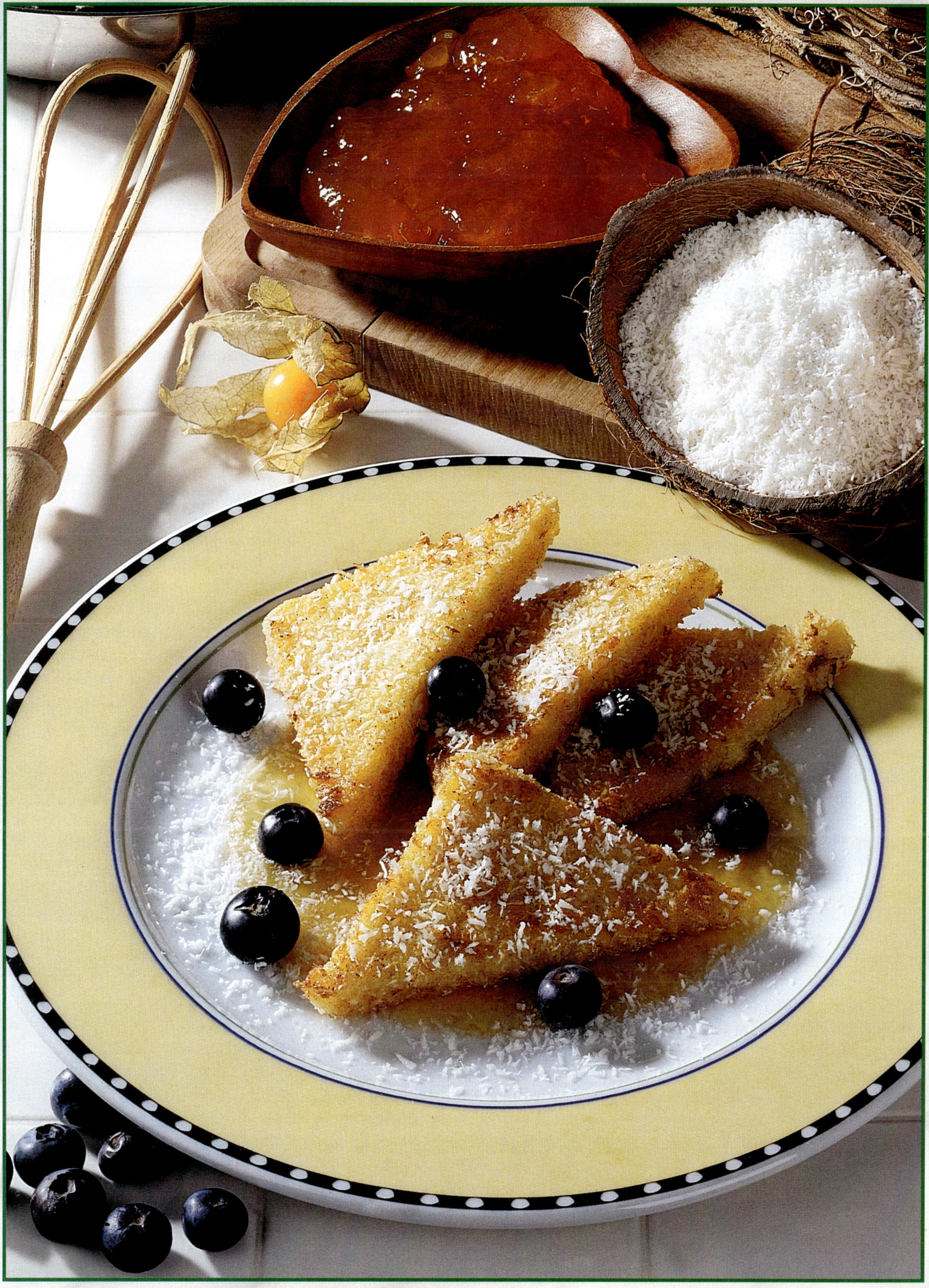

VALERIANA OFFICINALIS
BALDRIAN

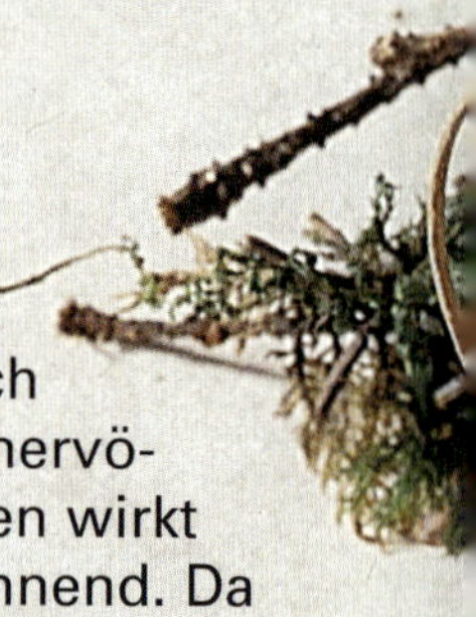

ALLGEMEINES:

Baldrian ist eine doldenblütige, mehrjährige Staude, zu deren Gattung etwa 200 verschiedene Arten gehören. Der lateinische Name leitet sich wahrscheinlich von dem Verb „valere" = Wohlsein ab. Die Pflanze wurde schon im 4. Jhd., v. Chr. von dem griechischen Arzt Hippokrates als Heilmittel gegen Schlaflosigkeit und Hysterie verwendet. Der Gattungsname stammt aus dem 10. Jhd., als das Heilmittel von arabischen Ärzten empfohlen wurde.

BESCHREIBUNG:

Die winterharte Staude wächst aus einem kräftigen, walzenförmigen Wurzelstock, der viele dünnere Nebenwurzeln treibt. Das Kraut wächst bis zu 120 cm hoch. Der runde, gefiederte Stengel verzweigt sich im oberen Teil und ist mit unpaarig gefiederten, eschenähnlichen Blättern gegenständig besetzt. Er wird von ziemlich großen, den Holunderbeeren ähnelnden Trugdolden gekrönt. Die einzelnen fünfblättrigen Blüten sind klein und weiß- bis rosafarben, trichterförmig und von einem winzigen Kelch eingefaßt. Der strenge Duft der Blüten zieht Katzen magisch an, weshalb die Pflanze im Volksmund auch Katzenkraut oder -Wurz genannt wird. Aus dem unterständigen Fruchtknoten reift ein Früchtchen mit Federkrone heran, das vom Wind verweht für weitere Verbreitung des Baldrians sorgt.

VERBREITUNG:

Baldrian wächst weltweit in allen gemäßigten Klimazonen, außer in Australien, an Stellen die feucht und gut gedüngt sind, auch an Teich- und Bachrändern sowie Gräben. Pflanzen aus dem Gebirge sollen mehr medizinisch wichtige Bestandteile haben, als die aus dem Tiefland.

INHALTSSTOFFE:

Die medizinische Wirkung der Baldrianwurzel, nur sie wird gesammelt, wird von dem Gehalt an Baldrianöl und ätherischen Ölen, Schleim- und Gerbstoffen, sowie Ameisen- und Essigsäuren bestimmt.

VERWENDUNG:

Die Droge wirkt auf das vegetative Nervensystem sowie die Großhirnrinde und wird bei allen nervösen Störungen angewendet. Im 1. Weltkrieg wurde sie häufig gegen Schock (Gedächtnisverlust durch psychischen Streß) erfolgreich eingesetzt. Ebenfalls hilft Baldrian bei Einschlafstörungen, Angstgefühlen und nervösen Verspannungen der Muskulatur. Baldrianwein fördert die Monatsblutung und wirkt harntreibend. Auch bei Migräne und nervösen Kopfschmerzen wirkt die Droge entspannend. Da Baldrian im Gegensatz zu manchen anderen Beruhigungsmitteln nicht betäubt, wird er oft bei Prüfungsängsten eingenommen. Auch bei kolikartigen Schmerzen im Magen-Darmtrakt wirkt das Mittel gut. Tabletten und Tropfen gibt es fertig in Apotheken. Übermäßiger langzeitlicher Genuß kann zur Sucht führen. In der Wirtschaft dienen die Öle der Wurzel zur Aromatisierung von Eiscremes, Gebäck, alkoholfreien Getränken, Likören, Bier und Tabak. Auch bei der Herstellung von Moschusparfümen spielt das Öl eine Rolle.

HEILSAMER BALDRIANTEE:

Kranken, die an Herzklopfen und Schwindel leiden oder die melancholisch gestimmt sind, empfiehlt Pfarrer Kneipp einen Tee aus 3 g Baldrianwurzel und 4 g Ehrenpreis.

VERDAUUNGSTEE:

Ein Rezept aus 3 Teilen Baldrianwurzel, 3 Teilen Pfefferminze, 1 Teil Chinarinde, 1 Teil Kamille. Diese Mischung mit heißem Wasser überbrühen und 1/2 Stunde ziehen und abkühlen lassen, hilft bei Verdauungsschwäche. Alle 2 Std. sollte man einen Eßlöffel Tee trinken.

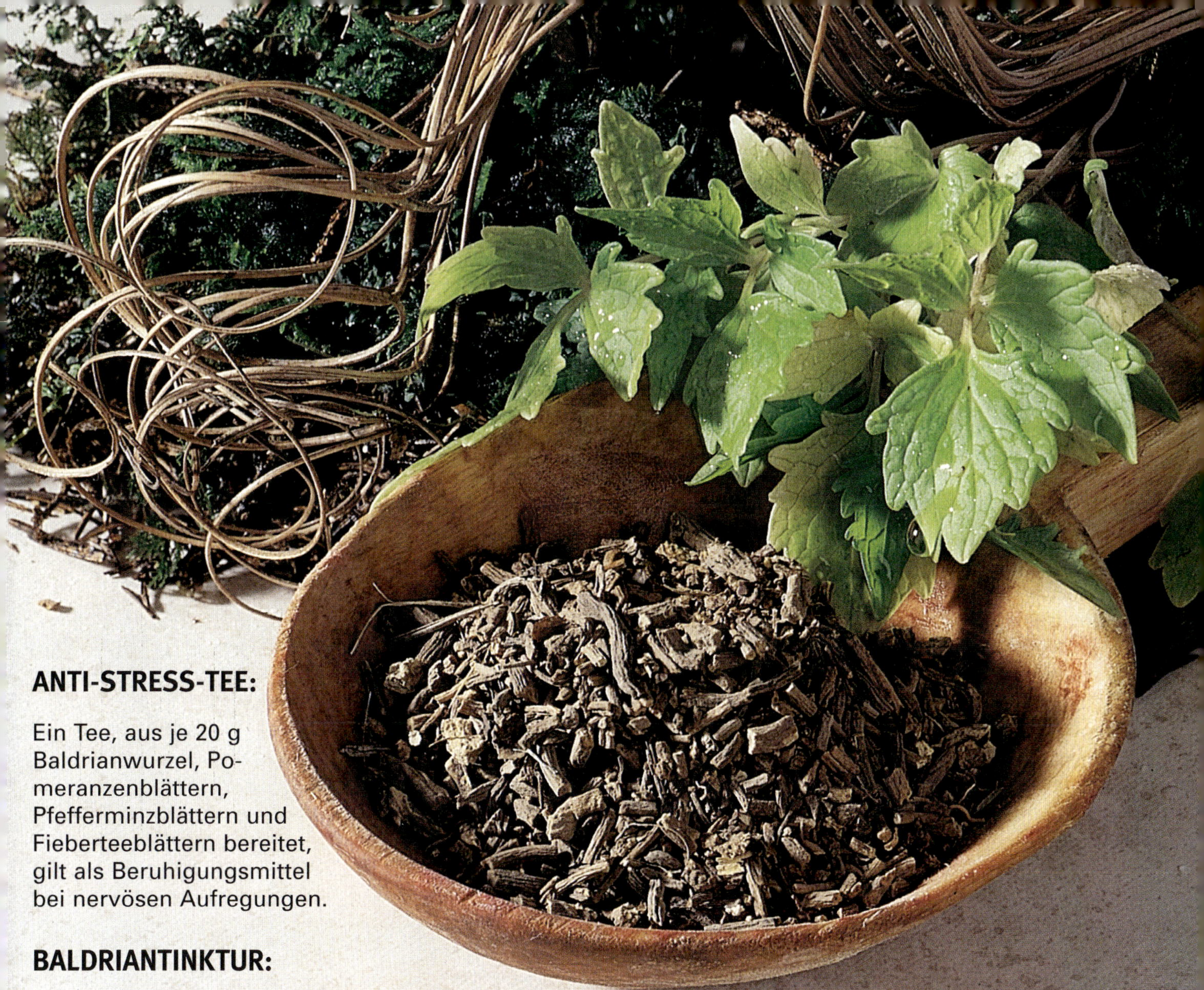

ANTI-STRESS-TEE:

Ein Tee, aus je 20 g Baldrianwurzel, Pomeranzenblättern, Pfefferminzblättern und Fieberteeblättern bereitet, gilt als Beruhigungsmittel bei nervösen Aufregungen.

BALDRIANTINKTUR:

Bei Unterleibskrämpfen helfen Baldrianklistiere. Das krampf- und schmerzstillende Mittel ist eine Baldriantinktur aus 5 g Baldrianwurzel in 25 g reinem Alkohol angesetzt.

HUSTENTEE:

Ein wirksames Hustenmittel sind Baldrianwurzeln mit Anis, Süßholz und Rosinen eingekocht. Selbst frische Blätter und Wurzelstücke, fein zerstoßen in einem Tuch auf den schmerzenden Kopf gelegt, bringen Linderung.

SCHLAFTEE:

2-3 mal täglich und vor dem Schlafengehen getrunkener, frisch bereiteter Teeaufguß bringt allgemeines Wohlbefinden. Zubereitung: 1 TL Baldrianwurzeln wird mit 150 ml heißem Wasser übergossen und nach 10-15 minütigem Ziehen durch ein Teesieb in die Tasse abgefüllt.

BALDRIAN-AVOCADO-DRINK

2 Avocados, Saft von 2 Zitronen, 2-3 EL Honig, 1 Becher Sahne, Salz, Pfeffer, kohlensäurehaltiges Mineralwasser, 2 EL Baldriansaft

Die Avocadofrüchte dünn schälen, halbieren, den Kern herauslösen. Das Fruchtfleisch in Würfel schneiden, mit Zitronensaft beträufeln, mit dem Honig, der Sahne und dem Baldriansaft im Mixer oder mit dem Pürierstab pürieren. Den Drink mit Salz und weißem Pfeffer würzen, in dekorative Gläser füllen und mit Mineralwasser auffüllen. Den Avocadodrink ausgarnieren und servieren.

VERBENA OFFICINALIS
EISENKRAUT

ALLGEMEINES:

Eisenkraut, auch Eisenhart und Traubenkraut genannt, stand bei den alten Völkern in hohem Ansehen. Die Perser schätzten es als Zauber-, Heil- und Küchenkraut, ein „heiliges Kraut" war es für die Römer. Bei den keltischen Druiden wurde es einbezogen in Kulthandlungen und Opferrituale, es diente z. B. als Sprengwedel, einem Symbol geheimnisvoller, magischer Kräfte. Die Kelten waren es auch, die es als erstes „Eisenkraut" nannten. Gesandte trugen es in einem Beutel mit sich, wenn sie mit wichtigen Botschaften (Bündnisverträgen, Friedensbotschaften, aber auch Kriegserklärungen) zu anderen Völkern entsandt wurden. Es verlieh ihnen, modern ausgedrückt, Immunität. Eisenkraut galt jahrhundertelang als das Allheilmittel für jegliche Gebrechen.

BESCHREIBUNG:

Aus einer faserigen Wurzel, deren Stock, steil absteigend, sich in vielen Windungen hin und her biegt, wächst ein 20 - 60 cm hoher, vierkantiger, im oberen Bereich verästelter Stengel mit kurzen, anliegenden Haaren, der bei mehrjährigen Pflanzen wie ein Stamm verholzen kann. Die Blätter, zuunterst stielig, verschmälert, länglich, stumpfgesägt, können sich erst nach oben hin entfalten, zeigen dann tiefere Einschnitte. Die obersten bilden in der Regel unversehrte, ovale bis runde, häufig gefiederte Formen, sie werden bis zu 6 cm lang. Die Blüten, klein und blaßblau, - nur wenige blühen gleichzeitig, da die anderen noch nicht auf- oder aber schon abgeblüht sind - stehen in dünnen, rutenförmigen Ähren.
Der Kelch ist vier- oder fünflappig, eine Blütenkrone mit fünflappigem Saum und zwei kurzen und zwei langen Staubgefäßen vervollkommnen das Aussehen.

VERBREITUNG:

Ursprünglich aus dem Mittelmeerraum stammend, findet man Eisenkraut heute auch in Nordeuropa und Nordamerika, wo es an Wegrändern und auf Wiesen gedeiht. Im Garten angebaut, harmoniert es gut mit Thymian, Ysop und Oregano. Es stellt keine besonderen Ansprüche, braucht aber viel Sonne und gut entwässerte Böden, man findet es an Wegen, auf Schutthalden und an Mauern während der Sommer- und Herbstzeit. Eisenkraut vermehrt sich durch Aussaat im Frühjahr und Herbst oder durch Teilung der Pflanze im Frühjahr oder durch Triebstecklinge im Spätsommer. Die Bildung von Zweigen kann gefördert werden, indem man die Spitzen neuer Triebe abknipst.

ERNTE:

Die Pflanzen werden zu Beginn der Blütezeit abgeschnitten und getrocknet. Späte Blüte bereichert das Kräuterbeet im Juli - September.

INHALTSSTOFFE:

Glykose, Alkaloid, Bitterstoffe, ätherische Öle, Tannine.

VERWENDUNG:

Die getrocknete blühende Pflanze oder die frischen Blätter liefern einen Tee, der von denen getrunken wird, die chinesischen Tee nicht vertragen. Er schmeckt aromatisch, bitter und wird gesüßt und gewürzt mit Nelken, Zimt und Vanille. Eisenkraut wirkt harntreibend, nervenberuhigend, schweißtreibend, entzündungshemmend, regt die Leber- und Gallentätigkeit an und fördert die Gebärmutterfunktionen. Bei stillenden Müttern wirkt es milchflußanregend. Innerlich angewendet hilft es bei nervöser Erschöpfung, Depression, bei Schwäche während der Rekonvaleszenz, bei Asthma, Migräne und Gelbsucht. Übermäßig eingenommen kann es zu Übelkeit und Erbrechen führen. Äußerlich angewandt hilft es bei kleinen Verletzungen, Ekzemen, wunden Körperstellen, Neuralgie und Zahnfleischentzündungen. Es findet Anwendung in Form von Tees, Absuden, Aufgüssen, Flüssigkeitsextrakten, Salben, Tinkturen und Kräuterbündeln. Daß es schon vor langer Zeit das bekannteste Allheilmittel war, belegt Hildegard v. Bingen: „Das Eisenkraut ist mehr kalt als warm, und wenn entweder infolge von Geschwüren oder von Würmern fauliges Fleisch im Menschen ist, dann koche Eisenkraut im Wasser, und dann

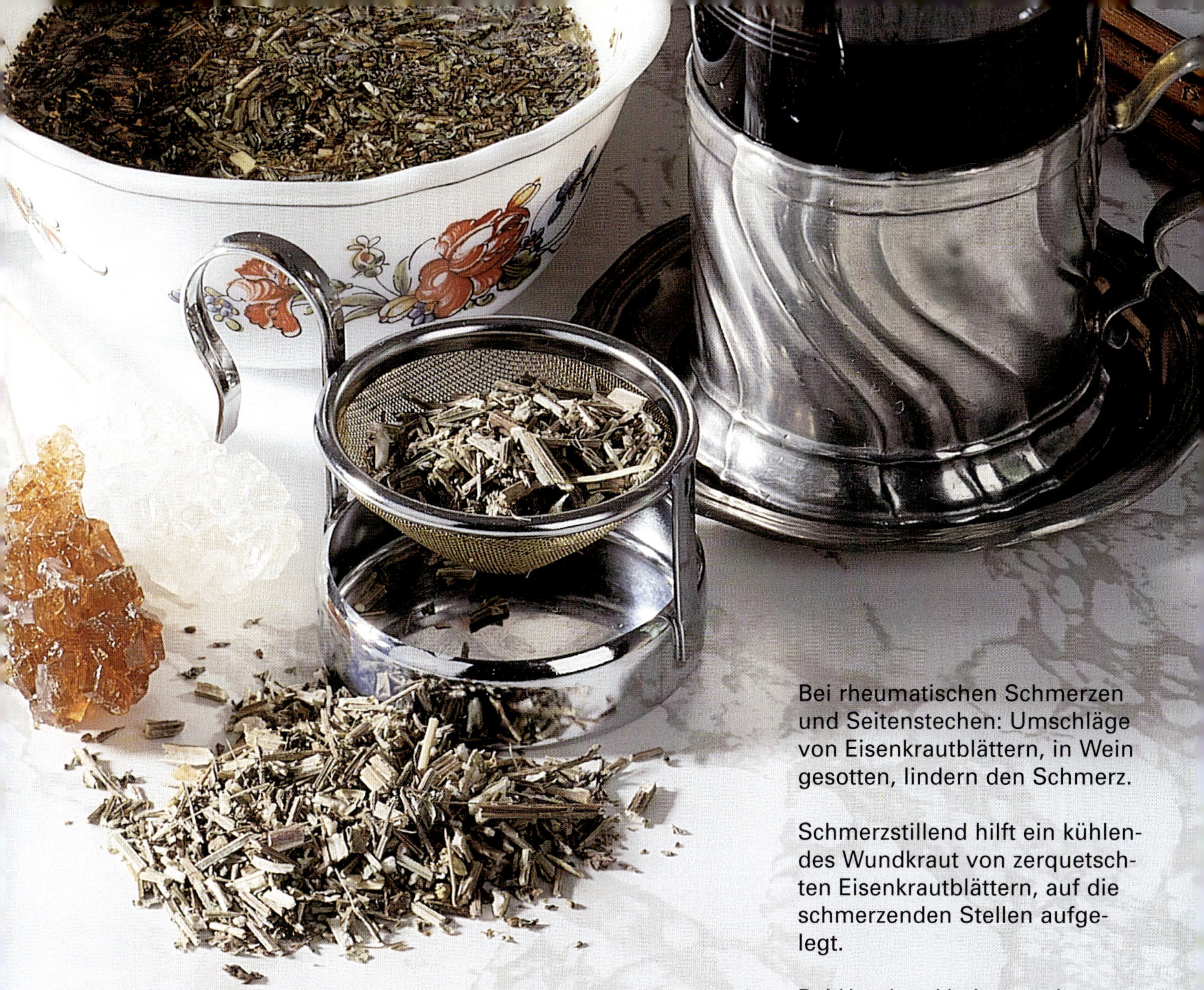

Bei rheumatischen Schmerzen und Seitenstechen: Umschläge von Eisenkrautblättern, in Wein gesotten, lindern den Schmerz.

Schmerzstillend hilft ein kühlendes Wundkraut von zerquetschten Eisenkrautblättern, auf die schmerzenden Stellen aufgelegt.

lege es auf die fauligen Stellen mit den Würmern und lege das Eisenkraut, nach mäßigem Ausdrücken des Wassers, mäßig warm auf jenes leinerne Tuch, das du auf die fauligen Fleischstellen aufgelegt hast ... und tue dies (so oft und) so lange, bis jene Fäulnis weggenommen wird."

Das Eisenkraut in Wasser etwa 5 Minuten kochen, in ein Leinensäckchen stecken, 2-3 mal täglich ein bis zwei Packungen (wie im obigen Zitat beschrieben) auflegen.

„ ... wenn jemandem die Kehle aufschwillt, wärme er mäßig Eisenkraut in Wasser, und er lege es so mäßig warm auf seine Kehle und binde ein Tuch darüber, und dies tue er, bis die Schwellung verschwindet."

FAMILIENTEE:

100 g Eisenkraut, 10 g Pfefferminze, 2 g Quendel, 2 g Majoran, 5 g Zimt, 1 g Muskatblüte, 1 gehäuften EL auf 3 Tassen nehmen.

Bei Keuchhusten, Wassersucht, Gelbsucht, Leber- und Nierenerkrankung: Tee aus 5 g Eisenkraut auf 1/8 l Wasser. Täglich 1-2 Tassen schluckweise trinken (nach Pfarrer Kneipp),

Bei Kopfschmerzen, Migräne und allgemeiner Schwäche: Tee aus gleichen Teilen Eisenkraut und Pfefferminze.

Bei Harnkrankheiten und Steinleiden: im Weißwein abgekochte Eisenkrautblätter, als Tee getrunken, helfen.

Bei Mundfäule und Halsgeschwüren: gurgeln mit im Wein abgekochtem Eisenkraut.

Bei Leberleiden und gelbem Fieber hilft eine Tinktur: 15 g Blüten und Blätter in 60 g Weingeist ansetzen, in eine Flasche gießen, 14 Tage an einem Ort stehenlassen, filtrieren und abgießen. Von der Tinktur 2 oder 3 mal täglich 5-8 Tropfen einnehmen.

Bei Zahnschmerzen: 1-2 Tropfen der Tinktur auf Watte geträufelt auf den schmerzenden Zahn legen.

ZEA MAYS
MAIS

ALLGEMEINES:

Mais, auch Wälschkraut, türkischer Weizen und Indian corn genannt, stammt aus Mexiko. Dort wurde er von den Ureinwohnern wie eine Gottheit verehrt. In diesen alten Kulturen galt er als Symbol des Lebens. Selbst als der Ackerbau schon hoch kultiviert war, künstliche Bewässerungen für gute Ernten sorgten, blieb er (bis heute) das Hauptnahrungsmittel der dortigen Bevölkerung. Er wurde es auch für die Siedler, die in den Weiten des amerikanischen Kontinents von den Indianern diese Feldfrucht kauften und später selbst anbauten. Seit mehr als 3.500 Jahren wird er kultiviert und hat für die südamerikanischen Völker die gleiche Bedeutung wie z.B. Reis für die Chinesen oder Hirse für einige afrikanische Völker. Weniger bekannt, aber doch schon in aztekischen Pflanzenbüchern beschrieben, waren seine heilenden, lindernd wirkenden Blüten. Nach der Entdeckung der „Neuen Welt" brachte ihn Kolumbus nach Spanien. Von dort gelangte er um das Jahr 1560 nach Italien. Seit dem 19. Jhd. wird er als exotisches Arrangement in Gärten, Rabatten, Kübeln und auch in Vasen zur Zierde gehalten.

BESCHREIBUNG:

Der Maisstengel wird bis zu 4 Meter hoch und bis zu 8 cm dick. Er ist nicht hohl, sondern mit Fasern gefüllt. Die Blätter erreichen eine Breite von 8 cm und eine Länge bis zu 1,5 Metern. Mais hat einen Blütenstand mit getrennten Blüten, die im Frühjahr als männliche und weibliche Blüten an der gleichen Pflanze wachsen. Die Staubblüten stehen in einer Rispe, die Stempelblüten hingegen in einzelnen, von scheideförmigen Deckblättern umhüllten Kolben. Daraus entwickeln sich die Fruchtkolben mit den bekannten, runden, etwas platten Maiskörnern, die gelb, rot, weiß oder auch gesprenkelt sein können.

VERBREITUNG:

Heute wird Mais in Nord- und der Hälfte Südeuropas angebaut, wegen der hohen Erträge und der einfachen Bewirtschaftung. Die Anbauflächen können sich immer mehr ausbreiten. Dort, wo er „entdeckt" wird, hat er gute Chancen, sich einzubürgern, weil er unter den verschiedensten klimatischen Bedingungen existieren kann, und neuere Züchtungen werden Resistenzen und die Erträge noch verbessern.

INHALTSSTOFFE:

Mais ist reich an fetten und ätherischen Ölen. Er enthält Alkaloide, Vitamin D und K, Sterine, organische Säuren, Tannine, Kalium sowie Calcium. Er ist so nahrhaft, wie kaum eine andere Pflanze und der wichtigste Lieferant von Stärke und Ölen. Maismehl (Maisstärke) als Zutat in Gerichten ist nahrhaft, schmackhaft und billig. Glutenfreies Maismehl, mit Weizenmehl vermischt, eignet sich gut zum Backen von Brot und Kuchen. Zuckermais (der Kolben noch im unreifen Stadium) ist ein frisches Gemüse besonderer Art. Er kann, kurz gekocht oder geröstet, mit Butter gegessen werden.

ERNTE:

Jung muß er geerntet werden, d.h. noch bevor das Getreide reif ist.

VERWENDUNG:

Das Öl ist bei Diätbewußten als Bratöl sehr begehrt, manche empfinden es allerdings in Salaten als zu „schwer". Das Unscheinbarste an der Pflanze, die gelben oder bräunlichen Narbenfäden (Haare) sind medizinisch das Wertvollste, sie enthalten u.a. das Vitamin B 6. Sie sind ein harntreibendes Mittel, sanft und beruhigend wirkend. Es schützt und heilt die Nieren und stärkt ihre Funktionstätigkeit. Es hilft vor allem dort, wo es auf möglichst schnelle Ausscheidung von Schadstoffen ankommt. Täglich 1 bis 2 Tassen Tee aus Maisfäden helfen oft gegen Bettnässen. Ein extra starker Tee mit 2 TL Maisfäden je Becher, davon 3 Becher täglich eingenommen, sind ein ausgezeichneter Heiltrank bei Nierenschmerzen und chronischer Blasenentzündung. Darüber hinaus hilft er bei Herzwassersucht, Steinbildungen, Oedemen, Rheuma und Gicht.

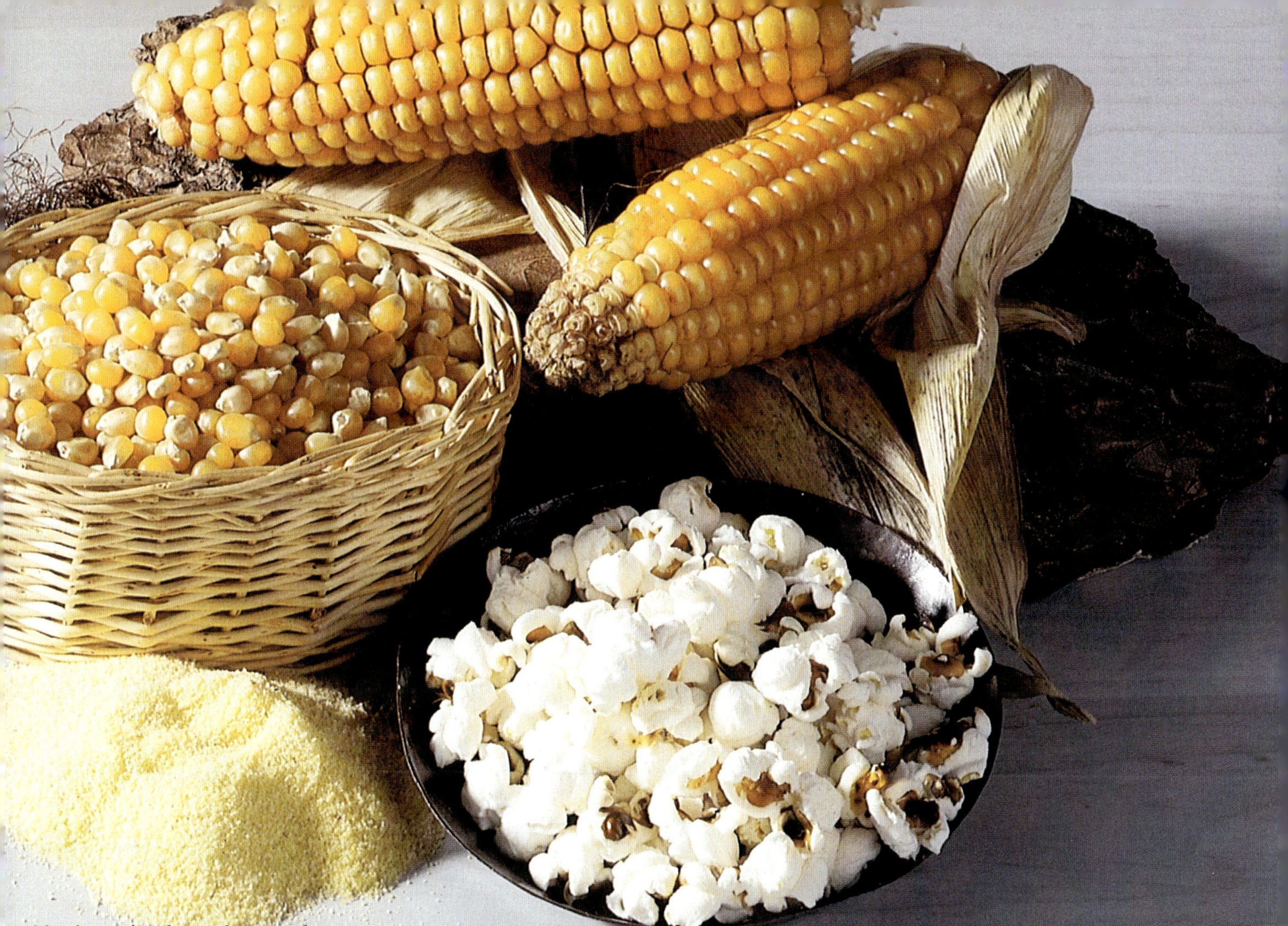

Und noch einen besonderen Genuß beschert uns Mais: er ergibt nicht nur einen wohlschmekkenden Maissirup, sondern gegorener Mais destilliert, wird zum bekannten „Bourbon Whisky".

MAISMEHL-BREI:

150 g Maismehl, 1 TL Salz, 250 ml kaltes Wasser und 800 ml kochendes Wasser

Die ersten drei Teile mischen, dann das kochende Wasser in ein Wasserbad stellen und nach und nach der Mixtur beifügen. 2-3 Minuten kochen lassen, umrühren und zugedeckt etwa 15 Minuten dämpfen lassen. Der Maisbrei reicht für 4 Personen.

MAISGRIESSAUFLAUF

500 g frisches Mischgemüse, 1/2 l Gemüsebrühe, 200 g Maisgrieß, 1 Becher Sahne, 4 Eier, 1 Bund Petersilie, 100 g geriebenen Butterkäse, 100 g geriebenen Edelpilzkäse, Salz, Pfeffer, Fett und Semmelbrösel für die Form, einige Butterflöckchen, 1 Tasse gemischte, gehackte Nüsse, 1 Tasse gemischte und gehackte Kräuter

Das Mischgemüse putzen, waschen und in Würfel oder Scheiben schneiden. Die Brühe zum Kochen bringen und das Gemüse darin sortenweise bißfest garen, herausnehmen und in einer Schüssel vermischen. 1/2 l der verbliebenen Gemüsebrühe abmessen und zum Kochen bringen. Den Maisgrieß unter ständigem Rühren dazugeben, einmal aufkochen lassen und bei mäßiger Hitze in 15 Minuten ausquellen lassen. Die Sahne mit den Eiern, der gehackten Petersilie und dem Käse vermischen und bereit stellen. Den Maisgrieß zum Gemüse geben und alles miteinander vermischen. Die Masse mit Salz und Pfeffer abschmecken. Eine Auflaufform ausfetten, mit Semmelbröseln bestreuen und die Maisgrießmischung darin verteilen. Die Sahne-Käse-Mischung gleichmäßig darauf verteilen, mit den restlichen Semmelbröseln bestreuen, mit Butterflöckchen belegen und im auf 180-200 °C vorgeheizten Ofen 60-70 Minuten backen. Den Auflauf herausnehmen, anrichten, mit Nüssen und Kräutern bestreuen, ausgarnieren und servieren.

REGISTER LATEINISCH

Register deutsch